U0341472

中医经典自学百日通系列

《金匮要略》自学百日通

颜正华 张湖德○主审

张 勋○主编

中国科学技术出版社

·北京·

图书在版编目（CIP）数据

《金匮要略》自学百日通 / 张勋主编 . — 北京：中国科学技术出版社，2020.10
（2024.6 重印）

（中医经典自学百日通系列）

ISBN 978-7-5046-8799-9

Ⅰ . ①金… Ⅱ . ①张… Ⅲ . ①《金匮要略方论》—研究 Ⅳ . ① R222.39

中国版本图书馆 CIP 数据核字 (2020) 第 182529 号

策划编辑　焦健姿　王久红
责任编辑　焦健姿
装帧设计　佳木水轩
责任印制　徐　飞

出　　版　中国科学技术出版社
发　　行　中国科学技术出版社有限公司
地　　址　北京市海淀区中关村南大街 16 号
邮　　编　100081
发行电话　010-62173865
传　　真　010-62179148
网　　址　http://www.cspbooks.com.cn

开　　本　710mm×1000mm　1/16
字　　数　495 千字
印　　张　26
版　　次　2020 年 10 月第 1 版
印　　次　2024 年 6 月第 2 次印刷
印　　刷　河北环京美印刷有限公司
书　　号　ISBN 978-7-5046-8799-9 / R · 2614
定　　价　68.00 元

（凡购买本社图书，如有缺页、倒页、脱页者，本社销售中心负责调换）

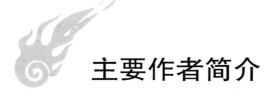

主要作者简介

主审简介

颜正华，国医大师，北京中医药大学教授，博士研究生导师。全国老中医药专家学术经验继承工作指导老师，"首都国医名师"，国家级非物质文化遗产传统医药项目代表性传承人。从事中医药工作70余年，执教近60年，德高望重，学验俱丰，擅治内科杂病，治验甚众，深受患者爱戴。发表论文20余篇，著作颇丰，其代表作包括《临床实用中药学》《高等中医院校教学参考丛书·中药学》等。

张湖德，中央人民广播电台医学顾问，解放军卫生音像出版社特聘专家与顾问，医学科普作家。毕业于北京中医药大学，长期从事中医教学与研究四十余年。先后出版著作200余部，其代表著作包括《中华养生宝典》《实用美容大全》《〈黄帝内经〉饮食养生宝典》《〈黄帝内经〉抗衰老秘诀》《〈黄帝内经〉补法治疗宝典》《〈黄帝内经〉通释》等。

主编简介

张勋，中华中医药学会养生分会理事，中华中医药学会李时珍分会副秘书长，中华中医药学会医古文分会副主任委员，中国医学气功学会副秘书长，中医药学家，中西医结合养生学者。毕业于北京中医药大学，一直从事中医药文化研究及推广工作，深得当代国医大师王绵之、颜正华赏识，先后出版著作10余部，其代表作包括《国医大师验方秘方精选》《百治百验效方集(叁)》《汉方食疗养生智慧》等。

序

　　《金匮要略》原名《金匮要略方论》,是我国东汉著名医学家张仲景(公元152—219年)所著《伤寒杂病论》的杂病部分,是我国现存最早的一部诊治杂病的专书。该书对于后世临床医学的发展有重大贡献和深远影响,所以被古今医家誉为"万书之祖""医方之经""治疗杂病的典范",是学习中医学必读的经典古医籍之一。

　　近百年来,中外学者对《金匮要略》的研究方法,由少到多,由片面到全面,由理论到临床,从不同角度和层次逐渐深入地进行了研究。随着"中医热"的兴起,这种研究必然形成一个热潮。实践证明,在自然科学研究中常用的观察方法、实验方法、文献考证方法、逻辑方法(比较、类比、归纳演绎、分析综合、假说论证)、哲学方法、医学方法、数学方法及其他方法都对《金匮要略》的研究发展,起了巨大的推动作用。

　　本书《〈金匮要略〉自学百日通》的问世毫无疑问,是对《金匮要略》研究的又一贡献,衷心感谢由张勋为代表的中医学家的艰苦努力,你们是祖国医药学的传承者、开拓者,中医的未来寄托在你们身上。

颜正华

于北京中医药大学

前　言

衷心感谢国医大师颜正华对我们研究《金匮要略》的肯定，我们都是从事中医临床、教学与科研几十年的中医药工作者，但要把《金匮要略》深入浅出地讲明白，并不是一件易事。我们深知中医人学习经典的重要性，中医要发展、要提高，就必须先在中医四大经典上多下功夫。

《金匮要略》是我国东汉著名医学家张仲景所著《伤寒杂病论》的杂病部分，是我国现存最早的一部诊治杂病的专书，被古今医家誉为"万书之祖""医方之经""治疗杂病的典范"，是研习中医必读的经典古医籍之一。我们结合自身研习《金匮要略》的经验心得，对核心内容进行了系统梳理，以百日为限，分时分段加以讲解，希望帮助读者构建简便轻松的自学方法，进而更好地领悟《金匮要略》的精髓。

书中解读可能存在一定的不足和疏漏，望各位读者提出宝贵意见，以便再版时修订。

张　勋
于北京中医药大学

目 录

上篇　概论 /1

第1~5日　　　　绪　言　　　　　　　　　　　　　　　　　　　　　/2

中篇　各论 /17

第6~8日　　　脏腑经络先后病脉证第一　　　　　　　　　　　　/18

第9~12日　　　痉湿暍病脉证治第二　　　　　　　　　　　　　　/33

第13~16日　　　百合狐惑阴阳毒病脉证治第三　　　　　　　　　　/48

第17~20日　　　疟病脉证并治第四　　　　　　　　　　　　　　　/58

第21~24日　　　中风历节病脉证并治第五　　　　　　　　　　　　/64

第25~27日　　　血痹虚劳病脉证并治第六　　　　　　　　　　　　/74

第28~30日　　　肺痿肺痈咳嗽上气病脉证并治第七　　　　　　　　/87

第31~32日　　　奔豚气病脉证治第八　　　　　　　　　　　　　　/98

第33~34日　　　胸痹心痛短气病脉证治第九　　　　　　　　　　　/103

第35~37日　　　腹满寒疝宿食病脉证治第十　　　　　　　　　　　/112

第38~40日　　　五脏风寒积聚病脉证并治第十一　　　　　　　　　/123

第41~43日　　　痰饮咳嗽病脉证并治第十二　　　　　　　　　　　/133

第44~47日　　　消渴小便不利淋病脉证并治第十三　　　　　　　　/154

第48~51日　　　水气病脉证并治第十四　　　　　　　　　　　　　/161

第52~55日　　　黄疸病脉证并治第十五　　　　　　　　　　　　　/184

阅读计划

阅读计划		
第 56~58 日	惊悸吐衄下血胸满瘀血病脉证治第十六	/199
第 59~62 日	呕吐哕下利病脉证治第十七	/210
第 63~66 日	疮痈肠痈浸淫病脉证并治第十八	/232
第 67~70 日	趺蹶手指臂肿转筋阴狐疝蛔虫病脉证治第十九	/238
第 71~73 日	妇人妊娠病脉证并治第二十	/245
第 74~77 日	妇人产后病脉证治第二十一	/255
第 78~82 日	妇人杂病脉证并治第二十二	/266
第 83~84 日	杂疗方第二十三	/279
第 85~86 日	禽兽鱼虫禁忌并治第二十四	/287
第 87~88 日	果实菜谷禁忌并治第二十五	/302

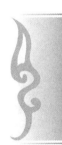

第 89~98 日　　下篇　金匮病案 /317

痉湿暍病脉证治第二（病案 8 则）	/318
百合狐惑阴阳毒病脉证治第三（病案 9 则）	/319
疟病脉证并治第四（病案 5 则）	/322
中风历节病脉证并治第五（病案 16 则）	/324
血痹虚劳病脉证并治第六（病案 9 则）	/330
肺痿肺痈咳嗽上气病脉证并治第七（病案 18 则）	/333
奔豚气病脉证治第八（病案 5 则）	/338
胸痹心痛短气病脉证治第九（病案 13 则）	/339
腹满寒疝宿食病脉证治第十（病案 2 则）	/343
五脏风寒积聚病脉证并治第十一（病案 15 则）	/344
痰饮咳嗽病脉证并治第十二（病案 17 则）	/347
消渴小便不利淋病脉证并治第十三（病案 8 则）	/352
水气病脉证并治第十四（病案 18 则）	/355
黄疸病脉证并治第十五（病案 11 则）	/359
惊悸吐衄下血胸满瘀血病脉证治第十六（病案 21 则）	/363
呕吐哕下利病脉证治第十七（病案 23 则）	/369

阅读计划

疮痈肠痈浸淫病脉证并治第十八（病案4则）   /375

跌蹶手指臂肿转筋阴狐疝蛔虫病脉证治

　第十九（病案10则）   /377

妇人妊娠病脉证并治第二十（病案20则）   /380

妇人产后病脉证治第二十一（病案15则）   /386

妇人杂病脉证并治第二十二（病案11则）   /390

第99~100日

附录　金匮方歌括 /393

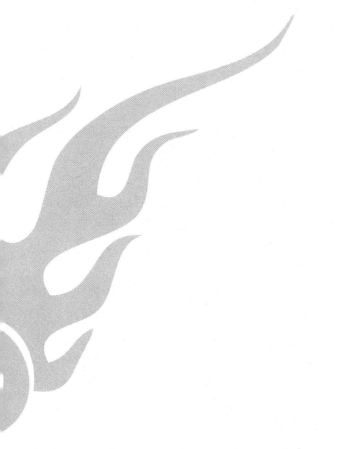

上 篇

概 论

绪 言

【学习要求】

了解《金匮要略》一书的主要内容和基本论点，以及该书的特点。明确学习本课程的必要性。

【主要内容】

1. 介绍《金匮要略》成书的历史过程，全书的内容和它在中医学中的地位，以及其现实意义。

2. 说明本书是以脏腑经络学说为理论根据，以脏腑病机进行辨证，从整体出发进行治疗，是本书辨证论治的主要精神。

3. 介绍本书对方剂运用的规律，体现"异病同治"和"同病异治"的精神。

4. 介绍本书的主要学习方法和参考书籍。

本篇主要论述了《金匮要略》的沿革及编写体例，主要学术成就及贡献，以及各家注释，最后还谈到了学习《金匮要略》的方法。

一、本书的沿革及编写体例

《金匮要略》为东汉张机（仲景）所著，是我国现存的一部研究杂病的专书。由于本书具有较高的临床实用价值，对后世临床医学的发展起了很大的作用，故被誉为"医方之祖""治疗杂病的典范"。

公元三世纪初，张仲景写成了《伤寒杂病论》，全书共十六卷（十卷论伤寒，六卷论杂病）。但此书从东汉到西晋的一段时期，因战乱而散佚，后经西晋王叔和加以收集和编次，可是后人仅看到《伤寒论》十卷，而未见到杂病部分，其中资料只能就其他方书所引用的看到一些。

北宋初年（仁宗时），翰林学士王洙在翰林院所存的残旧书籍中得到《金匮玉函要略方》，这是仲景《伤寒杂病论》的节略本，一共有三卷，上卷讲伤寒病，中卷讲杂病，下卷记载方剂及妇科的理论和处方。当时宋朝政府召集林亿等对此节略本进行校订工作，因为《伤寒论》已有比较完整的王叔和编次的单行本，于是把上卷删去而只保留中、下卷讲杂病和治疗妇人病等部分。为了临床方便，又把临床的方剂部分，分别列在各种证候之下，编为上、中、下三卷。此外，还采集各家方书中治疗杂病的医方及后世一些医家的良方，分类附在每篇末。因为是节略本，所以书名叫作《金匮要略方论》，这就是后世通行的《金匮要略》（以下简称"原书")。

原书共为二十五篇，其中第一篇相当于全书的总论。从第二篇痉湿暍病脉证治到第十七篇呕吐哕下利病脉证治是属于内科范围的疾病。第十八篇疮痈肠痈浸淫病脉证并治则属于外科，第十九篇趺蹶手指臂肿转筋阴狐疝蛔虫病脉证治是将不便归类的几种疾病归类在一处，第二十至二十二篇，是专论妇产科疾病。最后三篇为杂疗方和食物禁忌。

原书前二十二篇包括四十多种疾病，共载方剂二百零五首（其中四首只载方名而药味未见）。在治疗上，除使用药物外，还用了针灸和饮食调养，并强调加强护理。在剂型上，既有汤、丸、散、酒的内服药剂，又有熏、坐、洗、敷的外治药剂。此外，对药物炮制和配方处理，提出了严格要求；对煎药和服药方法，以及药后反应等，都有详细的记载。原书以整体观念为指导思想，以脏腑经络学说为理论依据，认为疾病证候的产生，都是整体功能失调，即脏腑经络病理变化的反应。从这一基本观点出发，提出了根据脏腑经络病机结合八纲进行病与证相结合的辨证方法，这可以说是全书的主要精神，也是它的主要特点。

在编写体例方面，原书采用以病分篇，没篇内容以条文形式列出。

对于疾病的分篇，有以数病合为一篇者，亦有一病独立成篇者。大致有三种情况，主要以病机相同、证候相似或病位相近为依据。例如：痉、湿、暍三种疾病，都由外邪为患，在初起时都有恶寒、发热等表证，故合为一篇。消渴、小便不利、淋病，都与肾和膀胱有关，病位相近，故合为一篇。二是将不便归类的疾病合为一篇，如第十九篇趺蹶手指臂肿转筋阴狐疝蛔虫病脉证治。三是分科论病，如疮、痈、肠痈、浸淫病皆属外科病证，故合为一篇。这种数病合篇的体例，有利于区别相关病证的异同之处，做出鉴别诊断，以及掌握各种疾病的辨证论治规律。原书一病成篇论述的疾病，如奔豚气、痰饮病、水气病、黄疸病等，除重点论述本病的证治外，尚涉及一些与本病有关的病证，故其论述范围也较广泛。例如第十四篇水气病脉证并治，名"血分"者，尚涉及妇科病症。书中第十一篇五脏风寒积聚病脉证并治集中而具体地论述了五脏发病机制及证候、治法乃至方药等，充分体现了原书以脏腑辨证为主的特色。

为了使学习者系统掌握各篇所述疾病的证治规律，原书在条文的叙述上，常以问答的形式，论述疾病的脉因证治。其书写方法较为灵活。有时开门见山，给疾病明确定义；有时"借宾定主"托出疾病特点；有时把性质相似的条文列在一起，以类比其异同；有时将性质不同的条文列在一起，以对比说明；有时用许多条文解决一个问题；有时以一条原文说明许多问题。书中有或详于此而略于彼者，需留意其前后呼应，有或详于方而略于证者，示人当以药测证；有或详于证而未列方药者，示人将据证以立方。特别是对人所易知的症候和治法，各篇每多从略；对人所容易忽略的症候和治法，则不厌其详地加以分析、比较、鉴别、说明。

二、学术成就及贡献

1. 首创以病为纲、病证结合、辨证论治的杂病诊疗体系

首先，原书以病分篇的编写体例，确立了病名诊断在杂病中的纲领地位。其次，原书各篇篇名均冠以"病脉证治"或"病脉证并治"，则进一步示人病与证相结合、脉与证互参、辨证和论治一以贯之的重要性。再次，从各篇条文论述来看，大多先论述疾病的病因、病机和主要症状，然后分列证候、治法、方药。如第七篇肺痿肺痈咳嗽上气病脉证治："火逆上气，咽喉不利，止逆下气者，麦门冬汤主之。"文中"火逆上气"言病机，"咽喉不利"言症状，"止逆下气"言治法，"麦门冬汤主之"言处方。又如第十篇腹满寒疝宿食病脉证治："按之心下满痛者，此为实也，当下之，宜大柴胡汤。"文中"按之心下满痛者"言主症，"此为实也"言辨证，"当下之"言治法，"宜大柴胡汤"言处方。这些在辨明咳嗽上气病、腹满病的基础之上，又反映了将脉因证治与理法方药融为一体的杂病诊疗思路。

2. 注重脏腑经络的病机变化

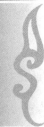

原书论述诊治杂病，以整体观念为指导思想，以脏腑经络学说为基本论点，认为疾病症候的产生，都是整体功能失调，脏腑经络病理变化的反映。从这一基本论点出发，提出了根据脏腑经络病机和四诊、八纲进行病与证相结合的辨证方法。这一主要精神充分体现在第一篇脏腑经络先后病脉证。例如，在病因、发病和病机传变方面，以脏腑经络分内外，提出了"千般疢难，不越三条"的病因分类；从整体观念出发，根据正气与邪气、人体内部各脏腑间的相互关系，提出了"若五脏元真通畅，人即安和"，以及"见肝之病，知肝传脾"等有关发病和病机传变的理论。在诊断方面，通过四诊举例，结合八纲，把疾病的各种临床表现具体落实到脏腑经络的病变上，示范性地运用了病与证相结合的辨证方法。这一主要精神贯穿于全书各篇，在具体病证上也得到体现。例如第五篇中风历节病脉证并治，以在络、在经、入腑、入脏对中风病进行辨证；第十四篇水气病脉证并治，根据水气病形成的内在根源及其证候，分为心水、汗水、脾水、肺水和肾水。张仲景所创脏腑经络辨证方法，特别强调凭主症辨证论治，抓住主要矛盾和矛盾的主要方面。

3. 治病求本，重视人体正气

由于伤寒是外邪为患，故变化较多；内伤则多本脏自病，故传变较少。因

此，治伤寒是以祛邪为主，祛邪亦即安正。治内伤则以扶正为主，扶正亦即祛邪，因为人体抗病能力，悉赖正气，正气缺损，药物就较难发挥作用。故原著对于慢性衰弱疾病，注意观察脾肾两脏功能是否衰退。因为脾胃是后天之本，营养之源；肾是先天之本，性命之根。内伤病至后期，往往会出现脾肾虚损症候，脾肾虚损，更会影响其他脏腑，促使病情恶化，故补脾补肾，是治疗内伤疾病的治本之法。但同时也不可忽视祛邪的一面，如第十七篇呕吐哕下利病脉证治的"诸呕吐，谷不得下者，小半夏汤主之"所用的蠲饮止呕法，就是在祛邪的基础上以求安正之法。不过在祛邪时应照顾正气，故原著对于峻剂祛邪是极为慎重的，一般多从小剂量开始，以后逐渐增加。如用桂枝茯苓丸行瘀化癥，或用大乌头煎以驱寒止痛皆在方后注明"不知稍增"或"不可一日再服"等语。若正气已虚而邪又未尽，此时宜扶正祛邪。如第十二篇痰饮咳嗽病脉证并治："膈间支饮，其人喘满，心下痞坚，面色黧黑，其脉沉紧，得之数十日，医吐下之不愈，木防己汤主之。"即是正虚邪盛阶段所采用的凉温并用、消补兼施之法。都是避免逐邪而损伤正气，以致病邪未去而正气已伤，治疗就比较困难，这是治疗杂病的关键问题。

任何疾病都有其原因。病因，可分为根本原因和外在原因两方面，根本原因在人体内部，通常叫内因。所谓内因，主要指正气，也包括精神因素。内因在发病上居于关键性的位置，《黄帝内经》在谈到正气与邪气的关系时有如下看法："正气存内，邪不可干""精神内守，病安从来""邪之所凑，其气必虚"等。《金匮要略》是以《黄帝内经》为其理论指导的，在本书第一篇脏腑经络先后病脉证中就明确指出："千般疢难，不越三条：一者，经络受邪，入脏腑，为内所因也……"疾病的发展变化虽然多种多样，但在发病上不外三种情况，而首先第一条是"内所因"，即邪气乘人体之虚，由经络而传入脏腑。可见疾病的发生虽有内外因素，外因只是一个发病的条件，根本原因在于正气虚弱，抗病力不足。"五脏元真通畅，人即安和"。正因为内因是发病的关键，是决定性因素，所以只要正气充实，营卫通畅，能适应气候的变化，抵御外邪的侵袭，那么，人就可以安然无恙。

4. 扶正以治本

治疗杂病的方法，不外扶正与祛邪两者，扶正是根本大法。正气，在《金匮要略》里，主要是指阳气，正气虚，也就是阳气不足。因此所谓扶正，自然就要侧重于扶助阳气了。内伤疾病到了后期的突出表现是脾肾阳气衰退，而脾肾阳虚，必然要影响到其他脏腑，促使病情恶化。所以扶助脾肾阳气，就成为治疗杂病的根本方法。

温运脾阳，建立中气。脾居中州，脾气又称为中气。脾主运化和统血功能，全靠中气。中气是脾阳的体现。脾阳振奋，则中气充实，若脾阳不振，则中气难以维持。很多慢性病和老年性疾病，都和脾虚有密切关系。

《金匮要略·血痹虚劳病脉证并治篇》所论"虚劳里急"，以阳虚生寒，腹中拘急、腹痛为主症。这是一种脾胃阴阳两虚偏为脾阳虚的虚劳病。仲景提出温运脾阳，建立中气的治法，创立了著名的建中汤剂。一般轻证，用小建中汤，方中桂枝、甘草、饴糖、生姜、大枣同用，辛甘升阳，甘温扶阳。重证，中焦阳气更虚，出现气短乏力、肢体沉重、自汗盗汗、脉大而虚，黄芪建中汤主之。用黄芪为主药，显然是着眼于升脾阳、益中气。这一治法的积极意义是显而易见的，因为脾阳振奋，中气得以建立，则运化正常，水谷精微敷布，营卫运行通畅，生机因而旺盛。这样，就可以扭转病势，促进疾病朝着好的方向发展，并趋向痊愈。

建立中气，促进生机旺盛这一思想，从本书对于许多疾病的治疗中看得出来。例如：肺痿病吐清稀痰沫、量多、不咳不渴、头眩、小便频、遗尿。本病虽然是肺气虚寒，以致上虚不能制下，但与脾阳虚不能化气、中气虚不能摄津有关。因此，其主方甘草干姜汤用甘草益中气，干姜温肺脾。阳气恢复，中气建立，水谷归于正化，则稀痰自止。

5. 祛邪不忘扶正

祛邪是治疗杂病不可缺少的方法，《金匮要略》并没有忽视这一点。从全书看，在祛邪上采用了解表、清热、解毒、泻下、除痰逐饮、祛寒、利水、破瘀等多种方法。但是，仲景用祛邪药时，总要照顾正气，尤其对峻猛药物更加慎重，尽量避免因祛邪而损伤正气。

(1) 解表：因外邪而发病，出现表证，当从表治。如痉病虽有刚柔之分，均应解表。柔痉头痛发热，恶寒无汗，为外感风寒，腠理闭塞，属于表实，葛根汤主之。柔痉头痛发热，恶风有汗，为感受风邪，营卫不和，属于表虚，用栝楼桂枝汤。但痉病以项背强直、口噤不开为主症，乃外邪壅阻经络，气血不畅，筋脉因失养而拘急。外邪不解，入里化燥，势必更伤筋脉，所以解表是第一位的。然后筋脉不舒，其筋难止，因而配合滋养津液以舒缓筋脉是必要的。葛根汤发汗解表，兼能升发津液。栝楼桂枝汤解肌祛邪，又能生津滋液。祛邪扶正，方义至明。

(2) 清热：热在里者，法当清热。《金匮要略》论暍病云："汗出恶寒，身热而渴，白虎加人参汤主之。"暍病即暑病，以暑热熏蒸阳明为其基本病机。但暑为阳邪，最易耗津伤气，临床所见，往往是暑热方盛，而气阴已伤。一旦气阴大伤，不仅病势严重，而且病情多变。故治暍病在清热的同时要注意顾护气阴。用白虎汤清除里热，加人参以益气补阴。

(3) 解毒：凡毒邪致病，当以解毒为先。如狐惑病是因感染湿毒而起，除以喉、眼及前后阴等部腐蚀溃疡为主要病变外，由于湿毒内扰，又见发热恶寒，默默欲眠，卧起不安，不思饮食等全身症状。湿毒上下窜扰，则其病变化不定，反复发作。主方是甘草泻心汤。方中以甘草、黄连、黄芩为主药，解毒，清热化湿。但湿毒内扰，主要侵犯脾胃。因此，方中又用人参、大枣、干姜、半夏，辛甘化湿，扶助脾阳，培养正气，借以对抗湿毒。此外，治阴阳毒用升麻鳖甲汤，方中有鳖甲、当归；治产后热毒痢用白头翁汤，方中加甘草、阿胶等，都是祛邪中寓有扶正的思想反映。

(4) 泻下：泻下本是祛邪的主要手段之一，《金匮要略》治内科疾病如痉病腹满、寒疝、黄疸、下利等即有泻下一法。但用时多较慎重。如用大承气汤总是说"宜大承气汤"，或者说"可与大承气汤"，语有斟酌之意。对于妇人杂病亦然。如产后水与血结于血室，少腹满，小便不利，口不渴，用大黄甘遂汤治疗。方中大黄泻血，甘遂逐水，但病在产后，因而又配合阿胶养血，使邪去而正气不伤。

(5) 除痰逐饮：因痰浊或痰饮壅阻肺气，引起呼吸困难，必须给予除痰。《金匮要略》论咳嗽上气病说："咳逆上气，时时吐浊，但坐不得眠，皂荚丸主之。"胶黏之痰浊壅塞气道，以致肺气不利，如不迅为扫除，可致痰壅气闭。故用皂荚丸宣壅导滞，利窍除痰。但皂荚药性烈，药力峻，因而用酥炙，作蜜丸，并用枣膏调服，兼顾脾胃，防止因除痰而伤正。

又如痰涎上壅，阻于胸膈，肺气不宣，突然咳喘痰鸣，胸闷，呼吸困难。这是支饮急症，葶苈大枣泻肺汤主之。葶苈子开肺逐痰，功效甚捷。但泻肺容易伤气，因此方中佐以大枣，既是缓和药性，又是扶正安中。

水饮留积体内，非攻逐不能祛除。无论是痰饮、悬饮或支饮都没有例外。如悬饮咳唾胸胁引痛，脉沉而弦，乃水饮癖积胸胁之间妨碍气机升降。法当破积逐饮，用十枣汤。但甘遂、芫花、大戟三者并用，味苦峻下，最易伤正，故用大枣十枚佐之。方后并注明"得快下后，糜粥自养"。

又如咳嗽上气病人由于水饮内停，上破于肺，外溢于表，兼挟郁热，症见咳喘吐痰，身浮肿，小便少，脉沉等。当因势利导，驱逐水饮，使从下出，用泽漆汤。方中重用泽漆，消痰逐饮，紫菀、白前止咳平喘，半夏、生姜散饮降逆，黄芩清其郁热。但本证水饮之所以内停，主要由于脾失健运，水液不能正常输布所致。用泽漆、紫菀、白前、半夏之类逐水散饮，虽能取效于一时，但终是治标之法，难免旧病复发。所以方中又用人参、甘草、桂枝等甘温药补脾扶正，调整内脏机能，以治其本。

(6) 祛寒：寒气为患，虽有虚实表里之分，皆当用祛寒之法。如寒疝绕脐腹痛、恶寒、不欲食、发作时冷汗出，手足厥冷、脉沉紧者，大乌头煎煮之。此寒气内结，阳气痹阻，运行迟滞之候。大乌头煎重用乌头，意在助阳驱寒，迅速止痛。但乌头大热有毒，容易引起不良反应，伤害正气，所以方后特别注明煎法与服法。①用水先煎，加蜜再煎；②若人少服，不可一日再服。

又如胸痹心痛重证，由于阴寒痼结胸脘之间，阳气被抑，行将散亡，症见心痛彻背，肢冷汗出、脉沉。乌头赤石脂丸主之。方中乌头、附子、川椒、干姜大辛大热，祛寒止痛，但阳气将散，情况紧急，因而又用赤石脂温涩以敛阳，用蜜丸甘缓以调中。

(7) 利水：第十四篇水气病脉证并治论述水肿的治则，指出"诸有水者，腰以下肿，当利小便……"因腰以下为阴，水湿潴留下部，以下行为顺。所以皮水四肢肿，下肢尤甚，腹满如鼓，防己茯苓汤主之。方中防己、茯苓导水下行，是指从小便排出。但皮水病变在脾，乃脾阳为水湿所困而发病，必须促使脾阳振奋，脾气健运，方能发挥制水作用。故方中又用黄芪、甘草和桂枝。假如水肿已见虚象，即使风水在表，在治法上应当着重补脾益气，如防己黄芪汤。只有建立中气，才能使水湿下行。

6. 同病异治，异病同治

同病异治，异病同治：同一种疾病，由于人体体质或病机上的差异，以及病位不同，治法就有不同。例如，同为水肿病，腰以上肿者，当发其汗；腰以下肿者，当利小便。发汗散水者，有越婢汤以治风水之例；利尿行水者，有防己茯苓汤以治皮水之例。

多种不同的疾病，由于病因病机或病位相同，症状虽异，治法则同。例如原著用肾气丸者有五：一是第五篇中风历节病脉证并治，用治脚气上入，少腹不仁；二是第六篇血痹虚劳病脉证并治，用治虚劳腰痛，少腹拘急，小便不利；三是第十二篇痰饮咳嗽病脉证并治，用治短气有微饮，当从小便去者；四是第十三篇消渴小便不利淋病脉证并治，用治男子消渴，小便反多以饮一斗，小便一斗者；五是第二十二篇妇人杂病脉证并治，用治妇人烦热不得卧，但饮食如故之转胞不得尿者。以上五病，虽症状不同，但病机皆属于肾阳虚衰，气化功能减退，故均可用肾气丸温肾化气而上述诸症皆可愈。又如葶苈大枣泻肺汤，既可用于肺痈，又可用于支饮。前者病因属于风热病毒，后者病因属于饮邪留滞，二者病因虽异，但病机同为痰邪壅塞于肺，病位亦同，均可用葶苈大枣泻肺汤。上述用法，形式上虽表现为一方可治多病，一病可用数方，而实质上仍然反映了病与证相结合的辨证论治精神。

(1) 辨主症时，当对其病位、病机具体分析。如第十七篇呕吐哕下利病脉证治中有三个方剂均由姜、半夏组成，均用寒饮犯胃，但主症却有别。在寒饮呕逆的共性之下包含有各个性，有药物剂量之异。小半夏汤和生姜半夏汤用生姜以祛寒，"走而不守"，以治饮盛抑阳的呕吐。而半夏干姜散选干姜温阳"守而不走"，以治中阳不足的寒饮呕逆。生姜半夏汤重用生姜汁以散结通气，治中阳闭郁，不得伸发，气之出入升降受阻，似呕不呕，似喘不喘，似哕不哕，彻心中愦愦然无奈者；而小半夏汤重用半夏以降逆化饮，主治诸呕吐，谷不得下。

(2) 不论病情之久暂，凡有是症，则用是方。如第二十一篇妇人产后病脉证治曰："产后风续之数十日不解，头微痛，恶寒，时时有热，心下闷，干呕，汗出，虽久，阳旦证续在耳，可与阳旦汤。"此即不以病之长短，只以临床症状辨证，抓住主症治之，但见有其症，即可用其方。

(3) 主症不变，主方及治则不变；兼证已变，则"随证治之"。如治疗胸痹病，但见胸痛，便用栝楼薤白白酒汤；如因水饮上逆而症见不得卧者，则加半夏以降水饮，成为栝楼薤白半夏汤；再见"胸满，胁下逆抢心"，则加枳实、厚朴、桂枝，以降胸中胁下之气，成为枳实薤白桂枝汤。

7.《金匮要略》的脉法

原著各篇均以"××病脉证并治"作为篇名，这就提示全书内容都围绕着脉证合参，证不离脉的原则。各篇中论述脉象的条文约有145条，占全书的1/3以上，故后世有"杂病重脉，时病重苔"之说。

目前临床上诊脉习用寸口，但原著的诊脉部位与现在有所不同。除采用寸口诊法外，还有趺阳诊法、少阴诊法等。寸口诊法即诊在手太阴肺经的太渊穴处之动脉，以候全身之气。原著中通常称"寸口"或单称"脉"均指寸口诊法。如第十篇腹满寒疝宿食病脉证治："寸口脉弦者，即胁下拘急而痛，其人啬啬恶寒也。"第六篇血痹虚劳病脉证并治："男子平人，脉虚弱细微者，喜盗汗也。"即是其例。

趺阳诊法诊在足阳明胃经的冲阳穴之动脉，以候脾胃之气。如第十七篇呕吐哕下利病脉证治："趺阳脉浮而涩，浮则为虚，涩则伤脾，脾伤则不磨，朝食暮吐、暮食朝吐，宿谷不化，名曰胃反"，即是其例。

少阴诊法诊在足少阴肾经的太溪穴处的动脉，以肾气。第二十二篇妇人杂病脉证并治："少阴脉滑而数者，阴中即生疮，阴中蚀烂者，狼牙汤洗之。"即是其例。

冲阳、太溪二穴，都在足部，仲景论脉主张不仅按手，而且必要时还要切足。如第十四篇水气病脉证并治："寸口脉浮而迟……趺阳脉浮而数……"，第十五篇黄疸病脉证并治："……尺脉浮为伤肾，趺阳脉紧为伤脾"，这些都是手足

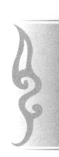

合参的脉法。由于趺阳脉以候脾胃之气，少阴脉以候肾气，而脾胃为后天之本，营卫气血之源；肾为先天之本，阴阳生化之根，所以趺阳、少阴诊脉法在原著中占有一定的比重。

仲景脉法是建立在脏腑经络基础上的脉学理论，即指出某一病症的主脉，又借脉象说明病因、病机、病位、治疗、预后等。既言常，又言变，有一般，有特殊。这对初学者来说，确带来了一定的困难。但只要深入钻研，还是有规律可循的。

原著的脉法大致可从以下几方面了解。

(1) 指出某一病症的主脉。如第十四篇水气病脉证并治说："脉得诸沉，当责有水"，指出沉脉主水。因水为阴邪，水溢皮肤肌腠之间，络脉营卫被遏，故其脉多沉。又如第四篇疟病脉证并治说："疟疾自弦，弦数者多热，弦迟者多寒"，指出弦脉为疟疾的脉，并因病情不同，又指出数与迟的兼脉。

(2) 借脉象来说明病因病机。如第九篇胸痹心痛短气病脉证治说："……阳微阴弦，即胸痹而痛"，用"微"与"弦"说明胸痹心痛本虚标实的病因病机。阳微为正虚，阴弦为邪实，胸阳不足，阴邪乘虚搏痛，阴郁不通，不通则痛，故见胸痹心痛之证。

(3) 用脉象来指明病位。如第一篇脏腑经络先后病脉证："病人脉浮者在前，其病在表；浮者在后，其病在里……"，这里说明同一脉象，因出现的部位不同，主病亦有不同。"前"指寸口关前部位，寸口主在上在表，故其病在表；"后"指关脉之后，即尺脉。迟脉主下主里，故曰其病在里。

(4) 用脉象来指导病证。例如第十二篇痰饮咳嗽病脉证并治说："脉双弦者，寒也，皆大下后喜虚；脉偏弦者，饮也。"脉双弦，指两手六部脉弦，弦脉主寒，是因用苦寒攻下之药太过，里阳损伤，全身虚寒所致。脉偏弦，指一手脉弦，饮指痰饮，饮为阴邪，最易伤人阳气，饮邪停留于体内某一脏器局部，则一侧阳气受饮邪所阻，气机不畅，故一侧脉弦。

(5) 用脉象来指导治疗。如第七篇肺痿肺痈咳嗽上气病脉证治说："咳而脉浮者，厚朴麻黄汤主之"，"脉沉者，泽漆汤主之"。咳嗽喘逆而脉浮者，是因饮邪上逆，病势偏盛于上，故用厚朴麻黄汤散饮降逆，止咳定喘。咳而脉沉者，是病在里，且沉脉主水，故用泽漆汤通阳逐水，止咳平喘。第十五篇黄疸病脉证并治说："酒黄疸者……腹满欲吐……其脉浮者，先吐之，沉弦者，先下之。"脉浮是病机近于上，故先吐之；脉沉弦者，是病势近于里，故宜先下之。

(6) 对中医养生康复做出巨大贡献。淡泊名利以养生，张仲景在《伤寒杂病论》的原序中呼吁各界人士要留神医药，养生为本，不要"唯名利是务"。不少养生家主张"养生莫若养性",而养德之中,仲景强调淡泊名利,抛弃私心杂念,这一非常切合实际的、唯物的养生观点,应视为对中医养生康复学的一大贡献。与此同时,仲景非常强调心理健康的护理,在第二十二篇妇人杂病脉证并治中提出了因气滞痰凝所致的"妇人咽中如有炙脔","妇人脏躁,喜悲伤欲哭",妇人之病有因"结气……忧惨、悲伤多嗔",均与七情和肝气郁结有关,意味着逸情悦志有利于养生。

(7) 通畅元真以养生。仲景是在"天人相应"理论基础上提出的"五脏元真通畅,人即安和……若人能养慎,不令邪风干忤经络"这一养生要则,有以下具体措施。①要适应自然界气候的变化。自然界自然气候有利于通畅或生养五脏元真,因而养生家要特别注意气候的变化,提出有"未至(指时令)而至(指气候)""至而不至""至而不去""至而太过"四种异常气候,皆能使人发生疾病,必须注意调摄养慎,又启发医生治病用药因时制宜。②强调饮食与病相宜,注意食服居处的护理。第二十四篇"……所食之味,有与病相宜,有与身为害,若得宜则益体,害则成疾以此致危,例皆难疗",论述了饮食养生的重要性,说明要根据食物的营养特点和性味功能,因人而异,合理选择和摄取食物,若不得法,则有害养生,如"味酸则伤筋……咸则伤骨",过食酸咸,内伤肝肾,可形成历节病。这一"食宜"观点,充分体现出辨证的摄食原则,有利于元真通畅,所以仲景又云:"服食节其冷、热、苦、酸、辛、甘,不宜形体所衰,病则无由入其腠理。""五脏病各有所得者愈,五脏病各有所恶,各随其所不喜者为病",反复强调了病者食服居处的护理对通畅五脏元真所起的作用,有利于强旺形体,康复延年。③综合疗法以通畅元真。仲景在创制的却病养生方剂中,特别注意通畅元真,如使"阴阳相得"的桂枝汤有"化气调阴阳"的作用;治水气病的桂枝去芍药加麻辛附子汤有温化水饮,转运大气的作用。此外,仲景还强调运用吐纳以调整呼吸的养生却病方法,导引按摩等体育锻炼手段以及膏摩之理疗,非药物疗法之针灸等,均有利于五脏元真的通畅。④专论食疗以养生。第二十四篇、二十五篇是论述动物类和植物类食品饮食卫生的专篇。故应视为中医食疗学的奠基之作,对中医养生康复学的建立与发展有不可忽视的作用。⑤重视脾肾促健康。仲景已充分认识到脾肾在人体中的重要地位,不仅把"房事"过度作为一种病由,强调"房事无令竭乏",且在疾病的治疗康复方面,顾护正气而尤重脾肾,培补中气以运后天生气血,温化肾气以益先天复精气,其康复思想至今仍有指导意义。

由上述可知,仲景不但是一位伟大的辨证论治大师,辨证施护的先驱,也是一位高明的养生家、康复学的巨匠。

三、怎样学习《金匮要略》

原书义词古奥，加之年代久远，原文抄漏脱误的地方不少，相传亦有各种版本，有些原文意在言外，其中各篇亦有若干抵牾或不可通解的地方。初学者往往难以通顺解释。因此，本书教材以明代赵开美本《仲景全书》为底本，对每篇逐条加以必要的校勘和注解，详细分析其医理及方剂的配伍意义，选录有代表性的医案，以阐明其应用，并用于篇末归纳小结，指出其疑难重点，拟出复习思考题，以便于阅读领会。即使如此，原著仍然比较难读，学好它尚需掌握一定的自学方法，方能求得较为全面的理解。那么，从全书总体来看，怎样才能学好《金匮要略》呢？

1. 熟读原文，旁参注解家

初学时，可以以本讲义为准，明确学习各篇的目的要求，先看自学指导一栏，然后熟读全文，旁参所选注家，重要的条文要背诵，方药要牢记，煎服法要明确，这样临证时才能做到心中有数。在理解原文时务求深切，不能一掠而过。为了较完整而准确地理解和掌握原文，还必须对各种注释本有一定的了解。多数注本像是一把帮助读者打开这本古籍宝库的钥匙，仿佛为作者和读者之间架起了一座桥梁。通过它，读者可以领会原著的精神实质。当然，也会遇到有的注释，对原著的某些论点、内容有所附会、曲解，致使读者得出不切实际的结论，这些问题也是存在的。前人有的主张读《伤寒论》《金匮要略》先从白文读起，就是这个道理。但总的来说，注本可以帮助读者对原著的理解提供方便，对原著的掌握缩短距离。

原著专注，明清之际仅十数种，散见于有关医著的约为四倍或更多一些。选读注本，从"两大""两小"入手比较好。"两大"即徐彬《金匮要略论注》、沈明宗《金匮要略编注》各24卷，为大部注本；"两小"即尤怡的《金匮要略心典》、魏荔彤的《金匮要略方论本义》各三卷，为小部注本。这四家注本，各有特色，各有造诣。他们对原著的探索，从不同角度深入，从不同方法浅出，深入为了明理，浅出为了喻人。不论明理或喻人，其促使原著更好地古为今用，是殊途同归的。

此外，除上述专注以外，尚有散注。其中有喻嘉言《医学法律》、徐大椿《兰台轨范》、王晋三《绛雪园古方选注》、邹润安《本经疏证》等，虽碎金片玉，但都是作者全神贯注所在，成为各种方药著作中的结晶部分，也应批阅。本教材中的分析，选注部分大都从上述专注及散注中提炼吸取或直接辑入，使学员能够读经读注，经注并参，给学好这门课提供了方便。

　　大概由于《金匮要略》发现较晚了些，不像《伤寒论》在晋、唐时已有王叔和、孙思邈、王焘等编次引述，它直至北宋王洙才被发现于馆阁，又立为官书，民间少流传，一般人都无从看到，更谈不到整理和注释。至明代赵以德承丹溪之学（赵为朱之弟子），始为之"衍义"，但仍未有刻本，见者亦不多；清康熙年间，周杨俊认为赵注"理明学博，意周虑审。本轩岐诸论，相为映照；合体用应变，互为参酌"。鉴于赵注尚未完成，周又采喻嘉言之说（周为喻之弟子）。加以"补注"，融会而成《金匮玉函经二注》。此后，《金匮要略》注本就逐渐从仅有到较多地问于世。

　　赵后周前的有卢之颐《金匮要略论疏》，书未见，据记载，其对《金匮要略》研究极深。在清代，周杨俊为赵氏《金匮方论衍义》作《补注》外，有徐彬的《金匮要略论注》，程林的《金匮要略直解》，沈明宗的《金匮要略编注》，唐容川的《金匮要略浅注补正》，还有清廷作为国家编审印行的《医宗金鉴》《金匮论注》等。在清260余年中，《金匮要略》注家传世而为我们见到的仅此十家（有其书而未见者不记入）。其中分卷较多的为徐彬、沈明宗、黄元御三家（各22～24卷），较少的为程林、尤怡（各3卷）。就其注本的内容来说，这十家《金匮要略》注，俱系积学之士，对《金匮要略》毕生摸索，不是率尔操觚，因此其造诣各有擅长。徐、魏以"深入"见称，陈念祖以"浅出"闻于世给我们以"读经读注，经注并参"之方便，是殊途同归的。可以说，《金匮要略》的注家虽不多，然均精湛可诵，其中黄氏的《金匮悬解》，后人虽有微词，而于四诊九候之法，言之颇详，是亦有可取者。

　　除了这些《金匮要略》的专注外，还有从杂症方书中因释证、释方而阐及《金匮要略》方论证治的，虽非专门注本，但对《金匮要略》的阐述，亦多卓尔不凡，不能以其非专注而轻视它们。例如王晋三选著古方而释及《金匮要略》，邹润安以《疏证本草》而释及《金匮要略》，更有如喻嘉言、徐大椿、张璐玉等阐述杂症而释及《金匮要略》者，使《金匮要略》注释有专集，有散在，分道扬镳，各以特点映入我们的眼帘，于是在四十年前海门吴氏有《金匮要略五十家注》的辑成。

　　尤怡《金匮要略心典》其书卷不多，注解极简明扼要，以少数胜人多数，堪称《金匮要略》注本中"少而精"的代表作。徐大椿称其"条理通达，指归明显。辞不必须，而意已尽，语不必深，而旨已传。虽此书之奥妙不可穷际，而由此以进，虽入仲景之室无难也。"江阴柳宝诒称其"于仲景书尤能专研故训，独标心得。"这些都是对"尤注"的实际评价。《医宗金鉴·金匮要略注》，多采取尤氏之说，足以概见其注疏之价值。值得称述的，尤氏对《金匮要略》的深入理解，不仅见之于注文，还见之于临床实践，他在《静香楼医案中》，以制肝益脾法治咯血胁痛便溏及中满肿胀；以麻杏石甘汤治喘胀；以葶苈大枣泻肺汤治浮肿咳喘；以旋覆代赭石汤增损治呕吐；以理中合黄土汤治五年不愈的泻痢便血。特别是肾气丸加减治内饮，治肾虚肺实的喘咳，治阳虚不能化水的水肿，治冲气咳逆，治肾虚齿痛等，都是得心应手，把《金匮要略》方用到机圆法活的境界。

魏荔彤《金匮要略方论本义》，魏氏对仲景书研索极深，注解多透彻，说理详明，其释证、释方、释药，阐明经义，更觉精切。如释射干麻黄汤谓："以射干为君，散胸中逆气，佐麻黄姜辛以散表邪，紫冬五味以润肺气，半夏开郁，大枣补中；一方兼解表润里，邪去而正气行，结开而津液复。"议药议方，一以贯之。释泽漆汤方证，更出以精心，首先分析证因，指出"咳而脉沉，里热病也。必素日形寒饮冷，伤其肺脏，变热入里，伤其正津，瘀其痰血而欲成病也。"继以释药，他说："泽漆，大戟苗也，较大戟寒性虽减，而破瘀清热利水降气有同性，且性缓于大戟，故宜于上部用。佐半夏开之，黄芩泄之，白前、紫参润之，生姜、桂枝升散之，参、草补益之；可谓欲治肺痈稍从急治者也。"层层分析药性药效，使泽漆汤方证无义。

上述四家注本，各有特长，各臻化境。他们对《金匮要略》的探索，从不同角度上深入，从不同方法上浅出，深入为了明理，浅出为了喻人。不论是明理或喻人，其促使《金匮要略》更好地古为今用，是殊途同归的。上接注解心说，可称瓣香一贯，值得我们研究取用。1979 年至 1980 年发表的《金匮要略浅释》，部分内容也是从上述四家注本中提炼吸取的。

虽然《金匮要略》注本不及《伤寒论》十分之一，但由于它是古典医学中最早一部有论有方的杂病文献，涉及内、妇、伤、外科 44 个病种的病因、病机，有风、寒、湿、暍、火毒、五脏六腑、气、血、痰、食、虫、水等多样，出方 226 个，选药 158 种；病症方药如此繁多，后世医家特别是明清医家无论在杂病方书或论药的著作中，都有一定的论述来阐发《金匮要略》的病症和方药。这些论述，虽非《金匮要略》专注，而碎金片玉，却是作者全神贯注所在，也即是各种方药著作中的结晶部分。金元之李东垣、罗天益，明之王肯堂、李士材、张介宾、赵献可，在其全集中各有关于《金匮要略》病症方论的阐述，清代诸家更是如此。

2. 方证互测、前后联系

限于仲景所处时代的历史条件，当时没有纸张及印刷技术，主要依靠传抄于绢帛上，或用刀刻于竹简上，因此，原著文字简略，含义深刻，引人思考。这就提示我们不仅要从文字上理解，而且要前后联系，方证互测，领会其言外之意。

(1) 以方测证，即从方中找出证候。原著中有很多条文叙述的证候不详而包括在所用的方药中，这叫作"寓证于方"。例如第十二篇痰饮咳嗽病脉证并治说："夫短气有微饮，当从小便去之，苓桂术甘汤主之；肾气丸亦主之。"同一短气有微饮而方治何以有二？这又必须从方药中找出二方的主治病症：苓桂术甘汤为温化中阳而利小便之剂，以治脾阳不振，痰饮停留，上凌心肺，因而气机升降不利，症状除短气外，又有心悸、目眩、胸胁支满、小便不利；肾气丸为温化肾气而利小便之剂，以治肾阳衰微不能化水，除短气外尚有少腹不仁、腰痛、小便不利之症。

(2) 以证测方，即从病症中找出方药。原著中也有很多叙述病症较详而未出方治，这必须从病症中找出方治来。因为方治时时包括在病证之中，这叫作"寓方于证"。如第十四篇水气病脉证并治加厚朴以泄胁下之气，即为枳实薤白桂枝汤。所以唐容川谓仲景用药之法"全凭乎证，添一证则添一药，易一证则易一药"，是完全正确的。

(3) 理论联系医疗实践。由于原著时代久远，是古人诊疗技术的实践记录。后人臆添妄改，辗转抄误，均在所难免。学习时，应该从临床实际出发，领会其主要精神实质，不必死抠字眼，如第十六篇惊悸吐衄下血胸满瘀血病脉证治说："从春至夏衄者太阳，从秋至冬衄者阳明。"依文解释，似乎说春夏衄血皆在太阳；秋冬衄血，皆在阳明；但临床并不如此。应该理解为主要在说明衄血是由于血热上腾的道理，即是说衄血病多由于热重。如春夏季节较暖，纵然太阳表热证，亦可能见衄血；相反，尽管秋冬季节寒冷，若患阳明里证，更容易衄血了。这样于理论于临床都说得过去，便不是只解释文字而已。虽有内容，虽通过古代书籍的校勘和医学理论的会通以及临床实践的验证，也无法理解的就应该存疑，不要强加解释。我们应该在继承的基础上发扬光大。特别应吸取现在科研成果，使原书在原有基础上进一步提高，从而在临床实践中发挥更大的作用。如近年来研究治疗"冠心病"用第九篇胸痹心痛短气病脉证治的温阳宣痹、化痰散结方剂，如栝楼薤白半夏汤等类方加减治疗；"阑尾炎"用第十八篇疮痈肠痈浸淫病脉证并治中的大黄牡丹汤、薏苡附子败酱散加减治疗；眼、口、生殖器三联合综合征用第三篇百合狐惑阴阳毒病脉证治中的甘草泻心汤加减治疗等都是可喜的苗头。

总之，我们要发扬"古为今用"的精神，运用原书的理论与方药获得成果，指导我们当前的医疗实践，并加以提高。

中　篇

各　论

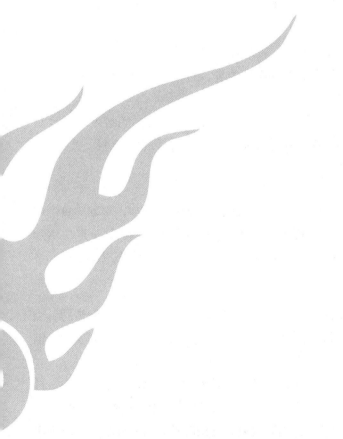

脏腑经络先后病脉证第一

【学习要求】

1. 了解本篇为全书的纲领。

2. 熟悉脏腑经络病理变化是疾病发生发展的基础，是辨证论治的核心。

3. 掌握本篇对疾病的预防、病因、病机、诊断及治疗等方面所提出的原理、原则，为学好全书奠定基础。

【主要内容】

1. 以人与自然和人体内部脏腑经络之间的整体观念为指导思想，从邪正两个方面说明疾病的发生关键在于人体正气的强弱，未病之前应该注意预防；既病之后应根据脏腑经络传变的规律，进行早期治疗和先治未病之脏，以防疾病传变。疾病发生的原因，不外内因、外因；疾病病理变化主要是体内阴阳失去平衡。

2. 说明望、闻、问、切四诊合参的运用原理，以及判断疾病预后的方法。重点说明诊断的目的在于探求疾病的本质。判断疾病预后的目的在于引起重视和给予积极的治疗。

3. 在治疗上必须针对疾病的具体情况，采用因人制宜、因时制宜、虚实异治、表里缓急、新久先后、审因论治、因势利导等治护原则。此外，在对病人的护理上，也必须加以注意。

本篇论述脏腑经络先后病脉证，属全书概论。仲景在本篇中，根据《黄帝内经》《难经》的理论，结合自己的实践经验，对杂病的病因、病机、诊断、治疗以及预防等各方面，都举例说明，并提出原则性的指示。学习本书以下各篇，必须首先学好本篇。

问曰：上工①治未病②，何也？师曰：夫治未病者，见肝之病，知肝传脾，当先实脾③，四季脾旺不受邪，即勿补之；中工不晓相传，见肝之病，不解实脾，惟治肝也。

夫肝之病，补用酸，助用焦苦，益用甘味之药调之。酸入肝，焦苦入心，甘入脾。脾能伤肾，肾气微弱，则水不行；水不行，则心火气盛，则伤肺，肺被伤，则金气不行；金气不行，则肝气盛，则肝自愈。此治肝补脾之要妙也。肝虚则用此法，实则不在用之。

经曰："虚虚实实，补不足，损有余"，是其义也。余脏准此。

【校勘】

"酸入肝……此治肝补脾之要妙也"一段，《金匮要略心典》谓非仲景原文，采后人旁注误。

【词解】

① 上工：指高明的医生。

② 治未病：这里是指未病的脏腑。

③ 实脾：即调补脾脏之意。

【释义】

问：上工治未病，这句话是什么意思？老师说：治未病的意义，如见到肝病，知道肝会影响到脾，就应当先补脾，但如一年四季脾气旺盛的时候，脾就不会受到肝邪的侵袭，那就不必补脾。一般的医生不知这种相传的道理，见到肝病，也不了解应当先实脾的方法，而只知道治肝。治肝虚病，要用酸味药来补已病的肝，加上焦苦味的药以扶助未病的心，还要用甘味药来调和脾土，因为酸味药入肝，焦苦味入心，甘味入脾，脾气旺盛便能制肾，肾受到制约，肾中阴寒水气便不会亢而为害，以保持心之少火旺盛，而心之少火旺盛可以制约肺金，肺气受制，则肝气便可逐渐旺盛，所以补脾，肝病就会自然痊愈，这是用补脾来治疗肝病的一种重要方法。不过这种方法只能用在肝虚病，肝实病就不宜应用。医经上说，"虚证用泻药，则虚证愈虚，实证用补药，使实证更加重，只有不足的病用补法，有余的病用泻法才是恰当的"，所讲的就是这个意思。其余脏腑的治法，均可按照这个例子依法类推。

【解析】

本条举肝病为例论述了治未病的方法。其中有四个问题值得分析，第一，治未病的含义。"上工治未病"，治未病包括未病先防和既病防变。"未病先防"是在人体未发生疾病之前采取一定的措施，如调摄精神饮食，注意身体锻炼等，增强正气，防止疾病发生。"既病防变"是指发病以后，应根据疾病的传变规律，对未病的脏腑采取防患措施，阻止疾病的传变。这是因为人是一个有机的整体，某一脏腑的病变可以向其他脏腑传变、扩散。因此，既病防变实际上就是截断疾病的传变途径，阻止疾病蔓延、发展。本条所述则为既病防变。叶天士治温热病强调"先安未受邪之地"，当邪热在胃时，除用清热益胃的石膏、知母外，还加入咸寒滋肾的阿胶、龟甲，防胃热下陷于肾，这就是治未病在外感热病中的具体应用。第二，肝病传脾的特点及其治疗。肝病易传脾，但有一定的条件，一般来说，肝实易传，脾虚易受；肝虚不易传，脾旺不易受。如同尤在泾所说："盖脏病唯虚者受之，而实则不受；脏邪唯实则能传，而虚则不传。"由于生理上的密切关系，肝病多能传脾，故治肝病应当注意实脾，若病证为肝实脾虚，应在泻肝的同时兼以实脾，使脾气旺盛，防止肝病传入。倘病证为肝实而脾不虚，如"四季脾旺不受邪，即勿补之"相近，可在泻肝的同时略加健脾和胃之品，避免损伤脾气。对肝虚的病证，原文提出酸、焦苦、甘药的治法，后世有的医家做了归纳。如用白芍、五味子、山萸肉、酸枣仁养肝阴，即补用酸，由于上述阴柔之品多滞气碍肾，故常将上药妙用，即助用焦苦；再如用甘草、大枣、白术、淮小麦补脾气，即为甘药调之。至于肝实，则根据实邪分别对待，不可一概而论。第三，关于"酸入肝……此治肝补脾之要妙也"一段文字。大多数注家认为非仲景原文，就内容看是从五脏相克论述治法，值得进一步探讨。第四，关于"虚虚实实，补不足，损有余"。这句原文主要强调虚实应当异治。虚证误用泻法，使正气更虚，谓之虚虚；实证用补法，使病邪更盛，谓之实实。这种虚当实泻，实当虚补的错误治法，亦使病情恶化，因此，治病当辨清虚实，虚则当补，实则应泻。原文"四季脾旺不受邪，即勿补之""肝虚则用此法，实则不在用之"都反映了这种虚实异治的观点。

【选注】

《金匮要略心典》："《素问》云'邪气之客于身也，以胜相加'，肝应水而胜脾土，以是知肝病当传脾也。实脾者，助令气王，使不受邪，所谓治未病也。设不知而徒治其肝，则肝病未已，脾病复起，岂上工之事哉！肝之病补用酸者，肝不足则益之以其本味也。与《黄帝内经》'以辛补之'之说不同。然肝以阴脏而含生气，以辛补者，所以助其用，补用服酸者，所以益其体，言虽异而理各当也。助用焦苦者，《千金方》所谓心旺则气感于肝也。益用甘味之药调之者，越人所谓损其肝者，缓其中也。'酸入肝'以下十五句疑非仲景原文，类后人谬添注脚，编书者误收之也。盖仲景治肝补脾之要，在脾实而不受肝邪，非补脾以伤肾，纵火以刑金之谓。果尔，则是所全者少，而所伤者反多也。且脾得补面肺将自旺，肾受伤必虚及其子，何制金强木之有哉！细按语意，'见肝之病'以下九句，是答'上工治未病'之辞；'补用酸'三句，乃别出肝虚证治之法。观下文云，"肝虚则用此法，实则不在用之'，可以见矣……故治肝实者，先实脾土，以杜滋漫之祸；治肝虚者，直补本宫，以防外侮之端。此仲景虚实并举之要旨也。"

【病案举例】

江应宿治一商家儿。病手足瘛疭，延至二十余日转笃。江后至，曰：此气虚也，当大补之。以参、术、归、芪、茯、芍、黄连、半夏、甘草，佐以肉桂助参、芪之功，补脾泻肝。一饮遂觉少定，数服而愈。所以知儿病者，左脉滑大，右脉沉弱，似有似无。右手主于气，姑曰气分大虚。经所谓土极似木，亢则害，承乃制，脾虚为肝所侮而生风焉。证似乎风。治风无风可治，治惊无惊可疗，治痰无痰可行。主治之法，所谓气行而痰自消，血荣而风自灭矣。见肝之病，知肝当传脾，故先实其脾土，治其未病，否则成慢脾风而危殆矣。(摘自《古今医案》)

　　夫人禀五常①，因风气②而生长，风气虽能生万物，亦能害万物，如水能浮舟，亦能覆舟。若五脏元真③通畅，人即安和。客气邪风④，中人多死。千般疢难⑤，不越三条：一者，经络受邪，入脏腑，为内所因也；二者，四肢九窍，血脉相传，壅塞不通，为外皮肤所中也；三者，房室、金刃、虫兽所伤，以此详之，病由都尽。

　　若人能养慎，不令邪风干忤经络；适中经络，未流传脏腑，即医治之。四肢才觉重滞，即导引、吐纳⑥、针灸、膏摩⑦，勿令九窍闭塞；更能无犯王法禽兽灾伤，房室勿令竭乏，服食节其冷热苦酸辛甘，不遗形体有衰，病则无由入其腠理。腠者，是三焦通会元真之处，为血气所注；理者，是皮肤脏腑之文理也。

【词解】

① 五常：即五行。

② 风气：指自然界的气候，

③ 五脏元真：指五脏的真气。

④ 客气邪风：指不正常的气候，常为病毒侵袭人体之诱因。

⑤ 疢（音 chèn）难：即疾病。

⑥ 吐纳：是调整呼吸的一种养生祛病法。

⑦ 膏摩：用药膏摩擦体表一定部位的外治方法。

【释义】

　　本条论述人与自然有密切关系，强调预防疾病重于治疗。首先指出自然界正常的气候，能生长万物，不正常的气候，能损害万物，对人体亦不例外。但同时又指出，人对于自然不是无能为力的，疾病是可以预防的，只要五脏真气充实，营卫通畅，抗病力强，则"正气存内，邪不可干"，只有在正气不足的情况下，邪气才能乘虚而入，为害人体，甚至造成死亡。疾病的发展变化虽多，但不出下面三种情况：一是经络受邪，就传入脏腑，此为邪气乘虚而入；二是皮肤受邪，仅在血脉传注，使四肢九窍壅塞不通，其病在外；三是房室、金刃、虫兽所伤，此文上述因素不同。

　　后段重申若人能养生防病，邪气就不致侵犯经络，倘一时不慎，外邪入中经络，即应乘其未传脏腑之时，及早施治。比如四肢才觉重滞，即用导引、吐纳、针灸、膏摩等方法治疗，不使九窍闭塞不通。只要平时对房事、饮食、起居等各方面，都能注意调节，再能防备意外灾伤，使体力强壮，则一切致病因素自然无从侵入腠理。本条最后两句大意是说，人体的腠理具有防御疾病的机能，但文义不易解释，当存疑。

【解析】

本条从"夫人禀五常"至"客气邪风，中人多死"为第一部分，说明人与自然界关系密切，人的生长发育离不开自然气候，但自然气候有常有变，如果自然气候反常，就会伤害万物，人在气候交替之中，若不能适应反常气候，就会发生疾病，客气邪风虽然是致病因素，但能否引发疾病，仍取决于人体正气的盛衰和适应能力的强弱，如果五脏元真之气通畅，说明生命物质充裕，生理功能正常。抗疾病能力强，能适应反常气候的变化，则人体平和无病。反之，如果正气虚弱，适应能力减低，不能抵抗外邪，邪气就乘虚而入，导致疾病发生，甚至造成死亡，此理即《素问·评热病论》所云"邪之所凑，其气必虚"。

【选注】

《医宗金鉴》："五常者，五行也。五行之气——风、暑、湿、燥、寒也；五行之味——酸、苦、甘、辛、咸也。夫人禀此而有其形，则脏腑日与气味相通，不曰五气，而曰风气者，该他气而言也……然风气虽能生万物，亦能害万物者，盖主气正风，从其所居之乡而来，主长养万物者也；客气邪风，从其冲后而来，主杀害万物者也。人在气变之中其生其害，犹水能浮舟亦能覆舟也。天之五气，人得之则为五脏真元之气，若通畅相生，虽有客气邪风，勿之能害，人自安和；如不通畅，则客气邪风，乘虚而入，中人多死。然致人死之由，虽有千般疢难，大要不外三因：一者，中虚，经络受邪，即入脏腑，此为内所因也；二者，中实，虽感于邪，脏腑不受，惟外病躯体，四肢九窍，胸胁壅塞，此为外所中也；三者房室、金刃、虫兽所伤，非由中外虚实，感召其邪，是为不内外因也……腠者，一身气隙，血气往来之处，三焦通会真元之道路也。理者，皮肤脏腑，内外井然，不乱之条理也。"

问曰：病人有气色见於面部，愿闻其说。师曰：鼻头色青，腹中痛，苦冷者死（一云腹中冷，苦痛者死）；鼻头色微黑者，有水气；色黄者，胸上有寒；色白者，亡血也，设微赤，非时者，死；其目正圆者痉，不治。又色青为痛，色黑为劳，色赤为风，色黄者便难，色鲜明者有留饮。

【释义】

本条举例说明面部和鼻部的望诊在临床上的作用。鼻位于中，内应于脾。现在鼻部出现青色，青是肝色，又见腹中痛，为肝乘脾；若再见极度怕冷，则属脾阳衰败。鼻部色现微黑，黑为水色，此属肾水反侮脾脏之象，所以主有水气。色黄是指面色黄，不单纯指鼻部。黄为脾色，由于脾病不能散精四布，因而水饮停于胸膈之间所以色黄者胸上有寒，寒指水饮而言。而色白是血色不能上荣于面，失血过多之征，所以色白者主亡血。若亡血之人面色反现微赤，又不在气候炎热之时，此为血去阴伤，阴不能涵阳，虚阳上浮之象。目正圆是两眼直视不能转动，此为风邪强盛，五脏之精气亡绝，多见于痉病，证属不治。"色青为痛"以下一段，仍论面部的望诊。青为血脉凝滞之色，所以主痛。黑为肾色，劳则肾精不足，其色外露，所以主劳。风为阳邪，多从火化，火色赤，所以面赤主风。黄为脾色，若其色鲜明是湿热蕴结，脾气郁滞，多有大便难之症。面色鲜明，为体内停积水饮，上泛于面，形成面目浮肿，所以反见明亮光泽之色。

【解析】

《素问·脉要精微论》云："精明五色者，气之华也。"人体五脏六腑的精华气血，显露于外，表现为气色，故望色可知脏腑的盛衰，气血的有余与不足。所以望色在望诊中，是一个很重要的内容。临床望色应注意分部，每因分部不同，主病亦不同；同时应结合整个面部进行全面观察，由于同一色泽，主病不尽相同，故还应结合全身具体病情进行分析，辨证才能全面。

师曰：病人语声寂然①，喜惊呼者，骨节间病；语声喑喑然②不彻者，心膈间病；语声啾啾然③细而长者，头中病④。

师曰：息摇肩者，心中坚；息引胸中上气者，咳；息张口短气者，肺痿唾沫。

【词解】

① 语声寂然：指病人安静无语声。

② 喑喑然：形容声低微而不清澈。

③ 啾啾然：形容声音细小而长。

④ 头中病："头"字当是"腹"字。经中从无头中病之文，且文义不属，必是传写之误。

【释义】

病人语声寂然，谓寂然不语也，若恶人语是心病也。喜惊呼者，谓不恶人语，且喜惊呼，是知其病不在心而在外也，故曰：骨节间病也。病人语声喑喑然不彻者，谓声不响亮而不了彻也，此有碍于息气，故知为心膈间病也。病人语声啾啾然细而长者，谓唧唧哝哝小而悠长也，因不敢使气急促动中，故知腹中病也。

息者，一呼一吸也。摇肩，谓抬肩也。心中坚，谓胸中壅满也。呼吸之息，动形抬肩，胸中壅气上逆者，喘病也。呼吸引胸中之气上逆，喉中作痒梗气者，咳病也。呼吸张口，不能续息，似喘而不抬肩者，短气病也。盖肺气壅满，邪有余之喘也，肺气不续息，正不足之短气也。然不足之喘，亦有不续息者，有余之短气，亦有胸中壅满者，肺气上逆者，必咳也。咳时唾痰，嗽也，若咳唾涎沫不已者，非咳病也，乃肺痿也。

师曰：吸而微数①，其病在中焦②，实也，当下之即愈；虚者不治。在上焦者，其吸促；在下焦者，其吸远③，此皆难治。呼吸动摇振振④者，不治。

【词解】

① 吸而微数：数，犹促也，指吸气急促不利。

② 中焦：指胸膈至脐之间，胸膈以上为上焦，脐以下为下焦。

③ 其吸远：指吸气深长困难。

④ 振振：指病人呼吸困难、身体抖动的样子。

【释义】

老师说，病人吸气短促，这是病在中焦，若为浊邪内壅的实证，采用攻下法，邪去气顺就能病愈；若为元气不能内守的虚证，则无法救治。病在上焦心肺，则吸气短促困难，病在下焦肝肾，肾失摄纳，则吸气深长。这二种呼吸困难皆为脏气亏虚所致，故均较难治。若呼吸困难伴全身振振动摇者，为元气大亏，形气不能相保，证情危重，不易挽回。

【解析】

本条指出望呼吸形态辨别病证，推断预后。从原文的首句"吸而微数，其病在中焦，实也，当下之即愈；虚者不治"，可以发现仲景强调实证易治、可治，虚证难治、不治。因为实证时邪气固然炽盛，但正气一般也不甚亏虚，正能与邪相争，邪去则正安，故曰易治；人以正气为本，虚证以正虚为主，正虚一时不易恢复，故曰难治。据此"在上焦者，其吸促；在下焦者，其吸远"当指虚证。此外，有的注家认为"虚者不治"是指病证在中焦实的基础上，又伴见元气虚，邪实正虚，攻补均难，故曰难治。此说也有一定的道理。

【选注】

《医宗金鉴》："此承上文，言喘分三焦，有可治、不可治之辨也。喘，肺病也，肺主气司呼吸，故以呼吸气促，谓之喘也。若呼吸气均促，是病在呼吸，阻升降之气也。故知喘在中焦也；呼之气促，吸之气长，病在呼，呼出心与肺，故知喘在上焦也；呼之气长，吸之气短，病在吸，吸入肾与肝，故知喘在下焦也。

喘之实者，谓邪气盛则实也，中实，则必腹满便硬，当下之，可治也。喘之虚者，谓正气夺则虚也，中虚则必腹软便滋，不堪下，难治也。若喘而呼吸动摇，振振不能擎身者，则为形气不相保，勿论虚实不治也。日吸而微数，数即促也，促即短也，远即长也。吸不言呼，略辞也，犹言呼吸均短，呼短吸长，吸短呼长也。"

师曰：寸口脉动者，因其王时而动，假令肝王色青，四时各随其色①。肝色青而反色白，非其时色脉，皆当病。

【词解】

① 四时各随其色：指春青、夏赤、秋白、冬黑。

【释义】

本条说明四时季节改变，脉象和色泽也有变动，但有正常和异常的不同。如春时肝旺，脉弦，色青，是为正常。假如此时色反现白，脉反现毛（秋脉），是为非其时而有其色脉，即属不正常的现象。本条皆在说明四时气候的变化，可以影响人体的生理功能，表现于色脉，学者当领悟其精神而不可拘泥。

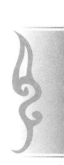

问曰：有未至而至①，有至而不至，有至而不去，有至而太过，何谓也？师曰：冬至之后，甲子②夜半少阳③起，少阳之时，阳始生，天得温和。以未得甲子，天因温和，此为未至而至也；以得甲子，而天未温和，此为至而不至也；以得甲子，而天大寒不解，此为至而不去也；以得甲子，而天温如盛夏五六月时，此为至而太过也。

【词解】

① 未至而至：前面的"至"字是指时令到，后面的"至"字是指那个时令的气候到。以下义同。

② 甲子：是古代用天干、地支配合起来计算年月日的方法。天干十个（即甲、乙、丙、丁、戊、己、庚、辛、壬、癸），地支十二个（即子、丑、寅、卯、辰、巳、午、未、申、酉、戌、亥），相互配合，始于甲子，终于癸亥，共六十个。"甲子"是其中第一个。这里是指冬至后六十日第一个甲子夜半，此时正当雨水节气。

③ 少阳：这里是古代用来代表时令的名称。

【释义】

本条论述节令和气候应该适应，太过或不及，都会引起疾病发生。例如：冬至之后的雨水节气，此时正是少阳当令的时候，因为阳气开始生长，气候逐渐转为温和，这是正常的规律；如未到雨水节气，而气候提早温暖，这是时令未到，气候已到；如已到雨水节气，气候还未温和，这是时令已到，而气候未到；如已到雨水节气，气候仍然很冷，这是时令已到，而严寒气候当去不去；如已到雨水节气，气候变得像盛夏那样炎热，这是气候至而太过。总之，凡先至、不至、不去、太过，皆属异常气候，都能使人发生疾病，必须注意调摄。治病用药时也必须看到这点，因时制宜。

师曰：病人脉浮者在前①**，其病在表；浮者在后**②**，其病在里，腰痛背强不能行，必短气而极也。**

【词解】

① 前：指关前寸脉。

② 后：指关后尺脉。

【释义】

本条论述切诊的临床应用，指出同一脉象因出现的部位不同，其主病亦不相同。一般情况下，浮脉见于寸部，因寸属阳主表，故寸脉浮，其病在表。此正气抗邪于表之征；如果浮脉见于尺部，因尺属阴主里，其脉当沉，今反见浮，故其病在里，是阳气不能潜藏之征。其病当伴有腰痛背强和呼吸短促，因肾藏精主骨，腰为肾之外府，其脉贯脊，肾虚精髓不充，腰脊失养，故腰痛、背强、骨痿不能行走，甚则不能纳气归源，呼吸短促，濒于危笃之候，故云"极"。

【选注】

赵以德《金匮方论衍义》：……关前属阳主表，关后属阴主里。所谓表者，以足太阳言也；里者，以足少阴言也。一脏一腑，是其表里所合。其太阳经自足循背至头，腰者，肾府也，是故表病则背强不能行，里病则腰痛短气而极也。虽然，寸、尺脉浮非一经一病之可尽，今独出此证何也？大抵用表里而言病，必举太阳为例。盖太阳是诸阳之属，凡受邪必自此始；肾是治内之主事。书独言此，例以推之。

问曰：经云①**厥**②**阳独行，何谓也？师曰：此为有阳无阴，故称厥阳。**

【词解】

① 经云：经，指古代医经，何书失考。

② 厥：上逆之意。

【释义】

本条通过厥阳独行的病机，说明阴阳失去平衡，是杂病的基本病机。在正常情况下，人体的阴与阳总是维持着相对的平衡状态，而且阳是以阴为依附的。假如阴气衰竭，阳气失去依附，有升无降，即可导致"有阳无阴"的"厥阳独行"

的病理发生。这里所谓的"有""无"两字，是相对而言，不是绝对之词。临床上见到的肝阳上亢，面赤眩晕，甚至跌仆，即属于这一类的病症。

【选注】

(1) 吴谦《医宗金鉴》：阴阳偕行，顺也，阴阳独行，逆也。厥，逆也，逆阳独行，此为有阳无阴，故称厥阳也。

(2) 黄元御《金匮要略悬解》：阳性上行，有阴以吸之，则升极而降；阴性下行，有阳以煦之，则降极而升。有阳无阴，则阳有升无降，独行于上，故称厥阳。

问曰：寸脉沉大而滑，沉则为实，滑则为气，实气相搏，血气入脏即死，入府即愈，此为卒厥①，何谓也？师曰：唇口青，身冷，为入脏即死；如身和，汗自出，为入府即愈。

【词解】

① 卒厥：卒，同猝。卒厥，是忽然昏倒的一种病证。

【释义】

本条举卒厥证为例，说明病证入脏者难治，入腑者易愈，这里的寸脉，指两手的寸部脉而言。"沉则为实，滑则为气，实气相搏"三句，是从脉而解释卒厥证的病理，但句中有省文，应该说"沉大则为血实，血气与气实相病"，意方完整。左寸候心主血，右寸候肺主气，本证血气相并，故脉应于寸部。血气既相并而成实，已为病邪而非正常的血气，故云入脏即死，入腑即愈。但入脏入腑是假设之词，犹言在外在里。即死即愈也只是相对的说法，不能看成绝对。如本条所云入脏，指唇口青、身冷等现象，唇口青是血液瘀滞不流，身冷为阳气涣散，病情严重，故云即死。所云入腑，指身和，汗自出，是血气恢复正常运行的现象，故云即愈。

问曰：脉脱①入脏即死，入府即愈，何谓也？师曰：非为一病，百病皆然。譬如浸淫疮②，从口起流向四肢者可治，从四肢流来入口者不可治；病在外者可治，入里者即死。

【词解】

① 脉脱：指脉乍伏不见。是邪气阻遏正气，血脉一时不通所致。

② 浸淫疮：是皮肤病的一种，能从局部遍及全身。

【释义】

本条举脉脱证，是承上条卒厥一病而言。卒厥其脉有见沉大而滑者，亦有脉乍伏而不见者，但入脏即死，入腑即愈的病理则相同，故设为问答以明之。

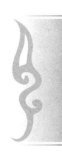

问曰：阳病十八，何谓也？师曰：头痛，项、腰、脊、臂、脚掣痛。

阴病十八，何谓也？师曰：咳、上气、喘、哕、咽、肠鸣、胀满、心痛、拘急。

五脏病各有十八，合为九十病，人又有六微，微有十八病，合为一百八病，五劳、七伤、六极、妇人三十六病，不在其中。

清邪居上，浊邪居下，大邪中表，小邪中里，䅽饪①之邪，从口入者，宿食也。五邪②中人，各有法度，风中于前③，寒中于暮，湿伤于下，雾伤于上，风令脉浮，寒令脉急，雾伤皮腠，湿流关节；食伤脾胃，极寒伤经，极热伤络。

【词解】

① 䅽饪：䅽，同穀（gǔ 谷），指饮食。

② 五邪：指风、寒、湿、雾、饮食之邪。

③ 前：指午前。

【释义】

本条论述病症的分类方法，以及五邪中人的变化。"问曰：阳病十八，何谓也……妇人三十六病，不在其中"一段，是古代医家的疾病分类方法，后人对于疾病的分类在此基础上已不断有所提高，故不能墨守于此。至于曰十八、曰九十等文，《医宗金鉴》谓乃古医书之文，今不可考，难以强释。

关于五邪中人的变化，首先提出清邪谓雾露之邪，故居于上；浊邪谓水之邪，故居于下。大邪谓风邪，其性散漫，多中肤表；小邪谓寒邪，其性紧束，常中经络之里。䅽饪之邪即宿食，从口而入，损伤脾胃。其次说明五邪中人各有一定的法度可循，如风为阳邪中于午前，

面脉多浮缓；寒为阴邪中于日暮，而脉多紧急。湿为重浊之邪，故伤于下而流入关节；雾为轻清之邪，故伤于上而连及皮腠。胃主纳谷，脾主运化，故饮食不节，则伤脾胃。经脉在里为阴，络脉在外为阳；寒气归阴，所以"极寒伤经"，热气归阳，所以"极热伤络"。本条为古人对病邪变化的认识，其中所谓大、小、表、里、上、下、前、暮等，都是相对而言，不是绝对之词。

【选注】

《医宗金鉴》：……五邪谓风、寒、湿、雾、饮食也。夫五邪之中人，莫不各以类而相从，前者早也，风中于早，从阳类也；寒中于暮，从阴类也；雾邪清轻，故伤皮肤；湿邪浊重，故流关节；饮食失节，故伤脾胃。极寒之食伤经，以经属阴也；极热之食伤络，以络属阳也。

问曰：病有急当救①里救表者，何谓也？师曰：病，医下之，续得下利清谷不

止，身体疼痛者，急当救里；后身体疼痛，清便自调者，急当救表也。

【词解】

① 救：即急先救治的意思。

【释义】

本条论述表里同治时的先后缓急治则。自表里证同时出现时，首先应分别病情的先后缓急，急者先治，缓者后治。如本条所说，病在表，不可下，而误下之，伤其脾胃，以致表证之身体疼痛未除，里证之下利清谷不止又起。权衡表里轻重，此时以里证为急，故救其里。因下利清谷不止，正气已经虚弱，不但不能抗邪，且进一步将亡阳虚脱。如此时以为表证未解，而误用汗法更虚其阳，则会导致上下两脱之危候发生。当里证基本解除之后，如服药后大便恢复正常，则又须解表以祛其邪，因此时身体疼痛的表证仍然存在，如不进行救治势必再行传变入里，引起其他变化。

【解析】

本条亦见于《伤寒论》，但彼为具体治疗，救里用四逆汤，救表用桂枝汤；此为论述治疗原则，故未出方。本条先里后表的治法，是治疗表里同病的变法。按一般来说，表里同病，应先解表，解表后方可治里，否则易致外邪内陷，造成变证。因此，先表后里的治法，是治疗表里同病的常法。此外，有时表里同病，单解表里则里证不去；单治里外则外邪不解，且可相互产生不良影响，为了提高疗效，必须双方兼顾，这又是表里同治的治法。总之，先表后里、先里后表、表里同治三种治法，均必须根据表里双方病情的主次和缓急轻重来决定。

夫病痼疾加以卒病，当先治其卒病，后乃治其痼疾也。

【释义】

本条是论述久病新病同时存在，要以先治新病为原则。痼疾是难治的久病，病势已经缓和，治已不易，更难除根，不能急治；卒病是新得之病，变化多端，但是容易治愈，故以先治为妙。

【选注】

《金匮玉函经二注》："痼疾，谓病已沉痼，非旦夕可取效者。卒病，谓卒然而来，新感而可取效于旦夕者，乘其所入未深，急去其邪，不使稽留而为患也。且痼疾之人，正气素虚，邪尤易传，设多瞻顾，致令两邪相合，为患不浅，故仲景立言于此，使后之学者，知所先后也。"

师曰：五脏病各有所得①**者愈，五脏病各有所恶**②**，各随共所不喜者为病。病者素不应食，而反暴思之，必发热也。**

【词解】

① 所得：指适合病人的饮食居处。

② 所恶：指病人所厌恶的饮食居处。

【释义】

老师说：凡是适合五脏病的饮食、居处等因素，能促使疾病痊愈。同样，五脏病也各有所厌恶的饮食、气味、居处等因素，往往会因为这些不适合因素的影响使病情加重。病人突然想吃平素不爱吃的食物，说明脏气受邪气影响而发生变化，食后会助长病邪，引起发热。

【解析】

本条从五脏病的喜恶提出治疗、护理的宜忌，并论述了问诊在辨病中的应用。五脏病各有适合与不适合的饮食、气味、居处等因素，适合的可促使病情好转；反之则导致病情恶化。原文"所得者愈""所恶""所不喜者为病"就是指此。《黄帝内经》对五脏病的喜恶宜忌有许多具体论述，如《素问·脏气法时论》对病在心提出"禁温衣、热衣"；对病在脾提出"禁温食、饱食、湿地、濡衣"；对病在肺提出"禁寒饮食、寒衣"；对病在肾提出"禁犯焠𤋮热食温炙衣"；对病在肝提出"禁当风"等，都提示医者在治疗和护理时予以注意。就目前临床经验来说，一般对阳盛阴虚的病证，宜服凉润的食物，忌温燥的生姜、辣椒、大蒜、酒类；面对阳虚阴盛的病证，宜服温热的食物，不宜吃生冷的瓜果等。该条最后一句"病者素不应食，而反暴思之，必发热也"，举例说明问诊在诊病辨证中的应用。由于饮食、情绪等方面的改变都能反映机体内部的病理变化，因此，"凡欲诊病者，必问饮食、居处"。

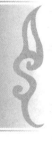

【选注】

《金匮要略方论本义》："五脏病各有所得，如其喜者而与之，能助其正而息其邪，其病可愈也；五脏病又各有所恶，各随其所不喜者而为病，犯其所忌而与之，能伤其正而益其邪，其病必增也。此病之性情，亦因人之性情为性情，而人之性情，各有嗜好，百事皆然。食物又易于观辨，病者素不应食者、不喜食之物也，因病而暴思欲食，此病为饥渴以害之也。因与食之，其脏与之不相宜，食之必发热，无益于气血，而徒长其病邪。可见所喜者应与之。而所忌者应远之之理矣。"

《医宗金鉴》："谓平素不爱食之物，及当病之时，而反暴思食，是病邪脏气之变，故虽思食，而食之必发热也。"

夫诸病在脏①，欲攻之，当随其所得②而攻③之，如渴者，与猪苓汤④，余皆

仿此。

【词解】

①在脏：泛指在里。

②所得：所合、所依附的意思。

③攻：除作"攻法"解释外，也可作"治"解。

④猪苓汤：见本书《消渴小便不利淋病脉证并治篇》。

【释义】

凡是病在内脏，进行治疗时，必须根据其所得的病邪施治，如水停于里的口渴症，就可用猪苓汤，其余可照此例类推。

【解析】

本条论述治病当掌握审因论治的原则。诸病在脏，是泛指一切在里的疾病。病邪在里痼结不解，往往与体内有害物质如痰、水、瘀血、饮食等相结合，医者应当随着里病（脏腑）所依据（引申为合适、满意、喜欢）的病因（病机）予以恰当的治疗，如渴而小便不利，审其原因若为热与水结而伤阴者，当与猪苓汤育阴利水，水去热除，渴亦随之而解。他证亦可依次类推，如热与食结用大承气汤、小承气汤，热与血结用桃仁承气汤等。

结　语

本篇对疾病的预防、病因、病机、诊断以及治疗等各方面，都做了概括性的论述。首先提出内养正气，外慎风邪，可以预防疾病。并举例说明各种疾病有一定的发展规律，可以根据脏腑互相影响、互相制约的关系，先治其未病之脏腑，以防止疾病的传变。未病时重视预防，已病后争取早期治疗，是本篇的一大特色。例"上工治未病"于首条，是有一定意义的。

在病因、病机方面，本篇主要从邪正两方面来阐说，认为人与自然息息相关，不正常的气候，常为邪气病毒侵袭人体的诱因，但关键还决定于正气的强弱，若五脏元真通畅，人即安和，病则无由入其腠理。而经络受邪，深入脏腑的疾病，必有内在因素。其对于"千般疢难，不越三条"的归纳，为后世陈无择的三因学说奠定了基础。

关于诊断方面，对望色泽、闻语声、视呼吸、察脉象，都做了示范性的介绍。指出病在表为浅，入里为深；在腑易治，入脏难愈；四时气候的变动，可以影响色脉。其主要精神在于启发后学者重视客观的诊断，以探求疾病的本质，判断预后的吉凶；治疗上必须针对病情，因人因时而制宜。

最后，在治疗方面，指出虚实必须异治，表里当分缓急，新久宜有先后，攻邪当随其所得，都通过具体病例做出原则性的指示。此外，又提出对病人的饮食、居处，也必须加以注意。

本篇条文不多，但所论述的，从预防到治疗，从原则到具体，无不具备，全面而又简明，在全书中具有纲领性的意义。学好本篇，对于学习以下各篇，会有很大的启发和帮助。

痉湿暍病脉证治第二

【学习要求】

1. 了解痉、湿、暍三病的意义和概念及其有关后世的发展。

2. 了解《金匮要略》所述痉病与暍病的病因病机，并熟悉其辨证论治。

3. 熟悉湿病的特点和治疗原则，并掌握其辨证论治的方法。

【主要内容】

1. 概括介绍痉、湿、暍三病合篇的意义及其概念，后世对痉与暍均有发展，补充了本篇的不足。

2. 痉病

(1) 说明外感风寒致痉的病机与脉证。

(2) 痉病有表证与里证之分，表证有刚痉、柔痉之别。阐明葛根汤、栝楼桂枝汤、大承气汤的证治。

(3) 说明治痉的总则为顾护津液，以及判断预后的要点在于审察正气的强弱。

3. 湿病

(1) 说明湿邪致病多兼风、寒，且与脾虚不运所致的内湿关系密切，二者常相互影响。说明湿阻肌表或湿邪传里，外内合邪，气机不利的湿病病理机制。

(2) 说明外湿宜微发其汗，兼顾阳气；里湿但利其小便；上湿宜宣泄等治疗原则。

(3) 湿病的辨证施治应分为表实、表虚、表里俱虚，表实又有寒湿偏盛和风湿偏盛之别，其治有麻黄加术汤与麻杏苡干汤之异。表虚有气虚、阳虚之别，表气虚者用防己黄芪汤；表阳虚者，当视风与湿之偏盛分别选用桂枝附子汤或白术附子汤；表里阳气俱虚者宜甘草附子汤。

(4) 说明湿病应忌攻下、大汗、火攻的治疗原则。

4. 暍病

(1) 说明暑邪致病的特点，暍病的病机为耗气伤津，多见气阴两伤之证。白虎加人参汤是治疗暑热的有效方剂。

(2) 指出暍病应禁发汗、温针、攻下的治疗原则。

本篇主要论述从外或风寒病毒而得的痉病、外湿及其兼证、暑邪而致的暍病。痉，以项背强急、口噤不开，甚至角弓反张为主症。外伤或内伤都可致痉。湿病一般有外湿与内湿的分别，且多兼挟他邪，如挟风、挟寒、挟热等。暍，为伤于暑邪而致病。但本篇所论中暍，与后世说的由于烈日下远行，猝然昏倒之中暍（或称中暑），有所不同。由于痉、湿、暍三者都为外感所引起，且都从太阳病开始，所以合为一篇。

太阳病，发热无汗，反恶寒者，名曰刚痉。

太阳病，发热汗出，而不恶寒，名曰柔痉。

【校勘】

首条《针灸甲乙经·卷七》无"反"字。次条《诸病源候论·卷七》无"不"字。并是。

【释义】

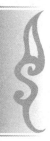

以上二条论述痉病有刚、柔二种的区别。太阳病的含义和《伤寒论》同，包括头痛、发热、恶寒等症，即称为痉，至少出现项背强急、口噤不开等现象。至于刚、柔二痉的主要区别在于，一为表实无汗，一为表虚汗出，为伤寒中风伤及太阳脉所致。

"刚痉"由太阳中风重感于寒，外寒闭塞营卫，故出现恶寒、无汗、头疼、发热、脉浮而紧等症。风寒之邪滞郁经脉，经脉气血不利，则出现筋脉紧急的项背强急、口噤不开等症。因其无汗，故称"刚痉"。

"柔痉"由太阳中风，风邪化热，热伤血脉，筋无所荣，故颈项强急，其则反张。太阳中风，卫强荣弱，正邪相争，表气不固，出现发热、汗出、头疼，而不恶寒，脉浮缓等症。刚、柔二痉的区别，"刚痉"为表实无汗，"柔痉"为表虚有汗。外感风寒引起痉病，一方面为风寒邪气客于太阳经脉，另一方面为平素阴血虚少，感邪之后容易化燥伤阴，阴血不濡，筋脉拘急则成痉。

【选注】

(1)《注解伤寒论》："《千金》曰，太阳中风，重感寒湿则变痉。太阳病，发热无汗为表实，则不当恶寒，今反恶寒者，则太阳中风，重感于寒，为痉病也。以表实感寒，故名刚痉。"

(2)《注解伤寒论》："太阳病，发热汗出为表虚，则当恶寒，其不恶寒者为阳明病。今发热汗出而不恶寒者，非阳明证，则是太阳中风，重感于湿，为柔痉也。表虚感温，故曰柔痉。"

太阳病，发热，脉沉而细者，名曰痉，为难治。

【释义】

本条说明痉病见脉沉细者为难治。太阳病发热，为病在表，脉应浮，即使成为痉病，脉也应弦紧有力，现在脉象反见沉而且细，是气血不足，无力抗病的现象，所以称为难治。

【选注】

《医宗金鉴》："发热，太阳病也，脉沉细，少阴脉也。而名曰痉者，必有或刚或柔之证见也。以太阳痉证，而见少阴之脉，表里兼病也。夫太阳之邪郁于外，故病发热，少阴之邪凝于内，故脉沉细。然痉病而见弦紧之脉，是为平脉，即或沉迟，尚为可治。今沉而细，邪入少阴，阳气已衰，岂易治乎？故曰难也。"

太阳病，发汗太多，因致痉。

夫风病，下之则痉，复发汗，必拘急。

疮家虽身疼痛，不可发汗，汗出则痉。

【释义】

上述三条论述误治伤津致痉。这几种致痉的原因，有的属明显误治，如太阳中风理当用桂枝汤调和营卫，反误以攻下；有的属治之不当，例如太阳病发汗太过。太阳病本当发汗，但发汗太多，则为不妥。这二种误治尽管有所不同，但伤津损液致痉的机制却是完全一致的。

【选注】

(1)《医宗金鉴》："此承上文，详申发汗过多成痉之义也。太阳病当发汗，若发汗太过，腠理大开，表气不固，邪风乘虚而入，因成痉者，乃内虚所召入也。宜以桂枝加附子汤主之，固表温经也。由此推之，凡病出汗过多、新产、金创破伤出血过多，而变生此证者，皆其类也。"

(2)《金匮要略直解》："风伤于卫，若下之，虚其阴血，风乘其虚而陷于荣血之中，血不荣筋因作痉。四肢为诸阳之本，复发汗以虚其阳，必令两肢拘急。疮家则过于亡血，虽有身痛表证，亦不可发汗。若汗之是重虚其阳，阳虚必作痉也。"

病者身热足寒，颈项强急，恶寒，时头热，面赤目赤，独头动摇，卒口噤①，背反张②者，痉病也。若发其汗者，寒湿相得，其表益虚，即恶寒甚。发其汗已，其脉如蛇③。

【校勘】

"若发其汗者……其脉如蛇。"成本《伤寒论》《脉经》均无。《金匮玉函要略

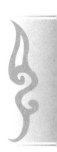

述义》谓前十七字为湿病中之文，错在此。

【词解】

① 口噤：牙关紧闭。

② 背反张：背部筋脉拘急，出现角弓反张的症状。

③ 其脉如蛇：《金匮要略心典》注曰，"脉伏面曲，如蛇行也"，《金匮要略编注》注曰，"其脉坚劲。动犹如蛇，乃臂挣扭奔迫之状"，指痉病误汗后出现沉伏不利的一种脉象。

【解析】

本条论痉病的主症及汗后的脉症反映。痉病不离乎表，故身热恶寒。痉为风强病，而筋脉受之，故口噤、头项强、背反张而筋脉拘急。《黄帝内经》说："诸暴强直皆属于风"，故头热、足寒、面目赤头动摇，反映了风阳上行而又掉动。此痉病之主症，不可不知也。此证若发其汗，汗沾衣被变化为湿，又与外寒之气，相搏不解，则卫阳以汗出而益虚，寒邪得湿而转增，故恶寒为甚。

【选注】

《金匮要略直解》："身热头热，邪在太阳也；面赤目赤，邪在阳明也。颈属阳明，项属太阳，邪在二经，则颈项强急恶寒也。阳明之脉挟口，故卒口噤，太阳之脉循背上头，故头独摇，背反张也。此其人必汗下亡血之后，正气已虚，而邪气但胜于上，其足则寒，此痉病之证俱见也。"

暴腹胀大者，为欲解。脉如故，反伏弦者，痉。

【释义】

患痉病的人突然出现腹部胀大，这是说明痉病将要痉愈，因腹胀为痉病之邪入腑引起，入脏难疗，入腑易治，故为易解，假若虽有腹胀大，但脉象依然不变，反出现蛰伏之象的，说明痉病仍无好转。

【解析】

本条论述痉病的二种转归，一是痉病入腑，腹胀大者，为将愈，这与首篇"入腑即愈"相呼应。另一种情况是虽有腹胀大，但脉象是伏弦的，说明痉病未解，这说明推断疾病的预后，应当脉证互参，陈修园认为本条应在第七条之后，说明发汗法后的两种转归。其说有一定的道理。

痉为病（一本痉字上有刚字），胸满口噤，卧不着席①，脚挛急②，必齘齿③，可与大承气汤。

大承气汤方

大黄四两（酒洗），厚朴半斤（炙去皮），枳实五枚（炙），芒硝三合。

上四味，以水一斗，先煮二物，取五升，去滓，纳大黄，煮取二升，去滓，内芒硝，更上火微一二沸，分温再服，得下止服。

【词解】

① 卧不着席：形容背反张的状态。

② 脚挛急：指下肢拘挛。

③ 龄齿：形容牙齿切磋有声。

【释义】

本条论述里热成痉的证治。表证失于开泄，邪气内传，郁于阳明，热盛灼筋，亦致痉病。里热壅盛，所以胸部胀满。热盛劫烁津液，不能濡养筋脉，形成角弓反张，四肢挛急，较一般痉病为剧烈，而且口噤、龄齿等阳明筋脉症状更为突出。其中龄齿亦属阳明热盛有化风鼓动筋脉之势，病情实较深重。此时，若阳明里热不除，则津液难存，其筋脉亦难舒缓，故可与大承气汤通腑泄热、急下存阴以解其痉。

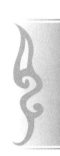

【解析】

上述三条方证，前二者，为病在太阳之表，故以解表散邪为主，使病从外解，并加栝楼根、葛根滋液、升津；本条病在阳明之里，则应使邪从内除，故用攻下、泻热以存阴。汗、下两法，祛邪途径虽然不同，但均有保津救阴之义。因病邪不去，则津液难复，所以采用因势利导的治则，祛邪以扶正。但须注意汗、下两法本身就有耗伤津液之弊，方在用时应审慎恰当、适可而止。关于汗法，已如前述。本条下法，仲景以"可与""得下止服"示之，一旦腑气通后，仍当和其筋脉为治。

【选注】

《金匮要略心典》：此痉病之属阳明瘀热者。阳明之经，起于足，结于跗，其直者上结于髀。阳明之脉，入齿中，挟口环唇；其支者，循喉咙，入缺盆下膈，故为是诸证。然无燥实见证，自宣涤热而勿藩实。乃不用调胃而用大承气者，岂病深热极，非此不能治欤？然曰"可与"，则犹有斟酌之意，用者慎之。

【病案举例】

里海辛村潘垫师之女，八九岁，发热面赤，角弓反张，谵语，以为鬼物。符展无灵，乃能余诊。见以渔网蒙面，白刃拍桌，而患童无惧容。子曰：此痉病也，非魅！切勿以此相恐，否则重添惊病矣。投以大承气汤，一服，即下两三次，病遂霍然。（摘自《黎庇留经方医案》）

痉病有灸疮，难治。

【释义】

痉病有灸疮难治，是说先有灸疮而后患痉病，因灸疮病人，脓液久渍，津血本已污损，再患痉病，势必血枯津伤，转增风燥，病情当然较一般为严重，所以难治。

太阳病，其证备，身体强儿几然，脉反沉迟，此为痉，栝楼桂枝汤主之。

栝楼桂枝汤方

栝楼根二两，桂枝三两（去皮），芍药三两，甘草二两（炙），生姜三两（切），大枣十二枚（擘）。

上六味，以水九升、煮取三升，分温三服，微取汗。汗不出，食顷，啜热粥发之。

【释义】

本条指出痉病使用栝楼桂枝汤的脉症，亦即柔痉的治法。太阳病，其证备，指头项强痛、发热、汗出、恶风等症具备。身体强儿几然，是痉病见症。太阳病汗出而恶风的，脉象当见浮缓，今反沉迟，可知本证由于津液不足，治风邪化燥而成痉。沉迟之中，必带有弦紧，不同于沉紧无力的脉象。所以用栝楼根滋养津液，合桂枝汤渴解肌祛邪，以舒缓筋脉。

太阳病，无汗，而小便反少，气上冲胸，口噤不得语，欲作刚痉，葛根汤主之。

葛根汤方

葛根四两，麻黄三两（去节），桂枝三两（去皮），芍药二两，甘草二两（炙），生姜三两，大枣十二枚。

上七味，咬咀，以水一斗，先煮麻黄、葛根，减二升，去沫，内诸药，煮取三升，去滓，温服一升，覆取微似汗，不须啜粥。余如桂枝汤法将息及禁忌。

【释义】

本条是论述刚痉的辨证论治。刚痉是重感风寒湿邪，卫阳闭郁，营阴郁滞，正邪交争，故见发热、恶寒、无汗、头痛、身疼、脉浮紧等症。太阳病无汗，湿邪闭郁胸中，气机不得通利，故小便反少。里气既不能外达，又不能下行，势必逆上冲胸，故胸满。湿热闭郁胸中，损伤津液，不能滋润筋脉，故口噤不得语。如斯则可知刚痉即将发作。

治以葛根汤开泄腠理，发汗祛邪，滋养津液，舒缓筋脉。方中葛根能透达表邪，启胃气而生津液，滋润筋脉，舒缓强急，麻黄配桂枝、生姜外散风寒，以开玄府之闭塞，芍药、甘草、大枣和营生津，以缓拘急。

湿家之得病，一身尽疼（一云疼烦），发热，身色如熏黄也。

【释义】

本条论述湿郁发黄的证候。素有湿病者脾虚不能化湿，湿邪留于肌肉之间，所以一身尽疼。发热身黄，属湿邪久郁化热，湿热蕴蒸所致。但属脾虚湿郁发黄，故其黄色晦暗如烟熏状，与阳明病之瘀热发黄色鲜明者不同。治详见《黄疸病脉证并治篇》。

【选注】

《金匮要略心典》：湿外盛者，其阳必内郁。湿外盛为身疼，阳内郁则发热。热与湿合、交高互郁，见身色如熏黄。黑黄者，如烟之熏，色黄而晦，湿气沉滞故也；若热黄则黄而明，所谓身黄如橘子色也。

湿家身烦疼，可与麻黄加术汤发其汗为宜，慎不可以火攻之。

麻黄加术汤方

麻黄三两，桂枝二两（去皮），甘草一两（炙），杏仁七十个（去皮尖），白术四两。

上五味，以水九升，先煮麻黄，减二升，去上沫，内诸药，煮取二升半，去滓，温服八合，覆取微似汗。

【释义】

本条论述寒湿在表的证治与治疗禁忌。身烦疼，是疼痛剧烈，不得安静的状态，为湿留肌肉所致。用麻黄加术汤，可知本证挟风寒之邪，出现发热、恶寒、无汗等表证。

表证当从汗解，而湿邪又不宜过汗，故用麻黄汤加白术。麻黄得术，虽发汗而不致过汗，术得麻黄，能并行表里之湿，故能取微似汗而解。如用火攻发汗，则大淋漓，风去湿存，徒伤津液，病必不除。且火热内攻，与湿相合，可能引起发黄或衄血等病变，故为寒湿在表之所禁忌。

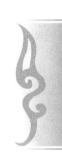

【解析】

白术之主要作用为健脾益气，燥湿利水。据《神农本草经》记载尚有"主风寒湿痹"与"止汗"的功能。《名医别录》云"除皮间风水结肿"。可知白术既治里湿，也治表湿，且与麻黄配伍，能起监制作用，使麻黄发汗而不致过汗。唯治表湿，近代多改用苍术，疗效更佳，可供临床参考。

【病案举例】

病者黄君，年三十余。原因：素因体肥多湿，现因受寒而发，医药杂投无效，改延余诊。证候：手足迟重，遍身酸痛，口中淡，不饮食，懒言语，终日危坐，脉右缓左紧，舌苔白腻。诊断：此《金匮要略》所谓"湿家身烦疼，可与麻黄加术汤也"。疗法：游遂经方以表达之，使寒自悉从微汗而解。处方：带节麻黄八分，川桂枝七分，光杏仁一钱半，炙甘草五分，杜苍术一钱。效果：连投两剂，诸症悉平而愈。（摘自《全国名医验案类编》）

病者一身尽疼，发热，日晡所剧者，名风湿。此病伤于汗出当风，或久伤取冷所致也，可与麻黄杏仁薏苡甘草汤。

麻黄杏仁薏苡甘草汤方

麻黄（去节）半两，甘草一两（炙），薏苡仁半两，杏仁十个（去皮尖）。

上剉麻豆大，每服四钱匕，水盏半，煮八分，去滓，温服，有微汗，避风。

【释义】

本证既名曰"风湿"，表明其病乃由风湿为患，风湿侵袭，滞留肌表，邪正相争，故周身疼痛，发热。且其发热于"日晡所剧"，日晡，指下午三时至五时，即申时，对此机制，注家见解不一，如赵以德认为邪在肌肉，与脾胃有关，日晡为阳明所主，邪正相争，故病剧；徐忠可认为邪在皮毛，与肺金有关，日晡为肺金所主。此时"助邪为虐"，故病剧；曹家达认为病属风湿，而日晡属太阴湿土，此时湿气加重，故病剧，三者虽观点不同。但都认为与邪正消长有关，由此可明其理，即风为阳邪，易于化热化燥，湿虽为阴，但与风邪相互搏结则欲将化热，而阳明为燥土，故日晡阳明主旺之时助其燥热，以治发热"日晡所剧"。本病的成因，原文指出是"伤于汗出当风，或久伤取冷"，即因汗出腠理空疏之时感受风邪，致汗液留着之湿与风相合，或由于炎热之时过度贪冷，如久居阴凉处，或时常饮冷等，导致湿从外入。故当解表除湿，方用麻黄杏仁薏苡甘草汤。

方中麻黄解表发汗，以宣散肌表的风湿，杏仁利肺气，以助麻黄之力；薏苡仁甘淡，微寒，既可渗利除湿，又制约麻黄之温性，以免其助热化燥之势，甘草和中，诸药共用。轻清宣化。使风湿之邪从微汗而解。

【病案举例】

麻黄杏仁薏苡甘草汤治身痛：李某，男，36岁，工人，1975年因汗出风吹。以致汗郁皮下成湿，湿郁化热。今发热已十余日不解，每日下午热势增重，全身痛重。伴有咽痛而红肿，咳嗽痰白而黏稠，无汗，自用辛凉解表药，更增恶寒、舌苔白腻、脉濡缓略浮，遂议为风湿性感冒病，因风湿郁闭，温阻气机。气机不畅而出现各症。劝其试服麻黄杏仁薏苡甘草汤。麻黄、杏仁各10克，薏苡仁30克，甘草7克，更加秦艽10克，豆蔻7克。

仅服一剂，果然热退身安，咽已不痛，咳嗽亦舒，劝其更服二剂，以巩固疗

效（摘自《云南中医学院学报》）

风湿，脉浮，身重，汗出，恶风者，防己黄芪汤主之。

防己黄芪汤方

防己一两，甘草半两（炒），白术七钱半，黄芪一两一分（去芦）。

上剉麻豆大，每抄五钱匕，生姜四片，大枣一枚，水盏半，煎八分，去滓温服，良久再服。喘者加麻黄半两，胃中不和者加芍药三分，气上冲者加桂枝三分，下有陈寒者加细辛三分。服后当如虫行皮中，从腰下如冰，后坐被上，又以一被绕腰下，温令微汗，瘥。

【释义】

本条是论述风湿表虚的辨证论治。风湿伤于肌表，故脉浮身重；卫阳素虚，而不固表，故汗出恶风。

治以防己黄芪汤，益卫气以祛湿邪。方中防己宣肺散风，通行经络，驱散湿滞；黄芪甘温扶虚，固秘卫阳止汗。黄芪合防己，又能善行肌表之水气；白术、甘草健脾化湿，扶正祛邪，生姜、大枣调和营卫，以胜湿邪。方后自注有风温闭塞肺气之喘者，加麻黄宣散风湿，湿邪困于脾胃作痛者，加芍药和脾气，利血脉止痛，水温聚于下焦而又上冲者，加桂枝下气温化水湿之邪，寒湿凝聚而痹不通着，加细辛以散陈寒与痛冷。

【选注】

《金匮要略心典》："风温在表，法当从汗而解，乃并不待发而自出，表尚未解而已虚，汗解之法不可守矣。故不用麻黄出之皮毛之表，而用防己驱之肌肤之里。服后如虫行皮中，及从腰下如冰，皆温下行之微也。然非芪、术、甘草，焉能使卫阳复振，而驱湿下行哉？"

【病案举例】

张某，男，35岁，农民，于1978年4月8日诊治。

患者近期多次冒雨劳动，以致发热，关节酸痛，经服复方水杨酸片、抗生素治疗，热退，余症依然。面色萎黄，头重神疲，倦怠嗜卧，骨节酸楚，重滞难移，肘膝关节尤甚，汗出恶风，胃纳欠佳，舌苔白腻，脉濡。检查：肘、膝关节肿胀活动受限，血沉34毫米/小时，抗链"O"测定1250单位，诊断为风湿性关节炎。此属表虚夹湿之着痹，治以防己黄芪汤加减：黄芪、白术、宣木瓜各10克，汉防己15克，薏苡仁、徐长卿、茯苓各20克，滑石30克，通草5克，水煎服。

服五剂后，诸症均减，连服1个月后，血沉、抗链"O"均已正常。（摘自《吉

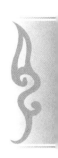

林中医药》)

伤寒八九日，风湿相搏，身体疼烦，不能自转侧，不呕不渴，脉浮虚而涩者，桂枝附子汤主之；若大便坚，小便自利者，去桂加白术汤主之。

桂枝附子汤方

桂枝四两（去皮），生姜三两（切），附子三枚（炮，去皮，破八片），甘草二两（炙），大枣十二枚（擘）。

上五味，以水六升，煮取二升，去滓，分温三服。

白术附子汤方

白术二两，附子一枚半（炮，去皮），甘草一两（炙），生姜一两半（切），大枣六枚。

上五味，以水三升，煮取一升，去滓，分温三服。一服觉身痹，半日许再服，三服都尽，其人如冒状，勿怪，即是术附并走皮中逐水气，未得除故耳。

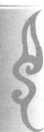

【释义】

病人得外感伤寒病已八九天，风湿相合阻遏经络气血则身体疼烦，转侧不利，但既没有呕吐，也不口渴。若脉象浮虚而涩滞不利，用桂枝附子汤治疗，假使大便坚硬，小便通利，当用上方去桂枝加白术治之。

【解析】

本条论述阳虚风湿在表的证治。该原文辨证要点在"不呕不渴"和"脉浮虚而涩者"二句。"不呕不渴"说明胃气正常，病不在里；"脉浮虚而涩"则说明病在于表但有阳虚气弱，故用桂枝附子汤助阳解表以散风湿。若其人"大便坚，小便自利者"说明表证已有减轻，但里湿仍存，因大便坚乃是脾失健运所致，故用桂枝附子汤去桂枝，加白术治之。加白术者，合附子振复不足之阳气，并逐皮中残留之寒湿。以方测证，桂枝附子汤有桂枝、生姜，故用治阳虚风湿且以风为主的证候：白术附子汤无桂枝，有白术则用治阳虚风湿的证候。服白术附子汤后病人可出现暂时性的身体麻木，甚则头晕眼花的症状，这是服药后的反应。如同章虚谷所说："身如痹者，以风湿阴凝之邪，初服通阳之药，其气痹难开也，既而又如冒者，瞑眩也。'若药不瞑眩，厥疾不瘳'，斯之谓触。"

【选注】

(1)《医宗金鉴》："此承上条详申脉证，以明其治也。谓此风湿之病，虽得之伤寒八九日，而不呕不渴，是无伤寒里病之证也。脉浮虚涩是无伤寒表病之脉也。脉浮虚，表虚风也。涩者，湿也。身体烦疼，风也。不能转侧，湿也。乃风湿相搏之身体疼痛，非伤寒骨节疼痛也。与桂枝附子汤温散其风湿，从表而解也。若脉浮实者，则又当以麻黄加术汤，大发其风湿也。如其人有是证，虽大便硬，小便自利，而不议下者，以其非邪热入里之硬，乃风燥湿去之硬，故仍以桂枝附子汤。去桂枝者，以大便坚，小便自利，不欲其发汗，再夺津液也。加白术者，以身重着湿在肌分，用以佐附子逐水气于皮中也。"

(2)《医门棒喝·伤寒论本旨》："……然小便利，大便硬者，何以去桂枝之通经络，而反加白术之燥土耶？盖经络外通营卫，内通脏腑，湿闭经络，则腑气不宣，故小便必不利也。今小便利而体痛不能转侧者，寒湿伤肌肉而不在经络也。肌肉属脾，由脾阳虚不能温肌肉而输津液，寒湿得以留之，良以脾主为胃行津液者也，津液不输则肠胃枯燥而大便硬，是阳虚而气不能化液，即所谓阴结也，故以术合附子大补脾阳，以温肌肉，肌肉温而湿化矣，去桂枝则津液不随辛散而外走，即内归肠胃，而大便自润也。药改一味，其妙理有如此者，呜呼！孰谓仲景之书易解哉！"

【病案举例】

病者张幼文，年三十二。病名：伤寒变痹。原因：贵胄之子，素因多湿，偶感伤寒。证候：发热恶寒，一身手足尽痛，不能自转侧。诊断：脉浮大而紧，风为阳邪，故脉浮大主病进，紧主寒湿，脉虚合参，风、寒、湿三气合而成痹。疗法：桂枝附子汤主之。方中桂、附辛热散寒，草、枣安中土，生姜利诸气，宣通十二经络，使风寒湿着于肌表而作痛者，一并廓清矣。处方：桂枝四钱，附子钱半，甘草二钱，大枣六枚，生姜三钱。效果：一日二服，三日举动如常，继服平调之剂痊愈……今有是症，则用是药，确得仲景之心法。

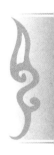

湿家，其人但头汗出，背强，欲得被覆向火。若下之早则哕，或胸满，小便不利，舌上如苔者，以丹田有热，胸上有寒，渴欲得饮而不能饮，则口燥烦也。

【释义】

本条论湿家误下后的变证。湿家，湿热遏伏于里，阳气不达于外，出现但头汗出、背强、欲得被覆向火等症，治宜通其阳气，祛湿透热。如用攻下之法，反使阳气受伤，发生呃逆，同时湿热愈益遏伏，而成下热上寒之证。下焦有热，所以渴欲饮水而小便不利；上焦有寒，寒指湿而言，湿内留所以胸满，饮水则胸膈更觉不舒，甚则呕吐，所以不能饮。舌上如苔，指舌面上见到浮垢，似苔非苔，刮之即去，正是上焦有寒的证据。至于这些证候的治法，本条未出方药，可根据患者素体强弱；结合面色、脉象等来全面考虑。

湿家下之，额上汗出，微喘，小便利者，死；若下利不止者，亦死。

【释义】

本条亦论湿家误下后的变证。湿家下之，发生下列严重症状，必是病人原来已经湿胜阳微，误下重伤阳气，以致阳上越则为额上汗出，微喘；阳下脱则为小便清长或下利不止。阳亡则阴亦随之而竭，所以称为死证。

风湿相搏，骨节疼烦，掣痛不得屈伸，近之则痛剧，汗出短气，小便不利，恶风不欲去衣，或身微肿者，甘草附子汤主之。

甘草附子汤

甘草二两（炙），附子一枚（炮，去皮），白术二两，桂枝四两（去皮）。

上四味，以水六升，煮取三升，去滓，温服一升，日三服，初服得微汗则解。能食汗出复烦者，服五合。恐一升多者，服六七合为妙。

【释义】

本条是论述风湿病阳气虚的辨证论治。病人感受风寒湿邪，三邪盛于关节体表，而阳气复虚，故见骨节疼痛，而又掣痛不得屈伸，近之则痛剧；阳虚不能固表则汗出短气，寒湿盛而阳不化，故又小便不利，恶风不欲去衣，或身微肿，此乃阳虚而邪气盛的反映。

治宜甘草附子汤。助阳温经，益气化湿。方中甘草、白术健脾化湿，附子、桂枝温阳通气，宣行营卫，化湿散风。本方扶正祛邪，补中有发，温阳益气，对风湿性心脏病起到正邪兼顾的作用。

【选注】

《医宗金鉴》："风温相搏，身体烦疼重着，不能转侧者，温胜风也。今掣痛不可屈伸，风胜湿也。掣痛不可屈伸，近之则痛剧，汗出、短气、恶风不欲去衣，皆风邪壅盛也。小便不利，湿内蓄也。身微肿者，湿外搏也。以甘草附子汤微汗之，祛风为主，除温次之也。此上二条，皆详风湿之义，以明风湿之治也。"

【病案举例】

宫某，女，47岁，1973年8月来诊。主诉：久病腰疼，2个月前继发功能性子宫出血，经刮宫血止。但身体逐渐虚弱多病，周身关节疼痛。初为走窜，近1个月痛有定处，手背及腕关节肿痛。继而肌肉隐有红色斑片，掣痛不得屈伸，触之则痛剧，夜重有碍睡眠。汗出渗透衬衣及被单，恶寒喜暖，头晕乏力。尿涩，尿道痛。面色晦暗，痛苦病容，舌苔薄白而燥，脉象弦。诊为气血不充，寒湿侵袭脉络，郁久化热。治则：补气养血，疏风散寒，清热利湿。

方药：党参40克，苍术、白术各15克，附子15克，桂枝20克，白芍20克，当归30克，川芎15克，红花15克，防己15克，秦艽20克，甘草15克，滑石

20 克，黄柏 15 克，仙遗粮 40 克，水煎服。

上方连服 4 剂，手腕肿痛、尿涩减轻。但周身疼与夜汗解，仍按上方加黄芪、龙骨、牡蛎等品，连服数日不效。遂忆及甘草附子汤所主诸症与本证相似，遂改用本方桂枝 50 克，附子 15 克，白术 25 克，甘草 25 克水煎分两次服。一剂疼止得寐，汗出大减。连服 8 剂，痊愈出院。(摘自《辽宁中医杂志》)

太阳中暍，发热恶寒，身重而疼痛，其脉弦细芤迟，小便已，洒洒然毛耸，手足逆冷，小有劳，身即热，口开前板齿燥，若发其汗，则其恶寒甚；加温针发热甚；数下之则淋甚。

【释义】

太阳中暑可见发热恶寒，身体沉重而疼痛，脉象弦细芤迟，小便后阵阵怕冷、毫毛耸起的症状，且手足发冷。稍微做些劳动就会发热，张口气喘，门牙干燥。对这种病证若误用发汗，则可加重恶寒；若在发汗基础上又复加温针，则使发热加重；若反复攻下，则可出现严重的小便涩、不利且伴疼痛的淋病。

【解析】

分析本条论述中暑的证候以及误治后的变证。暑虽与风、寒、湿一样同为六淫之邪，但其性质和致病特点各不相同。暑为阳邪，其性升散、易于伤津耗气，原文"口开前板齿燥"，均反映出暑病伤津的特点。其次，暑亦自外而入，病兼在表，故也可出现"发热恶寒，身重而疼痛"。由于暑性升散。气随液泄，又能伤及阳气，其"小便已，洒洒然毛耸，手足逆冷""小有劳，身即热"均为阳虚气弱之征。"其脉弦细芤迟"，当作有的脉象或见弦细，有的或见芤迟理解，这是根据伤阴、伤阳的程度不同而出现不同的病脉。总之治疗暑病正确的方法当是清暑益气，如用王氏清暑益气汤之类。若误用辛温则徒伤其表，妄用温针则助热伤阴，反复误用攻下则阴伤热陷，分别变生"恶寒甚""发热甚""淋甚"病证，说明中暑一般不宜用发汗、温针、攻下的治法。

【选注】

《金匮要略心典》："中暍即中暑，暑亦六淫之一，故先伤太阳而为寒热也。然暑，阴邪也。乃其证反身重疼痛。其脉反弦细而迟者，显名中暍而实兼湿邪也。小便已，洒洒毛耸者，太阳主表内膀胱，便已而气馁也乎。足逆冷者，阳内聚而不外达，故小有劳，即气出而身热也。口开前板齿燥者，热盛于内而气淫于外也。盖暑虽阳邪而气恒与湿相合，阳求阴之义也，暑因湿入，而暑反居湿之中，阴包阳之象也。治之者一如分解风湿之法，辛以散湿，寒也凉暑矣。若发汗则徒伤其表，温针则更益其热，下之明热且内陷，变证随出，皆非正治暑湿之

法也。"

太阳中热者，暍是也。汗出恶寒，身热而渴，白虎加人参汤主之。

白虎加人参汤方

知母六两，石膏一斤（碎），甘草二两，粳米六合，人参三两。

上五味，以水一斗，煮米熟汤成，去滓，温服一升，日三服。

【释义】

本条所述，实为感受暑热之邪所出现的典型症状。暑为阳邪，所以伤人即现汗出、热、渴之症。恶寒不是表不解，而是汗出多，肌腠空疏所致。后世叶天士所谓"夏暑发自阳明，古人以白虎汤为主方"，即指此证而言。但因病在初起，所以称为太阳中热，然与前条之证，一虚一实，又有不同，但用白虎汤以清热生津，加人参以益气阴。

太阳中暍，身热疼重，而脉微弱，此以夏月伤冷水，水行皮中所致也，一物瓜蒂汤主之。

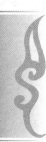

一物瓜蒂汤方

瓜蒂二十个。

上剉，以水一升，煮取五合，去滓，顿服。

【释义】

本条为暍挟湿之证，故身热疼重而脉微弱，由于夏月以冷水灌洗周身而致此病。治宜一物瓜蒂汤除身面四肢之水气，水去暑无依，则病自解。

【病案举例】

杨某，男，48岁。自幼多病，禀性怯薄，发育正常，营养欠佳，体质为瘦长型，性情孤僻，沉默寡言，面容憔悴，表情淡漠。在乳房外上方生一结节，如杏核大，不热不红，不痛不痒，全身无任何自觉症状。切诊时，触知结节异常坚韧，硬若碎石，与皮肤无粘连现象，微具活动性，腋下及腹股沟淋巴结略大。人皆谓恶疾，求某中医治疗无效，自用艾灸局部50余壮亦无效，遂用陈南瓜蒂2个，烘焙存性内服。服2次后结节渐次缩小，半月后完全消失而获痊愈。至今5年之久，未曾复发，健康如常。（摘自《中医杂志》）

某女，素无病，忽一日气上冲，痰塞喉中，不能语言。此饮邪横塞胸中。投以瓜蒂散，得吐后，即愈。（摘自《广东中医》）

结　语

　　本篇论述了痉、湿、暍病的病因病机、证候、治疗及其预后，由于这三种同属外感，起病多有太阳表证。故合一篇讨论。痉病以项强、口噤、背反张、脉弦为主要脉证，本篇湿病则以风湿为主，暍即中暑。其中以表虚、表实为区别刚痉、柔痉的方法，以及别用微微发汗和"但当利其小便"治风湿、湿痹的法则，对后世产生深远影响。

　　本篇许多条文复见于《伤寒论》，湿病中有关肢节疼痛的条文与《中风历节篇》相近。又如防己黄芪汤复见于本书《水气病脉证并治篇》，学习时均应相互对勘，才能加深理解。原文中治湿的方剂较多，既是重点所在，又是疑难之处。麻黄加术汤治湿病表实，防己黄芪汤治湿病表虚，麻黄杏仁薏苡甘草汤治风湿兼有化热趋向者。桂枝附子汤、白术附子汤、甘草附子汤均以治风湿伴阳虚证。其中桂枝汤侧重于祛风，白术附子汤侧重于化湿，甘草附子汤则用于风、湿、阳虚俱重者。同中有异，不可忽视。

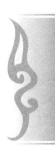

百合狐惑阴阳毒病脉证治第三

【学习要求】

1. 了解百合、狐惑、阴阳毒三病的意义及概念。

2. 掌握百合病的病因、病机、辨证要点、正治、逆治及变证的治疗方法。

3. 了解狐惑病与阴阳毒的成因，并熟悉其证治。

【主要内容】

1. 概括介绍百合、狐惑、阴阳毒三病的概念和其合篇的意义。

2. 百合病

(1) 说明百合病是一种心肺阴虚内热的疾病，多见于热病之后。其临床表现以神志变化无定和口苦、小便赤、脉微数等症状为特点。

(2) 百合病的治疗原则是以清养心肺之阴为主，百合地黄汤是其正治主方。百合病经误治的救治法有百合知母汤、滑石代赭汤、百合鸡子黄汤。百合病的变证治法有百合洗方，栝楼牡蛎散、百合滑石散等。

(3) 百合病尚可因情志不遂而成，治疗时必须配合思想工作。

3. 说明狐惑病是一种感染虫毒所引起的疾病，治疗原则以解毒杀虫为主，清利湿热为辅，根据侵犯咽喉与前后阴之部位不同，而选用甘草泻心汤、苦参汤、雄黄洗法等。

4. 说明阴阳毒是一种感受疫毒所致的疾病，指出两者均以解毒清热，活血散瘀为治疗原则，可用升麻鳖甲汤随症加减。

本篇论述百合、狐惑、阴阳毒三种病的辨证与治疗。这些病的病因、主症及治疗虽然各有不同，但在某些症状上，却有类似的情况，所以合为一篇讨论。

论曰：百合病者，百脉一宗①，悉致其病也。意欲食复不能食，常默然，欲卧不能卧，欲行不能行，饮食或有美时，或有不用闻食臭时，如寒无寒，如热无热，口苦小便赤，诸药不能治，得药则剧吐利，如有神灵者②，身形如和③，其脉微数。

每溺时头痛者，六十日乃愈；若溺时头不痛，淅然者，四十日愈；若溺快然，但头眩者，二十日愈。其证或未病而预见，或病四五日而出，或病二十日或一月微见者，各随证治之。

【词解】

① 百脉一宗：是指人之血脉，分之则为百脉，合之则为一宗。百脉朝宗干

肺，故百脉不可注。而可注其肺，

② 如有神灵者：指百合病诸药不能治，得药则剧吐利，全是恍惚不定，去来不可凭，如有（像似）神灵所为。

③ 身形如和：从患者的身体上观察，也没有显著病态，好像没有什么病。

【释义】

本条论述百合病的病因、病机、症状和预后。百合病是由心血肺阴两虚，阴虚内热引起的疾病。是因热病之后，阴血未复，余热未尽，消烁津液，或因平素思虑伤心，情志不遂，郁结化火，耗津烁液，而使心血肺阴两伤，阴虚内热，则百脉俱受其累，以致百脉不和，症状百出，故曰："百脉一宗，悉致其病也。"

由于心血肺阴亏损、虚热内盛。热邪散漫、未归于一经，而游走于百脉，心神失慧，而有意欲食，复不能食，欲卧不能卧，欲行不能行等似是而非，全是恍惚去来不可为凭之象。惟口苦，小便赤，脉微数三症，则反映了内有邪热不解，若其人每尿时而头痛者，此乃热邪之甚者，必俟六十日之久，使阴气复而病则愈，若尿时头不痛，而淅淅然畏恶风寒者，则病势稍浅，必等四十日方愈，若尿时快然，但头眩者，则邪更浅，不过二十日便可愈。此证每见于热病之后，也有或未病而预见，或先见，或后见等不同，应各随其证而治之。

至于尿时而头痛等的病机：因肺有通调水道、下输膀胱的功用，膀胱经脉行于脊背，上行至头项，入络脑。尿时阳气下泄，不上充于头，故见头痛。此为阳气衰弱，病情较重，故曰"六十日乃愈"；若尿时头不痛，淅然者，为阳气下泄，卫阳虚弱，不能温暖肌表，病情较轻，故曰"四十日愈"；若尿时快然，头眩者，为阳气稍虚之头眩，乃病情之最轻者，故曰"二十日愈"。如上所述，百合病因病情的轻重不同，症状也不相同，病愈时间亦长短不一。至于二十日、四十日、六十日，乃大约之数，不可拘泥。

【选注】

《金匮要略心典》："百脉一宗者，分之则为百脉，合之则为一宗。悉致其病，则无之非病矣。然详其症：意欲食矣，而复不能食，常默然静矣，而又躁不得卧；饮食或有时美矣，而复有不欲闻食臭时，如有寒，如有热矣，而又不见为寒，不见为热；诸药不能治，得药则剧吐利矣，而又身形如和。全是恍惚去来，不可为凭之象。惟口苦、小便赤、脉微数，则其常也。所以者何？热邪散漫，未统于经，其气游走无定，故其病亦去来无定。而病之所以为热者，则微于脉，见于口与便，有不可掩然者矣。夫膀胱者，太阳之府，其脉上至巅顶，而外行皮肤。尿时头痛者，太阳乍虚，而热气乘之也；淅然、快然，则递减矣。夫乍虚之

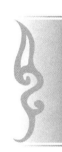

气，淄已即复，而热淫之气，得阴乃解。故其甚者，必六十日之久，诸阴尽集，而后邪退而愈，其次四十日，又其次二十日，热差减者，愈差速也。此病多于伤寒热病前后见之，其未病而预见者，热气先动也；其病后四五日，或二十日，或一月见者，遗热不去也。各随其证以治，具如下文。"

百合病发汗后者，百合知母汤主之。

百合知母汤方

百合七枚（擘），知母三两（切）。

上先以水洗百合，渍一宿，当白沫出，去其水，更以泉水二升，煮取一升，去滓；别以泉水二升煎知母，取一升，去滓，后合和煎，取一升五合，分温再服。

【释义】

百合病本不应发汗，若医者认为表实证而发汗，汗后损失津液，导致肺阴更为不足，虚热加重，故用百合知母汤，养肺阴，清肺热。用泉水煎药，是因泉水具有下热利尿，能使热从小便排出的功用。以下讲方都用泉水煎药，意义与此相同。

百合病下之后者，滑石代赭汤主之。

滑石代赭汤方

百合七枚，滑石三两（碎，绵裹），代赭石如弹子大一枚（碎，绵裹）。

上先以水洗百合，渍一宿，当白沫出，去其水，更以泉水二升，煎取一升，去滓；别以泉水二升煎滑石、代赭，取一升，去滓；后合和重煎，取一升五合，分温服。

【校勘】

据《外台秘要·卷二》："滑石代赭汤"作"百合滑石代赭汤"。

【释义】

百合病本不应用下法，若误认为里实证而使用下法，下后部分阴液从大便排出，故小便反而减少，同时又因泻下之药每为苦寒之品，用后伤其胃气，出现胃气上逆之证，故用滑石代赭汤，以百合润肺而养阴，滑石清热而利小便，赭石重镇而降逆气。

百合病吐之后者，百合鸡子汤主之。

百合鸡子汤方

百合七枚（擘），鸡子黄一枚。

上先以水洗百合，渍一宿，当白沫出，去其水，更以泉水二升，煎取一升，去滓，纳鸡子黄，搅匀，煎五分，温服。

【释义】

以上三条是论述百合病误治后的治法。百合病如误认为实证而用发汗、吐下等法，则更伤津液，就会产生变证。若误认为表实证而发汗，汗后津液更伤，虚热加重，可见到心烦、口渴等症，故除用百合润肺清心、益气安神外，又加入养阴清热、除烦止渴的知母；若误认为里实证而使用下法，下后津液更损，内热加重，可使小便短赤而涩，同时，胃气可因苦寒攻下而受伤，出现胃气上逆之证，此时治疗应多方照顾，故用百合清润心肺，滑石、泉水利小便兼以清热，代赭石降逆和胃；若误认为痰涎壅滞而用吐法，吐后不仅损伤肺胃之阴，更能扰乱肺胃和降之气，可出现虚烦不安，胃中不和之证，故用百合鸡子黄汤，滋养肺胃之阴，以安脏气。

【解析】

以上三条，属于百合病误治后，仅出现一些比较轻微的变证，因而治疗仍以本病为主，兼顾变证。故皆用百合为主药，以泉水煎药不变，再加入救误之品以应变，由此可见仲景守法之谨严。若属变证严重者，则应权机达变，随证救治。上述三方证亦可由不经误治而成，临证时，只要病机相符，即可选用，不必受先有汗、吐、下之用的限制。

【选注】

《医宗金鉴》：百合病不应汗而汗之，不解者则致燥，以百合知母汤主之者，清而润之也……百合病不应下而下之，不解者则怯中，以滑石代赭汤清而镇之也……百合病不应吐而吐之，不解者则虚中，以百合鸡子汤清而补之也。

【病案举例】

王某，女，13岁，学生。1960年4月15日在看解剖尸体时受惊吓，随后因要大便跌倒在厕所内。经扶起抬到医院治疗，据代诉查无病，到家后颈项不能竖起，头向左右转动，不能说话，问其痛苦，亦不知答，曾用镇静药二日无效，转来中医诊治。患者脉浮数，舌赤无苔，无其他病状，当即从"百合病"处理，用百合七枚、知母一钱五分。服药一包后，颈项已能竖起十分之七，问她痛苦亦稍知道一些，左右转动也减少，但仍不能说话，再服一剂，颈项已能竖起，不向左右转动，自称口干燥大渴，改用瓜蒌牡蛎散（瓜蒌、牡蛎各三钱）服一剂痊愈。（摘自《江西中医药》）

王某，男，44岁。因肝炎后肝硬化合并克鲍二氏征，第二次出现腹水已9个月，于1970年9月4日入院。入院后经综合治疗，腹水消退。1971年1月21日患者性格改变，一反平日谨镇寡言而为多言，渐渐啼笑不休，不能辨认手指数日，精神错乱。考虑肝性脑病，用麩氨酸钠，并用清营开窍、清热镇静之方。患者症状无改变，清晨好转，午后狂乱，用安定剂常无效，需耳尖放血，始能平静入眠，而精神错乱如故。考虑其舌红脉虚，神魂颠倒，乃以百合病论治。从2月1日起加百合鸡子黄汤，每日一剂，每剂百合一两，鸡子黄一枚，煎服。2月2日患者意识有明显进步，2月3日患者神志完全恢复正常。继用百合鸡子黄汤二剂后，改用百合地黄汤（百合一两，生地五钱），患者病情保持稳定。1971年3月21日出院时，精神良好，如常人行动，腹水征（－），肝功能试验基本正常。1972年6月与患者联系，情况保持良好。（摘自《新医药学杂志》）

百合病一月不解，变成渴者，百合洗方主之。

百合洗方

上以百合一升，以水一斗，渍之一宿，以洗身。洗已，食煮饼①，勿以盐豉也。

百合病渴不差者，栝楼牡蛎散主之。

栝楼牡蛎散方

栝楼根、牡蛎（熬）等分。

上为细末，饮服方寸匕，日三服。

百合病变发热者（一作发寒热），百合滑石散主之。

百合滑石散方

百合一两（炙），滑石三两。

上为散，饮服方寸匕，日三服。当微利者，止服，热则除。

【词解】

① 煮饼：即淡熟面条，能益气养津。

【释义】

以上三条是论百合病变证的治法。百合病不经发汗、吐、下，病情可以像开始一样，但也可以发生变化。如百合病日久不愈，症见口渴，表明阴虚内热较甚，使用百合地黄汤，药力尚有所不及，必须配合百合洗方，渍水洗身。因肺合皮毛，其气相通，洗其外，亦可通其内，可收清热养阴润燥之效。洗后食煮饼，为本病患者之所宜，但须忌食盐豉，如用上法治疗，其渴仍然不解，是药不胜病，故改用栝楼牡蛎散内服治之。栝楼根能清解肺胃之热，生津止渴，牡蛎引热下行，使热不上炎而消烁津液。津生热降，渴证自解；如百合病经久不愈，症现发热，是热盛于里，外达肌肤的征象，故仍用百合滋养肺阴，滑石清里热而利小便，使热从小便排出。

百合病见于阴者，以阳法救之；见于阳者，以阴法救之。见阳攻阴，复发其汗，此为逆，见阴攻阳，乃复下之，此亦为逆。

【释义】

本条论述百合病的治疗顺逆。百合病是由于心血肺阴两虚，阴虚生热，内热耗损阴气，然病见于阴，甚必及阳。故其症状有见于阴和见于阳之分，如见于阳则常默然、欲卧、不能行、如寒、无热、不能食、不用闻食臭，见于阴，则意微食、饮食或有美时、无寒、如热、不能卧、欲行、口苦、脉微数、小便赤。

治疗之法，不外用阴和阳，使阴阳平谧则病愈。

若误用发汗之法，则更伤其阳。故曰，此为逆。同样，若误用攻下之法，则更伤其阴，故曰，见阴攻阳乃复下之，此亦为逆。由此可见，百合病治疗方法是见阳救阴，见阴救阳，以调和阴阳，恢复阴阳平衡状态，则病自愈。

【选注】

《金匮要略心典》："病见于阴，甚必及阳；病见于阳，穷必归阴。以法教之者，养其阳以救阴之偏，则阴以平而阳不伤，补其阴以教阳之过，则阳以和而阴不敌。《黄帝内经》：'用阴和阳，用阳和阴'之道也。若见阳之病而攻其阴，则并伤其阴矣，乃复发汗，是重伤其阳也，故为逆，见阴之病而攻其阳，则并伤其阳矣，乃复下之，是重竭其阴也，故亦为逆。以百合为邪少虚多之证，故不可直攻其病，亦不可误攻其无病如此。"

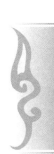

狐惑之为病，状如伤寒[1]，默默欲眠，目不得闭，卧起不安。蚀[2]于喉为惑，蚀于阴为狐，不欲饮食，恶闻食臭，其面目乍赤、乍黑、乍白，蚀于上部则声喝[3]（一作嗄），甘草泻心汤主之。

甘草泻心汤方

甘草四两，黄芩、人参、干姜各三两，黄连一两，大枣十二枚，半夏半升。

上七味，水一斗，煮取六升，去滓，再煎温服一升，日三服。

【词解】

①状如伤寒：发热恶寒如同伤寒之证。

②蚀：是指腐蚀。

③声喝：是指声音嘶哑，或作嗄，两字相同。

【释义】

狐惑病由湿热虫毒内蕴脾胃所致。咽喉及二阴溃烂，是本病的主要临床表现。湿热熏蒸于上，则口咽蚀烂，声音嘶哑；湿热下注，蚀于前阴或后阴，则见二阴溃烂。湿热内蕴，营卫失和，则发热恶寒，默默欲眠，状如伤寒。气血失和，则面目乍赤、乍黑、乍白；湿热内扰心神，则目不得闭，卧起不安；湿热扰胃，纳运失司，则不欲饮食，恶闻食臭。

病由湿热内蕴而成，故治以清热解毒、化湿安中之甘草泻心汤。本方重用甘草，配以黄芩、黄连清热解毒；辅以半夏、干姜苦辛温燥，宣化内湿；佐以人参、大枣扶正安中，诸药共奏清热化湿，扶正安中之功。使湿热得去，气血流畅而诸证自除。

【解析】

本病的临床表现与现代医学之口-眼-生殖器综合征颇为相似。本病的发病原因，古人认为与伤寒之后，余热未尽，湿热邪毒内蕴有关。近代通过大量临床实践，对狐惑病的病因进行了新的探讨，认为久卧湿地，饱经风霜，产后郁热，情怀不畅等，均是发病的主要因素。而脾胃湿热，热毒蕴结，气血凝滞等，是其早期的基本病机。后期则以气血不足、脾肾亏虚或肝肾不足为主要病理变化。临证当据不同证情，随证施治。

狐惑病虽本于湿热，但病有新久不同，人有体质差异，故临证应根据不同情况，随证施治。病属湿热内蕴者，用甘草泻心汤化裁治疗，方中甘草用量宜重。若前阴溃疡加地肤子；肛门蚀烂加炒槐角；眼部损害加密蒙花、草决明；口腔溃疡可外用冰硼散、锡类散等。若肝经湿热明显，症见口苦、溲赤、心中懊恼、失眠者，可加龙胆草、黄柏、木通、车前子、赤小豆等；若脾气虚衰，形瘦发热、神疲肢倦者，可合用补中益气汤以清解湿热，升清降浊。

本方除治狐惑病外，对胃、十二指肠溃疡及慢性胃肠炎等，证属寒热错杂者，亦有良效。中焦痞满重者，可加枳实、厚朴；心下痞满，呕吐明显者，重用炙甘草、半夏、生姜；治萎缩性胃炎，可酌加白芍、乌梅、百合、乌药。此外，本方加减尚可治复发性口疮、神经衰弱、产后下利及磺胺类、解热止痛类药物过敏导致的咽喉、龟头糜烂症等。

病者脉数，无热①，微烦，默默但欲卧，汗出，初得之三四日，目赤如鸠眼②；七八日，目四眦③（一本此有黄字）。黑。若能食者，脓已成也，赤豆当归散主之。

赤豆当归散方

赤小豆三升（浸令芽出，曝干），当归。

上二味，杵为散，浆水④服方寸匕，日三服。

【词解】

① 无热：指无发热恶寒等表证。

② 鸠眼：鸠，鸟名，俗称斑鸠，其目色赤。

③ 四眦：眦，指眼角。四眦即两眼内外眦。

④ 浆水：浆，酢也。"炊粟米熟，投冷水中，浸五六日，味酸生白花，色类浆，故名。"

【释义】

本条论述狐惑病酿脓的证治。病者脉数，无寒热而汗出，是里热表和的表现。因狐惑本于湿热，湿热蕴于内，热扰于心，则病见微有心烦而默默欲卧。湿热随肝经上注于目，故见其人目赤如鸠眼，此蓄热不解，湿毒不化，即将成痈脓的征象。如目四眦呈黑色，表明瘀血内积，脓已成熟。因病势局限于局部，脾胃影响反轻，所以病人能食。此证应用赤小豆当归散治疗，方中赤小豆清热渗湿，解毒排脓；当归养血活血，祛瘀生新；浆水清凉解毒，全方共奏清热渗湿、活血排脓之功。

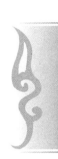

　　阳毒之为病，面赤斑斑如锦文①**，咽喉痛，唾脓血。五日可治，七日不可治，升麻鳖甲汤主之。**

　　阴毒之为病，面目青，身痛如被杖②**，咽喉痛。五日可治，七日不可治，升麻鳖甲汤去雄黄、蜀椒主之。**

升麻鳖甲汤方

升麻二两，当归一两，蜀椒（炒去汗③）一两，甘草二两，鳖甲手指大一片（炙），雄黄半两（研）。

上六味，以水四升，煮取一升，顿服之，老小再服，取汗。

【词解】

① 锦文：文，通纹，锦文，丝织品上的彩色花纹或条纹，此处指病人的脸部有赤色的块状，如同锦纹一般。

② 身痛如被杖：杖，泛指棍；杖刑，古代一种大荆条、大竹板或棍棒拷打臀、腿或背的刑罚。句意为身体疼痛，如同受过杖刑一样疼痛难忍。

③ 去汗：即去水，去油之谓。

【释义】

阳毒造成的病变，症见面部有赤色斑块，如同丝织品的花纹一样，痛、咳唾脓血。这种病证在发病初的前五日内，病情轻较易治疗；若超过七天以上的，则病情转深重，较难治疗，对阳毒病应该用升麻鳖甲汤治之。阴毒所致的病证，则面目发青、身体疼痛如同受过杖刑一样难忍，咽喉疼痛。阴毒也是发病初的五天内较易治疗，若超过七天以上病程较长的则不易治愈。对于阴毒病，当用升麻鳖甲汤去雄黄、蜀椒治疗。

【解析】

本条是论述阴毒、阳毒的证治。阴阳毒，《诸病源候论》《千金要方》《外台秘要》均列于"伤寒门"，《诸病源候论》中还有时气阴阳毒。历代医家对阴阳毒的看法各不相同。有认为是感天地疫疠非常之气所致的疫证、痧证，如赵献可、吴谦等；有认为是邪毒所在的浅深不同而分阳毒、阴毒，如魏念庭；有认为是邪毒在阳经和阴经的不同而分阳毒和阴毒，如赵以德、陈修园；也有的与西医病名相对比，认为近似于斑疹伤寒，如陆渊雷。从原文所述的症状看，无论是阳毒，还是阴毒，都有咽喉疼痛和面色改变的症状。同中有异的是阳毒症状比较明显，阴毒症状比较隐晦，因此，这里的阴、阳主要以症状的明显与隐晦而划分。再从方药分析，方中的生麻、雄黄等皆为解毒辟秽之品，因而，阴阳毒是一种近乎疫气所致病证的解释是可取的。原文中"五日可治""七日不可治"仅是根据病程长短推断预后好坏的约略之词，并非绝对。

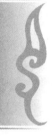

关于阴毒用升麻鳖甲汤反去温热的雄黄、蜀椒。历代注家多有争议。《医宗金鉴》认为是"传写之讹"，并介绍了阴阳毒的外治法和变证治法。"故治是证者，不必问其阴阳，但刺其尺泽、委中、手中十指脉络暴出之处出血，轻则用刮痧法，随即服紫金锭，或吐或下，或汗出而愈者不少。若吐泻不止，厥逆冷汗，脉微欲绝，用炮附子、炮川乌、吴茱萸、丁香、生干姜、甘草，虚者加人参救之；亦多得生"程云来则在《金匮要略直解》中附庞安时葛根龙牡汤。

【选注】

《金匮要略心典》："毒者，邪气蕴蓄不解之谓。阳毒非必极热，阴毒非必极寒。邪在阳者为阳毒，邪在阴者为阴毒也。而此所谓阴阳者，亦非脏腑气血之谓，但以面赤斑斑如锦纹、咽喉痛、吐脓血，其邪著而在表者谓之阳，面目青、身痛如被杖、咽喉痛、不吐脓血，其邪隐而低表之里者谓之阴耳。故皆用辛温升散之品，以发蕴蓄不解之邪，而亦并用甘润咸寒之味，以安其邪气经扰之阴。五日邪气尚浅，发之犹易，故可治；七日邪气已深，发之则难，故不可治。其蜀椒、雄黄二物，阳毒用之者，以阳从阳，欲共速散也；阴毒去之者，恐阴邪不可劫，而阴气反受损也。"

结 语

　　百合病的病机为心肺阴血两虚，阴虚生热，病气游走百病，症状百出而捉摸不定。治疗应以滋养心肺阴血，清除虚热而为法，故以百合地黄汤为代表方。本病因有误治和辨证的不同，因而在治疗上亦有所不同。如误汗之后，用百合知母汤治之；误下之后，用滑石代赭汤治之；误吐之后，用百合鸡子黄汤治之。若百合病变渴者，用百合洗方治之；若渴不瘥者，则用栝楼牡蛎散治之；若变发热者，则用百合滑石散主之。

　　狐惑病的病机是湿热生虫，腐蚀气血，而引起的疾病，治以清热解毒，化湿扶正为主。若虫蚀于上部叫"惑"，则声嘎，用甘草泻心汤治之；蚀于前阴叫"狐"，则因黏膜溃破，可用苦参汤洗之；蚀于后阴，用雄黄熏之；若狐惑成脓，目眦黑而能食，用赤小豆当归散，清热解毒，活血化脓。

　　阴阳毒的病因是感受天气疠疫毒气所致，有传染性。两者均有咽喉痛，但阳毒以面赤斑斑如锦纹，吐脓血为主症，用升麻鳖甲汤清热解毒，活血排脓；阴毒以面目色青，身痛如被杖为主症，用升麻鳖甲汤去雄黄、蜀椒，解毒散瘀。

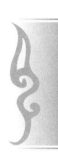

疟病脉证并治第四

【学习要求】

1. 熟悉疟病的病机与治则。

2. 了解蜀漆散和鳖甲煎丸的临床应用。

【主要内容】

1. 从"疟脉自弦"及脉象的改变解释疟病病机，说明疟病有偏于表、里、寒、热、在上、在下的不同，治法有温、清、吐、下的区别，从而为疟病辨证施治确定了基本原则。

2. 本篇将疟病分为瘅疟、温疟、牡疟三种证型。但热不寒者为瘅疟，后世多用白虎加人参汤或竹叶石膏汤；热多寒少者为温疟，可用白虎加桂枝汤；寒多热少者为牡疟，可用蜀漆散。疟久正衰。疟邪假血依痰，结成痞块，居于胁下而成疟母者，可用鳖甲煎丸。其中蜀漆散与鳖甲煎丸的临床应用是十分可贵的。

本篇论述疟疾（即疟病）的辨证施治，依据脉证的不同表现，提出了治疗疟疾的原则，并对温疟、牡疟二种疟疾提出具体方治，同时指出疟疾日久不愈，可以形成疟母，篇中所选治疗疟疾的原则和具体方剂，都属行之有效，为后世所广泛采用。

师曰：疟脉自弦，弦数者多热，弦迟者多寒。弦小紧者下之差，弦迟者可温之，弦紧者可发汗、针灸也，浮大者可吐之，弦数者风发[①]也，以饮食消息[②]止之。

【词解】

① 风发：风，这里泛指邪气。风发，是指感受疟邪而发热。

② 消息：观察的意思。

【释义】

本条首先指出疟疾的主脉，随即据不同的脉证，论证治疗的原则。疟疾病人的脉象，多呈弦脉，故称"疟脉自弦"。基于病人体质及病情的不同，证有偏热或偏寒之差异，故有"弦数者多热，弦迟者多寒"的区别。脉弦小而紧的，病在里，可用下法；脉弦而迟的，证偏于寒，可用温法；脉弦紧的，证属表寒，可用发汗或针灸疗法；脉浮大的，病在上，可用吐法；脉弦数的多由于热，热极必耗胃中津液，此时可斟酌选用适合病情的甘寒饮食来辅助药物治疗。

病疟，以月一日发，当以十五日愈，设不差，当月尽解；如其不差，当云何？师曰：此为癥瘕[①]，名曰疟母[②]，急治之，宜鳖甲煎丸。

鳖甲煎丸方

鳖甲十二分（炙），乌扇三分（烧），黄芩三分，鼠妇三分（熬），干姜三分，大黄三分，芍药五分，桂枝三分，葶苈一分（熬），石韦三分（去毛），厚朴三分，牡丹五分（去心），瞿麦二分，紫葳三分，半夏一分，人参一分，䗪虫五分（熬），阿胶三分（炙），蜂窠四分（炙），赤消十二分，蜣螂六分（熬），桃仁二分。

上二十三味，为末，取煅灶下灰一斗，清酒一斛五斗，浸灰，候酒尽一半，着鳖甲于中，煮令泛烂如胶漆，绞取汁，纳诸药，煎为丸如梧子大，空心服七丸，日三服。

《千金方》用鳖甲十二片，又有海藻三分，大戟一分，䗪虫五分，无鼠妇、赤硝二味，以鳖甲煎和诸药为丸。

【词解】

① 癥瘕：腹中结块，形坚不变，叫作"癥"；时聚时散，无物有形的，叫作"瘕"。

② 疟母：疟久不解，而肝脾肿大，胯下气血成块，按之坚而痛的，叫"疟母"。

【释义】

本条是论述疟母的证治。病疟以月计之，一日而发，当十五日愈。何以见之？以五日为一候，三候为一气，一气为十五日。人受气于天，而息息相通，所以，天气更，则人身之气亦更，更而气旺，则不受邪而自愈。设病不愈，当月尽则解，乃是又更一旺气。如是，已更二气，而其病仍不愈者，此乃疟邪不衰，内与肝脾气血搏结，形成癥瘕，而名曰疟母。母者老也，言疟有形而势已甚，故当急治以消其症。如拖延日久，则正衰邪实而无能为力矣。治用鳖甲煎丸。

治以鳖甲煎丸活血破瘀，调和营卫。方中鳖甲入肝，软坚消结，除邪养正，合煅灶灰浸酒以祛瘀消积而为主药，大黄、芒硝、桃仁、桂枝泻血中之热，破瘀血，通气滞，蜣螂、䗪虫、蜂窠协助芒硝、大黄、桃仁而消坚破瘀；紫葳、牡丹皮活血行血，以去血中伏热，乌扇、葶苈开痹利肺，合石韦、瞿麦以清利湿热之结，人参、阿胶、芍药补气养血，扶正以和营卫，柴胡、黄芩、桂枝、干姜、半夏、厚朴理肝胆之气，调治寒热而运化痰湿。诸药相配，化瘀消癥，攻补兼施，寒热并调，共奏消癥散结，驱除疟邪。

【选注】

(1)《医宗金鉴》："病疟者，以月计之，如一日发者，当以十五日愈，以十五日更一气也。人受气于天，天气更则人身之气亦更，更气旺，则不受疟邪，故愈也；设若不瘥，当月尽解，是又更一旺气也。倘如更二气不瘥，此疟邪不衰，与病者气血痰饮，结为癥瘕，名曰疟母也，当急治之，宜用鳖甲煎丸攻之可也。"

(2)《张氏医通》："此方妙用全在鳖甲之用灰淋酒煮如胶漆。非但鳖甲消积，酒淋灰计亦善消积，较疟母之用醋煮，功用百倍。"

(3)《金匮玉函要略辑义》："此方合小柴胡、桂枝、大承气三汤，去甘草、枳实，主以鳖甲，更用以上数品，以攻半表之邪，半里之结，无所不至焉。"

【病案举例】

张某，男，34岁。两年来患三日疟，反复发作。今夏，病发至秋，病尚未愈。形体消瘦，面色萎黄，肢体无力，脘闷腹胀，饮食不佳，脾肿大，肋下4厘米。疟来先恶寒怕冷，随即发热，体温38℃上下，2小时后汗出热退。脉象稍弦，舌苔薄白。邪在少阳留恋不解，痰湿内蕴，气滞血瘀，结于右胁。治当先截其疟，后治其痞，方拟鳖甲汤加减。处方：鳖甲15克，柴胡、黄芩、半夏各10克，常山、槟榔、草果各6克，生姜3片，大枣2枚。于疟发前服药。服药3剂，疟发停止。随用鳖甲煎丸，以治其瘕结。每日服鳖甲煎丸30克。分三次服。连服2个月，疟未发作，脾肿大缩小为肋下2厘米。再服鳖甲煎丸1个月。疟发根本控制，脾肿大缩小为1厘米。形体渐壮。饮食增加，病已痊愈，嘱常服鳖甲煎丸，以消余症，防其再发。（摘自《辽宁中医杂志》）

师曰：阴气①孤绝，阳气②独发，则热而少气烦冤③，手足热而欲呕，名曰瘅疟。若但热不寒者，邪气内藏于心，外舍④分肉⑤之间，令人消铄⑥肌肉。

【词解】

① 阴气：指津液精血等物质。

② 阳气：指邪热与功能亢盛而言。

③ 烦冤：胸中烦闷不舒。

④ 外舍：邪气藏留于外。

⑤ 分肉：一指皮内近骨之肉，与骨分者；一指肌肉，前人称肌肉外层为白肉，内层为赤肉，赤白之间界限分明，为分肉。

⑥ 销铄：热邪伤为烁，肌肉夺为消；"铄"同"烁"。

【释义】

本条论述瘅疟的病机和证候。所谓"阴气孤绝，阳气独发"含有阴虚阳盛之意，由于患者素体阳盛，阳胜则热，发病后，复为邪热耗灼，致阴气更竭而邪热愈亢，故表现为但热而不寒。热盛伤气，故少气而烦冤；热伤胃阴，胃气上逆，故时时欲呕；四肢为诸阳之本，阳盛则手足热。所谓"邪气内藏于心，外舍分肉之间"乃泛指邪热侵扰内脏和体表，实际是说明瘅疟病机为内外热盛、表里皆炽。由于内外俱热，阴液愈伤，故令人肌肉消损。

【选注】

(1)《金匮要略心典》：此与《黄帝内经》论瘅疟文大同。夫阴气虚者，阳气必发，发则足以伤气而耗神，故少气烦冤也。四肢者，诸阳之本，阳盛则手足热也，欲呕者，热干胃也。邪气内藏于心者，瘅为阳邪，心为阳脏，以阳从阳，故邪外舍分肉，而其气则内通心脏也。消烁肌肉者，肌肉为阴，阳极则阴消也。

(2)《金匮要略发微》：……邪气内藏于心，外舍于分肉之间，不过形容表里俱热，非谓心脏有热，各胜各脏无热也。

温疟者，其脉如平，身无寒但热，骨节疼烦，时呕，白虎加桂枝汤主之，
白虎加桂枝汤方
知母六两，甘草二两（炙），石膏一斤，粳米二合，桂枝三两（去皮）。
上剉，每五钱，水一盏半，煎至八分，去滓，温服，汗出愈。

【校勘】

《脉经》《千金方》"呕"下有"朝发暮解，暮发朝解，名曰温疟"。

【释义】

本条论述温疟的证治。首条"疟脉自弦""弦数者多热"等论述，已明确指出疟病脉象上的特点。此谓"其脉如平"者，意指温疟虽别具特征，然其脉象也和平时常见的一样，多见弦数。"身无寒但热"，乃相对之词。实际上，温疟固有内热炽盛，却常挟有表寒。故其为病，除但热之外，每兼骨节疼烦，微微恶寒等表象。热伤胃气，胃失和降，则时时作呕，因里有热，故用白虎汤清热生津；表有寒，乃加桂枝以解肌发表。

【选注】

《金匮要略方论本义》：瘅疟者，赤热积于内，而阳盛阴伏，无寒但热之证出，无其人不纯是内发之热，惟其外感之风寒郁于表分，故内生热而发外，所以骨节瘅烦，时呕，见外寒内热之因，不同于外，从内自生陷为猛烈安其也，所以其脉如平人，此温疟之邪浅者也……

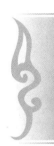

疟多寒者，名曰牝疟，蜀漆散主之。
蜀漆散方
蜀漆（洗去腥）、云母（烧二日夜）、龙骨等分。
上三味，杵为散，未发前以浆水服半钱。温疟加蜀漆半分，临发时服一钱匕。

【释义】

本条说明寒多热少的牡疟的证治。由于寒多热少，属阴证，故称为牡疟。素体阳虚，起病后阳气不能外达肌表，所以出现寒多热少的症状。主用蜀漆散治疗。蜀漆为常山的幼苗，功用与常山相同，治疟的效力很强。因阳虚之体，蜀漆上越之势过猛，恐引起呕吐，故配以龙骨、云母，助阳扶正，镇道安神。方后"温疟加蜀漆半分"，疑有误，因本方不是治温疟的方剂。

运用常山或蜀漆治疾，疗效显著，已为广大医务者所周知。唯在服用本方及食有蜀漆或常山之方剂时，必须注意要在未发前一至二小时服药，过早服用则达不到效果，过迟亦无效，甚或发作更为剧烈。所以古人提出"未发前"投药的方法，这是用本方治疗疟疾的一个关键问题。

附《外台秘要》方

牡蛎汤：治牡疟。

牡蛎四两（熬），麻黄四两（去节），甘草二两，蜀漆三两。

上四味，以水八升，先煮蜀漆、麻黄，去上沫，得六升，纳诸药，煮取二升，温服一升。若吐，则勿更服。

柴胡去半夏加栝楼根汤：治疟病发渴者，亦治劳疟。

柴胡八两，人参、黄芩、甘草各三两，栝楼根四两，生姜二两，大枣十二枚。

上七味，以水一斗二升，煮取六升，去滓，再煎，取三升，

温服一升，日二服。

柴胡桂姜汤：治疟寒多微有热，或但寒不热（服一剂如神）。

柴胡半斤，桂枝三两（去皮），干姜二两，栝楼根四两，黄芪三两，牡蛎三两，甘草二两（炙）。

上七味，以水一斗二升，煮取六升，去滓，再煎取三升，温服一升，日三服。初服微烦，后服汗出，便愈。

结 语

本篇为疟病专篇，首条开始即对此病做了纲领性论述，指出"疟脉自弦"，并从脉象阐述病机，提出疟病有偏于表、里、寒、热、在上、在下等的不同，故治法亦有温、清、吐、下等的区别，从而为疟疾辨证施治确定了基本原则。

本篇论疟以寒热多少为依据，将疟病分类为但热不寒的"瘅疟"；热多

寒少的"温疟";寒多热少的"牡疟"等三种证型,这三种疟病,若迁延过久,疟邪深入血络,假血依痰,均可结为"疟母"。在治疗上,根据不同证型,采用了不同的扶正达邪方法,达到治疟的目的。例如:白虎加桂枝汤清热生津、解表和营以治"温疟",蜀漆散祛痰止疟、扶正助阳以治"牡疟";鳖甲煎丸扶正祛邪、清痰化积以治"疟母"等。至于"瘅疟",从证候来看,当属"温疟"一类,仅病情较重而已,篇中虽未出方,但后世多以人参白虎汤或竹叶石膏汤等加减,清热生津以解疟邪,确有一定疗效。篇中所提蜀漆或常山、鳖甲煎丸等方药,以及注意饮食调理辅助治疗,迄今仍为治疟的有效方法。

中风历节病脉证并治第五

【学习要求】

1. 了解中风和历节病两病综合篇的意义和概念。

2. 熟悉本篇对中风与历节的病因病机和辨证特点。

3. 掌握本篇对历节病的证治。

【主要内容】

1. 概括说明中风与历节都属于广义风病的范围，指出本篇中风与《伤寒论》中风的不同，介绍中风与历节的概念。

2. 中风

(1) 说明中风是以内因亏损为主，兼外因诱发而成。

(2) 中风的主要症状是口眼歪斜、半身不遂，根据病情的轻重，有中络、中经、中腑、中脏的不同证型。

3. 历节

(1) 说明历节是以肝肾气血不足为内因，风寒湿热为诱因，临床表现以关节疼痛变形为主。

(2) 历节病属风湿的用桂枝芍药知母汤，属寒湿的用乌头汤。

本篇论述中风与历节病的成因及历节病的证治，因二者均属广义风病的范围，且皆有内虚邪犯的病机特点，故合为一篇。

中风，是以口眼歪斜、半身不遂、言语不利，甚或突然昏仆，昏不识人为主要临床表现的疾病。其多由正气亏虚，偶受外邪诱发致病。

历节是以骨节疼痛遍历关节，痛势剧烈，日久可致骨节变形为主要临床表现的疾病。其病机与肝肾气血不足，风寒湿邪闭阻经络有关。

夫风之为病，当半身不遂；或但臂不遂者，此为痹。脉微而数，中风使然。

【释义】

中风病应当以半身不遂为主要症状。如表现一侧手臂不能随意运动的，则属痹病，病由风寒湿邪闭塞经络所致，故云"此为痹"。脉微为气血不足，是正虚的反映；数为病邪有余，是邪实之征，说明中风的根由是因为气血不足，外邪诱发为病的。

【解析】

有注家认为"此为痹",意在说明中风的主要病机为经络痹阻。中风的主要症状是半身不遂,若病变较轻者,可以出现一侧手臂不能随意运动,其病因是经脉闭阻,瘀塞不通,以致气血不能畅行,筋脉失去濡养之故。此说可供参考。

寸口脉浮而紧,紧则为寒,浮则为虚;寒虚相搏,邪在皮肤;浮者血虚,络脉空虚;贼邪不泻,或左或右;邪气反缓,正气即急,正气引邪,喎僻①不遂。

邪在于络,肌肤不仁;邪在于经,即重不胜②;邪入于府,即不识人;邪入于藏,舌即难言,口吐涎。

【词解】

① 喎僻:即口眼歪斜。

② 即重不胜:肢体重滞不易举动。

【释义】

寸口脉浮而紧,浮因正气虚,紧则为表寒,此脉象提示了"内虚邪中"是中风的病机。由于气虚血少,脉络不充而脉浮,故邪正交争于肌表。正气亏虚,无力抗邪,以致外邪随虚处而停留。无论病邪侵入人体的左侧还是右侧,都会引起络脉的气血瘀滞,以致其筋脉肌肉失去濡养,废而不用,呈现迟缓状态;就面部而言,无病的一侧经络气血运行正常,筋脉肌肉能发挥正常的功用,相对表现为紧张状态,有病的一侧呈现迟缓状态,紧张的一侧牵引迟缓的一侧,故口眼歪斜。此即"邪气反缓,正气即急,正气引邪,喎僻不遂"之意。

中风所致的经脉痹阻,有轻有重。若病变较轻者,邪中于络,则营气不能畅行于肌表,故肌肤麻木不仁,若病变较重者,邪中于经脉,以致气血不能运行于肢体,故肢体沉重;若病邪深入脏腑,腑病则浊气蒙闭清窍,故昏不识人;心开窍于舌,诸脏皆与舌相连,邪入于脏则心窍闭阻,故不能言语,口吐涎。

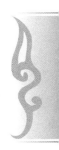

侯氏黑散

治大风①,四肢烦重,心中恶寒不足者。(《外台》治风癫。)

菊花四十分,白术十分,细辛三分,茯苓三分,牡蛎三分,桔梗八分,防风十分,人参三分,矾石三分,黄芩五分,当归三分,干姜三分,芎䓖三分,桂枝五分。

上十四味,杵为散,酒服方寸匕,日一服。初服二十日,温酒调服,禁一切鱼肉大蒜,常宜冷食,六十日止,即药积在腹中不下也,热食即下矣,冷食自能助药力。

【词解】

① 大风:古代证候名称。

【释义】

本方是论述中风挟寒的证治准则。由于病人气血亏虚，虚阳上越，阳热炼液为痰，所以常见面红、眩晕、昏迷。又感大风寒邪，阻滞经脉阳气，故四肢烦重，半身不遂。阳气不足，风寒邪气向内，渐欲凌心，故心中恶寒不足。

治以侯氏黑散，清肝化痰，养血祛风。方中菊花、牡蛎、黄芩清肝潜阳；桔梗涤痰通络，矾石排出痰垢，以治眩晕昏迷；人参、茯苓、当归、川芎、白术、干姜温补脾胃，补气养血，活血通络；防风、桂枝、细辛散风寒邪气，温通阳气，治四肢烦重，半身不遂等症。

【选注】

《金匮要略编注》："直侵肌肉脏腑，故为大风，邪困于脾，则四肢烦重；阳气虚而风未化热，则心中恶寒不足，故用人参、白术、茯苓健脾安土，同干姜温水补气，以菊花、防风能祛表里之风，芎䓖宣血养血为助，桂枝引导诸药而开痹者，以矾石化痰除湿，牡蛎收阴养正，桔梗开提邪气，而使大气得转，风邪得去，黄芩专清风化之热，细辛祛风而通心肾之气相交，以酒引群药到周身经络为使也。"

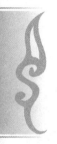

寸口脉迟而缓，迟则为寒，缓则为虚。荣缓则为亡血①，卫缓则为中风。邪气中经，则身痒而瘾疹②，心气不足③，邪气入中④，则胸满而气短。

【词解】

①亡血：亡是亡失，血是营血。

②瘾疹：即风疹块等一类疾病，因风湿郁于肌表所引起。又可解为时发时止的皮疹。

③心气不足：指心之气血不足。

④入中：指风邪内入，伤中心肺。

【释义】

寸口脉迟而缓，迟脉主有寒，缓脉主正虚。若脉象是沉缓的，则主血液外溢，不能充盈脉道的亡血、失血证；若脉象是浮缓的，则主肌表疏松，感受风邪的太阳中风。机体正气不足，邪气趁机侵入筋脉，营卫不和，则可引起身痒、瘾疹等病症。若心气不足，则邪气乘虚深入，阻遏阳气，则可出现胸满、短气的症状。

【解析】

本条论述因虚招风所致的中风、瘾疹的病机及症状。历代注家对"卫缓""荣缓"的看法各不一致。根据仲景《伤寒论》所述及临床实际，似以尤在泾分别作"沉缓"和"浮缓"的解释较妥。因为卫外不固，加之风性外泄，而使营阴不能内守，故脉浮缓；亡血、失血，脉道空虚，鼓动无力，则脉沉缓。作这样的解释既于理可通，又颇能与临床实际相符。风邪入侵，轻者阻遏营卫而发为瘾疹；若心气不足，病邪乘虚深入则又可伴见胸满、短气。对于瘾疹仲景未出治法，临证时可根据其证候属风寒、风热、气血亏虚，分别选用荆防败毒散、消风散、当归饮子等加减治疗。

【选注】

《金匮要略心典》："迟者行之不及，缓者至而无力，不及为寒，而无力为虚也。沉而缓者为营不足，浮而缓者为卫中风，卫在表而营在里也。经不足而风入之，血为风动则身痒而瘾疹。心不足而风中之，阳用不布则胸满而短气，经行肌中而心处胸间也。"

风引汤：除热瘫痫。

大黄、干姜、龙骨各四两，桂枝三两，甘草、牡蛎各二两，寒水石、滑石、赤石脂、紫石英、石膏各六两。

上十二味，杵，粗筛，以韦囊[1]盛之，取三指撮，井花水[2]三升，煮三沸，温服一升。治大人风引，少小惊痫瘛疭[3]，日数十发，医所不疗，除热方。巢氏云：脚气宜风引汤。

【校勘】

"瘫"疑"癫"之误，《幼幼新书》《证治准绳》《医学纲目》均作"癫"。小字注中"日数十发"之"发"，原本作"后"，据《医统正脉》本改；"巢氏云：脚气宜风引汤"，"氏云"，"汤"三字原本阙，现据《医统正脉》本补。《诸病源候论卷十三·脚气缓弱后》有曰："脉微而弱，宜服风引汤二三剂"。

【词解】

① 韦囊：古用皮革制成的药囊。

② 井花水：系清晨最先汲取的井泉水。

③ 惊痫瘛疭：瘛为经脉拘急，疭为经脉迟缓，瘛疭之抽搐。惊痫是小儿痫证的一种，瘛疭是其症状。

寸口脉沉而弱，沉即主骨，弱即主筋，沉即为肾，弱即为肝。汗出入水中，如水伤心[1]，历节黄汗[2]出，故曰历节。

【词解】

① 如水伤心：心主血脉，如水伤心，犹言水湿伤及血脉。

② 黄汗：这里指历节病的关节疼痛处汗出色黄，故曰"历节黄汗出"。此与黄汗病的汗出色黄，遍及全身者不同。

【释义】

寸口脉沉而弱，沉脉主骨病，肾主骨，故沉脉亦主肾亏；弱脉主筋病，肝主筋，故弱脉亦主肝虚。肝肾精血亏虚，精血不能充养筋骨，就容易遭受外邪的侵袭，这是发生历节病的内在因素。本已肝肾不足，筋骨虚弱，如果又值汗出腠理开泄之时，沐浴或从事水中作业或冒雨涉水，使水湿寒冷之邪乘腠理开泄而侵入人体，流注筋骨、肌肉，伤及血脉，遂出现全身诸多关节疼痛，关节局部汗出色黄，此为历节病。

跌阳脉[①]浮而滑，滑则骨气实，浮则汗自出。

【词解】

① 跌阳脉：是指足背动脉，足阳明胃经冲阳穴。可候胃气变化。

【释义】

本条使论述饮酒之人胃有湿热，容易外感寒湿成为历节病。由于酒湿之邪在胃，使胃气不消而成实，所以脉滑。内热外蒸而腠理开泄，故脉又见浮。浮主热，胃热则汗自出。若汗出入水中，或汗出当风，寒湿内侵，郁为湿热，可以成为历节病。

【选注】

《金匮要略论注》："此既言历节因风湿，其在胃在肾不同，而皆因饮酒汗出当风所致，乃历节病之因于风者也。谓跌阳脾胃脉也，滑为实，知谷气实，浮为热盛，故汗自出；然谷何以不行而实，岂非酒湿先伤之乎？胃何以致热，岂非风搏其湿乎？"

少阴脉[①]浮而弱，弱则血不足，浮则为风，风血相搏，即疼痛入掣。

【词解】

① 少阴脉：手少阴脉在神门穴，可以候心气。足少阴脉在太溪穴，可以候肾气。

【释义】

本条是论述血气虚弱，风邪外侵历节病的病因机。由于血气不足，故少阴脉弱，风邪乘虚而入，故少阴脉浮。风邪袭人，化热耗伤营血，不能营养筋骨，筋脉燥急，故关节抽掣疼痛不得屈伸。

盛人[①]脉涩小，短气，自汗出，历节疼不可屈伸，此皆饮酒汗出当风所致。

【词解】

① 盛人：即肥人。

【释义】

本条是说明湿盛的体质，饮酒汗出当风所致的历节病。肥盛的人，气血一般旺盛，脉象不应涩小，今见脉涩小、短气、自汗，这是湿盛阳虚的表现。因湿盛于内，阳气必衰，脉亦搏动无力，所以出现涩小的状态。阳气不足，所以短气。阳虚不能护外，所以自汗出。此因饮酒出汗，腠理大开，风入与湿相合，流于关节之间，阻碍气血运行，所以关节疼痛不能屈伸。本条虽未出方，若据脉合证，当温筋复阳。祛风除湿，如桂枝附子汤、甘草附子汤之类，皆可化裁运用。

综上所述，历节病的病因有肝肾先虚而又水湿外侵者；有血虚风入，风血相搏者；亦有阳虚不能卫外，风湿相合者。可见历节病病因虽各有不同，但从虚所得是一致的。

诸肢节疼痛，身体魁羸①**，脚肿如脱，头眩短气，温温欲吐**②**，桂枝与芍药知母汤主之。**

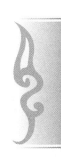

桂枝芍药知母汤方
桂枝四两，芍药三两，甘草二两，麻黄二两，生姜五两，白术五两，知母四两，防风四两，附子二枚（炮）。

上九味，以水七升，煮取二升，温服七合，日三服。

【词解】

① 身体魁羸，脚肿如脱：魁羸，瘦弱；指身体极度消瘦，独脚肿大，与身不相称。

② 温温欲吐：指时时想要呕吐。

【释义】

病人全身各个关节部位疼痛，身体极度消瘦，独脚肿大，头眩，短气，时时想要呕吐的，应该是用桂枝芍药知母汤治疗。

【解析】

本条论述历节病的证治。该条原文有三个问题值得分析。一是历节与痹证的关系。历节病由肝肾不足，外则感受风寒所致；痹证由风、寒、湿三气杂至引起，故本篇历节与《素问·痹论》之痹基本相同。丹波元简认为："历节，即《痹论》所谓行痹、痛痹之类，后世呼为痛风，《三因极一病证方论》《仁斋直指方》成为白虎历节风是也。"二是本条"身体魁羸，脚肿如脱"与风湿性（类风湿性）关节炎后期，出现身体极度消瘦，独膝踝关节肿大的情况极为近似。三是桂枝芍药知母汤以辛散温通的药物为主，故证属寒湿。方中桂枝、附子、麻黄祛风散寒，温筋止痛；白术、防风除湿宣痹；赤芍行瘀，生姜止呕，更以知母滋阴清热退肿为佐，甘草调和诸药为使。目前临床上桂枝芍药知母汤多用治风湿性或类风湿关节炎，有一定的疗效。

【选注】

《医宗金鉴》："用桂枝芍药知母汤者，以壮阳气，散寒湿为急也。故方中桂枝、芍药倍于麻黄、防风，大加白术、附子，其意专在温行阳气，次在散寒湿也。多用生姜，因其欲吐，更佐知母、甘草者，以其剂过辛热，监制之也。"

【病案举例】

郑某，男，29岁，1976年5月4日初诊。

主诉肢节酸痛，痛处有灼热感，日轻夜重气促乏力，自汗头眩，足肿，纳滞思呕，形体消瘦，舌淡脉数，宜清湿热蠲痹痛。川桂枝6克，白术9克，制附子6克，甘草6克，白芍9克，北细辛2.4克，忍冬藤12克，知母6克，防风9克，生姜2片，五剂。药后肢节疼痛减轻，夜间也能安眠。复诊去防风，加羌活、独活各4.5克，丝瓜络9克，以祛风通络蠲痹痛为续进。（摘自《金匮要略新解》）

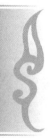

味酸则伤筋，伤筋则缓，名曰泄。咸则伤骨，骨伤则痿，名曰枯。枯泄相搏，名曰断泄。营气不通，卫不独行，营卫俱微，三焦无所御，四属断绝[①]，身体羸弱，独足肿大，黄汗出，胫冷。假令发热，便为历节也。

【词解】

① 四属断绝：四属指四肢，四属断绝意指四肢营养供应受阻。

【释义】

本条是论述过食酸咸，内伤肝肾所致的历节病。人食五味，可以养人，如味有偏嗜，或有不及，则可以致病。如过食酸则伤肝，伤筋，伤筋则迟缓不用，不能随意运动，所以谓之"泄"；过食咸则伤肾，伤骨，骨伤则痿弱不能行立，所以谓之"枯"。过食酸咸味，损伤肝肾，则精竭血虚，谓之"断泄"。肝肾俱伤，气血亦因之衰弱，营卫气血不能运行于三焦，则肢体得不到营养，而日渐羸瘦。湿浊流注于下，所以两脚肿大，关节疼痛，痛处渗出黄汗，为湿郁发热，属于历节病。

若全身黄汗出，肿胀，胫冷，无痛楚，是为黄汗病。这是作者自注之词，以与历节鉴别。

【选注】

《金匮要略心典》：此治寒湿历节之正法也。寒湿之邪非麻黄、乌头不能去，而病在筋节，又非如皮毛之邪可一汗而散者。故以黄芪之补，白芍之收，甘草之缓，牵制二物，俾得深入而去留邪。

矾石汤：治脚气冲心。

矾石二两。

上一味，以浆水一斗五升，煎三五沸，浸脚良。

《古今录验》续命汤：治中风痱，身体能自收持，口不能言，冒昧不知痛处，或拘急不得转侧。姚云：与大续命同，兼治妇人产后出血者及老人小儿。

麻黄、桂枝、当归、人参、石膏、干姜、甘草各三两，芎䓖一两五钱，杏仁四十枚。

上九味，以水一斗，煮取四升，温服一升，当小汗。薄覆脊，凭几坐，汗出则愈，不汗更服。无所禁，勿当风。并治但伏不得卧，咳逆上气，面目浮肿。

《千金》三黄汤：治中风手足拘急，百节疼痛，烦热心乱，恶寒，经日不欲饮食。

麻黄五分，独活四分，细辛二分，黄芪二分，黄芩二分。

上五味，以水六升，煮取二升，分温三服，一服小汗，两服大汗。心热加大黄一分，腹满加枳实一枚，气逆加人参三分，悸加牡蛎三分，渴加栝楼根三分，先有寒加附子一枚。

《近效》术附汤：治风虚头重眩苦极，不知食味，暖肌补中益精气。

白术二两，附子一枚半（炮去皮），甘草一两（炙）。

上三味，剉，每五钱匕，姜五片，枣一枚，水盏半，煎七成，去渣，温服。

崔氏八味丸：治脚气上入少腹不仁。

干地黄八两，山茱萸、薯蓣各四两，泽泻、茯苓、牡丹皮各三两，桂枝、附子（炮）各一两。

上八味，末之，炼蜜和丸梧子大。酒下十五丸，日再服。

《千金》越婢加术汤：治热极，热则身体津脱，腠理开，汗大泄，厉风气，下焦脚弱（方见水气脉证并治）。

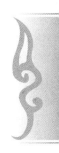

【选注】

《金匮要略心典》："此亦内伤肝肾，而由于滋味不节者也。枯泄相搏，即筋骨并伤之谓。曰断泄者，言其生气不续，而精神时越也。营不通因而卫不行者，病在阴而及于阳也。不通不行，非壅而实，盖及营卫涸流之意。四属，四肢也。营卫者，水谷之气，三焦受气于水谷，而四肢禀气于三焦，故营卫微则三焦无气，而四属失养也。由于精微不化于上，而身体羸瘦，阴浊独注于下，而足肿胫冷黄汗出，此类病似历节、黄汗，而实非水湿为病。所谓肝肾虽虚，未必便成历节者是也。而虚病不能发热，历节则未有不热者，故曰：假令发热，便为历节。后水气篇中又云：'黄汗之病，两胫自冷，假令发热，此属历节。'盖及黄汗、历节而又致其辨也。"

病历节不可屈伸，疼痛，乌头汤主之。

乌头汤方：治脚气疼痛，不可屈伸。

麻黄、芍药、黄芪各三两，甘草三两（炙）、川乌五枚（㕮咀，以蜜二升，煎取一升，即出乌头）。

上五味，㕮咀四味，以水三升，煮取一升，去渣，内蜜煎中，更煎之，服七合，不知，尽服之。

【释义】

寒性收引凝滞，故寒湿之邪痹阻关节，可致气血运行阻滞而关节疼痛剧烈，屈伸活动不利。治当以温筋散寒，除湿宣痹，方用乌头汤。方中乌头温筋散寒，除湿止痛；麻黄宣散透表，以祛寒湿；芍药宣痹止行血，并配以甘草以缓急止痛，亦制麻黄过散之性；白蜜甘缓，以解乌头之毒。诸药相伍，使寒湿去而阳气宣通，关节疼痛解除而屈伸自如。

本条与上条同为历节病，但两者在病机、症状和治法上均有所不同。桂枝芍药知母汤治风湿历节，症以关节肿痛、发热为主，痛处游走，故治疗宜祛风除湿，行痹清热；乌头汤治寒湿历节，症以关节疼痛不可屈伸、遇冷加剧为主，故治疗宜温筋祛寒，除湿解痛。

【解析】

本方用于治疗寒邪偏胜之痛痹，症见肢体关节疼痛较剧，痛有定处，关节不可屈伸，畏寒喜热，局部皮肤不红，触之不热，舌苔白，脉弦紧。病在上肢者加桑枝、秦艽；病在下肢者，加桑寄生、牛膝；若寒者痛剧者加草乌、桂枝；病久挟有瘀血者，加乳香、没药、延胡索、红花、全蝎、蜈蚣、乌梢蛇；兼气血两亏者，加人参、黄芪、当归、芍药；寒阻痰凝，兼有麻木者，酌加半夏、桂枝、南星、防风；病久肝肾阴虚，关节畸形，酌加当归、牛膝、枸杞子、熟地黄等。有用本方加虫类药治疗硬皮病获效者。此外，本方可治疗风湿性关节炎、类风湿关节炎、肩关节周围炎、三叉神经痛、腰椎骨质增生属寒湿痹阻者。

方中乌头为峻猛有毒之品，故将乌头炮用，且煎药时间宜长，或与蜂蜜同煎，以减其毒性。服用乌头汤后，若唇、舌、肢体麻木，甚至昏眩吐泻，应加注意，如脉搏、呼吸、神志等无大的变化，则为"瞑眩"反应，是有效之征。古人有"药弗瞑眩，厥疾难瘳"之说。如服后见到呼吸急促、心跳加快、脉搏有间歇等现象，甚至神志昏迷，则为中毒反应，应当立即采取急救措施。

结　语

　　本篇重点论述中风和历节两病的病因、病机、症状及治法。中风病由外因诱发，气血两虚，肝阳上亢，痰浊内发。病机是经脉血气痹阻。辨证当分中络、中经、中腑、中脏，更要详审虚、实、寒、热、痰。本篇还论述了风寒在头的头风病，风湿在皮表的瘾疹，风邪中膈的胸满短气症和风热入营的厉风气的辨证论治。中风病的治疗，若属气血亏损，虚阳上越，痰浊与风寒痹阻阳气的，可用侯氏黑散，清肝化痰，和血散风；若属五脏火热炽盛，血热上逆的风、瘫、痫等病，可用风引汤，清热降火，镇惊息风；若属阴血亏损，肝风心火上扰的狂妄等症，可用防己地黄汤，滋阴降火，养血息风；若属风湿在上的中风或是偏头痛，可外用头风摩散，温散风寒湿邪；若属血虚外寒的中风偏枯，或痦痱等症，可用续命汤，散邪补虚；若中风偏枯，风寒深入，郁而化热，可用三寒汤散寒清热补卫气；若属风寒入脏，脾肾阳虚，头重眩而不知味的，可用术附汤，温暖脾肾；若风气入营，大汗消瘦的"中风病"，可用越婢加术汤，清热散风，调和营卫。仅从侯氏黑散、风引汤两张方子的意义，已显示了中风病治外风、治痰火、治血痹、补阴血的治疗思想。

　　关于历节病的病因，内因方面有肝肾不足，气血两虚，外因方面有汗出入水中，饮酒当风等。但当外邪入侵后，正邪相争，可以寒化，又可热化。在辨证方面，就可分风湿与寒湿两类。桂枝芍药知母汤治疗风湿历节而兼热；乌头汤治疗寒湿历节而偏虚。以上两方，已扼要地指出了历节病寒热虚实的辨证方法和治疗原则。

　　与历节病相近的脚气病，有属于阳虚，水湿毒气侵于下的，可用八味丸，温肾化湿；若属湿热脚气，上冲于心的，可用矾石汤外洗，解毒收湿，亦能收功。

血痹虚劳病脉证并治第六

【学习要求】

1. 了解血痹与虚劳两病合篇的意义和概念。

2. 熟悉血痹和虚劳的病因、病机和症状，并掌握其治疗法则和辨证施治。

【主要内容】

1. 血痹与虚劳两病均属气血亏损的疾病，血痹可以演变成虚劳，虚劳可以发展成血痹。

2. 血痹，在病因上是营卫不足，感受风邪；在病机上是阳气痹血行不畅；在症状上是以肢体局部麻痹或轻微疼痛为主；在治疗上轻者可用针刺治疗，重者可用黄芪桂枝五物汤治疗，其目的在于通阳行痹。

3. 说明本篇所论虚劳是以五脏血气亏损的发病机制为立论根据，从病情方面可概括为阴虚、阳虚、阴阳两虚三种类型，其中以阴阳两虚的证候为多见。

4. 本篇论虚劳在五脏虚损上注重脾胃，在病情上注重阳虚，在治法上侧重甘温扶阳。补脾肾是本病的根本治法，对于阴阳两虚之证提出了建立中气的治疗原则。

5. 说明桂枝龙骨牡蛎汤、小建中汤、黄芪建中汤、肾气丸、薯蓣丸、酸枣仁汤、大黄䗪虫丸的证治机制。这些方剂都是后世治疗虚劳的常用有效方剂。

本篇包括血痹、虚劳两类疾病，由于两者皆因气血虚损所致，故合为一篇，但重点侧重于论述虚劳。

关于血痹成因，《素问·五脏生成篇》说："卧出而风吹之，血凝于肤者为痹。"它和风、寒、湿三气杂至所引起的痹证的病因不同。在证候表现上，血痹是肌肉麻痹无痛感，如由风、寒、湿引起的痹证，则麻痹与疼痛并见。

本篇的虚劳，即《脏腑经络篇》所载有五劳、七伤、六极所形成的慢性衰弱疾病，与后世所说狭义的肺痨有别。

本篇对虚劳以五脏气血虚损的发病机制为立论根据，并提出了补益脾肾是治疗虚劳的重要措施。

问曰：血痹病从何得之？师曰：夫尊荣人①骨弱肌肤盛，重因疲劳汗出，卧不时动摇，加被微风，遂得之。但以脉自微涩，在寸口、关上小紧，宜针引阳气，令脉和紧去则愈。

【词解】

① 尊荣人：指旧时代好逸恶劳、养尊处优的人。

【释义】

凡不从事劳动，素食甘肥的人，肌肉虽丰盛，实则筋骨脆弱，腠理薄弱，因而抵抗疾病的能力薄弱，稍为劳动，即体疲汗出，汗出则阳气更虚，虽微风亦足以引起疾病。血痹即感。但血行不畅之因，实则由于阳气痹阻，故用针刺法以引动阳气，阳气行则邪去，邪去则脉和而不紧，如此，则血痹自愈。由此知血分凝滞之病，不当独治血分，而是应该先引阳气，亦即气行则血行之意。

血痹阴阳俱微，寸口关上微，尺中小紧，外证身体不仁，如风痹状，黄芪桂枝五物汤主之。

黄芪桂枝五物汤方

黄芪三两，芍药三两，桂枝三两，生姜六两，大枣十二枚。

上五味，以水六升，煮取二升，温服七合，日三服。（一方有人参。）

【释义】

血痹病患者，营卫气血不足，寸口关上的脉现微象，尺中的脉现小紧，外面表现出周身麻木不仁似风痹的一样的症状，用黄芪桂枝五物汤主治。

【解析】

本条论述血痹的病机和证治。血痹病，是营卫气血皆虚的病证。今其脉寸口关上微，尺中小紧，这是阳气不足，阴血涩滞所致。气虚血滞，肌肤失养，故身体肌肤麻木。因风痹病也有肌肤麻木之证，所以说"如风痹状"。但血痹以麻木为主，除受邪较重的亦可有酸痛之外，一般无疼痛，而风痹则以疼痛为主。因受邪较深，病邪较重，必须内服汤药，此即《灵枢·邪气脏腑病形篇》所说："阴阳形气俱不足，勿取以针，而调以甘药"之意，用黄芪桂枝五物汤主治。方用桂枝汤去甘草，倍生姜，加黄芪。桂枝汤能调和营血的闭滞以助卫气运行，去甘草之甘缓壅滞，倍生姜温阳以通络，加黄芪补气以行血。合而用之，益气温阳，调和营卫，气行血亦行，而痹病自愈。本方临床用于治疗末梢神经炎、腓神经麻痹、低钙性抽搐、肢端血管舒缩功能障碍、硬皮病等属气虚血滞者，有一定疗效。

【选注】

(1)《金匮要略心典》："阴阳俱微，该人迎、趺阳、太溪而言。寸口关上微，

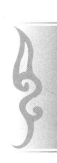

尺中小紧，即阴阳不足而阴为痹之象。不仁者，肢体顽痹，痛痒不觉，如风痹状，而实非风也。黄芪桂枝五物和营之滞，助卫之行，亦针引阳气之意。以脉阴阳俱微，故不可针而以药，经所谓阴阳形气俱不足者，勿刺以针而调以甘药也。"

(2)《金匮要略方论本义》："治以黄芪为主固表补中，佐以大枣，以桂枝治卫升阳，佐以生姜，以芍药入荣理血，共成厥美。五物而荣卫兼理，且表卫里荣胃阳亦兼理矣。推之中风于皮肤肌肉者，亦兼理矣。不必多求他法也。"

【病案举例】

高某，男，49岁，工人。主诉两手指及右下肢麻木刺痛怕冷，已2年之久。每遇阴冷加重，稍事活动反觉舒服，但过劳动则麻木更重。曾经西医按末梢神经炎，用维生素等药治疗不效。病人面色不华，肌肤肢体无异常变化，脉弦沉细而涩，舌质淡红、苔白滑，舌下络脉淡紫略粗。按此证系阳气不足，气虚血滞，营卫不和之血痹证。宗《金匮要略》法，拟以益气活血，调和营卫，黄芪桂枝五物汤加味。黄芪50克，桂枝15克，赤芍15克，王不留行15克，大枣5枚，水煎服，服10剂，病情好转，不怕冷，又照原方加减服20剂，刺痛消失，麻木大减，仅在寒冷时尚有不适，嘱其照方加当归50克，配丸药服之以善其后。（摘自《辽宁中医》）

夫男子平人①，脉大为劳，极虚亦为劳。

【词解】

① 平人：这里指从外形看来，好像无病，其实是内脏气血已经亏损。

【释义】

男子在外形上无显著病态，但脉象浮取而大，重按无力，这是阳虚气浮或阴虚阳浮的脉象。若脉轻按则软，重按则无力，是精气内伤，脉道不充之脉象。均主虚劳病，所以说"脉大为劳，极虚亦为劳。"

【选注】

《医宗金鉴》："男子平人，应得四时五脏平脉，今六脉大而极虚，非平人之脉也，然大而无力，劳役伤脾气也；极虚者，内损肾阴精也，此皆欲作虚劳之候，故有如是之诊也。"

男子面色薄①者，主渴及亡血，卒喘悸②，脉浮者，里虚也。

【词解】

① 面色薄：指面色淡白无华。

② 卒喘悸："卒"同"猝"。卒喘悸，谓病人稍微动作即突然气喘、心悸。

【释义】

男子面色淡白无华的，应当见口渴和失血；稍一动作，即突然气喘、心悸，脉象浮大不实，这是里虚的缘故。

男子脉虚沉弦，无寒热，短气里急，小便不利，面色白，时目瞑，兼衄，少腹满，此为劳使之然。

【释义】

本条论述气血两虚的虚劳脉症。虚劳病见到沉取带弦而无力的脉象，又无外感寒热的症状，是气血两虚的征象。面白、时目瞑、兼衄是肝脾血虚所致；短气、里急、小便不利、少腹满，是肾阳不足，不能温化水液所引起。凡此脉症，都属于虚劳的范围，所以说："此为劳使之然"。

【选注】

《医宗金鉴》：……脉虚沉弦，阴阳俱不足也；无寒热，是阴阳虽不足而不相乘也；短气面白、时瞑兼衄，乃上焦虚而血不荣也；里急小便不利，少腹满，乃下焦虚而气不行也。凡此脉症，皆因劳而病也。故曰"此为劳使之然"。

劳之为病，其脉浮大，手足烦，春夏剧，秋冬瘥，阴寒①精自出，酸削②不能行。

【词解】

① 阴寒：阴指前阴，这里的"寒"字应理解为肾的功能衰退。

② 酸削：指两腿酸痛消瘦。

【释义】

本条论述阴虚的虚劳证与季节的关系。阴虚则阳浮于外，故脉浮大；阴虚生热，四肢为诸阳之本，故手足心烦热。证本阴虚阳亢，春夏木火正盛，阳气外浮，则阴愈虚，故病加重；秋冬金水相生，阳气内藏，故病减轻。由于阴虚不能内守，故患遗精。肾藏精而主骨，精失则肾虚，肾虚则骨弱，故两腿酸痛瘦消，不能行动，此即《难经》所说："骨痿不能起于床"之候。

【选注】

《医宗金鉴》：此言浮大为劳，以详其证也。手足烦，即今之虚劳五心烦热，阴虚不能藏阳也；阴虚精自出，即今之虚劳遗精，阴虚不能固守也；酸削不能行，即今之虚劳膝酸、消瘦、骨痿不能起于床也。夫春夏阳也，阴虚不能胜其阳，故剧；秋冬阴也，阴虚得位自起，故瘥。

男子平人，脉虚弱细微者，喜盗汗也。

【释义】

阴阳气血皆虚，故脉见虚弱细微。阳虚不固，阴虚不守，容易发生盗汗。盗

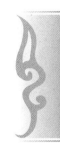

汗一证，有内伤外感之别。本条是属于阴阳两虚的盗汗证，可用桂枝加龙骨牡蛎汤，或《外台秘要》的二加龙骨牡蛎汤（即桂枝加龙骨牡蛎汤去桂枝，加附子、白薇）。如属于阴虚火旺的盗汗，在脉象上表现浮数，或弦细而急，在症状上有舌红、心烦现象者，可用当归六黄汤。

人年五六十，其病脉大者，痹侠背行^①，若肠鸣，马刀侠瘿^②者，皆为劳得之。

【词解】

① 痹侠背行：指脊柱两旁有麻木感。

② 马刀侠瘿：结核生于腋下名马刀，生于颈旁为侠瘿，二者常相联系，或称瘰疬。

【释义】

人年五六十，精气内衰，而脉反大，如无其他症状可据，只觉脊背有麻木感的，这不属于虚劳，而属于风气。假如脉大而兼有肠鸣，是阳气外张，寒动重使然；如脉大而兼患马刀侠瘿，是虚火上炎，与血相搏所致，皆属于虚劳范围。

本条是举出三种不同的症状，并以脉大既可出现于风气，又可出现于虚寒和虚热，必须辨别证情来决定治疗方法。痹侠背行，肠鸣，以及马刀侠瘿等，各是一证，而不是同时出现，从"若"字、"皆"字可以理解。

脉沉小迟，名脱气，其人疾行则喘喝，手足逆寒，腹满，甚则溏泄，食不消化也。

【释义】

脉沉小迟，是脾胃阳虚的反映。脾胃衰弱，则肾气亦虚，故疾行则气喘。阳虚则寒生，寒盛于外，则手足逆冷；寒盛于内，则运化功能减退，以致腹满、便溏或泄泻。

从脏腑而论，本条脉证与脾胃和肾有关，但其中以脾胃症状较为明显。疾行气喘，虽为肾不纳气，但也和肺气衰弱有关，可见内脏之间的关系，既可以相互滋生，亦可以相互影响，尤其是虚劳病后期，脾肾症状往往是先后出现。本篇对虚劳治法重视补益脾肾，是有实践意义的。本证的治法，前人多主张用理中汤加附子，以温脾肾之阳，可资取法。

【选注】

《医宗金鉴》：脉沉细迟，则阳大虚，故名脱气，脱气者，谓胸中大气虚少，不充气息所用，故疾行喘喝也。阳虚则寒，寒盛于外，四末不温，故手足逆冷也。寒胜于中，故腹满溏泄，食不消化也。

脉弦而大，弦则为减，大则为芤，减则为寒，芤则为虚，虚寒相搏，此名为革，妇人则半产漏下[①]，男子则亡血失精。

【词解】

① 漏下：为妇女月经过多，淋漓不断。

【释义】

本条论述精血亏损的虚劳脉象。革脉包括弦大两象，但弦脉是按之不移，而革脉的弦，重按则减，所以说弦则为减；大脉是洪大有力，但革脉之大，是大而中空，类似芤象，所以说大则为芤。重按减弱的脉象主寒；大而中空的脉象主虚，这两种脉相合则为革脉，所以说虚寒相搏，此名为革。革脉为外强中空，如按鼓皮，主精血亏损，故妇人见革脉是漏下或半产；男子见革脉为亡血或失精之患。革脉和芤脉是弦大无力的脉象，但革较芤又略硬，两者多出现于大失血之后，是阴气大伤，虚阳外浮的反映，在治法上都应潜阳摄阴或益气生血，故条文中提到"虚寒"两字以引起注意。

【选注】

《金匮发微》：脉弦为阳气衰，脉大而芤为阴气夺，阳衰则中寒，阴夺则里虚，两脉并见，其名曰革。浮阳不降，则阳不摄阴，阴不抱阳，则精血寒陷。此条见《妇人杂病脉证并治篇》，治妇人半产漏下则有旋覆花汤，而男子亡血失精独无方治，而补阳摄阴之法，要以天雄散为最胜，天雄以温下寒，龙骨以镇浮阳，白术、桂枝以扶中气，而坎离交济矣。

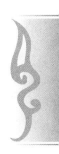

夫失精家[①]少腹弦急，阴头寒，目眩（一作目眶痛），发落，脉极虚芤迟，为清谷，亡血，失精。脉得诸芤动微紧，男子失精，女子梦交[②]，桂枝加龙骨牡蛎汤主之。

桂枝加龙骨牡蛎汤方（《小品》云：虚弱浮热汗出者，除桂，加白薇、附子各三分，故曰二加龙骨汤）

桂枝、芍药、生姜各三两，甘草二两，大枣十二枚，龙骨、牡蛎各三两。

上七味，以水七升，煮取三升，分温三服。

【词解】

① 失精家：指经常梦遗、滑精之人。

② 梦交：夜梦性交。

【释义】

本条论述遗精的证治。遗精者，由于经常梦遗失精，精液耗损太甚，阴虚及阳，故少腹弦急，外阴部寒冷；精血衰少，则目眩发落。"脉极虚芤迟，为清谷、亡血、失精"是插笔，意思是说：极虚芤迟的脉象，既能见于失精者，也可以见于亡血或下利清谷之人。

【选注】

《医宗金鉴》："失精家，谓肾阳不固精者也；少腹弦急，虚而寒也；阴头寒，阳气衰也；目眩，精气亏也；发落，血本竭也。若其脉极虚而芤急者，当知极虚而劳，芤则亡血，迟则为寒，故有清谷、亡血之证也"，"脉得诸芤动微紧者，谓概虚劳之诸脉而为言也，非谓芤动微紧，仅主男子失精，女子梦交之候也。通举男女失精之病，而用桂枝龙骨牡蛎汤者，调阴阳和营卫，兼固涩精液也"。

虚劳里急①，悸，衄，腹中痛，梦失精，四肢酸疼，手足烦热，咽干口燥，小建中汤主之。

小建中汤方

桂枝三两（去皮），甘草二两（炙），大枣十二枚，芍药六两，生姜三两，胶饴一升。

上六味，以水七升煮取三升，去渣，内胶饴，更上微火消解，温服一升，日三服。呕家不可用建中汤，以甜故也。

《千金》疗男女因积冷气滞，或大病后不复常，苦四肢沉重，骨肉酸疼，呼吸少气，行动喘乏，胸满气急，腰背强痛，心中虚悸，咽干唇燥，面体少色，或饮食无味，胁肋腹胀，头重不举，多卧少起，甚者积年，轻者百日，渐致瘦弱，五脏气竭，则男可复常，六脉俱不足，虚寒乏气，少腹拘急，羸瘠百病，名曰黄芪建中汤，又有人参二两。

【词解】

① 里急：指少腹有挛急感，但按之不硬。

【释义】

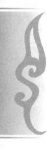

本条是论述阴阳两虚的虚劳证治。人体阴阳是相互维系的，所以虚劳病的发展，往往阴虚及阳，或阳虚及阴，从而导致阴阳两虚之证。由于人体阴阳的偏盛偏衰，可以产生偏热偏寒的证候，所以当阴阳两虚时，就会出现寒热错杂之证。如阴虚生热，则衄血，手足烦热，咽干口燥；阳虚生寒，则里急，腹中痛；心营不足则心悸；肾虚阴不能内守，则梦遗失精；气血衰微不能营养四肢，则四肢酸疼，这些都是阴阳失调的虚象。因此治疗方法，就不能简单地以热治寒，以寒治热，尤在泾谓："欲求阴阳之和者，必于中气，求中气之立者，必以建中也"。故小建中汤用甘草、大枣、胶饴之甘以建中而缓急；生姜、桂枝之辛以通阳调卫气；芍药之酸以收敛和营气，目的在于建立中气，使中气得以四运，从阴引阳，从阳引阴，俾引阳得以协调，则此寒热错杂之证也随之消失。

小建中汤证虽然是阴阳两虚寒热错杂之证。但其症状多偏阳虚，故临床常用本方治疗胃痛、腹痛、发热、眩晕、吐血、便血、虚黄等病证属脾胃阳虚或阴阳两虚偏阳虚者。

【选注】

(1)《金匮要略直解》："里急腹中痛，四肢酸痛，手足烦热，脾虚也；悸，心虚也；衄，肝虚也；失精，肾虚也；咽干口燥，肺虚也。此五脏皆虚，而土为万物之母，故先建其脾土……使营卫流行，则五脏不失权衡而中气斯建矣。"

(2)《金匮要略心典》："此和阴阳调营卫之法也。夫人生之道，曰阴曰阳，阴阳和平，百疾不生，若阳病不能与阴和，则阴以其寒独行，为里急，为腹中痛，而实非阴之盛也。阴病不能与阳和，则阳以其热独行，为手足烦热，为咽干口燥，而实非阳之炽也。昧者以寒攻热，以热攻寒，寒热内贼，其病益甚，惟以甘酸辛药和合成剂，调之使和，则阳就于阴而寒以温，阴就于阳而热以和，医之所以贵识其大要也，岂徒云寒可治热，热可治寒而已哉！或问和阴阳调营卫是也矣，而必以建中者何也？曰：中者脾胃也，营卫生成于水谷，而水谷转输于脾胃，故中气立则营卫流行而不失其和。又中者四运之轴而阴阳之机也，故中气立则阴阳相循如环无端，而不极于偏。是方甘与辛和而生阳，酸得甘助而生阴，阴阳相生，中气自立，是故求阴阳之和者必于中气，求中气之立者必以建中也。"

【病案举例】

陈某，女，42岁。患腹痛已年余，经常脐周隐痛，用热水袋温按可止，大便镜检无异常，四肢酸痛，饮食无味，月经愆期，色淡量少，舌苔薄白，脉象沉弦，曾服理中汤无效，此里寒中虚，营卫不足，拟辛甘温阳，酸甘养阴，用小建中汤：桂枝去皮10克，白芍20克，炙甘草6克，生姜3片，大枣5枚，饴糖30克，服5剂，腹痛四肢酸痛均减，仍用原方加当归10克，服5剂，月经正常，食欲转佳。(摘自《金匮要略浅述》)

虚劳里急，诸不足，黄芪建中汤（于小建中汤内加黄芪一两半，余依上法。短气胸满者加生姜；腹满者去枣不足，补气加半夏三两）主之。

【释义】

本条乃上条气虚甚者的证治。里急是腹中拘急，诸不足是气血阴阳俱虚，故用小建中汤加黄芪补中以缓急迫。其证情较上条略重，从加黄芪来推测，本证应有自汗或盗汗，身重或不仁，脉虚大等。

【解析】

本方较小建中汤补虚作用更强，现常用于治疗溃疡病属虚寒型的患者。主要证候为胃痛日久，痛处喜按，饥饿则痛，得食则减，喜热畏凉，舌苔薄白，脉虚而缓。如有肝胃不和之兼症，吐酸、噫气、呕逆、胀满等，可酌加乌贼骨、煅瓦楞、川楝子，有明显止痛效果，其他症状亦有不同程度缓解。又，本方尚可用于脾胃素虚，卫阳不固，复感外邪者。

【病案举例】

张路玉治颜氏女，虚羸寒热，脘痛里急，自汗喘咳者，三月余，屡更医不愈。忽然吐血数口，脉之气口虚涩不高，左皆弦微，而迟脉尤甚，令与黄芪建中汤加当归、细辛。或曰虚涩失血，曷不用滋阴降火，反行辛燥乎？曰不然，虚劳之成，未必皆本虚也，大抵皆由误药所致，今病欲成劳，乘其根蒂未固，急以辛温之药，提出阳分，庶几挽回前失，若仍用阴药，则阴愈亢，而血愈逆于上矣。从古治劳莫若《金匮》诸法，如虚劳里急，诸不足，用黄芪建中汤，即腹痛悸衄亦不出此。加当归以和营血，细辛以和肺气，毋虑辛燥伤血也。遂与数帖血止。次以桂枝人参汤数服，腹痛、寒热顿除。后用六味丸，以枣仁易萸肉，或时间进保元异功当归补血之类，随症调理而安。（摘自《续名医类案》）

虚劳腰痛，少腹拘急，小便不利者，八味肾气丸主之。

肾气丸方

干地黄八两，山药、山茱萸各四两，泽泻、牡丹皮、茯苓各三两，桂枝、附子（炮）各一两。

上八味末之，炼蜜和丸梧子大，酒下十五丸，加至二十五丸日再服。

【释义】

腰者，肾之府，腰痛者，肾有寒故也。肾阳不足，寒邪乘之，寒邪凝滞故而腰痛；寒邪收引故少腹拘急；肾阳虚弱不能化气行水故小便不利；阳虚膀胱失约则小便反多。腰痛、少腹拘急、小便不利或者小便反多是肾阳不足的主要症状，而且入夜尤甚。肾阳不足也伴随着许多或见证，如阳痿、早泄、痰饮、水肿、消渴、脚气等，病者脉象虚弱、舌淡而胖。

方中炮附子大辛大热，枝辛甘而温，二药相合，补肾阳，助气化，共为君药；干地黄补肾精，山药补脾精，山茱萸补肝精，共为臣药；泽泻、茯苓利水渗湿，丹皮活血散瘀，此三味寓泻于补，使邪去而补药得力，共为佐药。

【解析】

本方配伍是少量温阳补火药与大队滋阴益精药为伍，旨在阴中求阳，而且是以补为主，佐以通散渗利，令补而不滞。

肾气丸是补肾助阳的常用方。临床应用以腰痛脚软，小便不利或反多，舌淡而胖，脉虚弱而尺部沉细为辨证要点。尤其是膀胱功能，虽肾阳亏虚但小便正常者，也不宜使用。

本方主治肾气（阳）亏损、命门之火不足之证。命门真阳，有肾间动气之号，《难经·八难》称此为五脏六腑之本，十二经脉之根，呼吸之门，三焦之原。若命门火衰，真阳不足，则变生诸症，不可胜数。夫阴阳互根，无阴则阳无以生，无阳则阴无以化，故方中以干地黄、山茱萸、山药滋阴以济阳，正如张景岳所说，善补阳者，必于阴利肾气鼓生。本方补阴助阳，水火并补，大生肾气，凡肾之精气不足之证，皆可运用。

【病案举例】

周某，男，47 岁。患者 1984 年 2 月开始出现形体消瘦，皮肤发黑，神疲乏力，畏冷，足冷足肿，纳食不馨，曾服中药数剂效果不显，后到某医院检查：17- 羟类固醇 4.7 毫克 /24 小时，17- 羟皮质类固醇 4.9 毫克 /24 小时，诊断为艾迪生病，遂转我科治疗。症见形体消瘦，全身皮肤黧黑，倦怠乏力，短气，自汗，形寒肢冷，牙龈灰黑，大便溏薄，小便短少，舌质淡而胖，苔薄白，脉沉细弱。证属肾阳虚衰，气化失司。治宜温补肾阳，化气行水，方拟金匮肾气丸治之：熟地黄、山萸肉各 30 克，山药 15 克，泽泻、茯苓、牡丹皮各 12 克，桂枝、附子各 9 克。每日 1 剂，水煎取频频服用。继服 6 个月后，皮肤、牙龈色泽恢复正常，诸症消失，精神转佳，纳食渐增。1988 年 5 月于某医院复查 17- 羟类固醇 8.9 毫克 /24 小时，17- 羟皮质类固醇 8.2 毫克 /24 小时，而获痊愈，遂恢复正常工作。后以金匮肾气丸长期服用，以善其后。1988 年 11 月追访，未见复发。（摘自《湖北中医药杂志》）

虚劳诸不足，风气①百疾，薯蓣丸主之。

薯蓣丸方

薯蓣三十分，当归、桂枝、干地黄、曲豆黄卷各十分，甘草二十八分，人参七分，芎䓖、麦门冬、芍药、白术、杏仁各六分，柴胡、桔梗、茯苓各五分，阿胶七分，干姜三分，白蔹六分，防风六分，大枣百枚为膏。

上二十一味，末之，炼蜜和丸，如弹子大，空腹酒服一丸，一百丸为剂。

【词解】

① 风气：是泛指邪病，因风为百病之长，风邪侵入人体，能引起多种疾病。

【释义】

虚劳病气血阴阳不足，又兼有各种风气病的，用薯蓣丸主治。

本条指出虚劳兼有风气的治法。虚劳病气血阴阳俱虚，抵抗力弱，外邪容易侵入人体成病，对于因虚劳而受外邪的治疗，不能单纯地补其虚以防恋邪，亦不能单纯祛风邪而损伤正气，反使风邪不得外解。应着重于扶正，寓祛邪于扶正之中，所以本证以薯蓣丸调补脾胃为主。因为脾胃为后天之本，是气血营卫生化之源，气血阴阳诸不足者，非脾胃健运，饮食增加，则无由资生恢复。故方中重用薯蓣，补脾胃，疗虚损，为本方主药。辅以四君子合干姜、大枣益气温中，四物合麦冬、阿胶养血滋阴，以助薯蓣补阴阳气血诸不足；桂枝、防风、柴胡疏散外邪，助薯蓣以祛风。再以桔梗、杏仁、白蔹下气开郁，豆卷、神曲化湿调中。合而成方，扶正祛邪，补中寓散。凡虚劳挟有风邪，不可专补、专散者，此方可以效法。

【选注】

《金匮要略方论本义》："人之元气在肺，人之阳气在肾，既剥削则难于遽复矣，全赖后天之谷气资益其生，是营卫非脾胃不能通宣，而气血非饮食无由平复也。仲景故为虚劳诸不足而兼风气百疾立此方。方中以薯蓣为主，专理脾胃，上损下损至此可以撑持，以人参、白术、茯苓、干姜、大豆黄卷、大枣、神曲、甘草助之，除湿益气；而中土之令得行矣，以当归、芎䓖、芍药、地黄、麦冬、阿胶养血滋阴；以柴胡、桂枝、防风去邪散热；以杏仁、桔梗、白蔹下气开郁；惟恐虚而有热之人，滋补之药，上拒不受，故为散其邪热，开其逆郁，而气血平顺，补益得纳，为至当不易之道也。"

【病案举例】

何某，男，40岁。患虚劳有年，咳嗽痰少，食欲不振，体重减轻，精神疲倦，手足烦热，舌淡无苔，脉象细弱，经 X 线诊断为浸润性肺结核，曾口服异烟肼，肌注链霉素，病情得以稳定，脉证如上。此肺脾劳伤，气血虚损，拟健脾理肺、益气补血，用薯蓣丸：西党参15克，白术10克，茯苓10克，干地黄15克，当归10克，白芍10克，麦冬10克，柴胡10克，杏仁10克，桔梗6克，大豆黄卷12克，炙甘草6克，大枣5枚，去神曲、桂枝、干姜、川芎、防风、白蔹，加鳖甲15克，百部12克，川贝母6克，百合10克，知母6克，桑白皮10克。文火浓煎去渣，再下淮山末30克，胎盘粉30克，阿胶10克，冰糖30克，白蜜30克，和匀熬膏。每服二汤匙，日三服。调理年余，X线复查肺部病灶钙化，身体亦渐康复。(摘自《金匮要略浅述》)

虚劳虚烦不得眠，酸枣仁汤主之。
酸枣仁汤方
酸枣仁二升，甘草一两，知母二两，芎䓖二两。(《深师方》有生姜二两。)

上五味，以水八升，煮酸枣仁，得六升，纳诸药，煮取三升，分温三服。

【释义】

本证由肝阴不足，心血亏虚所致。因为人寐则魂藏于肝，肝阴充足，魂归其宅则能寐。今肝阴不足，则郁热内生，心血不足则心神不安，所以虚烦不得眠。治以酸枣仁汤，用酸枣仁为君以养肝阴，兼以知母清虚热，川芎理肝郁，甘草缓急，茯苓宁心安神，共奏养肝清热，宁心安神之效。

【病案举例】

邢某，女，38岁。患胃脘疼痛，连接胸胁，剧痛难忍，并伴有呕吐黄绿色苦水，脉弦有力。辨证为肝气犯胃，曾用大、小柴胡汤治之无效。考虑到病久即虚，同时又患有失眠，故改用酸枣仁汤治之：酸枣仁30克，甘草3克，知母6克，川芎3克。先煎酸枣仁，后入诸药，再煎分二次服。二剂。二诊：患者服上药两剂后，胃脘胀痛减轻，呕吐黄水减少，亦不再失眠。继用上方，连服八剂后，诸症消失，病告痊愈。（摘自《古方新用》）

五劳虚极羸瘦，腹满不能饮食，食伤、忧伤、饮伤、房事伤、饥伤、劳伤、经络营卫气伤，内有干血，肌肤甲错，两目黯黑。缓中补虚，大黄䗪虫丸主之。

大黄䗪虫丸方

大黄十分（蒸），黄芩二两，甘草三两，桃仁一升，杏仁一升，芍药四两，干地黄十两，干漆一两，虻虫一升，水蛭百枚，蛴螬一升，䗪虫半升。

上十二味，末之，炼蜜和丸小豆大，酒饮服五丸，日三服。

【释义】

五脏劳伤致虚到了严重程度，外则肉脱而形体羸瘦，内则腹满不能饮食，这是因饮食、情志、劳倦、房事等各种伤害长期作用，使经络的营养和气血运行都受到影响，因而产生瘀血内停，日久而成"干血"。此即所谓虚劳干血。究其根源，瘀由虚致，瘀积已甚，瘀血不去则新血不生，肌肤失去营养，故粗糙如鳞甲状。两目黯黑，亦为瘀血的特征。治宜去瘀生新，缓中补虚的大黄䗪虫丸。方中大黄、䗪虫、桃仁、虻虫、水蛭、蛴螬、干漆活血通络化瘀，地黄、芍药养血润燥，杏仁理气，黄芩清郁热，甘草、白蜜益气和中，为久病血瘀的缓剂。因其润以滋干，攻中寓补，峻剂丸服，意在缓攻瘀血，达到瘀去则新血生的目的，故谓之"缓中补虚"。

【病案举例】

蔡某，41岁，左侧腹下结块，时浮时沉，痛甚，肌瘦，饮食不振。询之停止生育十余年，早已停经，此因气凝血滞，壅瘀经络而成块。积聚之有形者为

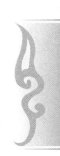

癥，其积于腹中，牢固不动，按之应手，当以去瘀生新，通经活络为治，佐大黄䗪虫丸与牡丹散合用。牡丹皮二钱，元胡二钱，归尾二钱，甜桂二分，酒赤芍三钱，牛膝二钱，三棱三钱，莪术三钱，加大黄䗪虫丸三钱，上药连服五剂，癥消痛失，后以大补气血之剂，调理收功。（摘自《福建中医医案医话选编》）

附方

《千金翼方》炙甘草汤

治虚劳不足，汗出而闷，脉结悸，行动如常，不出百日，危急者十一日死。

甘草四两（炙），桂枝、生姜各三两，麦门冬半升，麻仁半升，人参、阿胶各二两，大枣三十枚，生地黄一升。

上九味，以酒七升，水八升，先煮八味，取三升，去渣，纳胶消尽，温服一升，日三服。

《肘后备急方》獭肝散：治冷劳，又主瘵疰一门感染。

獭肝一具，炙干末之，水服方寸匕，日三服。

结　语

血痹与虚劳两者皆是气血虚损所致的疾病。本篇重点论述虚劳，其论血痹的只有两条，根据病情轻重，分为针刺和服药两种治法，目的皆在于温阳通痹，临床时可结合运用。

本篇论虚劳是以五脏气血虚损的发病机制为立论根据，从病情方面又可概括为阴虚、阳虚、阴阳两虚三种类型。

本篇特点是在五脏虚损上注重脾肾，在病情上注重阳虚，在治法上侧重甘温扶阳。事实也是如此，在虚劳病后期，无不关系到脾肾，因为肾为先天之本，是真阴真阳之所寄，脾胃为后天之本，是气血营卫的源泉，故病至后期，往往会出现脾肾症状，补脾补肾，可以说是虚劳病的根本治法。

在虚劳病的过程中虽可分为阴虚、阳虚，或阴阳两虚，但病至后期严重时，阴阳两虚的的证候又比较多见。本篇有些条文所列举的寒热的证候，即属于阴阳两虚的虚劳病。正因为这一类型的疾病，在症状上比较复杂，在病情上比较严重，在治疗上比较困难，故仲景不厌其烦地加以阐述，并指出了建立中气以和调阴阳两虚证的治疗原则，这是本篇内容的主要部分。

肺痿肺痈咳嗽上气病脉证并治第七

【学习要求】

1. 了解肺痿、肺痈和咳嗽上气合篇的意义及其概念。

2. 熟悉肺痿、肺痈的病因病机，并掌握其病症与治疗。

3. 掌握本篇对咳嗽上气的辨证施治。

【主要内容】

1. 肺痿、肺痈和咳嗽上气三者在病因病机上虽有所不同，但在病位和病理变化上相互联系并可相互转化。

2. 说明肺痿有虚热与虚寒两种病情，前者可用麦门冬汤，后者可用甘草干姜汤。

3. 说明肺痈是有感受风热病毒入肺而成，可分为三个阶段进行治疗。

(1) 表证期可用辛凉解表法。

(2) 酿脓期可用葶苈大枣泻肺汤。

(3) 溃脓期可用枯梗汤。《千金》苇茎汤对于未成脓或已成脓的均可应用。

4. 说明咳嗽上气有虚实表、里、寒、热之分，属虚的有肺胃津伤与肾不纳气两种情况，前者如麦门冬汤证；后者为真气上脱证。属实的又有痰与饮之异，痰浊上壅的用皂荚丸。

本篇论述肺痿、肺痈和咳嗽上气病。由于这三种疾病的病变均属于肺，都有咳嗽表现，且有时存在着某些病理联系与转化关系，故合为一篇讨论。

肺痿病是肺气痿弱不振，以多唾涎沫、短气为主症，一般多因热在上焦，津液枯燥所致，但也有津伤及气而肺中虚冷者。若其人重感风热病邪，亦可并发肺痈。

肺痈是肺生痈脓的病变，由重感风热病邪所引起。以咳嗽、胸痛、吐脓痰腥臭为主症。其迁延病久，伤津耗气者，亦可转为肺痿。由于《中医内科学》论载颇详，故有关肺痿的条文未再赘选。

咳嗽上气，即是咳嗽气逆，有虚、实之分。本篇所论，多是外邪郁表、饮邪内阻及挟有热邪壅气的肺胀证，与单纯的痰饮咳嗽或外感咳嗽有所不同。

问曰：热在上焦者，因咳为肺痿。肺痿之病，从何得之？师曰：或从汗出，或从呕吐，或从消渴，小便利数，或从便难，又被快药①下利，重亡津液，故得之。

曰：寸口脉数，其人咳，口中反有浊唾涎沫②者何？师曰：为肺痿之病。若口中辟辟燥，咳即胸中隐隐痛，脉反滑数，此为肺痈，咳唾脓血。

脉数虚者为肺痿，数实者为肺痈。

【词解】

① 快药：指作用峻猛的攻下药。

② 浊唾涎沫：浊唾指稠痰，涎沫指稀痰。

【释义】

全文应分作三段读：从开始至"故得之"为第一段，叙述肺痿的成因；从"曰：寸口脉数"至"咳唾脓血"为第二段，指出肺痿、肺痈的脉症；最后一段从脉象说明肺痿、肺痈的鉴别诊断。

肺痿之病，由于热在上焦，肺受熏灼，气逆而咳，咳久则肺气痿弱不振，因而形成肺痿。致热的原因很多：或发汗过多；或因呕吐频作；或因消渴、小便利数；或因便难，又被热熏灼肺部，从而形成本病。

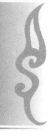

"热在上焦者，因虚为肺痿"二句是虚热肺痿的病因总纲。由于误治，或他脏之病等消亡津液，肺失濡养，阴虚生内热，火性炎上，因而导致"热在上焦"。上焦有热，肺受熏灼，气逆则咳，咳久与热灼则肺气痿弱而成肺痿。肺气不振，津液不能输布，又为邪热熏灼，津液悉化为痰涎，故咳吐浊唾涎沫。脉虚数，这是虚热肺痿的主症。

【选注】

《金匮要略心典》："此设为问答，以辨肺痿、肺痈之异，热在上焦二句。见《五脏风寒积聚篇》，盖师有是语，而因只以为问也。汗出、呕吐、消渴、二便下多，皆足以亡津液而生燥热，肺虚且热，则为痿矣。口中反有浊唾湿沫者，肺中津液为热所迫而上行也。或云，肺既痿而不用，则饮食醇益之精气，不能分布诸经，而但上益于口，亦通。口中辟辟燥者，魏氏以为肺痈之痰涎脓血，俱蕴蓄结果于肺脏之内，故口中反干燥，而且辟辟作空响燥咳而已。然按下肺痈条亦云其人咳，咽燥不渴，多唾浊沫，则肺痿、肺痈二证多同，唯胸中痛，脉反滑数，唾脓血，则肺痈所独也。"

问曰：病咳逆，脉之①何以知此为肺痈？当有脓血，吐之则死，其脉何类？师曰：寸口脉微②而数，微则为风，数则为热；微则汗出，数则恶寒。风中于卫，呼气不入，热过③于营，吸而不出。风伤皮毛，热伤血脉。风舍④于肺，其人则咳，口干喘满，咽燥不渴，多唾浊沫，时时振寒。热之所遇，血为之凝滞，蓄结痈脓，吐如米粥。始萌⑤可救，脓成则死。

【词解】

① 脉之：动词，即诊脉。

② 微：作"浮"字解，《医宗金鉴》："脉微之三微字，当是三浮字"。

③ 过：作"至"字解，到达的意思。

④ 舍：这里作停留的意思。

⑤ 始萌：指病的开始阶段。

【释义】

本条是论述肺痈的病因及其病理变化。肺痈的形成，可以分为两个阶段：第一，风热之邪始伤于卫；第二，风热之邪，内舍于肺，凡此犹属邪浅病轻，尚未成为肺痈，脓成而不易治疗，其预后则较差。

寸口脉微而数，微，此处指沉取无力，乃浮脉之象，为风中于卫；数脉为热，热在于内。微为风，风性疏泄则汗出；数为热，内热而外风则反恶寒。风伤于卫，气得风而浮，则吸气不入，故气则呼利而吸难；热过于荣，血得热而壅，则气亦因之不伸，故气吸而不出，此证风伤毛皮虽浅，而热伤血脉则深。风邪从卫入荣，而内舍于肺，结而不散，则使肺气不利而作咳。肺热而壅，则口干喘满；因热在血中，故咽燥而不渴；热邪必逼肺之津液不布，故多唾浊沫；热盛于里而反时时振寒，由是热之所过，则血为之凝结，蓄结于肺叶而为痈脓，故吐如米粥之脓样物。

【选注】

《医门法律》："然风初入卫，尚随呼气而出。不能深入，所伤者不过在于皮毛，皮毛者肺之合也，风由所合，以渐舍肺俞，而咳嗽振寒。兹叶从外入者，从外出之易易也，若夫热过于营，即随吸气深入不出，而伤其血脉矣。卫中之风，得营中之热。留恋固结于肺叶之间。乃致血为凝滞，以渐结为痈脓。是则有形之散浊必从泻腹之法而下驱之，若得其毒随驱下移，入胃，入腹，入肠。再一驱即尽去不留矣，安在始萌不救。听其脓成而致肺叶腐败耶。"

上气①，面浮肿，肩息②，其脉浮大，不治，又加利，尤甚。

【词解】

① 上气：指气喘。

② 肩息：指呼吸摇肩，气息困难之状。

【释义】

本条是论述正虚气脱的上气证。上气面浮肿，摇肩呼吸，气有升而无降，切其脉浮而大无根，反映肾不纳气，元阳之根已拔，故为不治。又加下利，则阳脱于上，阴脱于下，离决之象见，故右甚焉。

【选注】

《金匮要略浅注补正》："此是较论上气，而非肺痈者也。师意以为肺痿，肺痈无不上气，而亦有非肺痿、肺相独见上气之证者。总之，上气而浮肿，肩息，脉浮大者，不但肺不制，兼之肾气脱，为不治也，又加下利，脾肾皆脱，为尤甚矣。此明上气证，又与痈痿之上气有别也。"

上气，喘而躁者，属肺胀，欲作风水，发汗则愈。

【释义】

本条是论述外寒内饮的上气证。由于风寒外束，肺失宣降，水饮内停，肺气壅闭，气机不利，故肺气胀满，上逆而喘，烦躁不安。本证肺气壅闭，不能通调水道，水湿溢于肌表，可能成为风水。肺胀病因。主要是风寒外束，水饮内积，若发汗散风寒，则肺气通畅，肃降得宣，水饮可以解除，而诸症自减。

肺痿吐涎沫而不咳者，其人不渴，必遗尿，小便数，所以然者，以上虚不能制下故也。此为肺中冷，必眩，多涎唾，甘草干姜汤以温之。若服汤已渴者，属消渴。

甘草干姜汤方

甘草四两（炙），干姜二两（炮）。

上㕮咀，以水三升，煮取一升五合，去滓，分温再服。

【校勘】

"以温之"，《脉经》作"温其驻"，并无"若服渴也渴者，虽治渴"，九字。《千金方》作"若渴者属消渴法"七字，为小注。

【释义】

本条论述肺痿之属于虚寒者，并出其治法。如上所述，肺痿是由于阴虚有热，应当咳嗽吐涎沫。现在仅吐涎沫，并不咳嗽，而且口也不渴，却见遗尿，小便频数等症，这又是什么道理呢？因为上焦气虚，肺中发冷，所以不咳不渴，阳虚不能化水，上虚不能制下，所以遗尿溲数。上焦虚寒则阳气不升，故必头眩。肺中寒冷则气不摄津，故多涎沫。这种病情，适与上述相反，为肺痿之属于虚寒者，法当温肺复气，用甘草干姜汤。

肺痿有两种病情。虚热与虚寒。前者是热熏于肺，因咳为痿；后者是冷则气沮，治节不虽不咳而亦成痿。而后者之痿，有时可以从前者转归。

咳而上气，喉中水鸡声，射干麻黄汤主之。

射干麻黄汤方

射干十三枚（一法三两），麻黄四两，生姜四两，细辛、紫菀、款冬花各三两，五味子半升，大枣七枚，半夏（大者，洗）八枚（一法半升）。

上九味，以水一斗二升，先煮麻黄两沸，去上沫，内诸药，煮取三升，分温三服。

【释义】

咳而上气，喉中有水鸡声，即临证所见的哮喘病。由于寒饮郁肺，肺气不宣，故上逆喘咳；痰阻气道，气触其痰，故喉中痰鸣如水鸡声。治当散寒宣肺，降逆化痰，用射干麻黄汤。方中射干消痰开结，麻黄宣肺平喘，生姜、细辛散寒行水，款冬、紫菀、半夏降气化痰，五味子收敛肺气，大枣安中，诸药同用，使痰消气顺，散中有收，又不致耗散正气，是治疗寒性哮喘的常用有效方剂。

【解析】

以射干麻黄汤治疗寒饮郁肺之哮喘、久咳、百日咳等病，每能取效。关键在于掌握以下辨证要点：①痰多清稀、咳重、胸闷、不渴，②脉或弦或滑或濡，舌苔白腻或滑；③喉中有水鸡声，不得卧，卧则喘甚。若寒邪郁而化热，宜去生姜、大枣、细辛，加石膏、桑白皮、鱼腥草；咳喘甚者加葶苈子；食积纳差者去大枣，加山楂、神曲、麦芽。

【选注】

《金匮要略心典》："咳而上气，肺有邪，则气不降而反逆也，肺中寒饮，上入喉间，为呼吸之气所激，则作声如水鸡。射干、紫菀、款冬降逆气；麻黄、细辛、生姜发邪气：半夏消饮气，而以大枣安中，五味饮肺，恐劫散之药，并伤及其正气也。"

【病案举例】

周某，女，23岁，工人，初诊1977年1月7日。素有痰饮，每遇季节变换或感冒即作，作则哮喘气逆，喉间水鸡声，痰多而咳少，形寒。喘剧则不能平卧，苔白脉浮滑。方以射干麻黄汤去紫菀、款冬花、大枣，加茯苓、桂枝、白术、甘草（合苓桂术甘汤）。服五剂后，哮喘平，痰减少，形寒解。又续服五剂以巩固之。（摘自《金匮要略新解》）

咳逆上气，时时吐浊[①]，但坐不得眠，皂荚丸主之。

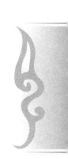

皂荚丸方

皂荚八两（刮去皮，用酥炙）。

上一味，末之，蜜丸如梧子大，以聚膏和汤服三丸，日三夜一服。

【词解】

①吐浊：指吐出浊黏稠痰。

【释义】

咳嗽而气上逆，时时吐出稠痰，只能坐而不能平卧，应用皂荚丸主治。

【解析】

本条指出痰浊塞滞的咳嗽上气证治。淡浊壅滞过盛，就首先要排出痰浊。皂荚丸为涤痰除浊之峻剂，皂荚味辛入肺，除痰之力最猛；酥炙蜜丸，润其燥性；枣膏调服，缓和其性，兼顾脾胃；服三丸，日三夜一，是取峻剂缓攻之意。故本方适用于形气未虚，喘咳而痰不得出，但坐不得卧者；亦可酌情治疗喉风、痰饮、中风等证属痰浊壅滞，形气俱实者。但必须注意不可多服久服。

【选注】

《金匮要略心典》："浊，浊痰也，时时吐浊者，肺中之痰随上气而时出也。然痰虽出而满不减，则其本有固而不拔之势，不迅而扫之不去也。皂荚味辛入肺，除痰之力最猛，饮以枣膏，安其正也。"

【病案举例】

余尝自病痰饮，喘咳吐浊，痛连胸胁，以皂荚大者四枚炙末，盛碗中，调赤砂糖，间日一服，连服四次，下利日二三度，痰涎与粪俱下，有时竟全是痰液，病愈后，体亦大亏，于是知皂荚之攻消甚猛，全赖枣膏调剂也。夫甘遂之破水饮，葶苈之泻痈胀，与皂荚之消胶痰，可称鼎足而三。唯近人不察，恒视若鸩毒，弃良药而不用，伊谁之过欤？（摘自《经方实验录》）

咳而脉浮者，厚朴麻黄汤主之。

厚朴麻黄汤方

厚朴五两，麻黄四两，石膏如鸡子大，杏仁半升，半夏半升，干姜二两，细辛二两，小麦一升，五味子半升。

上九味，以水一斗二升，先煮小麦熟，去滓，内诸药，煮取三升，温服一升，日三服。

脉沉者，泽漆汤主之。

泽漆汤方

半夏半升，紫参五两（一作紫菀），泽漆三斤（以东流水五斗，煮取一斗五升），生姜五两，白前五两，甘草、黄芪、人参、桂枝各三两。

上九味，哎咀，纳泽漆汁中，煮取五升，温服五合，至夜尽。

【释义】

以上二条分别指出风寒挟饮的咳嗽上气证治和水饮内停的咳嗽上气证治。前条风寒挟饮上迫，肺气阻闭，咳喘症状明显，脉象浮，治疗应化饮解表，止咳平喘，以厚朴麻黄汤为主方。方用厚朴以疏气理脾，麻黄、杏仁解表平喘，半夏、干姜、细辛以化饮止咳，石膏与麻黄同用以发越饮邪并防化热，小麦先煮以护养心液，五味子收敛肺气。本条文辞太简，见症很少，从方中重用厚朴来看，应有胸满等症。

后条"脉沉者"，是承上条"咳而脉浮者"来的，咳而脉沉，沉为里有水饮，上迫于肺，则为喘咳，外溢于表，当有身肿见证。治用泽漆汤逐水通阳，止咳平喘。方中泽漆消痰逐水，佐以白前、紫菀、半夏平喘咳降逆气，桂枝通阳，生姜助运，黄芩防其挟有郁热，参草以扶正。配合应用，有逐水通阳、止咳平喘之功。泽漆为大戟之苗，本方用量大，消痰逐水之力较强，故不需辅以紫参利大小便以逐水，当以《备急千金要方》所载紫菀为是。

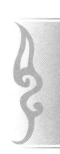

【选注】

《金匮要略论注》："咳而脉浮，则表居多，但此非在经之表，乃邪在肺家气分之表也，故与小青龙去桂、芍、草三味而加厚朴以下气，石膏以清热，小麦以辑心火而安胃。若咳而脉沉，则里邪居多，但此非在腹之里，乃邪在肺家荣分之里也，故以泽漆之下水，功类大戟者为君，且邪在荣，泽漆兼能破血也，紫菀能保肺，白前能开结，桂枝能行阳散邪，故以为佐，若余药，即小柴胡汤去柴胡大枣和解其膈气而已。"

【病案举例】

曾某，男，五十余岁，农民，住遂宁幸福公社九大队，形体尚壮实，三年来长期咳嗽，吐泡沫痰挟少量稠黏痰，时作喘息，甚则不能平卧，咳嗽冬夏均有发作，无外感时也突然发作，而且其四肢凹陷性浮肿，饮食尚佳，口渴喜饮（不分冷热），口腻，大便时干时稀，小便短少，曾服小青龙汤、射干麻黄汤、杏苏散、苓甘五味姜辛汤等，均无显效，时作时止，舌苔薄白有津，舌根苔微黄，脉不伏而见沉滑，诊为肺胀，水饮内停，气郁化热，投泽漆汤原方，一剂吐湿痰明显减少，腹泻二次，再进四剂，诸症痊愈。观察三年未发。（摘自《成都中医学学报》）

大逆[①]上气，咽喉不利，止逆下气，麦门冬汤主之。

麦门冬汤方

麦门冬七升，半夏一升，人参三两，甘草二两，粳米三合，大姜十二枚。

上六味，以水一斗二升，煮取六升。温服一升，日三夜一服。

【词解】

①大逆：大为火。"火逆"为津虚火炎，虽咳逆而无痰涎。

【释义】

本条是论述虚火上炎的咳喘证治。肺胃津液耗损。燥火内盛，虚火上炎，肺中燥热而不得滋润，故见咳逆上气，脉来虚数等证。阴液虚少，不润咽喉，故咽喉燥痒不利，或咽中如有物鲠，口干欲得凉润。其舌光红少苔。

治以麦门冬汤。清养肺胃，止逆下气，方中重用麦门冬，滋养肺胃之阴液，清降肺胃之虚火，半夏用量极少，为麦冬七分之一，则降逆开结，而疏通津液流行之道，用人参、粳米、甘草、大枣益气养胃，生津润燥。脾胃健运，津液充足，上承于肺，虚火自敛，咳逆上气等证亦可随之消解。此条与泽漆汤治水饮凝结之咳逆相比，而有水咳、火逆之分，并引申下文肺痈之实，而又不同矣。文法前后比较。读者须知。

【选注】

《金匮要略方论本义》"火逆上气，挟热气冲也，咽喉不利，肺燥津干也，主之麦冬生津润燥。佐以半夏开其结聚。人参、甘草、粳米、大枣概施补益于胃土，以资肺金之助，是为肺虚有热津短者立法也。亦所以预救乎肺虚而有热之痿也。"

【病案举例】

李某，女，75岁，1981年1月22日晚诊。

高年形瘦体弱，素来不禁风寒，不耐劳作。稍作外感则每易发热咳嗽，稍有劳累则必定气喘息促。半月前因外感发热咳嗽，未得及时治疗，迁延时日，至令虽外热自解，但口干咽燥，气喘息促，咳嗽频繁，吐出大量白色涎沫。面色萎黄，纳食少进，口淡乏味，精神疲惫，卧床不起、脉虚缓，舌质淡红少苔、此属肺痿之证。气阴二伤。治以《金匮》麦门冬汤培土生金，以降冲逆。处方：麦冬12克，党参23克，制半夏6克，炙甘草10克，大枣7枚，茯苓10克，粳米一把（自加）。1月25日复诊，服药三剂，纳食增加，口干，咳嗽大有转机，精神好转，已能起来活动。然仍面色萎黄，脉缓右关虚大，苔薄而略干，脾气大虚。胃阴亦伤。再用前方加山药12克，炙黄芪10克。服7剂后，诸症悉除，已能操持家务。（摘自《浙江中医学院学报》）

肺痈喘不得卧，葶苈大枣泻肺汤主之。

葶苈大枣泻肺汤方

葶苈（熬令黄色，捣丸如弹子大），大枣十二枚。

上先以水三升，煮枣取二升，去枣内葶苈，煮取一升，顿服。

【释义】

本条是论述肺痈在将成未成之初，邪气实于肺的辨证论治。由于肺痈初起，风热病毒，浊唾涎沫，壅滞于肺，阻碍气机，因而咳喘不能平卧，甚或胸中隐隐作痛。

葶苈大枣泻肺汤为临床常用方剂，多配合其他适当药物应用治疗渗出性胸膜炎、哮喘性支气管炎、百日咳、肺源性心脏病心力衰竭、风湿性心脏病心力衰竭等属肺实壅滞，气机被阻，喘息不得平卧者。

【选注】

《金匮要略心典》："肺壅喘不得卧，肺气被迫，亦已其矣。故须峻药顿服以逐其邪，葶苈苦寒入肺泄气闭，加大枣甘温以和药力，亦犹皂荚丸之饮以枣膏也。"

咳而胸满；振寒脉数，咽干不渴，时出浊唾腥臭①。久久吐脓如米粥者，为肺痈，桔梗汤主之。

桔梗汤方

桔梗一两，甘草二两。

上二味，以水三升，煮取一升，分温再服，则吐脓血也。

【词解】

① 浊唾腥臭：吐出脓痰有腥臭气味。

【释义】

本条论述肺痈成脓的症状。咳而胸滞，是肺痈的主症之一。振寒脉数，咽干不渴，是病情已发展到热伤血脉。时出浊唾腥臭，久久吐脓如米粥，是痈脓已成。此时治疗，以排脓解毒为主，用桔梗汤。临床体验，若兼用《千金》苇茎汤（见附方）清肺化痰，则疗效更好。

以上二条论述肺痈初期和成脓期的症状。初期多实证，故以攻利为法。成脓病深毒重，故治以排脓解毒。临床验证，《千金》苇茎汤一方，未成脓与已成脓，均可参用，疗效卓著。

咳而上气，此为肺胀，其人喘，目如脱状①，脉浮大者，越婢加半夏汤主之。

越婢加半夏汤方

麻黄六两，石膏半斤，生姜三两，大枣十五枚，甘草二两，半夏半升。

上六味，以水六升，先煮麻黄，去上沫，纳诸药，煮取三升，分温三服。

【词解】

① 目如脱状：是指两目外突，犹如脱出之状。

【释义】

本条论述饮热咳嗽的证治。风热外感，水饮内作，内外合邪，以致肺气胀满，水饮挟热的上逆，故其人咳嗽上气，喘急，甚至两目突出，脉浮大，宜越婢加半夏汤，宣肺泄热，降逆平喘。方中重用麻黄、石膏，辛凉配伍，可以发越水气，兼清里热，生姜、半夏，散水降逆甘草、大枣，安中以调和诸药。

第三条与本条均云"脉浮大"，但前者是肾不摄纳，本条属于肺胀，一虚一实，应如何辨别？前者是正气上脱，其脉浮大无根，本条为郁热上壅，其脉弦大有力；同时病情久暂不同，预后良恶悬殊，同中有异，应加分析。

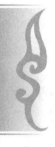

肺胀咳而上气，烦躁而喘，脉浮者，心下有水，小青龙加石膏汤主之。

小青龙加石膏汤方（《千金》证治同，外更加胁下痛引缺盆）

麻黄、芍药、桂枝、细辛、甘草、干姜各三两，五味子、半夏各半升，石膏二两。

上九味，以水一斗，先煮麻黄，去上沫，内诸药，煮取三升，强人服一升，羸者减之，日三服，小儿服四合。

【释义】

本条是论述痰饮挟热的"肺胀"证治。由于外感风寒，寒饮内发，内外合邪，郁而生热，故咳而上气，烦躁而喘。脉浮，指此证为风饮，与肺痈证不同。

治以小青龙加石膏汤，外散寒饮，内清烦热介于越婢汤、大青龙汤之间，寒温并进。两不相碍。

【选注】

《金匮要略浅注》"心下有水，咳而上气，以小青龙汤为的剂，然烦躁则挟有热邪。故加石膏，参用大青龙之例，寒热并进，两不相碍。石膏宜生用。研末。加倍用之方效。"

【病案举例】

李某，男，80岁。1973年夏门诊，哮喘发作旬余，形寒畏冷，时当盛夏，犹着毛线背心，口和不渴，证属寒哮，以发作于暑令，依寒包热证治，经予小青龙加石膏汤原方：麻黄9克，细辛2.4克，五味子9克，干姜3克，炒白芍9克，法半夏9克，甘草6克，服3剂，减轻大半，继服3剂，哮喘已获控制。（摘自《湖

北中医杂志》）

附方

《外台》炙甘草汤（方见虚劳中）：治肺痿涎唾多，心中温温液液者。

《千金》甘草汤：甘草。

上一味，以水三升，煮减半，分温三服。

《千金》生姜甘草汤：治肺痿咳唾涎沫不止，咽燥而渴。生姜五两，人参三两，甘草四两，大枣十五枚。

上四味，以水七升，煮取三升，分温三服。

《千金》桂枝去芍药加皂荚汤：治肺痿吐涎沫。

桂枝、生姜各三两，甘草二两，大枣十枚，皂荚一枚（去皮子，炙焦）。

上五味，以水七升，微微火煮，取三升，分温三服。

《外台》桔梗白散：治咳而胸满，振寒脉数，咽干不渴，时出浊唾腥臭，久久吐脓如米粥者，为肺痈。

桔梗、贝母各三分，巴豆一分（去皮，熬，研如脂）。

上三味，为散，强人饮服半钱匕，羸者减之。病在膈上者吐脓血，在膈下者泻出，若下多不止，饮冷水一杯则定。

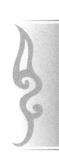

结　语

本篇论述肺痿、肺痈及咳嗽上气的辨证论治。肺痿有虚热与虚寒两种类型。虚热肺痿可用麦门冬汤，养胃润肺，并清虚火。虚寒肺痿先用甘草干姜汤，温肺复气，以约下焦，而布津液。肺痈要辨脓成与未成，未成脓时，可用葶苈大枣泻肺汤，开泄肺气。若已成脓，时间已久，用桔梗汤，排脓解毒而不伤正，至于《千金》苇茎汤，可清泻肺热，兼有逐痰排脓解痈作用，对于肺痈的脓成与未成均可应用。

咳嗽上气有寒热虚实之分：虚火上炎的咳喘，可用麦门冬汤清养肺胃，止逆下气；痰浊壅盛的咳喘，可用皂荚丸涤痰去垢，外寒内饮的咳喘，可用射干麻黄汤散寒开痹化饮；寒饮上迫的咳喘，可用厚朴麻黄汤温散寒邪，降气化饮；水饮内停的实性咳喘，可用泽漆汤逐水气，止眩平喘。

肺气胀满是因痰饮停留于肺而引起，要辨清寒饮与热饮的不同。如热饮填塞肺中，可用越婢加半夏汤，宣肺泻热，降逆平喘；寒饮壅肺，内有烦热，可用小青龙加石膏汤，外散寒邪，内清热邪。

奔豚气病脉证治第八

【学习要求】

了解奔豚气病的成因，并熟悉其辨证施治。

【主要内容】

1. 奔豚气病主要是从惊恐得之，但也有因发汗或内有水气，复因误汗而致，病因虽有多种，引动冲气为一，损伤阳气为二，均与冲脉有关。

2. 说明奔豚气病的主症为气从少腹上冲心胸或咽喉，在治疗上，因肝郁而气冲的，可用奔豚汤；由外邪引发的，可内服桂枝加桂汤，外用灸法以除邪；因误汗伤阳有水饮上冲的，可用茯苓桂枝甘草大枣汤。

本篇论述奔豚气病的发病机制、证候和治法，以"气从少腹上冲咽喉，发作欲死，复还止"为其特征，它和《难经·五十六难》所载的"肾积奔豚"不同。肾积奔豚是少腹有积块，在发作时，其痛从病部上至心下，或上下无时，发作后积块仍在；本篇奔豚气病并无积块，发作时有气从少腹突然上冲胸咽，发作后即如常人。

师曰：病有奔豚，有吐脓，有惊怖，有火邪，此四部病，皆从惊发得之。

师曰：奔豚病，从少腹起，上冲咽喉，发作欲死，复还止，皆从惊恐得之。

【释义】

本条提出了奔豚、吐脓、惊怖、火邪四种病，并谓都是因惊而发病。所述惊怖，就是惊悸一类疾病，其脉证和治法均详见后面第十六篇；至于吐脓一病因惊而得的道理，有待研究；火邪病，据《伤寒论·太阳篇》所载是因火邪而发惊，不是因惊而得火邪病，应以《伤寒论》为准。

据《诸病源候论》谓奔豚气病有起于惊恐和忧思的分别，对症状叙述比较详细。它说："夫奔豚气者，肾之积气，起于惊、恐、忧、思所生。若惊恐时伤神，心藏神也；忧思则伤志，肾藏志也。神志伤动，气积于肾而上下游走，如豚之奔，故曰奔豚。其气乘心，若心中踊踊，如车所惊，如人所恐，五脏不定，饮食辄吐，气满胸中，狂痴不定妄言妄见，此惊恐奔豚之状：若气满支心，心下闷乱，不欲闻人声，休作有时，乍瘥乍极，吸吸短气，手足厥逆，内烦结痛，温温欲呕，此忧思奔豚之状。诊其脉来触祝者，病奔豚也。"

本篇所说的奔豚病，则以情志方面受到惊恐的刺激为主，但也有因其他原因导致的，具见下文。

奔豚气上冲胸，腹痛，往来寒热，奔豚汤主之。

奔豚汤方

甘草、芎䓖、当归各二两，半夏四两，黄芩二两，生葛五两，芍药二两，生姜四两，甘李根白皮一升。

上九味，以水二斗，煮取五升，温服一升，日三夜一服。

【释义】

本条论述肝气上逆而作奔豚的证治。由于情志不舒，肝气郁结，化热而动。其气上冲，故为气上冲胸；肝气犯胃，胃气郁滞不通，故见腹痛；肝胆相为表里，肝气为病，则使少阳之气怫郁，故见往来寒热。

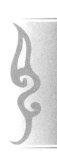

治以奔豚汤，疏肝清热，降逆止痛。方中重用甘李根白皮清热降逆；葛根、黄芩清火平肝；川芎、当归、芍药调肝和血；芍药、甘草相合又可缓急止痛；生姜、半夏和胃降逆，诸药相配，使肝气条达，则冲气自降，诸症即愈。

本证是肝郁化热引起的奔豚气病，方中重用甘李根白皮清肝火，降冲逆。然李根白皮，有催吐作用，故不宜多用。

【选注】

《金匮要略浅注》："此言奔豚之由肝邪而发者，当以奔豚汤畅肝气而去客邪也。又《伤寒论》云，厥阴之为病，气上冲心。今奔豚而见往来寒热腹痛，是肝脏有邪而气通于少阳也。"

【病案举例】

任某，女，28岁，1977年8月初诊。患者2年来闲居在家，心情不佳。近2个月来，突然发作气自少腹上冲，直达咽喉，窒闷难忍，仆倒在地，发作数分钟后自行缓解，竟一如常人，每周发作数次，且伴有失眠、多梦、脱发。经各医院检查，未查出阳性病理体征。遂诊断为"癔病"。察舌红苔薄，脉弦细，疑为奔豚气，遵仲景奔豚汤原方：当归、法半夏各9克，生甘草、川芎、黄芩、白芍、生姜各6克，葛根、李根白皮各12克，水煎服。连进3剂后，其病顿失。随访4年，旧病未再发作。

另治一李姓妇人，与此症相同，亦投以奔豚汤而愈。随访3年，未曾复发。（摘自《浙江中医杂志》）

发汗后，烧针[1]令其汗，针处被寒，核起而赤者，必发奔豚，气从少腹上至心，灸其核上各一壮，与桂枝加桂汤主之。

桂枝加桂汤方

桂枝五两，芍药三两，甘草二两（炙），生姜三两，大枣十二枚。

上五味，以水七升，微火煮取三升，去滓，温服一升。

【词解】

① 烧针：针灸治疗的一种方法。用时先将毫针刺入应刺的孔穴，再用艾绒裹在针柄上，点燃艾绒。依靠针体传热的作用以治疗疾病。

【释义】

太阳表证，经过发汗以后，又用烧针再发其汗，烧针的部位肌肤外露，受了寒邪而出现核状红色肿块，这必定要发奔豚，它的主要症状是气从少腹起上冲到心窝部。治疗应该在红色核块上各灸一壮，另外再用桂枝加桂汤主治。

【解析】

本条指出汗后阳虚，寒气上冲而发奔豚的证治。汗后伤阳，复用烧针，护理不慎则寒邪从汗孔外袭，寒凝血瘀，肌肤核起而赤；烧针迫汗，阳气重伤，心阳必虚，则下焦肾中阴寒之气得以乘虚循冲脉而上逆，证见气从少腹上冲至心，发为奔豚。证属阳虚阴盛，内外皆寒。治当内外并治，汤药与艾灸同用。以艾灸其红肿硬结处，取其温经散寒以引邪外出，内服桂枝加桂汤。方中桂枝汤调和营卫，加重桂枝以加强散外寒降冲逆之功。关于加桂枝问题，由于秦汉之前桂枝与桂肉不分，故历代医家有两种说法。一说加桂枝，固卫散寒，降逆平冲；一说加桂肉，取其味厚下行，能散少腹之积寒。临床应根据病机、症状的不同，灵活变化运用。

【选注】

《医宗金鉴》："烧针即温针也，烧针取汗亦汗法也。针处宜当避寒，若不知慎，外被寒袭，火郁脉中，血不流行，所以有结核肿赤之患也。夫温针取汗，其法亦为迅烈矣，既针而营不奉行作解，必其人素寒阴盛也。故虽有温针之火，但发核赤，又被寒侵，故不但不解，反召阴邪，而加针之时，心既惊虚，所以肾水阴邪得上凌心阳而发奔豚也。奔豚者，肾水阴邪之气，从少腹上冲于心，若豚之奔也。先灸核上各一壮者，外祛其寒邪，继与桂枝加桂汤者，内伐其肾邪也。"

【病案举例】

刘某，初诊九月十六日，始病中脘痛而吐水，自今年六月每日晨泄，有时气从少腹上冲，似有瘕块，气还则浑然不觉，此但肝郁不调，则中气凝滞耳。治宜吴茱萸汤合理中。淡吴萸四钱，生潞党五钱，干姜三钱，炙草二钱，生白术五钱，生姜三片，红枣十二枚。

二诊，九月十八日，两服吴茱萸合理中汤，酸味减而冲气亦低，且晨泄已痊愈，惟每值黄昏，吐清水一二口，气从少腹挟痞上冲者，或见或否，治宜从欲作奔豚例，用桂枝加桂汤，更纳半夏以去水。川桂枝三钱，白芍三钱，生草一钱五分，桂心一钱五分，制半夏五钱，生姜五片，红枣七枚。服后痊愈。(摘自《经方实验录》)

发汗后，脐下悸①者，欲作奔豚，茯苓桂枝甘草大枣汤主之。
茯苓桂枝甘草大枣汤方
茯苓半斤，甘草二两（炙），大枣十五枚，桂枝四两。
上四味，以甘澜水一斗，先煮茯苓，减二升，纳诸药，煮取三升，去滓，温服一升，日三服。(甘澜水法：取水二斗，置大盆内，以勺扬之，水上有珠子五六千颗相逐，取用之。)

【词解】

① 脐下悸：指脐以下有跳动的感觉。

【释义】

病人下焦素有水饮内停，气化不利，加之发汗伤及心阳，上虚不能制下，水饮内动，以致病人自觉脐下筑筑而动，有欲作奔豚之势。治以茯苓桂枝甘草大枣汤通阳降逆，培土制水。方中茯苓、桂枝通阳化气行水，以止逆气；甘草、大枣培土制水，制其上逆之水饮。

以上两条，虽均由误汗所致之变证，但二者的主要区别点在于：有无水饮。本条是汗后阳虚，水饮内动，所以重用茯苓，上条是因汗后感寒，阳虚阴乘，所以不用茯苓而重用桂枝。同时，上条是奔豚已发，本条是奔豚欲作。两者在病情上亦有微小的不同。

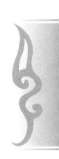

【解析】

方常用于神经性心悸、假性痫症、神经衰弱、慢性胃炎、胃酸过多等疾病。

【病案举例】

郭某，男，56 岁。患奔豚证，发作时气从少腹往上冲逆，至心胸则悸烦不安，胸满憋气，呼吸不利，并见头身汗出，每天发作二三次，小便短少不利，有排尿不尽之感，舌质淡，苔水滑，脉沉弦无力，水气下蓄，乘心脾阳虚而上冲。茯苓 30 克，桂枝 12 克，大枣 15 枚，炙甘草 10 克。上方服用 2 剂，则小便通畅，奔豚气不再发作。(摘自《经方临证指南》)

结　语

　　奔豚气病是一种发作性疾病。发作时病人自觉有气从少腹上冲心胸，甚至上冲咽喉，其状痛苦异常。发后冲气渐平，诸证悉去，复如常人。其发病原因，有从惊恐得之，有从恼怒得之，有从发汗后复感寒邪得之，有从内有水饮误汗伤阳得之。但在病机上，不外在肝、在肾，且与冲脉有关。证属肝郁化热者，多兼腹痛，口苦，往来寒热等肝郁气逆，侮脾犯胃见症，治宜奔豚汤养血平肝，和胃降逆；证属发汗复感寒邪者，症兼针处被寒，核起而赤，治宜外用灸法以温经散寒，内服桂枝加桂汤以外和营卫，内调脏腑阴阳而降冲气；证属寒饮上逆者，多兼脐下动悸，欲作奔豚，治宜茯苓桂枝甘草大枣汤通阳降逆，培土制水。

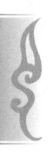

胸痹心痛短气病脉证治第九

【学习要求】

1. 了解胸痹、心痛和短气三者的概念及其合篇的意义。

2. 熟悉胸痹、心痛和短气的病因病机。

3. 掌握胸痹心痛的辨证论治。

【主要内容】

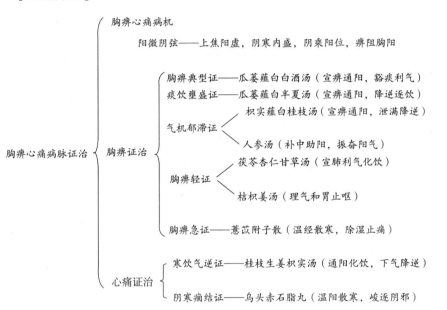

本篇主要论述胸痹、心痛、短气三种病证的关系及辨证论治。短气，仅为胸痹的伴发症状，是兼症。本篇主要介绍胸痹和心痛，两者在病位上相近，都在胸膈间；两者都是以疼痛为主症，因此主症相似；而且两者的病因、病机相同，在基本治则上，均以"急则治其标，缓则治其本，或者标本兼顾"为原则，所以在治则上也是相同的。综上，三者合篇而论。

师曰：夫脉当取太过不及①，阳微阴弦②，即胸痹而痛，所以然者，责其极虚也。今阳虚知在上焦，所以胸痹、心痛者，以其阴弦故也。

【词解】

① 太过不及：指脉象改变，盛过于正常的为太过，不足于正常的为不及。太过主邪盛，不及主正虚。

② 阳微阴弦：关前为阳，关后为阴。阳微，指寸脉微；阴弦，指尺脉弦。

【释义】

本条以阳微阴弦的脉理阐发胸痹、心痛的病因病机。太过与不及，皆为病脉，脉之太过知其邪盛，脉之不及知其正虚。"阳微"即不及，为上焦阳气不足，胸阳不振之象；"阴弦"即太过，为阴寒太盛，水饮内停之征。上焦阳虚，阴邪上逆，阻遏胸阳，阳气不得宣通，故而发生胸痹、心痛。"所以然者"以下从正邪两方面，说明胸痹、心痛的病机。《金匮要略论注》云："最虚之处，即是容邪之处也"，由于上焦阳虚，水气痰饮等阴邪便乘虚上乘阳位，邪正相搏，胸阳闭塞不通，不通则痛，故云"所以然者，责其极虚也。"

平人无寒热，短气不足以息者，实也。

【释义】

本条是以另一种纯实无虚之证，与虚中夹实的胸痹、心痛证作一比较。"平人"谓平常无病之人，忽然发生胸膈痞塞气短，甚至呼吸困难，既无恶寒发热的表证，又不见阳微阴弦的脉象，这可能是痰饮阻滞胸中所致。胸痹证是病因为虚，见证以实，本证则为纯实无虚之候。故曰："实也。"

胸痹之病，喘息咳唾，胸背痛，短气，寸口脉沉而迟，关上小紧数，栝楼薤白白酒汤主之。

栝楼薤白白酒汤方

栝楼实一枚（捣），薤白半升，白酒七升。

上三味，同煮，取二升，分温再服。

【释义】

本条指出胸痹病的典型症状和主治方剂。"关上小紧数"的"数"字，程云来认为是衍文；"关上小紧数"的"关"字上，沈明宗认为应有"若"字，均是。寸口脉主上焦（胸），寸口脉沉取而迟，是胸阳不振之象，最易导致水饮的停留。关上脉主中焦（胃），小紧并举，是指脉体细小而紧急。关上出现小紧之脉，是胃脘有水饮结聚之征。但不论寸口脉沉迟，或关上脉细而紧，皆是阳气不足之象。阳气不足，水饮停聚，所以发生喘息咳唾，胸背牵引疼痛和短气等一系列症状。治以瓜蒌薤白白酒汤，方中瓜蒌开胸中痰结，薤白辛温通阳、豁痰下气，白酒轻扬以行药势。故有通阳散结、化痰下气之效。

【选注】

《医宗金鉴》："寸口脉沉而迟，沉则为里气滞，迟则为脏内寒，主上焦脏寒气滞也。关于上小紧而疾，小为阳虚，紧疾喊痛，是主中焦气急寒痛也。胸背者，心肺之宫城也，阳气一虚，诸寒阴邪，得之乘之，则胸背之气，痹而不通，轻者病满，重者病痛，理之必然也，喘息、咳唾、短气证，证之必有也。主之以栝楼薤白白酒汤者。以辛以开胸痹，用温以行阳气也。"

【病案举例】

周某，男，25岁，社员。于1974年8月21日，发冷，发热，右胸剧病，咳嗽来门诊。检查：体温38.5℃，脉搏101次/分，血压120/84毫米汞柱，右胸部突起，第2肋以下呼吸音、语音均消失，心脏气管纵隔左移。右胸试穿，抽出50毫升浅黄色液体，送检呈瑞氏反应阳性。诊断为渗出性胸膜炎。治用栝楼薤白白酒汤：栝楼实50克，薤白20克，水煎后加白酒（60度）一小杯，早晚各服一次，连服10剂痊愈。一个月后复查未见异常。（摘自《吉林中医药》）

胸痹，不得卧①，心痛彻背②者，栝楼薤白半夏汤主之。

栝楼薤白半夏汤方

栝楼实一枚（捣），薤白三两，半夏半斤，白酒一斗。

上四味，同煮取四升，温服一升，日三服。

【词解】

① 不得卧：有不得平卧和不能卧寐两种意义。

② 心痛彻背：即心胸疼痛，通到后背。

【释义】

本条论述痰浊闭塞胸痹的证治。胸痹是以喘息咳唾、胸背痛、短气为主症。于胸阳不振，寒饮停滞，肺中气机不畅，则喘息咳唾，而致不得平卧。寒浊阻碍气机，故心痛彻背。

治以栝楼薤白半夏汤，通阳散结，逐饮降逆。方中以栝楼薤白白酒汤通阳气，散痰结，而除胸痹；加半夏逐饮降逆，亦可通阴阳，使人安卧而眠。

【选注】

《医宗金鉴》："上条胸痹胸背痛，尚能卧，以痛微而气不逆也。此条心痛彻背不得卧，是痛甚而气上逆也，故仍用前方，又加半夏以降逆也。"

【病案举例】

李某，女，57岁，干部，冠心病心绞痛五六年，心前区疼痛每日两三次。伴胸闷气短，心中痞塞，疲乏，脉弦细，苔白质淡边齿痕。此条胸痹之病，乃心阳虚，胃不和遂致气机不畅，血脉痹阻，拟通阳宣痹，心胃同治，仿栝楼薤白半夏汤合橘枳姜汤化裁。

处方：栝楼30克，薤白12克，半夏15克，枳壳10克，橘皮15克，生姜

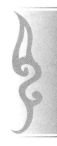

6 克，党参 30 克，生黄芪 30 克，桂枝 12 克，香附 12 克，服上方 2 月余后，心前区痛偶见，胸闷气憋减轻，脉弦细，苔薄。心电图 T 波在 $V_4 \sim V_6$ 导联由倒置转低平，或双向，ST 段在 $V_4 \sim V_6$ 导联由下降 0.1 毫伏转回升 0.05 毫伏。(摘自《中医杂志》)

　　胸痹心中痞[①]，留气结在胸，胸满，胁下逆抢心[②]，枳实薤白桂枝汤主之；人参汤亦主之。

枳实薤白桂枝汤方

　　枳实四枚，厚朴四两，薤白半斤，桂枝一两，栝楼一枚（捣）。

　　上五味，以水五升，先煮枳实、厚朴，取二升，去滓，纳诸药，煮数沸，分温三服。

人参汤方

　　人参、甘草、干姜、白术各三两。

　　上四味，以水八升，煮取三升，温服一升，日三服。

【词解】

① 中痞：是指胃脘部位有痞塞不通之感。

② 胁下逆抢心：指胁下气逆上冲心胸。

【释义】

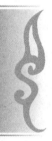

　　本条指出胸痹偏实偏虚的证治。胸痹的主证是喘息咳唾，胸背痛、短气。现因胸阳不振，痰浊上乘，兼夹气滞，胃气失和，则胃脘部有痞塞不通之感；气结在胸，故胸满；肝气不舒，气机升降失常，故胁下气逆冲胸。这是胸痹偏实之证，多为阴寒邪气较盛，应祛邪以扶正，治用枳实薤白桂枝汤。方中枳实消痞满，厚朴宽胸下气，桂枝、薤白通阳行痹，栝楼开胸中痰结。诸药同用，有通阳开结，下气除满之功。偏于虚的，除上述症状外，更见有四肢不温，倦怠少气，语声低微，舌质淡，脉迟弱等，为上中焦阳气俱虚，治用人参汤。方中人参、白术、炙甘草补中益气，干姜温中助阳。诸药同用，补中助阳，待阳气振奋，则阴寒自除。

【选注】

　　(1)《医宗金鉴》："心中，即心下也。胸痹病心下痞气，闷而不通者，虚也。若不在心下，而气结在胸，胸满连胁下，气逆撞心者，实也。实者用枳实薤白桂枝汤主之，倍用枳、朴者，是以破气降逆为主也。虚者用人参汤主之，即理中汤，是以温中补气为主也。由此可知痛有补法，塞因塞用之义也"。

　　(2)《金匮要略浅注补正》："用药之法，全凭乎证，添一证则添一药，易一证亦易一药，观仲景此节用药，便知义例严密，不得含糊也。故但解胸痛，则用栝楼薤白白酒；下节添出不得卧，是添出水饮上冲也，则添用半夏一味以降水饮；此节又添出胸痞满，则加枳实以泄胸中之气；胁下之气亦逆抢心，则加厚朴以泄胁下之气。仲景凡胸满多加枳实，凡腹满均加厚朴，此条有胸满，胁下逆抢心证。投加此二味，与上两方又不用矣。读者细心考求，则仲景用药之通例，乃可识也。"

【病案举例】

宋某，患胸膺痛数年，延予诊治。六脉沉弱，两尺尤甚，予曰：此虚痛……治此病，宜摆脱气病套方，破气之药，固在所禁，顺导之品，亦非所宜。盖导气始服似效，久服愈导愈虚，多服一剂，即多加虚痛。此证六脉沉弱，无阴邪盛之弦脉，胸膺作痛即非气上撞心胸中痛之剧烈，与寻常膺痛迥别，病在上焦，病源在下焦，治法宜求之中焦。盖执中可以运两头，且得谷着，为后天之谷气充，先天之精气斯足，而化源有所资生。拟理中汤加附子，一启下焦生气，加吴茱萸，一振东土颓阳。服十剂后，脉渐敦厚，痛渐止，去吴萸，减附子，又服二十余剂痊愈，数月不发。（摘自《冉雪峰医案》）

胸痹，胸中气塞，短气，茯苓杏仁甘草汤主之；橘枳姜汤亦主之。

茯苓杏仁甘草汤方

茯苓三两，杏仁五十个，甘草一两。

上三味，以水一斗，煮取五升，温服一升，日三服。不瘥，更服。

橘枳姜汤方

橘皮一斤，枳实三两，生姜半斤。

上三味，以水五升，煮取二升，分温再服。《肘后》《千金》云："治胸痹，胸**中愊愊如满，噎塞，习习如痒，喉中涩燥，唾沫"。

【释义】

胸痹病，胸中闷塞不舒，呼吸气短，用茯苓杏仁甘草汤主治，也可用橘枳姜汤主治。

【解析】

胸痹原有胸痛、短气症，而本条仅提出"气塞、短气"，可知本条所述之胸痹的胸痛症状极轻，或者不痛，而以胸中气塞或短气症状较显著。气塞或短气虽同由饮阻气滞所致，但在病情上却有区别。证属饮邪偏盛者，兼见咳逆，吐涎沫，小便不利，乃痰饮内阻，上乘于肺，治宜宣肺利气化饮，方用茯苓杏仁甘草汤。方中茯苓利水除湿，杏仁宣肺降逆，甘草缓中健脾，使水饮去而肺气利，其证可除；证属气滞偏盛者，兼见心下痞满、呕

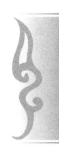

吐气逆，乃水饮停蓄，胃气不降，治宜温胃理气散结，方用橘枳姜汤。方中橘皮理气和胃止呕，枳实泄满散结，生姜温胃化饮，使气行饮除，诸症自消。

【病案举例】

何某，男，34岁。咳嗽五年，经中西医久治未愈。西医拟诊为支气管炎，屡用棕色合剂、青霉素等药；中医认为"久嗽"，常用半夏露、麦金杏仁糖浆等，皆不效。细询咳虽久而并不剧，痰亦不多；其主要证候为入夜胸中似有气上冲至咽喉，呼呼作声，短气，胃脘胸胁及背隐隐作痛，畏寒、纳减，脉迟而细，苔薄白。颇似《金匮》"胸痹，胸中气虚、短气"证，乃以橘枳生姜汤加味治之。橘皮四钱，麸枳实四钱，生姜五钱，姜半夏四钱，茯苓四钱。

二诊：服药三剂后，诸症消退，胁背痛亦止；惟胃脘尚有隐痛，再拟原方出入。橘皮四钱，麸枳实三钱，桂枝二钱，陈薤白三钱，全栝楼四钱。

三诊：五年宿疾，基本痊愈，痛亦缓解，再拟上方去薤、蒌，桂枝，加半夏、茯苓、甘草以善其后。(摘自《中医杂志》)

胸痹缓急者，薏苡附子散主之。

薏苡附子散方

薏苡仁十五两，大附子十枚（炮）。

上二味，杵为散，服方寸匕，日三服。

【解析】

本条指出寒湿胸痹的治法。这种胸痹的主证是疼痛发作，有时缓和，有时急剧。由于胸阳不足，寒湿并犯所致。阳虚寒湿盛则痛发剧，寒湿减阳气复则痛缓解。用薏苡附子散主治，温阳散寒，除湿宣痹。方中附子温经散寒以止痛，苡仁除湿宣痹以舒筋。从药测证，本证当有四肢筋脉拘挛疼痛，脉沉紧或沉弦迟，舌淡，苔白滑等证。

本条所述缓急，历来注家见解不同，有认为是胸痹疼痛时发时止，时缓时剧的；有认为是指口眼引纵的；有认为是指四肢筋脉拘急的；有认为"缓"字为"缓解"意，是指胸痹危急证的治法，均可供参考。

【选注】

《金匮悬解》："胸痹缓急者，水土湿寒，浊阴上逆，肺气郁阻，胸膈闭塞，证有缓急不同，而总属湿寒，薏苡泄湿而降浊，附子驱寒而破壅也。"

【病案举例】

曹某，男，五十岁，工人。患肋间神经痛十余年。1975年1月4日，因连

日劳累，觉胸部胀痛加重，至次晨痛无休止，此后，二十余日来，胸部持续胀痛不止。严重时，常令其子女坐压胸部，以致寝食俱废，形体衰疲。伴有呕恶感，口唾清涎，畏寒肢冷等症。经西医检查，超声波提示肝大，X 线示陈旧性胸膜炎，钡餐显示胃小弯有一龛影，其他无阳性发现。曾用西药解热镇静药、血管扩张药、制酸药、解痉药、保肝药、利胆药及中药活血化瘀祛痰药，均无效，疼痛严重时，用盐酸哌替啶，能控制三四小时。1975 年 1 月 28 日初诊，形证如上，闻及胃部有振水音，脉细弦，舌淡苔白润多水。属寒湿胸痹，宜温阳利湿，先予薏苡附子散：附子 15 克，薏苡仁 3 克，二剂。

1 月 30 日复诊，述服药当晚痛减，可安卧三四小时。翌晨，二服，痛又减，饮食转佳，即于前方合理中及瓜蒌半夏汤，三剂。

2 月 2 日三诊，疼痛大减，仅胸中隐隐不舒，体力有增，饮食渐趋正常。改拟附子理中合小建中汤三剂，胸痛止。又续服十余剂，钡餐透视龛影消失，胸痛未再复发。(摘自《河南中医学院学报》)

心中痞，诸逆①心悬痛②，桂枝生姜枳实汤主之。

桂枝生姜枳实汤方

桂枝、生姜各三两，枳实五枚。

上三味，以水六升，煮取三升，分温三服。

【词解】

① 诸逆：谓停留于心下的水饮或寒邪向上冲逆。

② 心悬痛：指心窝部感到如同悬挂动摇那样的牵掣作痛。

【释义】

由于寒饮停聚于胃，故胃脘部痞闷不舒。胃气与阴寒之邪气俱逆，故曰"诸逆"。在症状上当见气逆抢心，干呕气塞，心窝部牵引疼痛。本证的病机为痰饮内停，上逆攻冲于心胸之位，故治宜通阳化饮，下气降逆，方用桂枝生姜枳实汤。方中枳实消痞除满，桂枝通阳平冲降逆，生姜和胃降逆，散寒除饮，诸药相互配伍，则痞开逆平，悬痛自止。

本条与第五条比较，虽同有心中痞、气逆等症，但前者突出"胸痹"，而兼见心中痞，病势乃由胸膺向下扩展至胃与两胁，故在治法上既用桂枝、枳实、厚朴通阳开痞下气，也用栝楼、薤白开胸通痹。本条无"胸痹"证，以心中痞，心悬痛为主症。是寒饮之邪停于心下，上逆攻冲心胸，故不用栝楼、薤白，而用桂枝、生姜、枳实化饮降逆。

桂枝生姜枳实汤、橘枳姜汤均有枳实、生姜两味药物，但橘枳姜汤是以橘皮

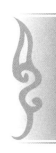

相配，专于理气散结；桂枝生姜枳实汤以桂枝相配，功在通阳降逆，桂枝与姜、枳配伍，辛开苦降，平冲止痛之力尤佳。可知橘枳姜汤是以胸中气塞为甚；桂枝生姜枳实汤是以气逆心痛较著。

【解析】

桂枝生姜枳实汤用于心胸部气塞疼痛，或胃脘痞闷，气逆上攻作痛，呕恶噫气，畏寒喜热者。若呕吐者，加半夏；痛甚者加香附、木香；眩晕者加白术、茯苓。

【选注】

《金匮要略心典》："诸逆，该痰饮、客气而言。心悬痛，谓如悬物动摇而痛，逆气使然也。桂枝、枳实、生姜、辛以散逆，苦以泄痞，温以祛寒也。"

心痛彻背，背痛彻心，乌头赤石脂丸主之。

乌头赤石脂丸方

蜀椒一两（一法二分），乌头一分（炮），附子半两（炮，一法一分），干姜一两（一法一分），赤石脂一两（一法二分）。

上五味，末之，蜜丸如梧子大，先食服一丸，日三服，不知，稍加服。

【释义】

本条论阴寒痼结心痛的证治。由于阳气衰微，阴寒痼结，经脉凝滞不通，故心痛彻背，背痛彻心，痛无休止，而四肢厥冷，脉来沉紧。

治以乌头赤石脂丸，温阳化阴，开结止痛。方中乌头、附子、干姜、蜀椒大辛大热，温阳散寒，开结行痹，通经脉而止疼痛；赤石脂收敛心阳，安定心气。

【选注】

《医宗金鉴》："李彣曰，心痛在内而彻背，则内而达于外矣；背痛在外而彻心，则外而入内矣。故既有附子之温，而复用乌头之迅，佐干姜行阳，大散其寒，佐蜀椒下气，大开其郁，恐过于大散大开，故复佐赤石脂入心，以固涩而收阳气也。"

【病案举例】

项某，女，47岁。胃脘疼痛，每遇寒或冷而发，发则疼痛牵及背部，绵绵不已，甚或吐酸泛恶，大便溏泻，曾温灸中脘而得缓解，脉迟苔白，以丸剂缓进：制川乌9克，川椒9克，制附子9克，干姜12克，赤石脂30克，炒白术15克，党参15克，炙甘草9克，高良姜9克，瓦楞子30克。上药各研细末，和匀再研极细，存贮。每日服二次，每次2克，温开水冲服。

【按语】

本例脘痛彻背，绵绵不已，与《金匮要略》"心痛彻背，背痛彻心"证相似，但其病因病机，是由于脾胃阳虚，寒凝气滞所致，故方用《金匮要略》乌头赤石脂丸加高良姜温中散寒止痛，复人参、白术、甘草以和中缓急，健脾止泻，赤石脂亦有泻实肠的作用；煅瓦楞子止酸有明效。丸方组成，妙于化裁。经随访，服药后胃痛明显减轻，少发，大便亦成形，后再继服一料而愈。(摘自《浙江中医学院学报》)

九痛丸，治九种心痛。

附子三两(炮)，生狼牙一两(炙香)，巴豆一两(去皮心，熬①研如脂)，人参、干姜、吴茱萸各一两。

上六味，末之，炼蜜丸如梧子大，酒下，强人初服三丸，日三服；弱者二丸。

兼治卒中恶，腹胀痛，口不能言。又治连年积冷，流注心胸痛，并冷冲上气，落马坠车血疾等，皆主之。忌口如常法。

【词解】

① 熬：作"炒"字解。

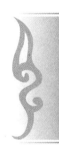

结　语

本篇所述的胸痹、心痛，从病位上来看，可分为疼痛在心窝部以上的，称为胸痹；疼痛正当心窝部的称为心痛。条文中往往以胸痹与心痛并论，或胸痹与短气并举，可知三者之间是可以相互影响的，但亦可以单独发生。从全篇条文来看，第一条是合论胸痹、心痛的发病机制；第三条是指出胸痹的典型症状和主要方剂。自第四条以下，多为胸痹与心痛或短气合并出现的证治。第九条则是专论心痛。

再从本篇所举方剂的内容来看，可以体会凡以栝楼、薤白为主所组成的方剂，则专为胸痹而设；如方中栝楼、薤白与桂枝、枳实、生姜并用的，则为胸痹与心痛或短气合并证候而设。至于以桂枝、附子为主所组成的方剂，则是专治沉寒痼冷的胸痹、心痛证。

腹满寒疝宿食病脉证治第十

【学习要求】

1. 了解腹满、寒疝和宿食三种病证合篇的意义及概念。

2. 掌握腹满、寒疝的辨证施治。

3. 了解宿食病的脉证和治法。

【主要内容】

1. 腹满、寒疝和宿食三者虽各有其临床特点，但均为腹部疾病，皆有胀满和疼痛的症状。

2. 腹满

(1) 腹满是一个症状，多属脾胃的病变，根据临床表现有虚寒和实热、寒实的不同，前者多与脾胃有关，治宜温补；后者多与胃肠有关，治宜攻下。

(2) 根据其病机和病变部位的不同，腹满属实热的有厚朴七物汤、大柴胡汤、厚朴三物汤、大承气汤等证型；腹满属虚寒的，根据其轻重程度的不同，有附子粳米汤和大建中汤等证型；腹满属于寒实的，则宜大黄附子汤。附子粳米汤和大建中汤也可用于虚寒性寒疝腹痛之证。

3. 寒疝在腹痛上以腹痛为主，原因多为阳虚寒盛，根据病情，可分别选用大乌头煎、乌头桂枝汤、当归生姜羊肉汤。

4. 宿食即伤食，是食物停积于胃肠所致，根据食停部位，在治法上有吐、下两法，后世又补出消导一法，是其发展。

本篇论述腹满、寒疝和宿食三种病证的证治。因为三者皆有腹部胀满或疼痛的症状，其所出方治，有的可以相互借用，故合为一篇论述。

腹满是以腹中胀满为主，可以出现于多种不同的病变过程中，病机较为复杂。按照"阳道实，阴道虚"的理论，可以将本篇腹满概括为两类，即属于实证热证的，多与胃肠有关；属于虚证寒证的，多与脾肾有关。

寒疝是一种阴寒性的腹中疼痛证。前人认为凡寒气攻中作痛的，概称为寒疝，与后世所说的疝气不同。本篇所论寒疝，在病情上有实有虚；在病位上有里寒与表寒之别。

宿食即伤食，是由脾胃功能失常，食物经宿不消而停积于胃肠所致。

趺阳脉微弦，法当腹满，不满者必便难，两胠①**疼痛，此虚寒从下上也，当以温药服之。**

【词解】

① 胠（qū）：胁上。《说文》："腋下也"。即胸胁两旁当臂之处。

【解析】

趺阳脉候脾胃，主中焦。脉微提示中阳不足，脾胃虚寒。弦脉属肝，主寒主痛。"趺阳脉微弦"一句贯穿本条原文，总地强调了不论腹满、便难或两胠疼痛，都有可能与虚寒相关。即脾胃虚寒，厥阴肝气上逆，可以造成腹满，同样也可以导致便难和两胠疼痛。"此虚寒从下上也"一句与"趺阳脉微弦"呼应，再次强调病因，强调下焦寒气乘虚上逆。病情既属虚寒，故治疗无疑当用温药。

病者腹满，按之不痛为虚，痛者为实，可下之。舌黄未下者，下之黄自去。

【释义】

本条指出实证腹满的证治，是从腹诊和舌诊两方面去辨别证候的虚实，从而决定治法。

实证腹满多由宿食停滞于胃或燥粪积于肠道所引起，故腹部按之有痛感。"按之不痛为虚"一句，目的在于虚实并举，更有利于辨证。仲景治法，类多如此。

"舌黄未下者，下之黄自去"两句，是辨证施治的关键问题。舌黄须下，下之黄自去，这是很自然的；反之，如已经攻下，而舌黄仍在，就必须考虑舌黄是否当下，或下法是否恰当，或有无并发症等问题了。

腹满时减，复如故，此为寒，当与温药。

【释义】

虚寒性腹满的特点为时而减轻，时而胀满如故，这是由于腹中寒气得阳则暂时消散，得阴又复凝聚，《素问·异法方宜论》所谓："脏寒生满病"，指的正是这种情况，此与持续不减的实热性腹满形成鲜明的对照。虚寒性腹满即是由脾胃运化功能减退、中焦虚寒所致，治疗也就当用温药散寒补虚。

【选注】

《金匮要略心典》："腹满不减者，实也时减复如故者，腹中寒气得阳而暂开，得阴而复合也，此亦寒从内生，故曰当与温药。"

寸口脉弦者，即胁下拘急而痛，其人啬啬恶寒①**也。**

【词解】

① 啬啬恶寒：洒洒然怕冷的感觉。

【释义】

寸口脉弦的病人，应当出现两胁下拘急而疼痛，同时有洒洒然怕冷的感觉。

【解析】

本条指出表里皆寒的腹满脉证。弦脉主寒主痛，胁下为肝之分野。肝经气滞寒盛，故胁下拘急而痛，寸口脉弦，是寒在表，故啬啬恶寒，这是表里皆寒的证候。

本条亦有认为是寒疝脉证，因寒疝往往遇寒即发，成为内外皆寒的，此说可供参考。

【选注】

(1)《金匮要略心典》："寸口脉弦，亦阴邪加阳之象，故胁下拘急而痛；而寒从外得，与趺阳脉弦之两胠疼痛有别，故彼兼便难而此有恶寒也。"

(2)《金匮要略浅注补正》："寸口两手之脉属肺，肺脉见弦，为肝木侮肺，故其证别见恶寒啬啬，以肺主皮毛，故见于皮毛而为寒。其实病皆发于肝经，而一侮胃土，一犯肺经，故其兼证有别。"

夫中寒家①，喜欠。其人清涕出，发热色和者，善嚏。

中寒，其人下利，以里虚也，欲嚏不能，此人肚中寒（一云痛）。

【词解】

① 中寒家：中读平声，指素来体质虚寒的人。

【释义】

素体虚，常打呵欠。假如病人鼻流清涕，发热而面色正常的，是新得的外感病，容易打喷嚏。

素体虚寒之人，受寒以后大便泄泻，是由于脾胃虚，寒邪入里的关系；想打喷嚏又打不出，是腹中受寒的缘故。

【解析】

以上两条指出中寒病人复受表邪兼里虚的不同脉证。前条言体质虚寒的人，阴寒内盛，阳气不足，阴引阳入则喜欠。同时鼻流清涕，发热而面色如常人，这不是内寒，而是外寒束于肌表，里阳不虚，阳气外发，有祛邪外出之势，故善嚏。

夫瘦人绕脐痛，必有风冷，谷气不行①，而反下之，其气必冲，不冲者，心下则痞。

【词解】

① 谷气不行：即大便不通。

【释义】

本条论述里寒证误下的辨证。体质瘦弱而又正气不足的人，发生"绕脐痛"

和"谷气不行"，多由感受风冷所致。因风寒入里，影响脾胃的健运功能，消化传导失职，引起大便不通，这属于寒结，应用温化或温通治疗。如医者不察，误用苦寒药攻下，不仅风冷不去，更伤中焦之阳。如误下后，其气上冲者，可知正气较强，尤能抗拒下药之力，不致成为坏病；如无上冲现象，说明正气无此反应能力，邪气势必陷于心下，聚而成痞。

【解析】

"绕脐痛"有虚有实。《伤寒论·阳明篇》谓："病人不大便五六日，绕脐痛，烦躁，发作有时者，此有燥屎"，这是实证。本条的绕脐痛，是体虚脏器薄弱，感受风冷所引起。由于二者在症状上似乎相近，其实完全不同，临证时应全面考虑，进行辨证，庶不致误。

【选注】

《金匮要略直解》："瘦人，虚弱人也。若绕脐作痛，必有风冷，有谷气着而不行。瘦人未可剧下，而反下之，则风冷之气必上冲，如不上冲，必乘虚而结于心下为痞也。"

腹中寒气，雷鸣①切痛②，胸胁逆满，呕吐，附子粳米汤主之。
附子粳米汤方
附子一枚（炮），半夏、粳米各半升，甘草一两，大枣十枚。
上五味，以水八升，煮米熟，汤成，去渣，温服一升，日三服。
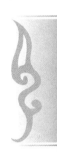

【词解】

① 雷鸣：形容肠鸣的声音。

② 切痛：腹痛得很厉害。

【释义】

本条论述脾胃虚寒、是肠鸣。由于脾胃阳虚，不能运化水湿，所以雷鸣切痛；寒气上逆，则胸胁逆满，呕吐。治以附子粳米汤散寒降逆，温中止痛。本方用附子温中散寒以止腹痛；半夏化湿降逆以止呕吐；粳米、甘草、大枣扶益脾胃以缓急迫。如脾胃寒盛者，可加蜀椒、干姜逐寒降逆。

本方治急性胃肠炎之虚寒证，除上述证候外，见有四肢厥冷，脉细而迟，舌苔白滑等症者，有较好的疗效。又理中汤、附子粳米汤均治中焦虚寒证。但理中汤证，主要在于下利；而附子粳米汤证，则主要在于呕吐，此为二者不同之处。

【选注】

《金匮要略直解》：《灵枢经》曰，"邪在脾胃，阳气不足，阴气有余，则寒中肠鸣腹痛。"又曰，"脾足太阴之别，名曰公孙，实则腹中切痛"。盖脾胃喜温而恶寒，寒气客于中，奔迫于肠胃之间，故作雷鸣切痛，胸胁逆满呕吐也。附子粳米汤以散寒止逆。

【病案举例】

彭君德初夜半来谓："家母晚餐后腹内痛，呕吐不止。煎服姜艾汤，呕痛未少减，且加剧焉，请处方治之。"吾思年老腹痛而呕，多属虚寒所致，处以砂半理中汤。黎明，彭君仓促入，谓服药痛呕如故，四肢且厥，势甚危迫，恳速往。同诣其家，见伊母呻吟床第，辗转不宁，呕吐时作，痰涎遍地，唇白面惨，四肢微厥，神疲懒言，舌质白胖，按脉沉而紧。伊谓："腹中雷鸣剧痛，胸膈逆满，呕吐不止，尿清长。"凭证而论，则为腹中寒气奔迫，上攻胸胁，胃中停水，逆而作呕，阴盛阳衰之候……彭母之恰切附子粳米汤，可以无疑矣！但尚恐该汤力过薄弱，再加干姜、茯苓之温中利水以宏其用。服两剂痛呕均减，再二剂痊愈。改从姜附六君子汤从事温补脾肾，调养十余日，即健复如初。（摘自《治验回忆录》）

心胸中大寒痛，呕不能饮食，腹中寒，上冲皮起，出见有头足[①]**，上下痛而不可触近，大建中汤主之。**

大建中汤方
蜀椒二合（炒去汗），干姜四两，人参二两。

上三味，以水四升，煮取二升，去滓，内胶饴一升，微火煎取一升半，分温再服；如一炊顷[②]，可饮粥二升，后更服，当一日食糜[③]，温覆之。

【词解】

① 上冲皮起，出见有头足：是形容腹中寒气攻冲，腹皮突起如头足样的块状物上下冲动。

② 如一炊顷：约当烧一餐饭的时间。

③ 食糜：只能吃稀饭，不能吃干饭和不易消化的食物。

【释义】

病人心胸部寒邪很重，发生剧烈疼痛，呕吐不能进食。腹中寒气攻冲，将腹壁向上冲起，出现如有头足样的块状物，上下攻冲作痛，不能触近，用大建中汤主治。

【解析】

本条指出脾胃虚寒的腹中满痛证治。脾胃阳衰，中焦寒盛，寒气上逆则从腹中至心胸疼痛十分剧烈。寒气攻冲，则腹部时见突起有头足样的块状物，上下攻冲作痛，且痛处不可以手触近。寒气犯胃，故见呕吐，不能进饮食。诸证皆由中虚寒甚所引起，故用大建中汤主治。方中蜀椒、干姜温中散寒，人参、饴糖温补脾胃。合而用之，温中补虚，使中阳健运，则阴寒驱散，诸症自消。

【选注】

《医宗金鉴》："心胸中大寒痛，谓腹中上连心胸大痛也，而名大寒痛者，以有厥逆脉伏等大寒证之意也。呕逆不能饮食者，是寒甚拒格于中也，上冲皮起出见头足者，是寒甚聚坚于外也。上下痛不可触近，是内而脏腑，外而经络，痛之甚，亦由寒之甚也。主之以大建中汤，蜀椒、干姜大散寒邪，人参、胶糖大建中虚，服后温覆令有微汗，则寒去而痛止，此治心胸中寒之法也。"

【病案举例】

袁某，男，45岁。患者胸腹胀满，气促不能平卧，身热，大便五日未通，脉沉而弦紧。沉为在里，弦紧为寒，该病应为阴寒凝结于内，阳气被阻于外，非温不能化其里寒，非下不能散其里结。乃拟大黄附子细辛汤治之。大黄二钱、淡附子二钱，细辛一钱。服一剂，大便通，胀腹消，身热亦解。（摘自《福建中医医案医话选编》）

腹痛，脉弦而紧，弦则卫气不行，即恶寒，紧则不欲食，邪正相搏，即为寒疝。寒疝绕脐痛，若发则白汗①出，手足厥冷，其脉沉紧者，大乌头煎主之。

大乌头煎方

乌头大者五枚（熬去皮，不㕮咀）。

上以水三升，煮取一升，去滓，内蜜二升，煎令水气尽，取二升，强人服七合，弱人服五合。不差，明日更服，不可一日再服。

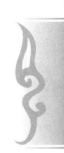

【词解】

① 白汗：指因剧痛而出的冷汗。

【释义】

本条论述寒疝的病机、证候和治法。腹痛而脉象弦紧，是寒邪与正气相搏的征象。阳气不行于外，故恶寒；阳气衰于内，则不欲饮食；寒气内结而阳气不行，故绕脐剧痛。"寒疝绕脐痛"至"大乌头煎主之"的一段，是叙述寒疝发作时的情况。本病发作时，主要绕脐疼痛，由于疼痛逐渐加重，因而汗出肢冷，此时脉象已由弦紧转为沉紧，说明疝痛已至相当剧烈的程度，故治以破积散寒止痛的大乌头煎。乌头性大热，可治沉寒痼冷，故宜于腹痛肢冷、脉象沉紧的发作性寒疝证。蜜煎既能制乌头毒性，且能延长药效。方后云"强人服七合，弱人服五合，不可一日再服"，可知药性峻烈，故宜慎用。

【选注】

《医宗金鉴》："……此治寒疝之和剂也，服乌头煎病势退者，亦当与之。"

寒疝腹中痛，及胁痛里邪者，当归生姜羊肉汤主之。

当归生姜羊肉汤方

当归三两，生姜五两，羊肉一斤。

上三味，以水八升，煮取三升，温服七合，日三服。若寒多者加生姜成一斤；痛多而呕者加橘皮二两，白术一两。加生姜者亦加水五升，煮取三升二合，服之。

【释义】

本条指出血虚寒疝的证治。尤在泾云："血虚则脉不营，寒多则脉绌急，故腹胁痛而里急也。"方中当归、羊肉皆为温补之品，生姜温中散寒，故知本证是属于血虚寒疝。

本方应用于胁下及腹部有牵引性疼痛，得按或温熨则减，舌白、脉沉弦而涩等证。亦适用于妇人产后腹痛，可参看《妇人产后病脉证治篇》。

【选注】

《金匮要略心典》："此治寒多而血虚者之法。血虚则脉不荣，寒多则脉绌急，故腹泻痛而里急也。当归、生姜温血散寒，羊肉补虚益血也。"

【病案举例】

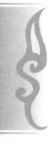

钟某，女，67岁。就诊：1954年9月22日。主诉：平素健康，病已2天。症状：胸及腹剧痛，呕吐涎沫，不能食，舌苔白，脉弦迟。诊断：此上中二焦阳气虚，阴寒上乘所致，拟大建中汤温中祛寒所治。处方：干姜30克，川椒18克，防党参36克，饴糖30克，法半夏18克。煎法服法同上，连服2剂痊愈。(摘自《广东中医》)

胁下偏痛，发热，其脉紧弦，此寒也，以温药下之，宜大黄附子汤。

大黄附子汤方

大黄三两，附子三枚（炮），细辛二两。

上三味，以水五升，煮取二升，分温三服；若强人煮取二升半，分温三服。服后如人行四五里，进一服。

【释义】

本条论述寒实内结的证治。这里所谓"胁下"，是包括两胁及腹部而言。胁下偏痛，谓左胁下或右胁下痛，而非两胁下俱痛。弦紧脉主寒主痛，是寒实内结之征。这里所说的"发热"，不是指的表证，也不是阳明腑实证。因为表证发热，其脉当浮，阳明腑实证发热，其脉当滑数。本证是发热而脉象弦紧，乃由寒实内结，阳气郁滞，营卫失调所致。但这种发热，在寒实内结的情况下，不一定出现。胁腹疼痛，大便不通，脉象紧弦，正是寒实内结之证。此外，可伴有恶寒肢冷，舌苔黏腻等症状。故宜用大黄附子汤温下。方中用大黄泻下通便，附子、细辛温经散寒，并能止痛。本篇第一条说"不满者必便难，两胠疼痛"，与此同一类型，可以结合研究。

【选注】

《金匮要略心典》："胁下偏痛而脉紧弦，阴寒成聚，偏着一处，虽有发热，亦是阳气被抑所致。是以非温不能已其寒，非下不能去其结，故曰宜以温药下之。"

【病案举例】

钟某，腹痛有年，理中四逆辈皆以服之，间或可止，但痛发不常，或一月数发，或两月一发，每痛多为饮食寒冷之所诱致，自常以胡椒末用姜汤温服，痛得暂解。一日，彼晤余其家，谈其痼疾之异，乞为诊之。脉沉而弦紧，舌白润无苔，按其腹有微痛，痛时牵及腰胁，大便间日一次，少而不畅，小便如常。吾曰："君病属阴寒积聚，非温不能已其寒，非下不能荡其积，是宜温下并行，而前服理中辈无功者，仅去寒而不逐积耳。依吾法两剂可愈。"彼曰："吾固知先生善治异疾，倘得愈，感且不忘"。即书予大黄附子汤：大黄四钱，乌附三钱，细辛钱半。并曰："此为《金匮》成方，屡用有效，不可为外言所惑也。"后半年相晤，据云：果二剂而瘥。噫！经方之可贵如是。（摘自《治验回忆录》）

问曰：人病有宿食，何以别之？师曰：寸口脉浮而大，按之反涩，尺中亦微而涩，故知有宿食，大承气汤（方见痉病中）主之。

脉数而滑者，实也，此有宿食，下之愈，宜大承气汤。

下利不欲食者，有宿食也，当下之，宜大承气汤。

【释义】

宿食多由饮食不节，停滞不化所致。由于积滞较久，部位偏于胃下脘及肠。其脉除气壅于上而见寸口浮大外，无论寸脉、尺脉，重按之均滞涩有力，或其脉滑而兼数。其症则腹满而欲得大便，但下利不爽而溏臭，又因伤食则恶食，虽下利亦不欲进食。此时，治疗应当因势利导，用大承气汤荡积除滞。

【选注】

《金匮要略心典》："寸口脉浮大者，谷气多也。谷多不能益脾，而反伤脾，按之脉反涩者，脾伤而滞，血气为之不利也。尺中亦微而涩者，中气阻滞，而水谷之精气不能逮下也。是因宿食为病，则宜大承气下其宿食。脉数而滑，与浮大同，盖皆有余之象，为谷气之实也。实则可下，故亦宜大承气。谷气则伤脾，而水谷不分，谷停则伤胃，而恶食臭，故下利不欲食者，知其有宿食当下也。夫脾胃者，所以化水谷而行津气，不可或止者也，谷止则化绝，气止则机息，化绝机息，人事不其顿乎？故必大承气速去其停谷，谷去则气行，气行则化续，而生以全矣。若徒事消克，将宿食未去，而生气已消，岂徒无益而已哉？"

《金匮要略方论本义》："滑与涩相反，何以俱为时宜下？滑者，涩之浅，而实邪欲成未成者；涩者滑之深，而实邪已成者，故不论为滑为涩，兼大而见于关部，则有物积聚，宜施攻治，无二理也。"

【病案举例】

李某，男，23 岁。饮食不节，暴饮暴食，致胃中宿食一月之久，证见食欲不振，口渴能饮，大便不利，小便短赤，日晡手心潮热，胸下及少腹疼痛拒按，脉洪大而数，舌质红，老苔。经服大承气汤一剂，大便泻下数次，三日后痊愈。（摘自《经方发挥》）

宿食在上脘，当吐之，宜瓜蒂散。

瓜蒂散方

瓜蒂一分（熬黄），赤小豆一分（煮）。

上二味，杵为散，以香豉七合煮取汁，和散一钱匕，温服之。不吐者，少加之，以快吐为度而止。（亡血及虚者不可与之。）

【释义】

有宿食停留在上脘者，应当采取吐法，宜用瓜蒂散。

【解析】

本条指出宿食在上脘的治法。饮食不节，食滞不化，如停留在胃的上脘，有泛恶欲吐之势的，可因势利导而用吐法，宜用瓜蒂散以催吐。方中瓜蒂味苦，赤小豆有两种，本方所用，俗称"蟹眼豆"，味酸，二药同用，酸苦通泄以去其实邪。佐香豉以开郁结，和胃气，宜煎取汁和散温服，以得快吐为止。因涌吐耗伤胃之气阴，故失血及虚弱病人，不可与服。本方用治宿食，现已很少应用，只有见泛恶者，偶尔一用。后世治疗宿食，多用消导之法，如山楂、神曲、枳壳等药。

【选注】

《医宗金鉴》："胃有三脘，宿食在上脘者，膈间痛而吐，可吐不可下也；在中脘者，心中痛而吐，或痛不吐，可吐可下也；在下脘者，脐上痛而不吐，不可吐可下也。今食在上脘，故当以瓜蒂散吐之也。"

脉紧如转索无常者，有宿食也。

【释义】

脉紧的形状好像转动绳索那样忽紧忽滑，变幻无常，这是内有宿食的象征。

【解析】

本条进一步指出宿食的脉象，脉乍紧乍滑，如绳索转动之状，是宿食不化，停积于上所致。考《伤寒论·太阳篇》："结胸热实，脉沉而紧"；《厥阴篇》："病人手足厥冷，脉乍紧者，邪结在胸中"。可知邪结在上的，多出现脉紧，并说明本条脉紧如转索无常，是补充前条宿食在上脘的脉象，故前后两条宿食脉证宜合参。

脉紧头痛，风寒，腹中有宿食不化也。（一云寸口脉紧。）

【释义】

以上两条从脉象和症状对风寒和宿食进行鉴别。"转索无常"是滑脉的形容词，是紧而兼滑的脉象，亦主宿食。第二十条是说脉紧头痛，若兼有表证，是外感风寒；无表证而头痛，可能是宿食。《脉经》"腹中"上有"或"字，于义始通。又《伤寒论·太阳篇》"结胸热实，脉沉而紧"，《厥阴篇》"病人手足厥冷，脉乍紧者，邪结在胸中"，两条都是紧脉，且又邪结在胸，与上两条对勘，可以理解脉紧为宿食在上脘之象。

结　语

本篇所论腹满，大多属于胃肠病变，它是疾病过程中的一个症状。从腹满的性质来说，不外寒热虚实。从脏腑关系来说，如属于虚寒的，病多属脾；属于实热的，病多属胃。从辨证方面来说，腹满时减，按之不痛为虚；腹满不减，按之痛为实，从治疗原则来说，属于虚寒的宜温补，属于实热的宜攻下。但也有腹中满痛虚寒的拒按的虚寒证，治须温补；亦有寒且实证，治须温下。故应着眼于病人的全身症状，作全面考虑。这样才能得出病情真相，而施治有所依据。

腹满属于实热者，由于发病机制和病变部位之不同，而有厚朴七物汤证、厚朴三物汤证、大柴胡汤证、大承气汤证等。厚朴七物汤证为表里两病，厚朴三物汤证胀满重于积滞，大柴胡汤证通满在于心下，大承气汤证痛满在于腹中。这些证候的出现，表明邪气虽盛而正气未衰，故治疗比较容易，预后一般良好。至于大黄附子汤证，则是寒疝中的轻证。

寒疝的主症是腹痛，根据本篇精神，包括范围很广。其中以属于发作性，痛绕脐部，脉象紧弦，疼痛剧烈时则肢冷自汗，又为乌头剂所主治的证候，即属于寒疝本证。至于附子粳米汤证、大建中汤证，就其性质来说，当亦属于寒疝范围的疾病。又如当归生姜羊肉汤证，则是寒疝中的轻证。

宿食亦属胃肠疾病。本篇指出宿食在上当用吐法；在下当用下法。后世医家对宿食在胃者，补出消导一法，是有其发展的一面。

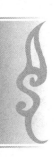

五脏风寒积聚病脉证并治第十一

【学习要求】

1.了解热在三焦和大小肠有寒有热的病变，以及积、聚、谷气三者的区别。

2.掌握肝着、脾约、肾着的证治。

【主要内容】

1.举例说明热在三焦的临床表现，分清大、小肠的寒证与热证。

2.积与聚都是体内的痞块状物，可根据疼痛性质、部位等特点加以区别。谷气是饮食积滞气机不通，其症状多为胁下疼痛，按之可暂缓解。

3.说明肝着、脾约、肾着的病因、病机和临床表现。肝着用旋覆花汤疏肝通络，脾约用麻子仁丸润燥缓导，肾着用甘姜苓术汤温中散寒，健脾除湿。

本篇论述了五脏为病的证治，用以体现五脏为核心的辨证方法。其中既有中风、中寒等邪伤脏，也有气血阴阳不和的病机。至于五脏的死脉论述，反映了人以胃气为本的思想。篇中还论述了三焦为病与积聚等病。

本篇中共有条文二十条，载方三首。其中第一条至第三条论肺中风、中寒证和真脏脉象。第四条至第七条论肝中风、中寒证、真脏脉象和肝着的证治。第八条至第十二条论心中风、中寒证、真脏脉象和癫狂证。第十三条至第十五条论脾中风、真脏脉象和脾约的证治。第十六、十七条论肾着的证治和真脏脉象。第十八、十九条则论三焦病变。第二十条是论积聚谷气的脉证。本篇条文虽只有二十条，但内容极为丰富，可供我们学习和研究。

肺中①风者，口燥而喘，身运②而重，冒③而肿胀。

【词解】

① 中：读"仲"。

② 身运：当身体运动讲。

③ 冒：指头目眩冒。

【解析】

本条是论述肺中风的辨证。由于风热伤肺，热灼津液，津枯不行，肺气壅滞，津不上承，气不下降，故口燥而喘。肺之清肃之令不行，浊阴不降，故时作昏冒。肺主一身之气，肺气不治，故身运而重。肺气不能通调水道，下输膀胱，水气外溢，故身体肿胀。

【选注】

《金匮要略心典》："肺中风者，津结而气壅。津结则不上潮而口燥；气壅则不下行而喘也。身运而重者，肺居上焦，治节一身，肺受风邪，大气则伤，故身欲动而弥觉其重也。冒者，清肃失降，浊气反上，为蒙冒也。肿胀者，输化无权，水聚而气停也。"

肺中寒，吐浊涕。

【释义】

本条论述肺中寒的辨证。由于寒邪伤中于肺，肺受阴寒之邪，则津液凝聚不行，故时吐痰涎浊涕。

【选注】

《金匮要略心典》："肺中寒，吐浊涕者，五液在肺为涕，寒气闭肺窍而蓄脏热，则浊涕从口出也。"

肺死脏，浮之虚，按之弱如葱叶，下无根者死。

【释义】

"肺死脏"的脉象，轻按感到无力，重按感到非常软弱，像葱叶那样中空没有根的，是死证。

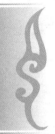

【解析】

肺之平脉，如《素问·平人气象论》载："平肺脉来，厌厌聂聂，如落榆荚，曰肺平。"今脉见浮取虚微无力，按之如葱叶，外薄中空，沉取无根，肺气已绝；故见此脉病属死证。

原文"死脏"为脏气将绝而出现的一种脉象，此脉出现多为死证，即所谓无胃神根的"真脏脉"。至于本条脉象主死的机制，赵以德责之于阴亡，徐忠可归于元气虚脱，李彣责之气血俱脱。临证需四诊合参，方能确切诊断。

肝中风者，头目瞤，两胁痛，行常伛，令人嗜甘。

【释义】

肝脏受风的患者头部颤动，眼皮跳动，行走时常弯腰驼背，喜欢吃甜的饮食。

【解析】

肝为风木之脏，其经脉布胁肋，上连目系，出额至巅顶。肝中于风，风胜则动，故头目眴。"眴"指眼皮跳动，《说文》："眴，目动也"；亦指肌肉瞤动。肝主筋，风胜化燥，精血消灼，筋脉失濡，则拘急不舒，故见两胁痛，行常伛。"行常伛"：伛，驼背。行走时经常曲背垂肩。《素问·脏气法时论》载："肝若急，急时甘以缓之"，甘入脾，土气冲和，则肝气条达，故"令人嗜甘"。

肝中寒者，两臂不举，舌本燥，喜太息，胸中痛，不得转侧，食则吐而汗出也。（《脉经》《千金》云："时盗汗，咳，食已吐其汁。"）

【释义】

肝受了寒邪侵袭的病人，两只手臂不能上举。舌体干燥，常叹长气，胸中疼痛，身体不能转动，吃了食物就呕吐而且出汗。

【解析】

肝主筋而司运动，"肝中寒"者，寒滞肝经，阳失温煦柔和之用，则厥阴经脉收引拘急而两臂不举。肝脉循喉咙之后，终舌本，肝寒火弱，不能暖血生津上润于舌，故舌本干燥。肝寒气结，失其疏泄，故善太息以舒郁滞。肝脉上贯胸膈，寒邪闭郁肝气，胸阳不振，脉络凝塞，则见胸中痛，不得转侧。肝寒犯胃，胃失和降，不能受食，故食则吐；胃气被伤，卫外之气亦虚，津不得摄，故食则吐而汗出。

肝死脏，浮之弱，按之如索不来[1]，或曲如蛇行[2]者死。

【词解】

① 如索不来：沉取脉象如绳索，郁阻坚劲，有伏而不起，劲而不柔之象。

② 曲如蛇行：脉象如蛇行，弯曲之状，虽左右奔引，而不能上行，亦伏且劲之意。

【释义】

本条论述肝脏将死的真脏脉候。由于肝之阴血大伤，真气将散，故脉浮取而弱，沉取按之如索不来。脉委屈不前，或曲如蛇行而无柔和之胃气，故曰死。

【选注】

《医宗金鉴》："肝中风寒之邪，若脉见浮之极弱，按之不弦，是失其肝之本脉也。今按之如索不来，曲如蛇行而去，夫索取蛇行，去而不来，非皆肝之死脉乎？"

肝著，其人常欲蹈其胸上，先未苦时，但欲饮热，旋覆花汤主之。（臣亿等校诸本旋覆花汤方，皆同。）

【释义】

本条论述肝着的辨证论治。由于气郁寒凝，胸胁脉络郁滞，则着而不行，可

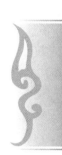

见胸胁痞闷，或见胀痛不休。若此时以足蹈其胸上，或以手按摩之，可使凝滞的气血暂得舒展，而减轻疼痛。此病先未苦时，但欲饮热为舒，此热能胜寒，而有利于气血之行也。

治宜旋覆花汤，下气散结，活血通络。方中旋覆花咸温，下气散结疏肝利肺；葱白通胸中阳气；新绛现无，可用茜草根、红花代替，有活血化瘀之功。本方能使血络畅行，阳气通利，则瘀血去，肝着可愈。

【选注】

《金匮要略浅注》："肝主疏泄，气血滞而不行，如物之粘着为病，名曰肝着，其人常欲以手蹈其胸上，藉按摩以通气其也。盖血气之郁滞，遇热略散，苟至大苦时，则病气发而为热，又非攻热所能胜矣，故必先于未苦时，但欲求其散而思饮热，此由病症而得其病情以为据，以旋覆花汤主之。"

【病案举例】

卢某，男，五十岁，干部。主诉：顽固胃痛十八年。西医诊断慢性胃炎，身瘦体弱，饮食减少求治。初诊：胸胁作痛，喜按，喜热饮，肝着之候也。旋覆花（布包）一两，茜草二钱，火葱十四茎整用（四川葱子较小者名火葱），初次煎好，分二次服之。二诊：服上方胸胁喜按之证减轻，仍喜热饮，大便曾畅解数次，肾囊微觉冷湿，照前方加味治之。旋覆花（布包）六钱，茜草一钱半，干姜四钱，云苓四钱，炒枳实（打）二钱，火葱七茎整用，服二剂。以后根据病情始终以旋覆花汤为主，或配合枳术丸，栝楼薤白汤、《外台》茯苓饮、六君子汤等，计十一诊，肝着痊愈。（摘自《中医杂志》）

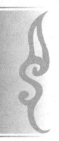

心中风者，翕翕发热，不能起，心中饥，食即呕吐。

心中寒者，其人苦病心如啖蒜状，剧者心痛彻背，背痛彻心，譬如蛊注[①]**。其脉浮者，自吐乃愈。**

心伤者，其人劳倦，即头面赤而下重[②]**，心中痛而自烦，发热，当脐跳，其脉弦，此为心脏伤所致也。**

心死脏，浮之实如丸豆，按之易躁疾者，死。

【词释】

①蛊注：病名。发作时出现胸闷、腹痛等症。

②下重：说身体下部沉重无力。

【释义】

以上四条论述心中风、中寒、心气损伤及其真脏脉象。心中风证，《医宗金鉴》谓其文义不属，必是错简。心中寒证，寒邪外束，阳气闭结不通，胸中有似痛非痛，似热非热，像食蒜后的辛辣感觉；甚至心痛彻背，背痛彻心，似蛊注的病证。治法可参考《胸痹心痛篇》。若脉浮者，为病在上焦，当以吐解。自吐，心为阳脏，心气损伤则不耐作劳；稍有劳倦，即阳越于上而为头面赤色，下身沉重无力。心虚失养，热动于中，故心中痛而自烦、发热。心气虚于上而肾气动于下，则当脐跳动。心之平脉，累累如贯珠，今脉弦，是变圆润滑利之常而为强直劲强之形。故曰："此为心脏伤所致"。心的真脏脉是脉来坚硬躁急，像弹丸、豆粒样的转动，重按亦见躁急，为心血枯竭的现象，故主死。

邪哭①使魂魄不安者，血气少也；血气少者属于心，心气虚者，其人则畏，合目欲眠，梦远行而离散，魂魄妄行。阴气衰者为癫，阳气衰者为狂。

【词解】

① 邪哭：是说无故悲伤哭泣。

【释义】

本条论述血气虚少的辨证。气血虚少，血不养心，魂魄不安，则其人悲泣如邪哭，并时常发生恐怖情绪。精神离散，合目欲眠，多梦远行。若气血虚少，经久不愈，以致阴气衰者可以转变为癫；阳气衰者亦可转变为狂。盖必正气先虚而后邪入为病也。

【选注】

《金匮要略心典》："邪哭者，悲伤哭泣，如邪所凭，此其标有稠痰浊火之殊，而其本则皆心虚而血气少也。于是寤寐恐怖，精神不守，魂魄不居，为癫为狂，势有必至者矣。经云：'邪入于阳则狂邪，入于阴则颠'，此云：'阴气衰者为颠，阳气衰者为狂'。盖必正气虚而后邪气入，经言其为病之故，此言其致病之原也。"

脾中风者，翕翕发热，形如醉人，腹中烦重①，皮目瞤瞤而短气。

【词解】

① 烦重：心烦而腹重，一解为腹重为甚。

【释义】

本条是论脾中风的辨证。由于脾经风热，运化失职，阻滞气机，故腹中烦重。风热外束，故翕翕发热，面色红如醉酒状。风主动，故皮目为之瞤动而短气。

【选注】

《金匮要略浅注》："脾中风则周身翕翕发热，形如醉人，面赤，四肢俱软；腹中因风动火而烦，本气湿生而重；下上眼胞属脾胃，而名皮目风入而主动，则

见瞤瞤；脾居肺肾之中界，病则懒于承上接下，天水不交而短气。"

脾死脏，浮之大坚，按之如覆杯，洁洁①状如摇者死。（臣亿等详五脏各有中风中寒，今脾只载中风，肾中风、中寒俱不在载者，以古文简乱极多，去古既运，无文可以补缀也。）

【词解】

① 按之如覆杯，洁洁：形容脉象中空，如覆空杯，其中绝无涓滴之水。

【释义】

本条是论述脾脏将死的脉候。脾胃气绝不能运化水谷，饮食停聚，故弱脉见浮之大坚，失其和缓；按之状如覆杯，洁洁，有力如摇，乃脾脏之死脏也。

跌阳脉浮而涩，浮则胃气强，涩则小便数，浮涩相搏，大便则坚，其脾为约①，麻子仁丸主之。

麻子仁丸方

麻子仁二升，芍药半斤，枳实一斤，大黄一斤，厚朴一尺，杏仁一升。

上六味，末之，炼蜜和丸梧子大，饮服十丸，日三，以知为度。

【词解】

① 约：当节约、约束讲。

【释义】

跌阳脉浮而涩，浮脉表示胃气强盛，涩脉说明小便频数而津液耗损，浮脉和涩脉并见，大便就坚硬，是脾为胃所制约，不能行其津液所致，用麻子仁丸主治。

【解析】

本条指出脾约的病机和证治。跌阳脉以候脾胃之气，其脉浮涩，浮是举之有余，为阳脉，主胃气强盛，涩是按之涩滞而不流利，为阴脉，主脾之津液不足。胃强脾弱，则脾不能为胃行其津液，津液约滞不行，偏渗膀胱则小便数，肠道失润则大便难，这就是胃强脾弱的脾约证。治用麻子仁丸泄热润燥，缓通大便。方中麻子仁、杏仁润燥通便；芍药养阴和血；大黄、枳实、厚朴泄热通便；白蜜甘缓润肠。诸药同用，攻润并施，协调脾胃，达到润下通便之目的。

本条亦见于《伤寒论》阳明病篇。脾约麻仁丸临床多用于热病后便秘，杂病习惯性便秘，肛门疾病手术后大便燥结等属于肠有实热，并津液亏竭，大肠失于润滑者。亦有报道用本方加味治疗蛔虫性肠梗阻，有较好的疗效。

【选注】

《医宗金鉴》："跌阳胃脉也，若脉涩而不浮，脾阴虚也。则胃气亦不强，不堪下矣。今脉浮而涩，胃阳实也，则为胃气强，脾阴亦虚也。脾阴虚不能为胃气上输精气，水独下行，故小便数也；胃气强，约束其脾，不化津液，故大便难也。以麻仁丸主之，养液润燥，清热通幽。不敢恣行承气者，盖因脉涩，终始虚邪也。"

【病案举例】

陆某，男，6岁。1969年9月2日因阵发性腹痛3天，伴呕吐腹胀，大便不通两天入院治疗。过去有排虫史，1年以来未驱虫。体检：精神萎靡，腹痛表情，中度脱水症，皮肤、黏膜、巩膜无黄染，心肺（－），稍腹胀，肠鸣音稍亢，无金属音，腹肌软，无压痛，脐下两侧有条索状物，略可移动，压痛不着。入院诊断：蛔虫性肠梗阻。给予输液、灌肠等处理后，排虫两条，未排便，腹痛腹胀等症未减。第二天早晨开始服加味麻仁汤（火麻仁4.5克，杏仁9克，白芍6克，川厚朴4.5克，枳壳6克，大黄9克，乌梅9克，槟榔9克，陈皮4.5克）。治愈出院。（摘自《中草药通讯》）

肾著之病，其人身体重，腰中冷，如坐水中，形如水状，反不渴，小便自利，饮食如故，病属下焦，身劳汗出，衣（一作表）里冷湿，久久得之，腰以下冷痛，腹重如带五千钱，甘姜苓术汤主之。

甘姜苓术汤方
甘草、白术各二两，干姜、茯苓各四两。

上四味，以水五升，煮取三升，分温三服，腰中即温。

【释义】

本条论述肾着病的成因和证治。肾着，即寒湿痹着于腰部所致，因腰为肾之外府，故名肾着。本病多起于劳动汗出之后。因为腰部感受寒湿，阳气痹着不行，所以有腰部冷痛和沉重的感觉。"如坐水中""形如水状""腹重如带五千钱"等，都是形容腰部既冷且重之词。由于病在躯体下部，虽属下焦但内脏尚无病变，所以口不渴，小便自利，饮食如常。故在治法上，不必温肾，只等使其在经之寒去湿除，则肾着可愈。甘姜苓术汤重用干姜配甘草以温中散寒，茯苓配白术以健脾除湿，与本证正相合拍，故本方又名肾着汤。

本方之甘草应为炙甘草。又，后世医家用甘姜苓术汤治疗慢性胃肠炎，肠功能紊乱，妊娠下肢浮肿，或老年人小便失禁，男女遗尿，妇女年久腰冷带下等病证，属于脾阳不足而有寒湿者，用之有效，为本方临床运用的发展。

肾死脏，浮之坚，按之乱如转丸[①]，益下入迟中者，死。

【词解】

① 乱如转丸：是形容脉象躁动，如弹丸之乱转。

【释义】

肾脉当沉，今反躁动，轻按之坚实，重按之乱如转丸，尺部更为明显，此为肾之真脏脉见，故主死。

问曰：三焦竭部①，上焦竭善噫②，何谓也？师曰：上焦受中焦气未和，不能消谷，故能噫耳。下焦竭，即遗尿失便，其气不和，不能自禁制，不须治，久则愈。

【校勘】

"上焦受中焦气未和"句，据《伤寒论·平脉法》成无己注引本条条文，作"上焦受中焦气，中焦未和"。

【词解】

① 三焦竭部：是说三焦各部所属脏腑的功能衰退。

② 噫：这里指嗳出食气。

【释义】

本条论述上、中、下三焦各部脏腑生理功能衰退，就会互相影响或直接发生病变。例如：上焦受气于中焦，如中焦脾胃功能衰微，不能消化水谷，则上焦所受的是胃中陈腐之气，以致经常嗳出食气，是上焦受到中焦的影响所发生的病变。又如下焦所属的脏腑，是肾、膀胱、小肠、大肠等。如果这些脏腑的功能衰退，就不能制约二便，然既云："下焦竭"，又云："不须治，久则愈"，于理难通，当存疑。

师曰：热在上焦者，因咳为肺痿；热在中焦者，则为坚；热在下焦者，则尿血，亦令淋秘①不通，大肠有寒者，多鹜溏②；有热者，便肠垢③。小肠有寒者，其人下重便血；有热者，必痔。

【词解】

① 淋秘：淋指小便滴沥涩痛，秘，指癃闭不通。

② 鹜溏：鹜即鸭。鹜溏，谓如鸭的大便。

③ 肠垢：肠中黏液垢腻。

【释义】

老师说：热邪在上焦，因为咳嗽日久伤肺而成为肺痿；热在中焦，症见大便坚硬；热邪在下焦，就有尿血，也能使小便淋沥涩痛或癃闭不通。大肠有寒，多水粪夹杂而下，好像鸭屎；大肠有热的，大便会排出黏稠的肠垢。小肠有寒，则肛门重坠而大便下血；小肠有热，必然会生痔疮。

【解析】

本条指出热在上、中、下三焦的病证和大小肠有寒、有热的病变。热邪在上焦者，肺被热灼，气逆而咳。咳久肺之气阴耗伤，可以形成肺痿。热在中焦者，消灼脾胃之津液，大肠失于濡润，大便就会燥结坚硬。热邪在下焦者，伤及肾与膀胱之络脉，则为尿血，则小便淋沥涩痛或癃闭不通。大肠病则传导功能失职，有寒则水粪杂下而鹜溏；有热则大便排出肠垢。小肠病则受盛化物功能失职，有寒则阳道气陷而不能统摄阴血，故下重便血；有热则热邪下注，就会发生痔疮。本条举例说明了热在三焦和大小肠有寒有热的证候。从临床实践全面地来看，肺痿、大便坚硬、尿血、癃闭等也有属寒的，下重便血也有属热的故应辨证为准。

【选注】

《金匮要略心典》："热在上焦者，肺受之，肺喜清肃而恶烦热，肺热则咳，咳久则肺伤而痿也。热在中焦者，脾胃受之，脾胃者，所以化水谷而行阴者阳也。胃热则实而硬，脾热则燥而闭，皆为坚也。下焦有热者，大小肠、膀胱受之，小肠为心之府，热则尿血；膀胱为肾之府、热则癃闭不通也。鹜溏如鹜之后水粪杂下大肠受寒，故泌别不职；其有热者，则肠中之垢被迫而下也。下腹谓腹中重而下坠，小肠有寒者，能腐而不能化，故下重，阳不化则阴下溜，故便血；其有热者，则下注广肠而为痔。痔，热疾也。"

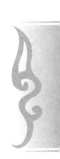

问曰：病有积、有聚、有谷气①，何谓也？师曰：积者，脏病也，终不移；聚者，腑病也，发作有时；展转痛移，为可治。谷者，胁下痛，按之则愈。复发，为谷气。诸积大法，脉来细而附骨者，乃积也。寸口，积在胸中；微出寸口，积在喉中；关上，积在脐旁；上关上，积在心下；微下关，积在少腹；迟中，积在气冲②；脉出左，积在左；脉出右，积在右；脉两出，积在中央。各以其部处之。

【词解】

①谷气：即食气，指水谷之气停积留滞之病。

②气冲：即气街，穴名，在鼠溪穴上三寸，在此代表部位。

【释义】

问：病有积、有聚、有谷气，是怎样分辨的？老师说：积是属于五脏的病，它始终在发病的部位不移动；聚是属于六腑的病，发作时，病的部位不固定，会移动，这种病是可以治好的。谷气的主要症状是胁下疼痛，用手按它就会好，但仍会复发，这就是谷气。

诊断各种疾病的重要方法：如脉象细沉，好像附着骨上的，这就是积病。寸口脉细沉的，知道积在胸中；脉象细沉而微出于寸口之上的，知道积在喉中；关部脉象细沉的，其积在脐的旁边；脉象细沉而微出于关上的，其积在心下；脉象细沉微在关下的，其积在少腹；尺部脉象沉的，其积在气冲；左手出现细沉的脉象则积在身体左边；右手出现细沉的脉象则积在身体右边；两手同时出现细沉的脉象则积在中央部位。治疗方法应各依其不同的病位进行不同的处理。

【选注】

《医宗金鉴》："积者脏病，无时不有，不移共处也。聚者腑病，发作有时，展转痛移也。为可治，谓腑病易治也。谷气者，饮积胁下痛也，按之则止，不按复痛，以水气得按暂散，故痛暂止也。此即其证而言之。然诸积大法，尤当以诊候之也，脉来沉伏附骨而细者，乃诸积之诊也。若见两寸，积在胸中也；微出近鱼际，积在喉中也。两关，积在脐旁也；上关近寸，积在心下也；微下近尺，积在少腹也。尺中，积在气冲也；脉出左，积在左；脉出右，积在右；脉两出，谓左右俱见，积在中央也。各以其部之处，而诊积之所在也。"

结　语

本篇主要是论五脏风热、阴寒的辨证方法。所谓中风，代表阳证、实证。中寒代表阴证、虚证。可知风和寒是代表两类不同性质的疾病。五脏之风寒和真脏脉，说明在脏腑病机辨证过程中，一要辨准疾病的部位，二要辨清疾病的性质，三辨明疾病的程度。

本篇也论述肝着、肾着、脾约三种病的辨证论治的方法。肝着非指肝病，是肝脉肺络郁滞之病，故治以旋覆花汤，活血通络，下气散结。肾着非指肾病，是寒湿留着于腰部，故治以甘草苓术汤温中散湿，健脾利水。脾约非指脾病，是胃强约束脾阴之病，故治以麻子仁丸泄胃热，滋脾阴。以上三病的辨证论治，说明要掌握辨证论治的一般规律，也要掌握辨证论治的特殊规律。

本篇论述三焦辨证，说明上、中、下三焦相互为用，彼此制约，平衡协调的关系。

痰饮咳嗽病脉证并治第十二

【学习要求】

1. 了解本篇所述痰饮与咳嗽的关系以及痰饮的概念。

2. 熟悉痰饮的成因与分类及其治疗原则。

3. 掌握痰饮的辨证施治。

【主要内容】

1. 说明本篇痰饮、咳嗽并提，是以痰饮为主，咳嗽仅是痰饮的一个症状，不包括其他病因所致的咳嗽。

2. 痰饮的形成主要与脾、肺、肾有关，根据水液停聚的部位不同有痰饮、悬饮、溢饮、支饮之分，但四者不能截然划分，往往互相影响。

3. 痰饮的治法，可根据其病情的上、下、内、外之不同，而有发汗、利小便、攻下等法。其治疗法则为"以温药和之"，苓桂术甘汤、肾气丸即体现这一原则。饮邪上犯，可用小半夏汤、小半夏加茯苓汤、葶苈大枣泻肺汤以治其标。兼表里证者，可用大、小青龙汤以发汗。饮在下焦者，可用五苓散、汗泻汤以利小便。饮邪深痼者，可用十枣汤，甘遂半夏汤以逐水。并可用厚朴大黄汤、己椒苈黄丸以去其实，痰饮久留，虚实错杂者，可随证选用木防己汤、木防己去石膏加茯苓芒硝汤。

4. 说明本篇对服小青龙汤后辨证施治的医案记载。

本篇论述痰饮和咳嗽，但重点则在于痰饮。因为咳嗽不过是痰饮病中的一个症状，而且这里的咳嗽也是由痰饮所引起的，并不包括所有咳嗽在内。

痰饮是根据症状和病因而定名，有广义和狭义之分。如本篇标题所指的痰饮是广义的，是概括四饮——痰饮、悬饮、溢饮、支饮的总称；至于四饮中的痰饮，则是狭义的，是广义痰饮中的一种病证。此外，尚有留饮和伏饮之名。所谓留饮，是水饮留而不行者，伏饮，是水饮潜伏不去者，这仅意味着饮病的新久浅深，而四饮之病，亦不外乎留伏为患，因此，并不是四饮之外另有所谓留饮和伏饮。

问曰：夫饮有四，何谓也？师曰：有痰饮、有悬饮、有溢饮、有支饮。

问曰：四饮何以为异？师曰：其人素盛今瘦①，水走肠间，沥沥有声②，谓之痰饮。饮后水流在胁下，咳唾引痛，谓之悬饮。饮水流行，归于四肢，当汗出而不汗出，身体疼重，谓之溢饮。咳逆倚息，短气不得卧，其形如肿，谓之支饮。

【词解】

① 素盛今瘦：谓痰饮病人在未病之前，身体很丰盛；既病之后，身体很消瘦。

② 沥沥有声：水饮在肠间流动时所发出的声音，亦有形容为"辘辘有声"者。

【释义】

以上两条是总述痰饮并分辨其主症，为全篇之提纲。四饮如何分别？主要是根据水饮停留的部位而出现各种不同的主症，加以分析讨论。如痰饮，是水饮停留于肠胃部分，由于水饮的流动，所以肠间沥沥有声，是其主症。健康之人，运化正常，饮食入胃以后，变化精微，充养全身，故肌肉丰盛；现在运化不及，饮食不化精微，反停聚而成为痰饮，致肌肉不得充养，所以形体消瘦，这是痰饮的主要病情。假如水饮滞留于胁下，咳嗽牵引作痛，是为悬饮。水饮流行于四肢肌肉之间，近于体表，本可随汗液而排泄，若不能得汗，必致身体疼痛而沉重，称为溢饮。如水饮停留于胸膈，阻碍肺气的宣降，以致咳逆倚息，气喘不能平卧；且肺合皮毛，气逆水亦逆，兼见外形如肿的，称为支饮。

本篇所论痰饮，应是淡饮。通观《黄帝内经》无"痰"字，《脉经》《千金翼方》俱作"淡饮"，《活人书》说："痰，胸上水病也。"因此，这里所说的痰饮，当指淡饮。《素问·经脉别论》谓："饮入于胃，游溢精气，上输于脾，脾气散精，上归于肺，通调水道，下输膀胱，水精四布，五经并行。"这是人身水液的正常流行情况。今脾胃运化失常，以致水停为饮，随处留积，走于肠胃，则为痰饮；入于胁下，则为悬饮；外溢肌表，则为溢饮；上迫胸肺，则为支饮，这是四饮的大体病情。

【选注】

《诸病源候论》：流饮候，沉流者，由饮水多，水流走于肠胃之间，辘辘有声，谓之流饮……悬饮候，悬饮，谓饮水过多，留注胁下，令胁间悬痛，咳嘘引胁痛，故云悬饮……溢饮候，溢饮谓因大渴而暴饮水，水气溢于肠胃之外，在于皮肤之间，故言溢饮，令人身体疼痛而多汗，是其候也……支饮候，支饮谓饮水过多，停积于胸膈之间，支乘于心，故云支饮，其病令人咳逆喘息，身体如肿之状，谓之支饮也。

水在心，心下坚筑①，短气，恶水②不欲饮。

水在肺，吐涎沫，欲饮水。

水在脾，少气③身重。

水在肝，胁下支满，嚏而痛。

水在肾，心下悸。

【词解】

① 坚筑：坚是心下有坚硬之感，筑是恐恐然有动悸之势。

② 恶水：厌恶饮水。

③ 少气：指言语无力，呼吸微弱短促。

【释义】

水在心，心下坚实而悸动，气息短促，厌恶水，不想喝水。

水在肺，吐涎沫，想喝水。

水在脾，气短而不舒畅，身体沉重。

水在肝，胁下感觉支撑胀满，喷嚏时牵引胁肋疼痛。

水在肾，则寒水之气上逆，故心下跳动。

【解析】

以上五条水饮影响五脏及其各自的症状。痰饮主要以四饮为纲，但张仲景认为水饮不仅可以停留于胃肠、胸膈、胁下、四肢体表，还可影响五脏，因而又有水在五脏之说。

水饮影响到心，就会出现心下部位坚硬，悸动，短气，恶水而不想饮等症状。这是心火受到水饮之气逼迫所致。

水饮影响到肺，就会出现吐白沫痰涎，想饮水的症状。这是水饮阻于肺，气不化津所致。

水饮影响到肝，就会出现胁下支撑胀满，喷嚏时就会牵引作痛。这是肝肺两经为水饮所阻，气机升降失常的现象。

水饮影响到肾，就会出现心下部位动悸（有说是脐下悸），这是水饮之气上逆于心经所致。

必须指出，水在五脏，并非说水一定蓄留在某一脏，而是水饮影响五脏引起功能失调所出现的症状。这样，才不致拘泥于《金匮要略》原文的字义。

【选注】

《金匮要略心典》："水即饮也，坚筑，悸动有力筑筑然也。短气者，心属火而畏水，水气上逼，则火气不伸也。吐涎沫者，气水相激而水从气泛也；欲饮水者，水独聚肺，而诸经失溉也；脾为水困，故少气。水淫肌肉，故身重。土本制水，而水盛反能制土也。肝脉布胁肋，水在肝，故胁下支满，支满犹偏满也，嚏出于肺，而肝脉上注肺，故嚏则相引而痛也；心下悸者，肾水盛而上凌心火也"。

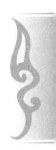

夫心下有留饮，其人背寒冷如手大。

留饮者，胁下痛引缺盆，咳嗽则辄已（一作转甚）。

胸中有留饮，其人短气而渴；四肢历节痛。脉沉者，有留饮。

【释义】

留饮，即指水饮之留而不去者，并不是四饮之外，另有所谓留饮。以上三条是论述留饮的各种见证。凡饮邪留积之处，阳气即被阻遏不能展布。所以饮留心下，则见背部一块寒冷，以心之腧在背，饮留而阳气不达之故。饮留胁下，则肝络不和，气机不利，所以胁下痛引缺盆；咳嗽震动，则痛更加甚。饮留胸中，则肺气不利，气不布津，所以短气而渴；留饮入于四肢，痹着关节，阳气不通，所以四肢历节痛。种种见证，表现虽有不同，但均属于留饮为患。在以上各证中见有沉脉，是一个依据。

又，饮留胁下，即是悬饮。四肢历节痛，这里属于痰饮留着，阳气不通之证，与外感风寒湿的痹证有所不同，应予鉴别。

膈上病痰，满喘咳吐，发则寒热，背痛腰疼，目泣自出①，其人振振身瞤剧②，必有伏饮③。

【词解】

① 目泣自出：指痰喘剧咳，气逆而甚，则使眼泪自出。

② 振振身瞤剧：形容咳时身体努动振振而摇，坐立不稳之状。

③ 伏饮：水饮潜伏于内，面有窠囊，不易治愈。

【释义】

本条是论述膈上伏饮的辨证。膈上有伏饮，又外感风寒，闭塞肺气，则使伏饮加重，饮邪射肺，故胸肺胀满，喘息咳嗽，呕吐痰涎，咳喘胀满，肺气不胜其扰，则目泣自出。风寒束于外，水饮动于中，阳气不得宣通，故发热恶寒，背痛腰疼，身体振振瞤动而剧。

【选注】

《金匮要略浅注》："饮留而不去，谓之留饮。伏而难攻，谓之伏饮。膈上伏饮之病，时见痰满喘咳，病根已伏其中，一值外邪暴中，其内饮与外邪相援，一时叶露迅发，则以外邪之为寒热，背痛，腰疼；激出内饮之痰满喘咳大作，以致目泣自出，其人振振身瞤动剧，因以断之曰，必有伏饮。俗谓哮喘，即是此证。"

夫病人饮水多，必暴喘满，凡食少饮多，水停心下，甚者则悸，微者短气。

脉双弦①者寒也，皆大下后喜虚；脉偏弦②者，饮也。

【词解】

① 脉双弦：是指两手寸口脉俱弦。

② 偏弦：是指一手寸口脉弦。

【释义】

本条论述广义痰饮病的病因、病机和脉症。饮水过多，脾胃无力运化，必然暴喘胸满，是一种暂时性的暴饮病变。如果原无饮病，水饮消则喘自平。胃气弱则纳谷减少。脾气虚不能健运和转输津液，故稍微多饮则水停心下。饮邪轻微者，气机不畅，妨碍呼吸而为短气；重则水气凌心而为心下悸动。

痰饮脉象，一般多见弦脉，但与虚寒的弦脉有别。因大下后里虚阳微者，是全身虚寒，故两手脉见弦缓无力；若见单手脉弦有力，则是水饮偏注于一侧所致。

关于广义痰饮病的成因，除脾失健运外，其他如肺脏功能失调，不能通调水道；肾阳虚弱，不能化气行水等，都可引起痰饮的发生。

【解析】

本条说明脾失健运是痰饮病的内因，饮水过多是其诱因，故唐容川以"偏弦者，饮也"为由，提出治饮病当以涤饮为主，补虚为辅。临证之际，凡饮水过多，一手脉弦而见喘满短气的，可酌用苓桂术甘汤；下后阳虚，两手脉弦缓而见喘满心悸的，可酌选真武汤。

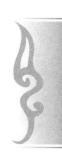

肺饮不弦，但苦喘短气。

【释义】

本条是论述肺饮的辨证，由于肺气不化，不能通调水道，水饮之邪上停于肺，肺气受阻而不利，故但苦喘短气，肾阳尚能温和，又无风寒外束，仅有肺中微饮，故脉来不弦。

【选注】

(1)《金匮玉函经二注》："脉弦为水为饮，今肺饮而曰不弦，何也？水积则弦，未积则不弦，非谓肺饮尽不弦也。此言饮未积，犹得害其阳，虽不为他病，亦适成其苦喘短气也。"

(2)《金匮要略心典》："肺饮，饮之在肺中者，五脏独有肺饮，以其虚而能受也，肺主气而司呼吸，苦喘短气，肺病已著，脉虽不弦，可以知其有饮矣。"

支饮亦喘而不能卧，加短气，其脉平也。

【释义】

本条论述支饮的脉症。本篇第二条已详论支饮主症为"咳逆倚息，短气不得卧，其形如肿"，与本条相较，彼重此轻，不再赘释。

对"其脉平"者，有两种看法，①并非无病脉。此乃与"脉偏弦者饮也"相对而言，指其脉不弦，说明伏邪留伏未深。②指脉平和如常，人虽病而脉不病，可供参考。

病痰饮者，当以温药和之。

【释义】

本条指出治疗痰饮病的大法。饮为阴邪，最易伤人阳气，反之阳能运化，饮亦自除。"温药和之"，温，具有振奋阳气，开发腠理，通行水道之意。和，指温之不可太过，应以调和为原则，实为治本之法。若痰饮既成，则当根据病情，先用攻下逐水等法施治。

心下有痰饮，胸胁支满，目眩，苓桂术甘汤主之。

苓桂术甘汤方

茯苓四两，桂枝、白术各三两，甘草二两。

上四味，以水六升，煮取三升，分温三服，小便则和。

【释义】

心下即胃之所在，胃中有停饮，故胸胁支撑胀满，饮阻于中，清阳不升，故头目眩晕。治以苓桂术甘汤，温阳蠲饮，健脾利水。方中茯苓淡渗利水，桂枝辛温通阳，两药相协，可以温阳化水；白术健脾燥湿，甘草和中益气，两药合用，又能补土制水。本方为治饮病的基础方剂，亦是"温药和之"的具体方法。

本方常用以治疗慢性支气管炎、支气管哮喘属脾虚有痰饮者。对于心脏病或慢性肾炎所致的水肿属阳虚者，亦可加减应用。

【选注】

《金匮要略心典》："痰饮，阴邪也，为有形，以形碍虚则满，以阴冒阳则眩。苓桂术甘温中去湿，治痰饮之良剂，是即所谓温药也。盖痰饮为结邪，温则易散，内属脾胃，温则能运耳。"

【病案举例】

张某，男，62岁。1972年12月4日初诊。主诉咳嗽喘促，腰酸肢冷，心悸便溏，诊脉迟，察舌见薄苔，病属脾肾阳虚，寒水上凌之痰饮，当以温药和之。云茯苓15克、白术、补骨脂各12克，桂枝、淡附片、五味子、干姜各4.5克，炙甘草、姜半夏各6克。三剂后咳嗽见减，便已成形，仍以原意合七味都气丸以标本同治善后。(摘自《金匮要略新解》)

　　夫短气有微饮^①，当从小便去之，苓桂术甘汤（方见上）主之；肾气丸亦（方见虚劳中）主之。

【词解】

①微饮：指饮之轻微者。

【释义】

　　呼吸短促，有轻微的水饮停留，应当从小便以去其水，但必须根据病情，服苓桂术甘汤主治，或者用肾气丸主治。

【解析】

　　本条指出治痰饮病，有治脾、治肾的不同。微饮是水饮之轻微者，其外证不甚明显，仅见短气、呼吸不利。水饮内阻，阳气不化，必见小便不利，要使气机畅达，必然先除其水饮。尤在泾说："欲行其气，必蠲其饮"。治水饮可用利小便的方法，气化水行，饮有去路，短气之证亦自除。

　　但饮邪的形成，有因中阳不振不能运化水湿，水停为饮者，其本在脾，必兼见胸胁支满、头晕目眩等症。亦有下焦阳虚，不能化气行水，以致水气上泛心下者，其本在肾，兼见畏寒足冷腰酸，小腹拘急不仁等症。

　　脾阳虚治宜健脾渗湿，通阳利水，方用苓桂术甘汤，肾阳虚治宜宣阳化水，方用肾气丸为主。二方皆属"温药和之"之意。但治脾治肾各有所主，临床应随证施治。

【选注】

　　《金匮要略心典》："气为饮抑则短，欲引其气、必蠲其饮。饮，水类也，治水必自小便去之。苓桂术甘益土气以行水，肾气丸养阳气以化阴，虽所主不同，而利小便则一也。"

【病案举例】

　　俞某，女，37 岁，1971 年 9 月 17 日初诊，喘息气促已历七年余，服用氨茶碱亦近七年。腰腿软弱，不能久立，卧床倚息不能起，貌宜温养肾阳。貌苍形羸，小便失禁，下肢浮肿，脉沉而细舌质淡红，此肾不纳气，宜温养肾阳。拟用：砂仁 1.5 克，熟地黄 15 克，肉桂 3 克（研分二次吞），白茯苓 12 克，山药 12 克，附子 4.5 克，泽泻 6 克，白术 9 克，生姜二片，炒丹皮 4.5 克，山萸肉 6 克。三剂。二诊：9 月 20 日。服前方一剂后，喘促轻，站立有劲，续进二剂后，已能起动而溲次亦减少，腰肢酸楚瘥，然跗尚肿，续予温阳利水消肿。方用：砂仁 1.5 克，熟地黄 12 克，肉桂 2.4 克（研分二次吞），茯苓 12 克、山萸肉 6 克、炒牡丹皮 4.5 克，泽泻 6 克，附子 4.5 克，白术 4.5 克，牛膝 6 克，陈蒲壳 12 克，带皮生姜 2 片，车前子 4.5 克，五剂。（摘自《何任医案》）

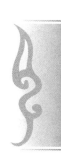

病者脉伏，其人欲自利①，利反快②，虽利，心下续坚满，此为留饮，欲去故也。甘遂半夏汤主之。

甘遂半夏汤方

甘遂大者（三枚），半夏十二枚，以水一升煮取半升，去滓芍药五枚，甘草如指大一枚（炙，一本作无）。

上四味，以水二升，煮取半升，去滓，以蜜半升，和药汁煎取八合，顿服之。

【词解】

① 欲自利：病人未经政下而欲要下利。

② 利反快：是指下利之后，病人感觉症状轻快。

【释义】

本条论述留饮的证治。留饮，指饮邪留于心下不解，饮留则气滞而脉道不利，故脉则伏。若正气拒饮欲从下去，故其人欲自利，因利则心下坚满而反快，可知饮有下解之势。但留饮已有巢穴可踞，不能得下即去。故又心下续坚满。治宜因势利导，采通因通用之法，以甘遂半夏汤泻下而除。方中甘遂攻逐水饮，通利二便；半夏散结除痰；芍药敛阴液，祛水气；白蜜、甘草缓中解毒，安中和胃。甘草与甘遂相反，合而用之，可增加攻逐水饮的功效。

【选注】

《金匮要略方论本义》："病者脉伏，为水邪所压浊，气血不能通，故脉反伏而不见也。其人欲自利，利反快，水流湿而就下，以下为暂泄其势，故暂安适也。然旋利而心下续坚满，此水邪有根蒂以维系之，不可以顺其下利之势而为削减也，故曰此为留饮欲去故也。盖阴之气立其基，水饮之邪成其穴，非开破导利之不可也。主之以甘遂半夏汤，甘遂以驱邪为义，半夏以开破为功，而兼具燥土益阳之治；佐以芍药收阴，甘草益胃，更用蜜半升和药计，引入阴分，阴邪留伏之处而经理之，八合顿服之，求其一泄无余也。"

脉浮而细滑，伤饮①。

【词解】

① 伤饮：指被饮所伤。

【释义】

本条论初伤于饮的脉象。此证因外证未解，若饮水过多，水气不行，在中则心下必悸；在下小便不利，必苦里急。脉浮主表有邪。细而滑则主内伤于饮，

【选注】

(1)《金匮要略方论本义》："脉浮而细，即弦也，兼滑，饮中有痰也，此痰

饮之脉也，但在胃不浮矣，浮不在胃也。"

(2)《金匮要略心典》，"伤饮过多也，气资于饮，饮多反伤气，故脉浮而细滑，则伏之微也。"

脉弦数，有寒饮，冬夏难治。

【释义】

本条指出痰饮病脉症不符者，预后不佳。寒饮而见弦数，是脉症不相适应。从时令来说，冬寒有利于热，但不利于饮，夏热有利于饮，又不利于热；从用药而论，用温药治饮，则不利于热，用寒药治热，又不利于饮。如此寒温两难，所以难治。但临床上有很多"因时制宜""因病制宜"的灵活配伍方法，可以适应复杂病情，并非绝对难治。

脉沉而弦者，悬饮内痛①。
病悬饮者，十枣汤主之。
十枣汤方
芫花（熬）、甘遂、大戟各等分。
上三味，捣筛。以水一升五合，先煮肥大枣十枚，取入合，去滓，内药末，强人服一钱匕，羸人服半钱匕，平旦温服之；不下者，明日更加半钱。得快下后，糜粥自养。

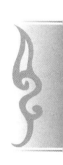

【词解】

① 内痛：指胸胁疼痛。

【释义】

以上二条是论述悬饮的证治。悬饮之病，悬水流胁下，肝络不和，阴阳升降之气被阻，所以胸胁疼痛。脉见沉弦，是水饮已经内结，须破积逐水，故用十枣汤主之。方中甘遂、芫花、大戟味苦峻下，能直达水饮结聚之处而攻之；但峻下之剂，损伤正气，故又佐以大枣十枚，安中而调和诸药，这是治疗悬饮的主方。

十枣汤证，《伤寒论》叙述其详，认为此证系由外感所引起，开始必有表证，必待表解之后，具有头痛、心下痞硬满、引胁下痛、干呕短气等症，方可用之。《外台秘要》引《深师方》朱雀汤（即本方），谓治久病癖饮，停痰不消，在胸膈上液液，时头苦眩痛等症。这些记载，均可供参考。现在用法，以诸药为末，每服一钱至一钱五分，一日一次，清晨空腹枣汤调下。亦有从小量逐渐增加，或与调理药交替应用者。又十枣汤功效，长于泻胸腹积水；若治悬饮，用控涎丹效果更好。

【病案举例】

宋某，男，40岁，患胸腔积水，经过多次引流放水，但时放时生。病人全身虚胖，行动气喘，自谓右胸连胁，痛胀不舒，不能深呼吸及右侧睡卧，大便时干。按诊后以十枣汤治之，当时以大枣煨烂后去皮核将药末包入，每天服药一次，三味药末等量，总量不超过一钱，服一周。据病人反映，每次药后二小时，即开始腹泻腹痛，初带粪便，后段即纯下稀水，便后胀痛见轻，余嘱令继服，又一周。下水仍同前，胸胁胀痛已不明显。再令服至十六天时，泻下物已为粪便，不见稀水，乃令停药观察，症状消失，恢复上班工作。(摘自《北京中医学院学报》)

病溢饮者，当发其汗，大青龙汤主之，小青龙汤亦主之。

大青龙汤方

麻黄六两(去节)，桂枝二两(去皮)，甘草二两(炙)，杏仁四十个(去皮尖)，生姜三两，大枣十二枚，石膏如鸡子大(碎)。

上七味，以水九升，先煮麻黄，减二升，去上沫，内诸药，煎取三升，去滓，温服一升，取微似汗，汗多者温粉粉之。

小青龙汤方

麻黄(去节)三两，芍药三两，五味子半升，干姜三两，甘草三两(炙)，细辛三两，桂枝三两(去皮)，半夏半升(汤洗)。

上八味，以水一斗，先煮麻黄，减二升，去上抹，内诸药，煮取三升，去滓，温服一升。

【释义】

本条是论溢饮的证治。水饮之邪不散，若外溢于肌表四肢，郁遏荣卫之气，故身体疼重而无汗。饮邪停留体表，故当发其汗，使水饮从汗而解。

大青龙汤治溢饮而兼热证，小青龙汤治溢饮而兼寒证。大青龙汤方用麻黄汤的麻黄、桂枝、杏仁、甘草发汗宣肺，以散水气；生姜、大枣调和脾胃，而利营卫；石膏清解阳郁之热。

小青龙汤方用麻黄、桂枝发汗散饮，宣肺行津，干姜、细辛、半夏温中化饮，散寒降逆；五味子收敛肺气，芍药敛阴护正，甘草和药守中。大青龙汤治溢饮，而兼烦躁；小青龙汤治溢饮而兼咳喘。

【选注】

《金匮要略编注》："此出溢饮之方也。溢饮者，风寒伤于胸膈，表里气郁不宣，则饮水流行，归于四肢，皮肿肿满，当汗出而不汗出，身体疼重，此表里风寒两伤。偏于表寒多者，故以麻黄汤、桂枝汤二汤去芍药加石膏，为大青龙，并祛表里之邪，石膏以清风化之热，使阳气通而邪从汗解，饮从下渗；或因寒邪而偏伤于内，脾胃气逆，痰饮溢出躯壳肌肉之间，浮肿疼重者，当以小青龙汤逐痰解表，使内之饮无地可容，故小青龙汤亦主之。"

【病案举例】

陈某，男，44 岁，医生。1976 年 12 月 6 日初诊，诊断：哮喘性支气管炎。起始两侧鼻腔作痒、喷嚏频作、鼻流清涕，继而咳喘痰鸣、胸闷气短、咯大量泡沫样痰，夜间尤甚，不能平卧。两肺听诊，满布哮鸣音。曾屡用泼尼松、氯苯那敏、抗生素及胎盘组织液等治疗，不能奏效，乃停用西药，求治于中医。辨证属寒饮伏肺，累及肺肾，升降气机失调，拟予温肺化饮为主，参以温肾纳气之品，选用小青龙汤。处方：麻黄 9 克，桂枝 9 克，白芍 15 克，干姜 45 克，细辛 15 克，五味子 9 克，制半夏 9 克，甘草 6 克。3 剂。另用紫河车研末，空心胶囊装。每服 9 克，每日 3 次，连续服用 3 个月。

药后症状基本控制，继服中药 7 剂。后随访两个冬天，病情未作，基本痊愈。（摘自《上海中医药杂志》）

膈间支饮，其人喘满，心下痞坚，面色黧黑[①]，其脉沉紧，得之数十日，医吐下之不愈，木防己汤主之。虚者[②]即愈，实者三日复发，复与不愈者，宜木防己汤去石膏加茯苓芒硝汤主之。

木防己汤方

木防己三两，石膏十二枚鸡子大，桂枝二两，人参四两。

上四味，以水六升，煮取二升，分温再服。

木防己去石膏加茯苓芒硝汤方

木防己、桂枝各二两，人参四两，芒硝三合，茯苓四两，

上五味，以水六升，煮取二升，去滓，纳芒硝，再微煎，分温再服，微利则愈。

【校勘】

《外台秘要》卷八作："石膏鸡子大三枚。"

【词解】

① 黧黑：谓黑而晦暗。

② 虚者：指心下虚软。

【释义】

本条论述支饮的证治。膈间有支饮，发为喘满，心下痞坚等症状，这是水停

心下，上迫于肺所致。寒饮留伏于里，结聚不散，所以其脉沉紧。饮聚于胃，营卫运行不利，故面色黧黑。发病数十日，曾经吐下诸法治疗，病仍不愈，这是支饮的重证，而且病情虚实错杂。此时宜用木防己汤。方中防己、桂枝一苦一辛，行水饮而散结气，可使心下痞坚消散；石膏辛凉以清郁热，其性沉降，可以镇饮邪之上逆；人参扶正补虚，因病经数十日，又经医吐下之，故应邪正兼顾。服药之后，能得痞坚虚软，这是水去气行，结聚已散，病即可愈；若仍痞坚结实，是水停气阻，病情仍多反复，再用此方，已不能胜任，应于原方中去石膏之辛凉，加茯苓以导水下行，芒硝以软坚破结，方能更合病情。

【选注】

(1)《金匮要略直解》：防己利大小便，石膏主心下逆气，桂枝宣通水道，人参补气温中，正气旺则水饮不待散而自散矣，加芒硝之咸寒，可以软痞坚，茯苓之甘淡，可以渗痰饮，石膏辛寒，近于解肌，不必杂于方内，故去之。

(2)《金匮要略心典》：支饮上为喘满，而下为痞坚，则不特碍其肺，抑且滞其胃矣。面色黧黑者，胃中成聚，营卫不行也。脉浮紧者为外寒，沉紧者为里实。里实可下，而饮气之实，非常法可下；痰饮可吐，而饮之在心下者，非吐可去，宜其得之数十日，医吐下之而不愈也。木防己、桂枝，一苦一辛，并能行水气而散结气。而痞坚之处，必有伏阳，吐下之余，定无完气，书不尽言，而意可会也。故又以石膏治热，人参益虚，于法可谓密矣。其虚者，外虽痞坚而中无结聚，即水去气行而愈；其实者，中实有物，气暂行而复聚，故三日复发也。

【病案举例】

郑某，女，33岁，1979年6月19日初诊，咳嗽气急、心悸胸闷、行动气逆，甚不能平卧，形体消瘦，有时泛恶，四肢厥冷，平时畏寒，脉象细而有歇止、唇舌青紫，治拟木防己汤加味。处方：炙桂枝18克，丹参15克，防己9克，生石膏9克，车前子15克，陈皮5克，甜葶苈子15克，茯苓12克，太子参18克，平地术18克、生桃仁9克，红枣5枚。7剂。二诊：药后，胸闷心悸均有好转，脉细而有歇止，原方加红花5克。7剂。三诊：服前药后，唇舌青紫好转，四肢转温，胸闷气逆亦瘥，稍有咳嗽，脉弦细，仍守原法，处方：炙桂枝20克，太子参20克，防己、茯苓、蜜炙紫菀、生桃仁、杏仁、金银花各9克，平地术15克，甜葶苈子12克，化橘红12克，红花5克，红枣3枚，10剂。（摘自《浙江中医学院学报》）

心下有支饮，其人苦冒眩①，泽泻汤主之。

泽泻汤方

泽泻五两，白术二两。

上二味，以水二升，煮取一升，分温再服。

【词解】

① 冒眩：即头昏目眩。

【释义】

心下有支饮，病人感到头昏目眩，用泽泻汤主治。

【解析】

本条指出支饮轻证的证治。心下有支饮，为胃中有水饮。水饮之邪上冒，蒙蔽清阳，因而出现头昏目眩的症状，无喘满，咳逆等症，治以健脾利水气，使水气下行，浊阴不再上冒清阳，则冒眩自止。方用泽泻汤，以泽泻利水消饮，白术补脾制水，以药测证，本条除冒眩外，应有小便不利症状。本条冒眩与苓桂术甘汤证的目眩病机相同，而本条除冒眩外，亦有苓桂术甘汤证的胸胁支满。

【选注】

(1)《金匮要略直解》："《内经》曰'清阳出上窍'，支饮留于心膈，则上焦之气浊而不清，清阳不能走于头目，故其人苦眩冒也"

(2)《金匮要略心典》："冒者，昏冒而神不清，如有物冒蔽之也。眩者，目眩转而乍见玄黑也。"

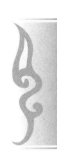

【病案举例】

朱某，男，50岁，因病退休在家，患病已两载，百般治疗无效。其所患之病，为头目冒眩，终日昏昏沉沉，如在云雾之中，且两眼懒睁，两手发颤，不能握笔写字，颇以为苦，切脉弦而软，视其舌肥大异常，苔呈白滑而根部略腻。辨证：此证为泽泻汤的冒眩证。因心下有支饮，则心阳被遏，不能上煦于头，故见头冒目眩；正虚有饮，阳不充于筋脉，则两手发颤；阳气被遏，饮邪上冒，所以精神不振，懒于睁眼。至于舌大脉弦，无非是支饮之象。治法：渗利饮邪，兼崇脾气。方药：泽泻24克，白术12克。服第一煎，因未见任何反应，患者乃语其家属曰：此方药仅两味，吾早已虑其无效，今果然矣。孰料第二煎服后，覆杯未久，顿觉周身与前胸后背絷絷汗出，以手拭而有黏感，此时身体变爽，如释重负，头清目亮，冒眩立减。又服两剂，继续又出此小汗，其病从此而告愈。(摘自《中医杂志》)

支饮胸满者，厚朴大黄汤主之。

厚朴大黄汤方

厚朴一尺，大黄六两，枳实四枚。

上三味，以水五升，煮取二升，分温再服。

【释义】

本条论述支饮兼有腹满的证治。支饮兼见腹满，是支饮而兼有胃家实的证候，治用厚朴大黄汤，疏导肠胃，荡涤实邪。

本方药物与小承气汤、厚朴三物汤相同，而分量不同，本方重用厚朴、大黄在于治痰饮结实，有开痞满、通大便的功效。本证除腹满外，可能有心下时痛，大便秘结等症状。

【选注】

《金匮要略心典》：胸满疑作腹满，支饮多胸满，此何以独用下法？厚朴大黄与小承气同，设非腹中痛而闭者，未可以此轻试也。

《医宗金鉴》：支饮胸满之胸字当是腹字，若是胸字，无用承气汤之理，是传写之讹。支饮胸满，邪在肺也，宜用木防己汤，葶苈大枣汤。支饮腹满，邪在胃也，故用厚朴大黄汤，即小承气汤也。

腹满，口舌干燥，此肠间有水气，己椒苈黄丸主之。

己椒苈黄丸方

防己、椒目、葶苈（熬）、大黄各一两。

上四味，末之，蜜丸如梧子大，先食饮服一丸，日三服，稍增，口中有津液。渴者加芒硝半两。

【释义】

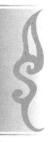

本条论述肠间有水气的证治，由于脾胃不能运化水湿，肺气不能通调水道，水饮停滞，走于肠间，故腹中胀满，而沥沥有声可闻。水走肠间，津液不能上承，所以口千舌燥。治以己椒苈黄丸，分消水饮，导邪下出。方中防己宣通肺气，通调水道，下利水湿，葶苈子泻肺下气，使水气下行；椒目利水逐饮；大黄通利大便，攻逐实邪从大便而出。本方能通利水道，攻坚决壅，前后分消，则诸证自愈。方后自注云："日三服，稍增，口中有津液，渴者，加芒硝半两。"说明运化通调之职，稍有恢复，故口中有津液，但水饮结聚未去，加芒硝以破水饮结聚。

【选注】

《金匮玉函经二注》："肺与大肠，合为表里。肺本通调水道，下输膀胱，仅从其合，积于肠间，水积则金气不宣，膹郁成热为腹满，津液遂不上行，以成口干舌燥。防己、椒目、葶苈，皆能利水，行积聚结气。而葶苈尤能利小肠。然肠胃水谷之气，若腹满者，非轻剂所能治，加大黄以泻之。"

【病案举例】

傅刘氏，年35岁，因患闭经，延医数人，有按瘀血论治者，有从血亏论治者，有从气血双虚而治者，医治年余，经未行而身体日衰。患者素体健壮，曾因怒气而逐渐食少，形瘦腹大，经闭，腹内辘辘有声，对坐即能听到。自言腹满甚，口干舌燥，舌淡苔薄白，双手脉均沉细而弦。脉症合参，证属痰饮阻经。给予己椒苈黄丸方：防己10克，川椒目15克，炒葶苈子10克，大黄（后入）10克，水煎服二剂。服药后当晚泻下痰液水一脸盆余，泻后除感乏力外，反复有腹中舒适与饥饿感，脉弦象亦减。余曰：药已中病，隔日再服一剂。二诊：患者两次泻下后（第二次泻之痰水为前次的一半）身感舒适，饮食增加。宗"衰其大半而止"之旨，嘱停药后以饮食调养。月后随访，经血已通，康复如前。（摘自《山东中医学院学报》）

卒呕吐^①，心下痞，膈间有水，眩悸^②者，小半夏加茯苓汤主之。

小半夏加茯苓汤方

半夏一升，生姜半斤，茯苓三两（一法四两）。

上四味，以水七升，煮取一升五合，分温再服。

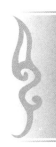

【词解】

① 卒呕吐：突然呕吐。

② 眩悸：是指头昏目眩，心悸而不安。

【释义】

本条论述痰饮眩悸的证治。饮邪停于胃中，故心下作痞。水饮之气上逆，故卒然呕吐。水饮上逆，凌于心则悸。水邪蔽于清阳，则头目眩晕。治以小半夏加茯苓汤，行水散痞，引水下行。方中生姜、半夏温化寒凝，行水散饮，降逆止呕；茯苓健脾益气，渗利水湿，导水下行，而有降浊升清之功。

【选注】

《金匮要略心典》："饮气逆于胃则呕吐；滞于气则心下痞，凌于心则悸；蔽于阳则眩。半夏、生姜止呕降逆，加茯苓去其水也。"

《医宗金鉴》："经云以辛散之，半夏、生姜皆味辛。《本草》半夏可治膈上痰，心下坚呕逆眩者，亦上焦阳气虚不能升发，所以半夏、生姜并治之。悸则心受水凌，非半夏可独治，必加茯苓去水，下肾逆以安神，神安则悸愈也。"

【病案举例】

付金生，时当暑月，天气亢燥，饮水过多，得胸痛病，大汗呕吐不止。视之口不渴，脉不躁，投以温胃之剂，胸痛遂愈，而呕吐未除，白汗头眩加甚。原方加黄芪与服，服后亦不见效，惟汗出抹拭不逮，稍动则眩晕难支，心下悸动，举家咸以为脱，吾许以一剂立愈，以半夏五钱，茯苓三钱，生姜一片，令即煎服。少顷汗收呕止，头眩心悸顿除。（《谢映庐得心集医案》）

假令瘦人①脐下有悸，吐涎沫而癫眩②，此水也，五苓散主之。

五苓散方

泽泻一两一分，猪苓三分（去皮），茯苓三分，白术三分，桂枝二分（去皮）。

上五味，为末，白饮服方寸匕，日三服，多饮暖水，汗出愈。

【词解】

① 瘦人：即第二条"其人素盛今瘦"的互词。

② 癫眩："癫"当作"颠"，《说文》："颠，顶也。"头目昏眩之意。

【释义】

假如瘦人，脐下有悸动，吐涎沫，而又感到头目昏眩，这是水饮上逆的缘故，用五苓散治疗。

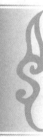

【解析】

本条指出下焦水逆的证治。本条"瘦人"是指脾虚水谷不能化精微而为饮，为"素盛今瘦"者。本条主要是由于脾肾阳虚，运化失职，饮邪乘虚停于下焦所致。

"脐下有悸"是指肚脐下筑筑然跳动，为饮邪郁于脐下，阴邪鼓动而悸。与《奔豚气病脉证治篇》的"发汗后，脐下悸者，欲作奔豚，茯苓桂枝甘草大枣汤主之"的"脐下悸者"同属下焦有水。本条"脐下有悸、吐涎沫而颠眩"的症状是由于水饮动于下，逆于中，胃气不降而上逆则吐涎沫，饮邪犯上，上蒙清阳则颠眩。水饮停于下焦，膀胱气化不利，应有小便不利症状。故治疗以温化下焦，通利水道，使水饮从小便而去，方用五苓散。方中茯苓、泽泻、猪苓淡渗利水，使水饮从小便而去；桂枝温化水气，又能使水饮表里分消，白术健脾利水。五苓散具有健脾利水作用。临床上凡见水饮内停，小便不利，或为蓄水，或为痰饮，或为水逆，或泛溢而成水肿，多以本方治疗。可用于慢性肾炎水肿、急性胃肠炎等，辨证属水湿内停者。

【选注】

《金匮要略心典》："瘦人不应有水，而脐下悸，则水动于下矣；吐涎沫则水逆于中矣，甚而颠眩。则水且犯于上矣；形体虽瘦而病实为水，乃病机之变也，颠眩即头眩。茯苓、白术、猪苓、泽泻甘淡渗泄，使肠间之水从小便出，用桂枝者，下焦水气非阳不化也，日多服暖水汗出者，盖欲使表里分消其水，非挟有表邪，而欲两解之谓。"

【病案举例】

严某，女，55岁。口干吐涎沫，背心冷，腹中辘辘有声，面及肢浮，舌淡苔白润，脉弦滑，用五苓散（茯苓、泽泻各30克，白术、猪苓各10克，桂枝5克），连服5剂而收效。（摘自《云南中医杂志》）

咳家其脉弦，为有水，十枣汤主之（方见上）。

【释义】

本条论述痰饮侵肺的证治。痰饮行成之后，若水停膈间，上犯入肺，故经常咳嗽短气，脉来端直以长如张弓之弦，乃饮邪凝结之候。

治以十枣汤，攻逐水饮。饮去则咳嗽自愈。

【选注】

《金匮要略心典》："脉弦为水，咳而脉弦，知为水饮渍入肺也，十枣汤逐水气自大小便去，水去则肺宁而咳愈。"

夫有支饮家，咳烦，胸中痛者，不卒死①，至一百日或一岁，宜十枣汤（方见上）。

【词解】

① 不卒死：虽不能马上死亡。

【释义】

本条论述支饮久咳的证治。由于支饮久留膈上，饮邪结实，胸阳被郁，故胸中疼痛，心烦。支饮渍入肺中，故久咳不已。

久病支饮，阳气痹于胸，饮邪塞于肺，心肺俱病，若不卒死，可延止百日或一年。此证要用十枣汤以拔饮邪之根，如不用十枣汤则病不能去，终无愈期，而预后不良。

久咳数岁，其脉弱者可治，实大数者死，其脉虚者必苦冒，其人本有支饮在胸中故也，治属饮家。

【释义】

本条论述支饮久咳的预后。由于脾肺虚弱，津液化为痰饮，支饮停于胸中，肺气不利，故久咳数岁，缠绵不愈。病久正衰，故脉来虚弱。因顺合病情为可治；若饮邪盛而正气不支，脉来实大数者，则为脉证不顺，故其预后不良。若饮证脉虚，为阳虚有饮，头必苦眩。"其人本有支饮在胸中故也"为自注句，以说明眩冒的病是支饮。治属饮家而以苓桂术甘汤之法意在言外。

咳逆倚息不得卧，小青龙汤主之（方见上）。

【释义】

咳逆倚息不得卧，即第二条所举的支饮，但这里以咳嗽为主证。此证多由外寒所引发，发则内外合邪，故用小青龙汤解外寒而除内饮。

青龙汤下已①，多唾②口燥，寸脉沉，尺脉微，手足厥逆，气从小腹上冲胸咽，手足痹，其面翕热如醉状③，因复下流阴股④，小便难，时复冒者，与茯苓桂枝五味甘草汤，治其气冲。

茯苓桂枝五味甘草汤方

茯苓四两，桂枝四两（去皮），甘草三两（炙），五味子半升。

上四味，以水八升，煮取三升，去滓，分温三服。

【词解】

① 下已：是已服下小青龙汤。

② 多唾：吐出很多黏稠痰浊。

③ 面翕热如醉状：是指面红而热，如醉酒之状。

④ 下流阴股：是指虚火冲气下流到两腿的内侧。

【释义】

本条是论述服小青龙汤后引动冲气的变证和救治。病人膈上有支饮，而肾气虚损，故寸脉沉，尺脉微。服小青龙汤后，饮气稍平，但辛温发散之品损伤阴液。扰动阳气，虚阳上越，随冲任之脉上冲胸咽，故气从少腹上冲胸咽，而口中干燥。阳虚不化，痰浊内生，故多唾稠痰。下元本虚又因发散而上浮，故其面翕热如醉状。冲气上及而复下流阴股，膀胱水液无以气化，故小便难。阳气虚弱，不能温暖四肢，故手足厥逆，麻木如痹。冲气往返，扰动痰饮，痰饮阻碍升清降浊，故时复眩晕。治以茯苓桂枝五味甘草汤，扶阳敛冲以固肾气。方中桂枝扶心肾之阳，平冲降逆；茯苓化温利水，偕桂枝可平冲逆之气，甘草补脾，配桂枝以补心阳之虚；五味子收敛冲气，潜阳于下。

冲气即低，而反更咳、腹满者，用桂苓五味甘草汤去桂加干姜、细辛，以治其咳满。

苓甘五味姜辛汤方

茯苓四两，甘草三两，干姜三两，细辛三两，五味半升。

上五味，以水八升，煮取三升，去滓，温服半升，日三。

【释义】

本条承上条论述冲气虽平而支饮复动的证治。服用桂苓五味甘草汤后，冲气即见下降，但反而更加咳嗽、胸满者，这是冲逆虽平，但寒饮冲射于肺，支饮复发，治当散寒蠲饮、止咳泄满，用苓甘五味姜辛汤。

本方是在桂苓五味甘草汤的基础上去掉桂枝，再加干姜、细辛。桂枝功擅平冲降逆，因冲气已平，故不再用。主症在于咳满，故取干姜温阳散寒以治胸满，细辛祛散伏匿寒饮以治咳逆，加此二味，即"药随证转"之意；方中干姜、细辛、五味子同用，为后世治寒饮咳喘的常用方。

咳满即止，而更复渴，冲气复发者，以细辛、干姜为热药也。服之当遂渴，而渴反止者，为支饮也。支饮者法当冒，冒者必呕，呕者复纳半夏以去其水。

桂苓五味甘草去桂加姜辛夏汤方

茯苓四两，甘草二两，细辛二两，干姜二两，五味子、半夏各半升。

上六味，以水八升，煮取三升，去滓，温服半升，日三。

【释义】

本条论述冲气与支饮的鉴别，以及服用苓甘五味姜辛汤后变呕、冒的证治。服用苓甘五味姜辛汤后咳满即止者，是寒饮得姜辛之温散，故病情缓解。但亦有服药后见口渴、冲气复发者，是因姜、辛温热，用量过重，转从燥化，动其冲气所致，此时本宜再用桂苓五味甘草汤敛其冲气。另一种变化为口渴反止，如其为热药之变，当口渴不止，今再服热药而渴反止者，为支饮水饮内盛，与"今反不渴者，心下有支饮故也"，其旨相同。冲气与支饮虽有眩冒之变，但冲气并无呕吐，支饮饮气上逆必见呕吐。现在服热药而不渴，反加呕吐，是苓甘五味姜辛汤尚未能控制其发作之势，仍为支饮饮邪无疑，可用原方加半夏去胃中水饮而降逆止呕，共收温阳散寒、祛饮降逆之效。值得注意的是方中干姜、细辛已由苓甘五味姜辛汤中的三两减至二两，既有散寒化饮之功，且无躁动冲气之弊。

本条指出支饮饮气上逆的冲气，与心肾阳虚的气冲应予区别。前者口不渴而必呕，后者常渴而不呕；前者用苓甘五味姜辛半夏汤，后者用桂苓五味甘草汤。从二方用药比较可知，桂枝是平定心肾阳虚气冲的主药。

水去呕止，其人形肿者，加杏仁主之。其证应纳麻黄，以其人遂痹，故不纳之。若逆而纳之者，必厥，所以然者，以其人血虚，麻黄发其阳故也。

苓甘五味加姜辛半夏杏仁汤方

茯苓四两，甘草三两，五味半升，干姜三两，细辛三两，半夏半升，杏仁半升（去皮尖）。

上七味，以水一斗，煮取三升，去滓，温服半升，日三。

【释义】

本条论述服苓甘五味姜辛汤后的复杂变化，应仔细鉴别。服前方后而咳满即止者，是干姜、细辛的功效已著，病情缓解，为好转现象。但亦有服药后见口渴，冲气复发者，是因干姜、细辛温热，转从燥化，动其冲气所致，此种变化自当酌用苓桂味甘汤以治之。另一种变化为口渴反止。如其为热药之变，当口渴不止，今反止者，是饮邪内盛，水气有余，这种冲气，是由于饮邪上逆，而非下焦冲气。冲气与支饮均有上逆眩冒之变，应如何加以鉴别？前者气冲而不呕，后者则上逆必见呕吐。现在服热药而不渴，反加上逆呕吐，是前药尚未能控制其发作之势，仍为饮邪无疑，可用原方加半夏以去水止呕。

【解析】

服药后水去呕止，是里气转和，但表气未宣，故其人尚见形肿，可于前方中加杏仁一味，继续廓清余邪，兼以宣利肺气；气化则饮消，形肿亦可随减。从形肿一证而谕，本可应用麻黄发汗消肿，但由于其人本有尺脉微、手足痹等虚证，故不能用。若违反病情，误用麻黄，则更耗散其阳，必有厥逆之变。

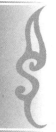

若面热如醉，此为胃热上冲熏其面，加大黄以利之。

苓甘五味加姜辛半杏大黄汤方

茯苓四两，甘草三两，五味半升，干姜三两，细辛三两，半夏半升，杏仁半升，大黄三两。

上八味，以水一斗，煮取三升，去滓，温服半升，日三。

【释义】

本条承上条论述痰饮挟胃热上冲于面的证治。服苓甘五味姜辛汤加半夏、杏仁等方，温化水饮，通调水道，水饮能去。若温化水饮，水气不行，湿郁生热，积于胃肠，故有胃热亢盛，热气熏蒸，耳红面热，如醉酒状。治以苓甘五味姜辛汤加半夏、杏仁、大黄。于前方中又加一味大黄，泻胃肠实热，引热下行，涤荡胃肠中的湿热饮邪，从大便而下。故曰：加大黄以利之。

【选注】

《金匮要略论注》："面属阳明，胃气盛，则面热如醉，是胃气之热上熏之也；既不因酒而如醉，其热势不可当，故加大黄以利之，最有姜、辛之热，各自为功，而无妨矣。"

先渴后呕，为水停心下，此属饮家，小半夏茯苓汤主之（方见上）。

【释义】

本条论述痰饮呕吐的证治。由于脾虚不能运化，肺虚不能通调水道，水饮停于中，津液不能敷布于上，所以口渴饮水。饮后水停于胃，水气上逆，则呕吐清水痰涎。治宜小半夏茯苓汤，温化水饮，降逆止呕。方中生姜温胃散饮，输布津液；半夏涤痰降逆止呕；茯苓利水行饮。三药共成温和之法，使旧饮能去，新饮不生，痰饮可愈。

结　语

本篇痰饮、咳嗽并提，实际上是以痰饮为主，咳嗽仅是痰饮的部分病情，并不包括其他原因所致的咳嗽。

痰饮的成因，有由于脾阳不运者，有由于肺失通调者，亦有由于肾虚不能主水者等。由于水液停聚的部位不同，故痰饮有四饮之分，在肠胃者，谓痰饮；在胁下者，谓悬饮；在体表者，谓溢饮；在胸膈者，谓支饮。但四者不能截然划分，往往互相影响，尤其痰饮与其他三饮常相关联。

痰饮的病情，有上、下、内、外之分；具体治法，亦有发汗、攻下、利小便之别，其中以温化为正治法。苓桂术甘汤、肾气丸健脾温肾，为治本之图。饮邪上犯，可用小半夏汤、小半夏加茯苓汤、葶苈大枣泻肺汤以治其标；兼表里证，可用大、小青龙汤以发汗；饮在中下焦，用五苓散、泽泻汤以利小便；饮邪深痼难化，可用十枣汤、甘遂半夏汤以逐水，并可用厚朴大黄汤、己椒苈黄丸以去其实。此外，痰饮久留，每多虚实错杂，如木防己汤、木防己去石膏加茯苓芒硝汤，即为此而设。至于服小青龙汤后的变证处理，是辨证施治的举例示范，以资临床参考。

消渴小便不利淋病脉证并治第十三

【学习要求】

1. 了解消渴、小便不利和淋病合篇的意义及概念。

2. 熟悉本篇对小便不利和淋病的辨证施治。

3. 熟悉消渴的病因病机，并掌握具辨证施治，了解后世对本病治疗的发展。

【主要内容】

1. 说明消渴、小便不利和淋病的概念。指出这三种病证都涉及口渴和小便的变化，主要病变均与肾和膀胱有关。

2. 消渴的病因病机有胃热、肾虚及肺胃津伤等几个方面。在治疗上，本篇提出肾气丸主治下消，白虎加人参汤主治上消。

　　本篇是论述消渴、小便不利和淋病的辨证论治。篇中共有条文十三条，载方六首。其中第一、二条阐述了消渴的病机、脉症。第三、六、十二条是论消渴的证治和方药。第四、五、十三条是论小便不利兼有消渴的证治和方药。第十、十二条则论小便不利的证治和方药。第七、八、九条阐述了淋病的脉症和治疗原则。由于消渴、小便不利和淋病的病变部位都和肾与膀胱有关，主要症状是消渴和小便不利，故合为一篇论述。

　　消渴病，指其人口渴能饮，饮水能消，即水入不足以制火，而反为火所消的病变，然亦有由于津液内凝，变而为水，水蓄于下，则小便亦可出现消渴的证情。两者对比，以加强辨证思想。消渴可分为上、中、下三种。上消则在于肺，中消则在于胃，下消则在于肾。上消在肺，则口干舌燥，而渴欲饮水；中消在胃，热盛而燥，则消谷善饥而多食为突出；下消在肾气虚寒冷，不能蒸水化气，则有多饮多尿之变。

　　小便不利，是一个证候，它可以出现于很多的疾病之中。举例而言，如肾阳虚的气化不行；或少腹有瘀血，郁而化热；或脾肾两虚，气化不利等原因，皆能引起小便的不利。淋病是以小便淋沥涩痛为主症，多与下焦蓄热有关。

　　厥阴之为病，消渴，气上冲心，心中疼热，饥而不欲食，食即吐，下之不肯止。

【释义】

本条指出厥阴消渴的证因。凡是邪热入厥阴经，会出现消渴，气向上冲心，心窝部有疼痛灼热的感觉，有饥饿感，但又不能进食，进食后就吐。这是因肝木心火灼伤阴津所致的消渴，一般不宜用下法，如果用了下法，那胃气再次受伤，邪热就向下注，而出现下利不止。这种消渴，与杂病消渴有些不同，因为这是多见于外感热病过程中的一种证候。所以古人也认为是属于厥阴范围的消渴病。

寸口脉浮而迟，浮即为虚，迟即为劳；虚则卫气不足，劳则营气竭。趺阳脉浮而数，浮即为气，数即消谷而大坚（一作紧）；气盛则溲数，溲数即坚，坚数相搏，即为消渴。

【释义】

本条是论述消渴的病机。引起消渴的病因很多，这里仅从营卫虚竭和胃气热盛两个方面探讨它的病理机转。

寸口脉候心肺，心主血属营，肺主气属卫。今浮迟并见，浮为阳虚气浮，卫气不足之象；迟为血脉不充，营气虚少之征。本段文字未完，疑有脱简，大意是说明消渴属于虚劳一类疾病。

趺阳以候胃，今脉浮而数，则为胃气热盛。热能杀谷，又能耗津，故消谷而大便坚硬。气有余便是火，水为火迫，故小便频数。溲数则津液偏渗，肠道失濡，大便因而坚硬。胃热便坚，气盛溲数，故病消渴。又，这段论述，后世称为中消证。

本条两见浮脉，但前者为脉浮而弱，即浮而无力；后者为脉浮而数，即浮而有力，并且见数。前者为气不足，后者为气有余。一虚一实，应加分别。

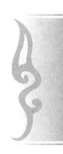

男子消渴，小便反多，以饮一斗，小便一斗，肾气丸主之。

【释义】

本条论述下消的证治。消渴而小便反多，是因肾虚阳气衰微，既不能蒸腾津液以上润，又不能化气以摄水，所以饮一斗，小便亦一斗，是为下消。治宜补肾之虚，温养其阳，恢复其蒸津化气之功，则消渴自可缓解。

脉浮，小便不利，微热消渴者，宜利小便，发汗，五苓散（方见痰饮篇中）主之。

渴欲饮水，水入则吐者，名曰水逆，五苓散主之。

【释义】

病人脉象浮，小便不利，有轻微的发热，而且极度口渴，应该利小便发汗，用五苓散主治。

口渴而要饮水，饮水后即吐的名叫水逆，用五苓散主治。

【解析】

以上二条指出水与热结，小便不利的证治。第四条脉浮微热为病在表。水与热结，膀胱气化受阻，故小便不利。内有停水，津液不布，故口渴。用五苓散的目的，在于从表里分消其水，水去则热无所据，消渴自止。

第五条的病理情况是胃中停水，水入不能消化，因而上逆而吐，故亦宜五苓散去其停水。口渴而想饮水。但水进入以后又作吐的（呕吐之因由于水），所以称为"水逆"，这是因为热渴饮水，热已消而水不行，逆而成呕，乃是消渴的变证，虽列为消渴，而实为水病之类。因此在治法上也宜去其停水，仍可用五苓散。

以上两条虽均由停水所引起，但在病理情况上略有不同。前者是因表邪未解，热不得泄，引起膀胱气化失职，以致口渴饮水，小便不利。后者是先因膀胱气化失职，水停于胃，津不上输而渴，饮则拒而不纳，故水入则吐。两者在病机上虽有不同，但停水则一，故皆用五苓散利小便以泄水，水去则渴与呕吐自愈。

方中茯苓、猪苓、泽泻淡渗利水，白术健脾行水，桂枝通阳解表，此亦属表里同治之法。

以上两条亦见于《伤寒论·太阳篇》，虽皆有消渴饮水之症，但属于外感热性病过程中的一个症状，非杂病中的消渴病，不能混淆。

【选注】

《金匮要略论注》："脉浮微热，是表未清也，消渴小便不利是里有热也，故以桂枝主表，白术、茯苓、泽泻主里，而多以热水助其外出下达之势，此治消渴之浅而近也，按此与上条，同是消渴，上条小便多，知阴虚热结，此条小便不利而微热，即为客邪入内。治法迥异，然客邪内入，非真消渴也，合论以示辨耳。"

【病案举例】

何某，男，54岁，农民。春季，复修江堤，气候甚暖。上午劳动口渴，肆饮凉水；下午天气骤变，又冒风雨，旋即发热汗出、口微渴，肢软神疲，延医诊治，与银翘散加减，表热稍减，渴反转增，口不离杯，犹难解渴。医又以白虎汤加生津等药，非唯口渴不减，且见饮入即吐，胸闭气喘。遂更他医，予行气宽胸，清热止吐之剂，仍无寸效。如斯六七日，乃邀余治。脉微浮有力，舌苔微黄而润、身热不扬，面容暗淡。气促胸闷，随饮随吐，询其二便，小便短赤，大便如常，询其饮食，稍进干食，尚不作呕。细推此证，虽似实热，实为蓄水，否则干食何由能纳?《伤寒论》"渴欲饮水，水入则吐者，名曰水逆"，正属斯病。且《黄帝内经》云："劳则气耗，热则气散"，其始劳动口渴，大饮凉水，体内气化，先已有亏；继而保护失宜，更冒风雨，休表欠和，致使元真之气不能化水成津，故渴欲饮水，饮不解渴，更以旧水不行，新水难入，故水入即吐而干食能纳。前服银翘疏解，辛凉散热，有伤体气；白虎生律，甘寒腻滞，抑遏胸阳，行气清热，苦辛开泄，耗损中焦。俱非中的之方，无怪愈医愈变。此际化气行水，仍为正法，然身热不扬，犹有表湿，拟五苓散改白术为苍术，表里兼顾，一服即瘥。桂枝6克，炒苍术9克，猪苓6克，泽泻9克，云苓9克。(摘自《湖北中医医系选集》)

渴欲饮水不止者，文蛤散主之。

文蛤散方

文蛤五两。

上一味，杵为散，以沸汤五合，和服方寸匕。

【释义】

本条是论述阴虚燥热消渴的辨证论治。由于肾阴虚少，虚火上炎，移热于肺，肺燥阴伤，故饮水不止。虽然渴饮不止，但犹不能以制燥渴，故其人饮不止。治以文蛤散，益水行水以治消渴。文蛤咸凉，有润下退火，益水行水之功，故治上消的渴饮。

此条接五苓散证之后，亦行水清热，调治津液之法，此条与《伤寒论》的文蛤散证，可以对比发明。

【选注】

《金匮玉函经二注》："尝考《本草》文蛤、海蛤，治浮肿，利膀胱下小便，则知内外之水，皆可用之。其味咸冷，咸冷本于水，则可益水，其性润下，润下则可行水，合咸冷润下则足可退火，治热证之渴饮不止，由肾水衰少，不能制盛火之炎燥而渴，今益水治火，一味两得之。《黄帝内经》曰：心移热于肺，传为膈消者，尤宜以一味切于人心也。"

淋之为病，小便如粟状，小腹弦急，痛引脐中。

【释义】

本条论述淋病的辨证。淋之为病，小便短而频数，尿出如粟米状。此乃湿热之邪煎熬膀胱津液，结成固体物质，小者如沙，如米，阻塞尿道，使尿液通行不畅，故尿灼热、疼痛、淋漓不快，小腹拘急，而痛引脐中。

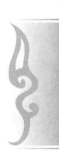

【选注】

《金匮要略心典》："淋病有数证，云小便有粟状者，即后世所谓石淋是也。乃膀胱为火热燔灼，水液结为滓质，犹海水煎熬而成咸碱也。小腹弦急，痛引脐中者，病在肾与膀胱之也。"

趺阳脉数，胃中有热，即消谷引食，大便必坚，小便即数。

【释义】

本条论述胃热下注转成淋病的病机。由于胃中有热，故消谷善饥，趺阳脉数。胃热伤津，不润肠道，故大便必坚。胃热伤津，津液不布，膀胱水少而热，故尿黄量少而频数，则形成热淋。

淋家不可发汗，发汗则必便血。

【释义】

淋病多因膀胱蓄热，阴液常苦不足，若再用阳药发汗，则必劫伤营分，迫血妄行，引起尿血。

小便不利者，有水气，其人苦渴，栝楼瞿麦丸主之。

栝楼瞿麦丸方

栝楼根二两，茯苓、薯蓣各三两，附子一枚（炮），瞿麦一两。

上五味，末之，炼蜜丸梧子大，饮服三丸，日三服；不知，增至七八丸，以小便利、腹中温为知。

【释义】

本条论述小便不利、下寒上燥的证治。肾主水而司气化，假如肾气不化，则小便不利，小便不利，则水气内停；气不化水，则津不上承，津不上承，故其人若渴。治宜化气、利水、润燥，三者兼顾，可用栝楼瞿麦丸。方中栝楼、薯蓣生津润燥，以治其渴；瞿麦、茯苓渗泄行水，以利小便；炮附子一味，能温阳化气，使津液上蒸，水气下行，盖亦肾气丸之变制。然必其人脉沉无热，用之始为恰当。方后云"腹中温为知"，这是里阳不足的反证。从而可知炮附子一味，当为方中主药。

小便不利，蒲灰散主之；滑石白鱼散、茯苓戎盐汤并主之。

蒲灰散方

蒲灰七分，滑石三分。

上二味，杵为散，饮服方寸匕，日三服。

滑石白鱼散方

滑石二分，乱发二分（烧），白鱼二分。

上三味，杵为散，饮服方寸匕，日三服。

茯苓戎盐汤方

茯苓半斤，白术二两，戎盐弹丸大一枚。

上三味，先将茯苓、白术煎成，入戎盐再煎，分温三服。

【释义】

小便不利，可以根据病情，选用蒲灰散、滑石白鱼散或茯苓戎盐汤治疗。

【解析】

本条指出原因不同而小便不利的三种治法。小便不利可见于多种疾病，究其原因亦很多。这里仅言主证，并列三方，至于如何运用，从药测证，可作如下理解。

蒲灰散，由蒲灰、滑石组成。蒲灰，按《本草纲目》说是蒲席灰，《医学纲目》认为是蒲黄，《食鉴本草》认为是香蒲。能去湿热，利小便，滑石能清利湿热。再按《金匮要略·水气病篇》说，"厥而皮水者，蒲灰散主之"。可以推言，凡是小便不利而有浮肿腹胀等症状的，用蒲灰散是恰当的。

滑石白鱼散，由滑石、乱发、白鱼三味组成。白鱼，近人一般少用。按《名医别录》说：白鱼能开胃下气，去水气。《本草纲目》认为白鱼即衣鱼，能利小便。乱发"主五淋，大小便不通"，有消瘀止血的作用，滑石清利湿热，三药合用共奏消瘀、利小便之功。魏荔彤认为滑石白鱼散能治阴虚热盛、胃气不足的小便不利。可知本方证即后世所谓血淋，病属热性的小便不利，兼有少腹胀满之证。

茯苓戎盐汤中的戎盐，按《本草纲目》说即是青盐，有咸寒润下渗利的功能，能助水脏。益精气。《医宗金鉴》："戎盐润下，亦必是水湿郁于下也。盐为渴者之大戒，观用戎盐则不渴可知也。"茯苓淡渗利水，白术甘温健脾。本方具有益肾清热，健脾利湿之功。可知本方证是中焦脾虚，下焦湿热较甚的小便不利之证。曹颖甫谓："此方为膏淋、血淋，阻塞水道，通治之方"，可供参考。

渴欲饮水，口干舌燥者，白虎加人参汤（方见中暍）主之。

【释义】

本条论述热盛伤津消渴病的证治。由于肺胃热盛，热能伤气，亦能伤津，气虚不能化津，津亏无以上承，所以渴欲饮水，口干舌燥。水入能够滋润，但热盛能消，故口干舌燥不解，此即上消之证。

治以白虎加人参汤，清热生津止渴。方中石膏、知母清热降火，清解肺胃大热；甘草、粳米益胃生津；人参补脾肺之气，气足则生津止渴。

【选注】

《医门法律》："此治火热伤其肺胃，清热救渴之良剂也。故渴消病之在上焦者，必取用之。东垣以治膈消，洁古以治能食而渴者。"

脉浮发热，渴欲饮水，小便不利者，猪苓汤主之。

猪苓汤方

猪苓（去皮）、茯苓、阿胶、滑石、泽泻各一两。

上五味，以水四升，先煮四味，取二升，去滓，纳胶烊消，温服七合，日三服。

【释义】

本条论述肺胃阴伤小便不利的辨证论治。由于胃热阴伤，不能润燥，肺热津伤，不能通调水道，水气停留，水热互结，故脉浮发热，渴欲饮水，小便不利。

治以猪苓汤滋阴益血，渗利水湿。方中茯苓健脾生津，渗利水湿；阿胶补阴以生津；猪苓、泽泻、滑石利水清热。

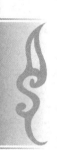

结　语

本篇所论的消渴，一部分属于热性病过程中的消渴，一部分属于杂病的消渴。五苓散证、猪苓汤证、白虎加人参汤证等皆属于前者；如趺阳脉浮而数两节，以及肾气丸证，则属于后者。虽然如此，但本篇的特点是一方可治数病，而一病又可用数方，只要在证候相同的原则下，对于方剂的使用，是不受限制的。如白虎加人参汤既可用于热盛伤津的伤寒阳明病，亦可用于同样证候的杂病消渴；又如栝楼瞿麦丸，在本篇用以治疗小便不利，但也可用治肾消病的小便多之候。此外，猪苓汤既可用于口渴、小便不利，亦可以用于淋病。

水气病脉证并治第十四

【学习要求】

1. 熟悉水气病的病因病机、分类和治疗原则。

2. 掌握本篇对水气病的辨证论治。

【主要内容】

1. 说明水气病的形成主要是阳气衰微，水停不化，因而泛滥全身，与脾、肺、肾、三焦、膀胱等脏腑的功能失调有密切关系。

2. 根据水气病的不同脉证，本篇分为风水、皮水、正水、石水、黄汗五种类型。根据水气病形成与内脏的关系，本篇又是五脏水的分类。

3. 关于水气病的治疗，本篇提出了发汗、利小便和逐水的治疗法则。运用这些方法治疗水气病，必须掌握辨证施治的精神，灵活运用。说明后世治疗水气病，都是本着这三个法则的精神进行治疗的。

4. 说明本篇对水气病的辨证施治。如风水表虚的，用防己黄芪汤；有郁热的，用越婢汤；脉浮的，用杏子汤；脉沉的，用麻黄附子汤。皮水属阳郁的，可根据病情兼挟选用防己茯苓汤、蒲灰散、越婢加术汤、甘草麻黄汤。黄汗属湿重阳郁的，用桂枝加黄芪汤；阳郁而营血有热的，用芪芍桂酒汤。此外，心下痞坚属于阳虚阴凝的，用桂枝去芍药加麻辛附子汤；属于脾弱气滞的，用枳术汤。

本篇是论述水气病和黄汗病的辨证论治。水气病即水肿病。水气病的病机主要是肺、脾、肾三脏的通调、运化和气化功能失调，而水湿停留，聚为水肿。水气病，是指水不化气，气不通行，聚而为肿胀的病机而言。治疗水气大法有三：即发汗、利小便、逐水。也就是《黄帝内经》的"开鬼门，洁净府"的治疗原则。水肿病有四种类型：风水、皮水、正水、石水。至于五脏水气，可列入正水、石水之类。

黄汗病的主证是汗液色黄，病机是湿郁在表，湿热交蒸所致。治疗以调和营卫为主。另外，本篇还论述了血分病和气分病，可与水气病鉴别。

师曰：病有风水、有皮水、有正水、有石水、有黄汗。风水其脉自浮，外证骨节疼痛，恶风；皮水，其脉亦浮，外证胕肿，按之没指，不恶风，其腹如鼓，不渴，当发其汗。正水其脉沉迟，外证自喘；石水其脉自沉，外证腹满不喘。黄汗其脉沉迟，身发热，胸满，四肢头面肿，久不愈，必致痈脓。

【释义】

老师说：水气病有风水、皮水、正水、石水和黄汗五种证型。风水病脉浮，在外的症状有骨节疼痛、怕风等。皮水病脉象也浮，在外症状有足背肿起，手指重按则陷没下去，不怕风，腹部膨胀像鼓一样，口中不渴等症，应当用发汗法治疗。正水病的脉象沉迟，有呼吸急促等证。石水病脉沉，症状有腹部胀满，不喘。黄汗病脉来沉迟，有全身发热，胸部胀满，四肢和头面都浮肿，长时间没有治愈，必然导致生痈化脓。

【解析】

本条是论述风水、皮水、正水、石水和黄汗的脉证和治法。

水气病是水肿证的总称。细分起来，又有风水、皮水、正水、石水和黄汗五类，兹分如下。

风水，是由于风邪侵袭肌表，故脉浮而恶风。风邪使肺气不宣，则不能通调水道，而水气停滞，留于体表、四肢、关节，故头面浮肿，而骨节疼痛。

皮水是由于脾阳虚，不能运化水湿，湿邪阻滞中焦，故腹满如鼓状。肺气虚则不能通调。致水湿停滞皮中，故下肢踝部浮肿，按之没指。水性润下故也。脾阳虽虚而不甚，阳气尚能外达，水湿由里外溢，津液上承，故口不渴，面脉亦浮。虽无恶风等表证，但水湿有外溢之趋势，故因势利导，可发其汗，使水从皮肤排出。则皮水可立消。

正水是由于脾肾阳虚，不能气化，蒸发水湿之邪，水停于里，故腹满，而脉沉迟。若水气外溢，则作肿。水气上逆而作喘。水在下则小便不利。盖水气之邪变动不居，而泛滥成灾。亦勿怪其然。

石水，是由于肾阳虚衰，不能温化水湿，水气结于少腹，故腹满如石，脉沉。水聚于下，未及于肺，故不喘。若水气波及于肝区，可见胁下胀痛。

黄汗，是由于脾阳虚不能运化水湿，水湿内郁，故其脉沉迟。湿郁化热。湿热流于肌肤，故身热，四肢头面肿。湿热入营，邪热郁蒸，汗出色黄，故名"黄汗"。湿热上蒸，肺气不畅，故胸中满闷。若本病日久不愈，湿热外蒸，郁滞不透，腐肉化脓，则可导致痈肿浸淫流脓。

脉浮而洪，浮则为风，洪则为气，风气相搏，风强则为隐疹①，身体为痒，痒为泄风②，久为痂癞③；气强则为水，难以俯仰。风气相击，身体洪肿④，汗出乃愈。恶风则虚，此为风水；不恶风者，小便通利；上焦有寒，其口多涎，此为黄汗。

【词解】

① 隐疹：指风疹块遍及全身而痒痛之证。

② 泄风：风热外泄于表，瘙痒不止的证名。

③ 痂癞：风热在表，瘙痒不止，搔破结痂遍及全身，而如癞状。

④ 洪肿：洪，大水之称，指全身浮肿严重。

【释义】

本条是论述风水的病机，以及风水为病的特点。风水卫气强是由于外感风邪而内有水气，故脉浮而洪。浮为风，故恶风；洪为热盛，故洪则为气。风气相搏，风强伤卫，则为隐疹，而遍身瘙痒。风热燥血，则瘙痒不止，搔破结痂，遍及全身而形如癞；气强则卫受邪，而表闭气郁，不能行水，故身体洪肿，难以俯仰。

本证由于风邪闭郁肌表，内热外蒸，水停为肿。故用发汗解表法，使风热与水皆从皮表排出。

黄汗，为脾虚不运化水湿，湿郁化热，侵入营分，热邪郁蒸而汗出色黄。无表证，故不恶风。下焦无病，故小便通利。肺虚上焦不能敷布津液，故其口多涎。口多涎的病机，可体会为寒邪，又可体会为痰饮。夫肺脾者太阴也，肺脾之气羁绊，而湿邪久留，此黄汗之所由也。

寸口脉沉滑者，中有水气，面目肿大，有热，名曰风水。视人之目窠上微拥①，如蚕新卧起状，其颈脉②动，时时咳，按其手足上，陷而不起者，风水。

【校勘】

《脉经·卷八》无"蚕"字。

【词解】

① 目窠上微拥：是说两眼胞微肿。

② 颈脉：指足阳明人迎脉，在喉结两旁。

【释义】

本条承上条进一步说明风水的脉症。风水之脉应浮，如果寸口部的脉见沉滑，为水气相结之征，这说明风水病已有增剧的趋势；水湿滞留于胸颈以上，卫气被郁，故出现面目肿大、发热；水清入肺，肺气不宣，故时时咳嗽；望诊时，眼胞微肿，如刚睡起的状态；按其手足的肿处，凹陷而不起；水湿犯于肺胃，故颈脉跳动明显。这些都是风水深入发展的症状。

太阳病，脉浮而紧，法当骨节疼痛，反不疼，身体反重而酸，其人不渴，汗出即愈，此为风水。恶寒者，极虚发汗得之。

渴而不恶寒者，此为皮水，身重而冷，状如周痹。

胸中窒，不能食，反聚痛，暮躁不得眠，此为黄汗，痛在骨节。

咳而喘，不渴者，此篇脾胀，其状如肿，发汗则愈。

然诸病此者，渴而下利，小便数者，皆不可发汗。

【解析】

本条再论水肿病的辨证及其治疗原则。并概括指出了风水、皮水、黄汗、肺胀的鉴别。学习本条可分五个自然段来理解。

第一段，风水初起与太阳病之鉴别。太阳病，感受风寒，脉浮紧，骨节疼痛为伤寒。本段脉浮紧而骨节不痛，身体反重而酸，这就不是伤寒，而是风挟水气阻于卫表肌肉，而为风水。与第一条比较："风水其脉自浮，外证骨节疼痛"，此又不痛。《金匮要略心典》曰："风与水合而成病，其流注关节者，则为骨节疼痛，其浸淫肌肤者，则骨节不疼，而身体酸重，由所伤之处不同故也。"不渴为风水在表之故。邪在表可用汗法，故"汗出而愈"。水肿病本为阳气不足，如果发汗不得法，又会损伤阳气，使人体更虚，反会出现恶寒症状，所以说："恶寒者，此为极虚，发汗得之。"

第二段：皮水与风水的鉴别。"渴而不恶寒"，与上段的"不渴"不同。风水不渴邪在表，但皮水也有不渴的，即第一条"皮水，其腹如鼓不渴"，此"渴"较"不渴"病又进一层发展，乃因脾肺为病，水停而气不化津之故。所以皮水日久，能见口渴，但一般渴不欲饮水。不恶寒是因皮水非由外风所致。故皮水与风水的鉴别，主要辨证在：风水恶风、恶寒有表证；皮水不恶风、不恶寒。

第三段：黄汗与皮水的区别。因湿邪郁于肌表，故身肿而冷。遍身疼痛。因湿郁肌表，阳气不能舒展而聚于一处而作痛，因而称"反聚痛"。因水湿外感，阳气内郁，至暮时，阴气盛，阳气更难舒展，故"至暮躁不得眠"。因寒邪束于肌表，筋脉收引故骨节疼痛。这是黄汗初起时的症状，日久则郁而化热。黄汗与皮水的区别，黄汗是脉沉迟，全身疼痛，至暮更甚；皮水是脉浮，不痛。

第四段：肺胀与水肿的区别。咳嗽而喘，不渴，类于风水，但肿不甚，因水气在肺，而为肺胀，属喘咳之类。因邪在肺，治疗可用发汗而愈。

第五段：总结上四段，提出可汗与不可汗之鉴别。风水、皮水、肺胀均可用汗法。如果有渴而下利，小便数的症状出现，表明体内津液已伤，如再用汗法，有导致津液枯竭的危险。故云："皆不可发汗"。

里水[①]者，一身面目黄肿[②]，其脉沉，小便不利，故令病水。假如小便自利，此亡津液，故令渴也。越婢加术汤主之。

【词解】

① 里水：水从里生而溢于外。即皮水。

② 黄肿：与皮水不同。水在皮内，色黄肿胀。

【释义】

病人里水外溢面为皮水病，全身面目色黄水肿，脉沉于里，是小便不通利而引起的水病。可用越婢加术汤主治。假如小便自然通利，而见口渴，这是亡失津液的缘故。

【解析】

本条是论述皮水的证治。

由于脾阳虚弱，不能运化水湿，水停于里，故脉沉。肺气不宣，不能通调水道，下输膀胱，故小便不利。水湿既不能下行，又不能外达，郁滞化热，泛于肌表，故一身面目黄肿。

治宜越婢加术汤，宣肺健脾，利水清热。方中白术、甘草、生姜、大枣健脾化湿，调和营卫；麻黄宣肺通调水道，以利小便；石膏清泄郁热，以退黄肿。

"越婢加术汤主之"七字，接"故令病水"句下，此为倒装句。假如小便自利，为肺气尚能通调水道，而下输膀胱，发汗又伤液，此亡津液，故令渴也。治宜健脾运化水气，输布津气为主，不宜再用越婢加术汤发汗，恐亡津液。

【选注】

《金匮要略心典》："里水，水从里积，与风水不同，故其脉不浮而沉，而盛于内者，必溢于外，故一身面目悉黄肿也。水病，小便当不利，今反自利，则津液消亡，水病已而渴病起矣。越婢加术，是治其水，非治其渴也。以其身面悉肿，故取麻黄之发表；以其肿而且黄，知其湿中有热，故取石膏之清热，与白术之除湿。不然，则渴而小便利者，而顾犯不可发汗之戒耶？或云：此治小便利，黄肿未去者之法，越婢散肌表之水，白术止渴生津也。亦通。"

跌阳脉①当伏，今反紧，本自有寒，疝瘕②，腹中痛，医反下之，下之即胸满短气。

【词解】

① 跌阳脉：指足背太冲穴动脉，以候胃气安危。

② 疝瘕：疝是睾丸痛连少腹，抽引急痛。瘕是腹中包块，或聚或散，没有固定形位。

【释义】

病人足背上的跌阳脉，在正常情况下应该见到沉伏的脉象，现在反而见到紧脉，这是素有寒证，或是疝病，或是瘕病，腹中经常疼痛，医生误用下法，就引起胸中满闷和呼吸急促等症。

【解析】

本条是论述寒证误下而成的水气病。

趺阳脉本不当伏，若因水气伏而脉亦当伏。今反紧，紧则为寒，此因其人有寒，疝瘕腹中痛。医不温其寒，而反下之，阳气重伤，即胸满短气，而水病大作。

趺阳脉当伏，今反数，本自有热，消谷，小便数，今反不利，此欲作[1]水。

【词解】

① 欲作：待作，未作之总。

【释义】

本条论述水气挟热，与上条水气挟寒互相对应，两条应对照分析，以加强辩证思维，趺阳胃脉，本不当伏，今因水气内伏，故脉亦伏，若不伏而反数，为本自有热，热则消谷，而小便数多，此乃热迫津液偏渗，而大便则成燥。若其人小便反不利，时为热不化燥，而下与水结。则为欲作"水气"之变。

《金匮要略方论本义》："此病趺阳脉当伏，今反数，为本自有热。然本自有热，则当消谷，小便数，大便坚，如伤寒胃实之证也。今小便反不利，则知为欲作水与湿热之邪无疑。"

寸口脉伏而迟，浮脉则热，迟脉则潜，热潜[1]相搏，名曰沉[2]；趺阳脉浮而数，浮脉即热，数脉即止[3]，热止相搏，名曰伏；沉伏[4]相搏，名曰水；沉则络脉虚，伏则小便难，虚难相搏，水走皮肤，即为水矣。

【词解】

① 潜：气潜于下。

② 沉：元气沉而不举。

③ 止：水谷精微停止于中，不能运化。

④ 伏：潜伏不升。

【释义】

本条是以脉象测病机，而论水气病发生之理。寸口脉浮而迟，浮为阳则主热，迟为阴则主潜。热而潜，则热有内伏之势，而不能发于外，名曰沉；热而止，则热有留滞之象，而不能运行，故曰伏；热留于内而不行，则水气因之而蓄，故曰："沉伏相搏，名曰水"。热留于内，则气不外行，而络脉虚；热止于中，则阳不化而小便难，以不化之水，而走不行之气，则水走皮肤，而成水肿。

此条以潜、沉、伏、止以言水；以浮、数以言热。夫水与热结，而又小便不利，则水肿自可难免。

寸口脉弦而紧，弦则卫气不行，即恶寒，水不沾流^①，走于肠间。

少阴脉紧而沉，紧则为痛，沉则为水，小便即难。

【词解】

① 水不沾流：指水不流溢。

【释义】

病人寸口脉弦而紧，是上焦有寒，卫气不能通行于体表，所以怕冷。水液遇寒则凝涩。不能沿着正常水道运行，流入肠间，可能形成水气病。

病人少阴脉紧而沉，紧是寒气凝滞，有疼痛证，沉是寒聚于内，水液不能通达，形成水气病，亦使小便不能通利。

【解析】

本条是论述水气病病机。

水气病在将成未成之际，其脉往上寸口脉弦而紧。紧为寒，弦则卫气为寒邪所结而不行。卫气不行，则阳气无以肥腠理，司开关。今藩篱不固，因而恶寒；卫阳不行，则水液不沾，流走于肠间，遂横流于肌肤肢体为肿。此言水病之初成，责在卫阳之虚。以寸口主卫气也。总在寒从外得，阳气被抑，而生水气之证。若脉得诸沉，沉为水结，当责有水，若其人身肿重，则与脉沉相应，故有小便难等证，为水已成。此言水病之既成，责在肾阳，以少阳主水，肾阳虚则聚水而成肿也。

【选注】

《金匮要略论注》："此言水气已成，亦或于少阴脉见之也。少阴者，尺脉也。紧而沉，紧属寒，故主痛；沉为阴结，故属水。小便难，言因肾病水而小便即为之不利，非小便难故成水病也。"

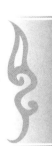

脉得诸沉，当责有水，身体肿重。水病脉出^①者，死。

【词解】

① 脉出：水病应脉沉，如徒然暴出，反映真气离根，脱散于外。

【释义】

诊得沉伏不起的脉象，应该认为是有水气，病人身体肿胀而且沉重。水气病人脉浮而无根，是即将死亡的脉象。

【解析】

本条论述水之病的脉症和预后。因为皮肤中有水，脉络受压，营卫被阻，故水肿病人脉象多沉。然而阴寒内盛者，脉象亦沉。故必须再根据"身体肿重"之症，才能诊断为水气病。水病脉之"出"，是脉象盛大无根，轻举有脉，重按则散，乃阴盛格阳，真气涣散于外的征兆。若水肿未消，突然见"出"脉，与证不符，表示预后不良。

水肿为本虚标实之病，故观察病情，应时刻以阳气衰微的程度为重。"脉得诸沉，当责有水"，是说肿与脉沉是脉证相应，阳气虽虚而未脱。若水肿明显，而脉反由沉转为暴出重按则无，是阳气虚脱之象，故预后不良。

夫水病人，目下有卧蚕[①]**，面目鲜泽**[②]**，脉伏，其人消渴**[③]**。病水腹大，小便不利，其脉沉绝者**[④]**，有水，可下之。**

【词解】

① 目下有卧蚕：形容下眼胞水肿的形状。

② 鲜泽：新鲜而光亮。

③ 消渴：指渴而能饮的症状。

④ 沉绝：脉沉之甚，而近于绝。

【释义】

患水气病的人，下眼胞肿起，像横卧的蚕一样，面目的气色鲜明润泽，脉伏而不起。病人口渴多饮，水聚于腹，腹部胀大，小便不通利，脉沉细欲绝，肯定有水气，可下其水。

【解析】

本条是论述水气病的辨证。病水之人，水盛而土弛，故目下有形如卧蚕而拥起。水明亮，故面目鲜泽。沉为水脉，水阻气滞，故沉极则伏。水气为邪，必津液不布，故消渴能饮。水为有形之邪，聚于中则大腹，凡腹大而水无路，故小便必不利。水气如是之重，故脉则沉绝。陈修园说：诊其脉则为无阳，审其势则为有水。故可逐水，水势减轻，再议他法。

【选注】

《金匮要略心典》："目下有卧蚕者，目下微肿，如蚕之卧，经所谓水在腹者，必使目下肿也。水气足以润皮肤而壅营卫，故面目鲜泽，且脉伏不起也。消渴者，阳气被郁而生热也。病水，因水而为病也。夫始因水病而生渴，继因消渴而益病水。于是腹大，小便不利，其脉沉绝，水气瘀壅而不行，脉道被遏而不出，其势亦太甚矣，故必下其水，以通其脉。"

问曰：病下利后，渴饮水，小便不利，腹满因肿者，何也？答曰：此法当病水，若小便自利及汗出者，自当愈。

【校勘】

"因肿"，《脉经》作"阴肿"，即前阴水肿。

【释义】

问：下利以后，口渴想喝水，小便不利，肚子胀满，阴部水肿，这是什么道理呢？答：这依理要发水肿病，如果小便通利及有汗出的，自然也会痊愈。

【解析】

本条指出下利后病水的病理及自愈的征象。病下利乃患泄泻、痢疾之谓。患泄泻、痢疾之后，津液受伤，故渴欲饮水，如土虚不能制水，小便不利，则水无由排泄，因而形成腹满阴肿，这是水气病的先兆。

人体水之出路，大多从汗与小便而解。若已成肿，小便通利或自然汗出的，则水有外泄的机会，水肿将消除，为水有出路，所以说"自当愈"。

【选注】

《医宗金鉴》："病下利则虚，其土伤其津也，土虚则水易妄行，津伤则必欲饮水。若小便自利及汗出者。则水精输布，何水病之有？惟小便不利，则水无从所出，故必病水。病水者，脾必虚不能制水，故腹满也；肾必虚不能主水，故阴肿也。于此推之，凡病后伤津，渴欲饮水，小便不利者，皆当防病水也。"

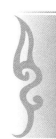

心水者，其身重而少气，不得卧。烦而躁，其人阴肿。

【释义】

水气侵犯于心，症见全身沉重，呼吸气少，不能平卧，心中烦乱，躁动不安，阴部水肿。

【解析】

本条专论心水的辨证。

由于寒水内停，水气上凌，困郁心阳，心火郁于上，故知躁。心火耗伤心气，心气不足，寒湿有余，故身重短气，不得卧。寒水停于下焦，溢于肌表，心火不能下交于肾，水湿不去，故阴肿。

【选注】

《金匮要略心典》："心，阳脏也，而水困之，其阳则弱，故身重而少气也。阴肿者，水气随心气下交于肾也。"

肝水者，其腹大，不能自转侧，胁下腹痛，时时津液微生[①]**，小便续通**[②]**。**

【词解】

①时时津液微生：口中常常生出一点津液。

②小便续通：小便有时不利，有时续通。

【释义】

水气侵犯于肝的病人，症见腹内水胀很重，自己不能转动，两胁之下的腹部疼痛，口中时常泛出微量水液，小便时断时续地通利。

【解析】

本条专论肝水的辨证。由于寒水内停，水侵肝络，气机被阻，故胁下腹痛。肝之疏泄功能失常，肝气时而上冲，时而下降，水液随肝气上升，则时时津液微生；水液随肝气下降，则小便续通。肝病伤脾，不能运化水湿，所以腹部胀大。

【选注】

《金匮要略心典》："肝病喜归脾，脾受肝之水而不行，则腹大不能转侧也。肝之脐在胁，而气连少腹。故胁下腹痛也。时时津液微生，小便续通者，肝喜冲逆而主疏泄，水液随之而上下也。"

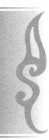

肺水者，其身肿，小便难，时时鸭溏①。

【词解】

①鸭溏：大便中水粪混杂，有如鸭溏，又称鹜溏。

【解析】

本条是论述肺水的辨证。由于寒水内停，水迫于肺，肺气不行，不能通调水道，下输膀胱，故小便难。水溢肌表，故其身肿。水走大肠，故大便如鸭溏。

【选注】

《金匮要略论注》："肺主气，以运于周身，病则正气不布，故身肿。小便必因气化而出，气不化故小便难，肺气病，则不能受脾气之上输，肺脾交困而鸭溏。鸭溏者，如鸭粪之清而不实也。"

脾水者，其腹大，四肢苦重，津液不生，但苦少气，小便难。

【解析】

本条是论述脾水的辨证。由于寒水内停，湿困脾胃，脾失转输之常，不能升清降浊，水湿聚腹中，流于四肢，故其腹大，四肢苦重。脾为湿困，津液不生，气亦不足，故口渴，少气。脾不散精于肺，肺不通调水道以行决渎，故小便难。

【选注】

《金匮要略心典》："脾主腹而气行四肢，脾受水气，则腹大四肢重。津气生于谷，谷气运于脾，脾湿不运，则津液不生而少气。小便难者，湿不行也。"

肾水者，其腹大，脐肿，腰痛，不得溺，阴下湿如牛鼻上汗，其足逆冷，而反瘦。

【释义】

本条是论述肾水的辨证。由于水寒盛于下，肾阳衰弱，不能温化水气，寒水增多，故其腹大、脐肿、腰痛。肾气不化，数不得溺，水气渗溢于前阴，故阴下冷湿，如牛鼻上汗。阳虚不温，故其足逆冷。肾阳虚，不能温暖脾胃，不能上会于头面，故面反瘦。

【解析】

五脏水是指五脏气化功能失常，出现水肿及有关气化障碍的证候，也是中医脏象学说在水气病辨证上的具体运用。如肺水之"时时鸭溏"、脾水之"四肢苦重"、肝水之"胁下腹痛"、肾水之"其足逆冷"、心水之"阴肿"。这种以五脏为中心的辨证方法既具有临床指导价值，也是《金匮要略》论治杂病的主要特点。

水气病的病理涉及全身，虽以肺、脾、肾三脏为主，然与五脏之阳气衰弱皆有密切关系。《素问·汤液醪醴论》论水肿的病机谓"其有不从毫毛而生，五脏阳已竭也，津液充郭，其魄独居，精孤于内，气耗于外，形不可与衣相保。"可见水气病的形成，既与"从毫毛而生"的外邪有关，更与"五脏阳已竭"的内因有关。本段各条之五脏水，即是微示五脏阳气不足与水气形成的关系及其例证，以便医者治疗时，在基本方的基础上可视某脏之阳虚而针对性地加减用药，如出现心水而阴肿者，可加桂枝以通心阳，使下交于肾；出现肝水胁下腹痛，小便续通者，可加柴胡、芍药以助肝气之疏泄；出现肺水鸭溏、脾水腹大者，可加白术、茯苓以助其通调转输；出现肾水脐肿腰痛，阴下湿如牛鼻上汗者，可加桂枝、附子以温肾化水。所以五脏水与风、皮、正、石四水及气分、血分、水分等辨证分类，不是互相独立，而是互为补充的。各种辨证方法的综合运用，可使辨证施治更加深入和精细。

五脏水与《痰饮病篇》之水在五脏有所不同。水气病以阳虚衰竭为主，故五脏水以五脏之功能失调为主而言其证，如心水之有阴肿，肺水之有鸭溏等，都不是水对心脏的侵扰，而是脏气不足，津液失化的结果。痰饮病则以水饮为主，故水在某脏即水饮侵扰某脏之证，如水气凌心则悸，水饮犯肺则咳等，故治疗利水除饮则证自除。由此观之，五脏水与水在五脏，似同而有别，从一个侧面反映了水气病与痰饮病的性质有不同。

师曰：诸有水者，腰以下肿，当利小便；腰以上肿，当发汗乃愈。

【释义】

老师说：治疗各种水气病的原则，在腰以下水肿，应当用通利小便的方法，在腰以上水肿，应当用发汗解表的方法，才能治愈。

【解析】

本条专论水气病的治疗法则。腰以上肿，多因风寒湿邪，侵于肌表，闭郁阳气，水湿停留而成。故治宜宣通肺气，发汗散邪，使肌表之水从汗液排出。腰以下肿，多因阳气衰弱，不能化气，水液凝聚，溢于肌表而成。故治宜化气行水，渗利水湿，使腰以下之水从小便排出。

水之去路有二，在表者发汗，在里者渗利，因势利导，使水气迅速而去。但临床所见，也有腰以上肿，而渗于里；腰以下肿，而溢于表，以致成为肺气不开，肾气不降，大气不转，水湿不去的复杂病理。在治疗上，腰以上肿，发汗去其表邪，又要兼用渗利，使在里之水可以尽去；腰以下肿，既要渗利，又要兼开其肺，使上窍通而下窍利，则水气才能尽去。本条以发汗、利水为治水两大法门，以下又有温阳化气、健脾化湿、调和营卫、益气固表、行气散结、温经通阳等法，可称丰富多彩。

【选注】

《金匮要略心典》："腰以下为阴，阴难得汗而易下泄，故当利小便；腰以上为阳，阳易外泄，故当发汗。各因其势而利导之也。"

寸口脉沉而迟，沉则为水，迟则为寒，寒水相搏。趺阳脉伏，水谷不化，脾气衰则鹜溏，胃气衰则身肿。少阳脉[1]卑[2]，少阴脉[3]细，男子则小便不利，女子则经水不通；经为血，血不利则为水，名曰血分[4]。

【词解】

[1] 少阳脉：此指手少阳三焦经的"和髎"穴。在耳门之前上方，平耳郭根前，鬓发后缘处，动脉应手。另有一种注解，右手尺脉为少阳脉，主生气也。

[2] 卑：脉卑而弱，表示气血不足。

[3] 少阴脉：指左手尺脉。

[4] 血分：妇女月经先停止，然后发生水肿病的名称。

【释义】

老师说：寸口脉沉而迟，脉沉是有水，脉迟是有寒，寒和水相结合，闭塞于内，成为水气病。趺阳脉伏，脾胃不能运化水谷，脾气衰弱。像鸭便一样，水粪杂下；胃气衰弱，于是全身水肿。少阳脉沉而无力，少阴脉细，在男子则有小便不利，在女子则有经血不通。月经来源是血，血不通利，外溢变成水邪，这种水病，称为血分病。

【解析】

本条是论述水气病的病机，兼论妇人血不利的血分证。寸口脉以候肺气。由于肺之阳气虚弱，血脉运行不及，故寸口脉迟。肺气不能通调，水气逐渐凝聚，寒水内盛，阳气不能外达，故脉沉。阳虚水盛，溢于肌表形成水肿。

趺阳脉以候胃气。由于中阳衰微，故趺阳脉潜伏于里。脾胃衰弱，则水谷不化，脾衰而清气不升，故为鹜溏；胃衰外寒，浊阴不降，故水湿外溢而为身肿。

少阳脉以候三焦。由于三焦气弱血少，故少阳卑。三焦决渎功能失常，故男子则小便不利，可以发展成为水肿。

少阴脉以候肾。由于妇人下焦寒邪凝结，脉道壅塞，故脉细。寒邪客于胞门，血寒而凝，故女子经水不通。经的来源是血，血行不利，渗出脉外而为水，月经不调可以形成水气病，故名曰"血分"。

【选注】

《金匮要略直解》："沉为水，迟为寒，水寒相搏，则土败矣，是以胃之趺阳脉则伏，脾之水谷则不磨，脾衰则寒内着而为鹜溏，胃衰则水外溢而为身肿也。少阳者三焦也。《内经》曰；三焦者，决渎之官，水道出焉。今少阳脉卑，则不能决渎矣，在男子则小便不利。少阴者肾也，《中藏经》曰：肾者女子以包血，以其与冲脉并行，今少阴脉细，则寒气客于胞门矣。在妇人则经水不通。经虽为血，其体则水，况水病而血不行，其血亦化为水，故名曰血分。"

问曰：病有血分、水分，何也？师曰：经水前断，后病水，名曰血分，此病难治；先病水，后经水断，名曰水分，此病易治。何以故，去水，其经其下。

【释义】

妇女患有水肿病，有血分、水分之不同，这是为什么？老师说：如果病人月经先停，后病水肿的，叫血分，这种水肿病难治；如果病人先病水肿，其后月经闭止不来的，叫作水分，这种水肿病易治，为什么呢？因为去其水，则月经即来。

【解析】

所谓血分，是指月经先闭，而后病水肿。经水先断的原因有二：一为血脉壅塞不通；二为冲任亏损，气虚血少。因血先病而后形成水气病，故曰血分。属瘀血者难化、属血者难补，血分深而难通，血不通则水不行，故曰此病难治。所谓水分，是指先病水肿，水湿壅闭，经脉不畅，而后经水断绝。因水分病浅而易行，治宜行水散湿，水去则经水自通，其病可愈，故曰此病易治。

水气病在水分，其主症为全身水肿明显，按之凹陷，面色㿠白，恶心呕吐，

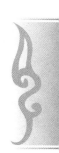

小便短少或频数量多，女子可伴月经量少或闭经，男子可伴阴囊肿大坠胀；舌淡苔白润，脉迟缓滑；病机当属脾肾阳虚，水湿泛溢；故治以温阳利水为主，佐以活血；方药可选真武汤合五苓散加桃仁、红花等。

问曰：病者苦水①，面目身体四肢皆肿，小便不利，脉之②，不言水，反言胸中痛，气上冲咽，状如炙肉。当微咳喘，审如③师言，其脉可类？

师曰：寸口脉沉而紧，沉为水，紧为寒，沉紧相搏，结在关元④，始时尚微，年盛不觉，阳衰之后，营卫相干，阳损阴盛，结寒微动，肾气上冲，喉咽塞噎，胁下急痛。医以为留饮而大下之，气击⑤不去。其病不除。复重吐之，胃家虚烦，咽燥欲饮水，小便不利，水谷不化，面目手足浮肿。又与葶苈丸下水，当时如小瘥，食饮过度，肿复如前，胸胁苦痛，象若奔豚，其水扬溢，则浮咳⑥喘逆。当先攻击冲气，令止，乃治咳；咳止，其喘自差。先治新病，病当在后。

【词解】

① 苦水：苦，指程度重；水，指水气病。

② 脉之：诊病人之脉。

③ 审如：审，是深入的观察；如，是确实如此。

④ 关元：指脐下三寸部位。

⑤ 气击：肾气向上冲击。

⑥ 浮咳：水气上浮入肺而咳。

【释义】

问：病人水气病证很痛苦，面目身体四肢都有水肿，小便不利，医生在按脉诊断疾病之时，不谈水病之苦，反而说胸中疼痛，感到有一股气向上冲到咽部，咽部像有一块烤肉鲠塞不动，应当有轻微的咳喘，病情却像老师诊断的那样。病人出现哪种脉象？老师说：病人寸口脉象沉而紧，脉沉是水病，脉紧是寒病，寒和水相结合，凝结在下焦。寒水开始凝结的时候，是轻微的。壮年之时，症状轻微，不觉得疾病的痛苦，随着年龄增加，阳气衰弱，荣卫之气运行不畅，阳气亏损，阴邪旺盛，凝结下焦的寒水微微欲动，肾中寒气上冲，病人有喉咽阻塞不通，胁下拘急疼痛等症。医生误认为是留饮，用峻猛泻下法，泻其水饮，肾中寒气继续上冲，是病根没去。此后，医生又用重剂涌吐方药，吐后，胃虚津伤，心烦不安，咽喉干燥，渴欲饮水，小便不利，水谷精微不能施化，面目手足浮肿。医生又给葶苈丸攻下水饮，此时症状略为减轻。病人饮食过多，又引起浮肿，像以前那样严重，胸胁疼痛很重。病情好像奔豚。水气向上泛溢，影响于肺，引起咳嗽，气喘上逆。治疗方法，应当首先降逆平冲，使冲气停止，再治咳嗽，咳嗽已止，喘息自然减轻。治病规律，一般是先治新病，新病痊愈，而后治疗旧病。

【解析】

本条专论水气病的辨证论治。有的水气病人，面目身体四肢水肿，小便不利。老师诊脉之后，不谈水气，却说病人有胸中痛，气上冲咽，咽中感觉如有炙肉，有轻微咳喘。学生经过深入的观察，确实如此，老师怎样从脉象判断出来的？老师的判断方法如下。

由于寒水早已结于关元，有寒故脉紧，有水故脉沉。年轻阳气盛，寒水微弱，故不觉。中年之后，肾阳衰弱，寒水已盛，阴寒闭塞，营卫不通，寒水动而向上，又随肾气上冲，故见喉咽塞噎，胁下急痛。医生误认为是留饮病，而用下法，结果上冲之气既不能降，寒水又不能除。医生若用温暖肾阳、祛散寒水之法，则病无不去；医生又用吐法，损伤脾胃，胃阴虚少，故虚热而烦，咽燥欲饮水。脾胃气虚，运化失职，故水谷不化，小便不利，水气内停，故面目手足浮肿。医生没有料到冲气欲作之势，不知肾阳虚不能气化以制水事，只知水气内停，用葶苈丸下水，水肿稍见消退；若稍有不慎，如食饮过度，损伤脾胃，水气又起，故肿复如前。积水扬溢，随肾气上冲，水泛胸间，故胁肋苦痛。水气随冲气升浮入肺，故咳嗽喘逆。

本证治疗，应分两步，第一阶段先治新病。因冲气较急，故当先降其冲气。冲气平复，治咳嗽喘逆。咳喘平息之后，再治痼疾。第二阶段，既要温暖肾阳，驱散寒水，又要健脾益胃，恢复运化之职。本条说明，老师认识疾病，既从现在的脉证来认识，又从疾病的形成过程和误治后的变化，深刻地认识疾病。这样才能确定正确的治疗原则和阶段性的处理方法。

【选注】

《金匮要略心典》："此水气先得，而冲气后发之证，面目肢体俱肿，咽喉噎塞，胸胁满痛，有似留饮，而实挟冲气也。冲气宜温降，不宜攻下，下之亦未必去，故曰气击不去，其病不除。医乃不知，而复吐之，胃气重伤，胃液因尽，故咽燥欲饮水，而小便不利，水谷不化，且聚水而成病也，是当养胃气以行水，不宜径下其水。水虽下，终必复聚，故暂瘥寻复如前也。水聚于中，气冲于下，其水扬溢，上及肺位。则咳且喘逆，是不可攻其水，先止其冲气。冲气既止，然后水气可去，水去则咳与喘逆俱去矣。先治新病，病当在后者，谓先治其冲气，而后治其水气也。"

《医门法律》："阳衰之后，结寒之邪发而上冲，医不治其冲气，安吐下之，遂损其腐熟水谷传化津液之胃，于是渴欲饮水，小便不利。至积水四射，冲气乘

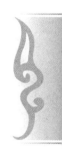

虚愈击,尚可漫然治其水乎?故必先治冲气之本,冲气止,肾气平,则诸证自瘥。未瘥者各随所宜,补阳泻阴,行水实胃,疏通关元之积寒久痹可也。"

风水,脉浮身重,汗出恶风者,防己黄芪汤(方见湿病中)主之。腹痛者加芍药。

【释义】

风水脉浮,示病在表;汗出恶风,是卫气虚不能固表;身重为水所引起。故用防己黄芪汤补卫固表,利水除湿。腹痛者加芍药以通血闭,疼痛即止。

风水恶风,一身悉肿,脉浮不渴,续自汗出,无大热,越婢汤主之。
越婢汤方
麻黄六两,石膏半斤,生姜三两,甘草二两,大枣十五枚。
上五味,以水六升,先煮麻黄,去上沫,纳诸药,煮取三升,分温三服。恶风者加附子一枚,炮。风水加术四两。

【释义】

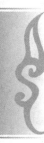

风水病人,因水潴留于皮肤经络,故一身悉肿;肺胃有郁热,故口渴而脉浮;热甚则逼汗自出,此与防己黄芪汤的自汗出由于表虚者不同;无大热是指表无大热,由于续自汗出所致,故可用越婢汤治疗。方以麻黄配生姜宣散水湿,配石膏清宣肺胃的郁热而除口渴,甘草、大枣以调和中气。若水湿过盛,再加白术健脾除内湿,与麻黄配用而兼驱表湿;表里同治,以增强消退水肿的作用。恶风者加附子,以汗多阳伤、附子有温经、复阳、止汗之力。

皮水为病,四肢肿,水气在皮肤中,四肢聂聂①动者,防己茯苓汤主之。
防己茯苓汤方
防己三两,黄芪三两,桂枝三两,茯苓六两,甘草二两。
上五味,以水六升,煮取二升,分温三服。
【词解】
① 聂聂:如树叶被风吹动之状,这里形容微微抽动。
【解析】

本条是论述皮水气虚的证治。由于脾阳虚弱,水湿内停,里水外溢。肺气不足,通调无力,水湿在皮中停滞,故四肢肿,按之没指。水湿壅遏卫气,气行逐水,水气欲行不行,则四肢聂聂动。治宜防己茯苓汤,健脾益肺,行水利湿。方中防己、茯苓通行皮表,渗湿利水,导水下行;黄芪、桂枝益气温阳,以助行水化水之力;甘草配黄芪、茯苓,健脾益肺,恢复运化通调之功。

【选注】

《金匮要略心典》："皮中水气，浸淫四末，而壅遏卫气，气水相逐，则四肢聂聂动也。防己、茯苓善祛水气，桂枝得茯苓，则不发表而反行水，且合黄芪、甘草，助表中之气，以行防己、茯苓之力也。"

《金匮要略编注》："此邪在皮肤而肿也，风入于卫，阳气虚滞，则四肢肿。皮毛气虚受风而肿，所谓水气在皮肤中，邪正相搏，风虚内鼓，故四肢聂聂眴动，是因表虚也。"

里水①**，越婢加术汤主之，甘草麻黄汤亦主之。**

越婢加术汤方，于越婢汤（见上）内加白术四两。

甘草麻黄汤方

甘草二两，麻黄四两。

上二味，以水五升，先煮麻黄，去上沫，纳甘草，煮取三升，温服一升，重覆汗出，不汗再服，慎风寒。

【词解】

① 里水：即前一身面目黄肿、脉沉、小便不利之症。

【释义】

皮水挟郁热者，用越婢加术汤发散水气，兼清郁热。若皮水初起，或素体阳气不盛者，水气滞留皮下，但无郁热，则用甘草麻黄汤发汗宣肺，利水和中。此亦同病异治法。

甘草麻黄汤以麻黄发汗宣肺利水，甘草和中补脾。方后云："重覆汗出，不汗，再服。"可知宜于表实无汗证。

【解析】

本篇载方十首，用麻黄者六首，《金匮要略集注》云："麻黄能上宣肺气，下伐肾阳，外发皮毛之汗，内祛脏腑之湿，故仲景于水气病用之为主药。"其说可参，据《中风篇》附方《千金》越婢加术汤主疗中有"腠理开，汗大泄"的记述，可知越婢加术汤证应汗多，由内热所迫；而甘草麻黄汤证属皮水表实无汗。故二者的主要区别，在汗与热之有无。

水之为病，其脉沉小，属少阴；浮者为风。无水虚胀者，为气。水发其汗即已，脉沉者宜麻黄附子汤；浮者宜杏子汤（方未见）。

麻黄附子汤方

麻黄三两，甘草二两，附子一枚（炮）。

上三味，以水七升，先煮麻黄，去上沫，纳诸药，煮取二升半，温服八分，

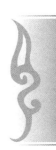

日三服。

【释义】

水气病的脉象沉而小，病因在少阴肾经。水气病脉浮，是风邪在表。皮表没有水肿，虚浮肿胀，这是气胀。水气病，用发汗法可以治愈。脉沉的宜用麻黄附子汤主治，脉浮的宜用杏子汤主治。

【解析】

本条对比论述正水、风水与虚胀的辨证施治。正水病由于少阴肾阳不足，不能温化水气，水气停蓄于中，故腹满。水气上逆于肺，故喘息。肾阳不足，故脉沉小。治宜麻黄附子汤。方中麻黄宣肺发汗，去水平喘；甘草健脾制水；附子温阳化湿。

风水病由于风邪侵袭肌表，故脉浮而恶风。肺失通调之职，水湿停滞，留于体表四肢关节，故头面浮肿，骨节疼痛。治以杏子汤。方中麻黄开宣肺气，散风湿；杏仁开肺气，利水湿；甘草和中。

虚胀病由于肺气郁而不行，气郁而胀，虚胀病无水而有气，故治以补肺行气。

【选注】

《金匮要略心典》："水气脉沉小者属少阴，言肾水也，脉浮者为风，即风水也。其无水而虚胀者，则为气病，而非水病矣。气病不可发汗，水病发其汗则已。然而发汗之法，亦有不同。少阴则当温其经，风水即当通其肺，故曰脉沉者宜麻黄附子汤，脉浮者宜杏子汤。沉谓少阴，浮谓风也。"

厥而皮水者，蒲灰散主之（方见消渴中）。

【释义】

"厥而皮水者"，乃水气盛于外，湿热壅于内，阳气被郁，不能达于四末，则四肢厥冷而肿。因其并非阳虚所致，故用清湿热、利小便的蒲灰散治疗，阳气得通则厥逆可解。叶天士所谓"通阳不在温，而在利小便"正体现了这种治法。

【解析】

阳水偏于热证、实证，治当疏风宣肺、清热利水为要。本篇越婢汤、蒲灰散实为其治法奠定了基础。

皮水的正治法是汗法，如越婢加术汤、甘草麻黄汤；也可以用利尿法，如蒲灰散；或汗利同用法，如防己茯苓汤。此乃同病异治。

本方应有皮水之身肿，按之没指，不恶风寒，小便黄热短少，舌苔黄腻等症状。

问曰：黄汗之为病，身体肿（一作重）。发热汗出而渴，状如风水，汗沾衣，色正黄如蘗汁，脉自沉，何从得之？师曰：以汗出入水中浴，水从汗孔入得之，宜芪芍桂酒汤主之。

黄芪芍药桂枝苦酒汤方

黄芪五两，芍药三两，桂枝三两。

上三味，以苦酒一升，水七升，相和，煮取三升，温服一升，当心烦，服至六七日乃解。若心烦不止者，以苦酒阻故也。一方用美酒醯代苦酒。

【释义】

问："黄汗这种病，身体浮肿，发热出汗而口渴，病状好像风水，汗液沾染衣服，颜色正黄像蘗汁，脉象是沉的，是什么原因得这种疾病的呢？"老师说："因为出汗时，进入水中洗澡，水从汗孔渗入肌肤而得了这种病，应该用芪芍桂酒汤来主治。"

【解析】

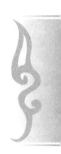

本条指出黄汗的成因和证治。黄汗以汗液黄色为主要特征。所得的原因"以汗出入水中浴，水从汗孔入得之。"因汗出之时，卫气虚，水气容易乘虚而侵，湿郁肌表，卫阳被遏，以致湿热交蒸，故而发黄。又因水与热相搏，郁于分肉之间而身肿。湿热蕴郁而身热口渴。

身体肿，发热汗出而渴，是风水与黄汗共有之症，两者的区别，是风水脉浮，而黄汗脉沉，风水恶风，而黄汗不恶风，风水之汗不黄，黄汗之汗其汗沾衣，色黄如蘗汁。

风水是风气合水气在外，面黄汗是水气和热内郁。治用芪芍桂酒汤调和营卫，祛除水湿。方中桂枝、芍药调和营卫，黄芪实卫走表祛湿，苦酒能透达周身，增强泄营中郁热的作用而解湿热。使营卫调和。水湿得祛，气血畅通，则黄汗之证可愈。由于苦酒有"久积药力"的作用，所以有些病人服后有心烦不止的现象，这时可减少苦酒的用量。

【选注】

(1)《金匮要略心典》："黄汗之病，与风水相似，但风水脉浮而黄汗脉沉。风水恶风而黄汗不恶风为异。其汗沾衣，色正黄如蘗汁，则黄汗之所独也。风水为风气外合水气，为水气内遏热气，热被水遏，水与热得，交蒸互郁、汗波则黄。黄芪、桂枝、芍药行阳益阴，得酒则气血和而行愈周，盖欲使营卫大行。而邪气毕达耳。云苦酒阻者，欲行而未得遽行，久积药力，乃自行耳，故曰服至六七日乃解。"

(2)《金匮要略方论本义》："古人称醋曰苦酒，非另有所谓苦酒也。美酒醯，即人家家制社醋是也，亦即镇江红醋。醋之劣者，即白酒醋，各处皆是，总以社醋入药。

【病案举例】

周某，女，48岁，社员，1979年6月初诊。

1978年深秋，劳动结束后，在小河中洗澡，受凉后引起全身发黄浮肿，为凹陷性，四肢无力，两腿发凉怕冷，上身出汗，下身不出汗，汗发黄，内衣汗侵后呈淡黄色，腰部经常串痛，烦躁，下午低热，小便不利。检查：肝脾未触及，心肺听诊无异常。血、尿常规化验正常，黄疸指数4。脉沉紧，舌苔薄白。服芪芍桂酒汤（黄芪30克，桂枝18克，白芍18克，水二茶杯，米醋半茶杯，头煎液和二煎液合在一起，分为二份，早晚各一份），共服六剂。全身浮肿消退。皮肤颜色转正常，纳增。（摘自《山东中医学院学报》）

黄汗之病，两胫自冷；假令发热，此属历节。食已汗出，又身常暮卧盗汗出者，此劳气也。若汗出已反发热者，久久其身必甲错，发热不止者，必生恶疮。

若身重，汗出已辄轻者，久久必身瞤，瞤即胸中痛，又从腰以上必汗出，下无汗，腰髋弛痛，如有物在皮中状，剧者不能食，身疼重，烦躁，小便不利，此为黄汗，桂枝加黄芪汤主之。

桂枝加黄芪汤方

桂枝、芍药各三两，甘草二两，生姜三两，大枣十二枚，黄芪二两。

上六味，以水八升，煮取三升，温服一升，须臾饮热稀粥一升余，以助药力，温服取微汗，若不汗，更服。

【释义】

本条论述黄汗病与历节、劳气病的鉴别及其转归和黄汗病的治法。

由于湿性重滞而向下，流入下肢关节后，阳气被郁，不能下达，所以黄汗病身体虽发热而两胫反冷，历节病则两胫热。食后汗出，暮晚盗汗，这是胃气不足、阴虚有热的征象，是虚劳病的症状，与黄汗病的阳郁为热而汗出者不同。因为阳郁为热之汗出，每当出汗后，发热及其他症状即减轻。如果出汗后发热仍不退，可证明这是虚劳而不是黄汗。且日久耗损营血，肌肤失其营养，而状如甲错。若长期发热不退，必致营气不通，正气日衰，一旦外感邪毒，与瘀热相合，还可溃烂肌肤而发生恶疮。身重是湿胜的缘故，但汗出之后，湿随汗出，身重即会消失，身体反觉轻快，这是黄汗病的特征。固然，湿随汗出而身重可以减轻，但汗出耗伤阳气，因而肌肉发生跳动，胸中阳气不足，故亦有痛感。这时，上焦阳虚，故腰以上汗出；下焦湿胜，则腰髋弛痛，如有物在皮中。如病势转剧，内伤于脾，则不能饮食；外伤肌肉，则身体疼痛；伤于心则心烦而躁；伤于膀胱则小便不利。结果，水湿无法排泄，潴留于肌肉而生水肿，这就是黄汗病。用桂枝加黄芪汤治疗，以桂枝汤解肌调和营卫，啜粥出微汗，再加黄芪增强药力，使阳郁得伸，则热可外达，营卫调和，而病自解。

师曰：寸口脉迟而涩，迟则为寒，涩为血不足；趺阳脉微而迟，微则为气，迟则为寒，寒气不足，则手足逆冷，手足逆冷，则荣卫不利，荣卫不利则腹满胁鸣相逐；气转膀胱，荣卫俱劳；阳气不通，即身冷，阳气不通即骨疼；阳前通则恶寒，阴前通则痹不仁，阴阳相得，其气乃行，大气^①一转。其气乃散，实则失气，虚则遗逆，名曰气分^②。

【词解】

①大气：指宗气而言。

②气分：寒邪病于气分。

【释义】

老师说：寸口脉迟而涩，脉迟是寒证，脉涩是血虚。趺阳脉微而迟，脉微是中气虚弱，脉迟是中焦有寒。中焦寒冷和中气不足，引起手足厥冷。有手足逆冷，可知有营卫运行不利。有营卫运行不利，可知有腹部胀满，肠内鸣响不断，寒气可以传入膀胱。营血卫气都不足，阳气不能温通，身体觉得寒冷，阴血不能通行，则关节疼痛。阳气先行，阴血不到，阳不得生则伯冷。阴血先行，阳气不到，通行无力则麻木不仁。只有阴气和阳气相配合，阴阳二气正常运行周身，全身经络血脉的大气一流转，寒气自然就会消散。例如，大肠内有气结实证，气散之时，引起肠中浊气下行。膀胱内有气结虚证，气散之时，就引起遗尿。矢气与遗尿二例，都是气分病。

【解析】

本条是论述气分病的病机和病证。由于脾胃虚寒，则趺阳脉微而迟。脾阳不暖四肢，则手足逆冷。脾胃虚寒，营卫无源，血寒而少，则寸口脉迟而涩。脾阳虚，血涩少，荣卫不利，寒积中焦不散，则腹满肠鸣相逐，夫肠实便燥则矢气。今荣卫劳损俱甚，寒气传于下焦膀胱，气虚不能收涩，则遗尿。阴寒积于下焦，阳气不通，则身冷，恶寒；阴血不行，则骨节疼痛，肌肤麻木不仁。

本条所论气寒则凝而不通，因脾胃虚寒则荣卫不利。中焦寒气转甚，可传于下焦，传于肌肉、骨节。治疗原则就是温阳通气，补益阴血，使阴阳相得，其气乃行。水谷精微之气存于胸中者，名曰大气，一旦转流全身，其阴寒之气可以消散，则气分之病可愈。

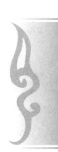

【选注】

《医宗金鉴》："寸口脉迟为寒，脉涩为少血；趺阳脉微为乏气，迟亦为寒，是则气血俱虚，为寒气所干，营卫不利，阴阳不通，故身寒骨疼，手足逆冷。腹满肠鸣，恶寒麻痹，矢气遗尿也。此气血俱虚，寒气内客之气胀，故曰气分。"

气分，心下坚，大如盘，边如旋杯^①，水饮所作，桂枝去芍药加麻辛附子汤主之。

桂枝去芍药加麻黄细辛附子汤方

桂枝三两，生姜三两，甘草二两，大枣十二枚，麻黄、细辛各二两，附子一枚（炮）。

上七味，以水七升，煮麻黄，去上沫，纳诸药，煮取二升，分温三服，当汗出，如虫行皮中，即愈。

【词解】

① 旋杯：即圆杯。

【解析】

本条是论述心肾阳虚气分病的证治。由于心阳不足，肾阳微弱，阳虚不能温化，心阳不能下，肾阳不得升，阴寒水饮凝聚，积留胃中，则胃脘痞结而坚，以手触之则如盘如杯。阴寒聚于中，常见腹满肠鸣。阳虚不能温暖，常见手足逆冷、身冷、骨节疼痛。

治以桂枝去芍药加麻黄细辛附子汤，温阳散寒，通利气机。方中桂枝温通心阳，温化水湿；附子温暖肾阳，蒸化水气；细辛温经散寒，消散水饮；麻黄宣通肺气，通畅水道；生姜、甘草、大枣温脾和胃，调和营卫。服温药取汗，气机调畅，寒水消散，诸症可除。

【选注】

《金匮要略浅注补正》："此证是心肾交病，上不能降，下不能升，日积月累，如铁石之难破。方中用麻黄、桂枝、生姜以攻其上；附子、细辛以攻其下；甘草、大枣补中焦以运其气。庶上下之气交通，而病可愈，所谓大气一转，其结乃散也。"

心下坚，大如盘，边如旋盘，水饮所作，枳术汤主之。

枳术汤方

枳实七枚，白术二两。

上二味，以水五升，煮取三升，分温三服，腹中软，即当散也。

【解析】

本条是论述脾胃虚弱的气分病证治。由于脾胃虚弱，不能升清降浊，阴寒水饮结聚，留于胃中，故心下坚，大如圆盘。

治宜枳术汤健中消痞。方中白术健中，升清降浊，消散寒水；枳实行气泄水，消坚散痞。

【选注】

《金匮玉函经二注》："心下，胃上脘也。胃气弱则所饮之水入而不消，痞结而坚，必强其胃乃可消痞。白术健脾强胃；枳实善消心下痞，逐停水散滞气。"

【病案举例】

张某，男，51 岁，干部。1980 年 5 月初诊。胃脘痞满时痛四五年，饮食后加剧，大便时干时溏，经西安市某医院 X 线检查诊断胃下垂（低于髂嵴平面7 ～ 8cm），脉缓弱，左关脉弦缓，苔白润，乃脾虚水停所致。拟健脾行水消痞，以枳实汤加味：枳实 20 克，白术 20 克，川厚朴 10 克，青皮 10 克，砂仁 5 克，甘草 5 克，广木香 5 克。在此方基础上加减服药 3 个多月，共服药 40 余剂，于1980 年 9 月再次作 X 线钡剂透视，胃下极已上升至髂嵴平面以上，胃脘痞满痛也基本消失。(摘自《陕西中医》)

附方

《外台》防己黄芪汤：治风水，脉浮为在表，其人或头汗出，表无他病，病者但下重，从腰以上为和，腰以下当肿及阴，难以屈伸。

结 语

本篇比较详细地论述了水肿病的病机、辨证和治疗。水肿的形成机制主要是脾、肺、肾三脏的功能失调，而与三焦、膀胱也有不可分割的关系。水肿病不论何种原因引起，总牵及这些脏腑的功能失调，因为这些脏腑在水的代谢上，起着极其重要的作用。

本篇根据水肿病人在临床上表现的不同脉证和原因，提出了风水、皮水、正水、石水、黄汗五种水肿病的类型；继又根据水肿病形成的内脏根源，论述了肝水、心水、脾水、肺水、肾水的临床特征。前五种水肿类型与五胜脏之间的关系，是同源异流，有密切的内在联系，辨证时应该互参。

黄疸病脉证并治第十五

【学习要求】

1. 了解本篇对黄疸病的分类和范围，以及后世对黄疸的分类。

2. 熟悉黄疸病的病因病机、证候、治疗原则与预后。

3. 掌握黄疸的辨证施治。

【主要内容】

1. 说明本篇所论黄疸范围，包括各种致病因素引起的发黄证候，如湿热、火劫、燥结、女劳及虚黄等，其中以湿热发黄为重点。

2. 本篇将黄疸分为谷疸、酒疸、女劳疸三种类型，其实并不能概括本篇内容。后世将本病概括为阴黄和阳黄，同时又在阳黄所反映的不同症状上，进一步分为湿盛、热盛或湿热两盛。有利于辨证施治。本篇的大黄硝石汤、栀子大黄汤可用于热盛黄疸；茵陈五苓散可用于湿盛黄疸，茵陈蒿汤可用于湿热两盛的黄疸。

3. 根据黄疸病兼证和引起发黄的不同病因，又有不同的治疗方法。如女劳疸兼有瘀血者，可用硝石矾石散；胃肠燥结之萎黄证，可用猪膏发煎；黄疸误治而哕者，可用小半夏汤，黄疸兼腹痛而呕者，再用小柴胡汤。

本篇是专论黄疸病，但其实际范围相当广泛，凡是由各种不同病因所引起的发黄证候，皆包括在内。如湿热发黄、寒湿发黄、火劫发黄、燥结发黄、女劳发黄，以及虚黄等，皆有所阐述，但以湿热发黄为重点。

本篇根据黄疸病的不同病因和证候，分为谷疸、酒疸、女劳疸三种类型。这种分类方法未能反映本篇所论黄疸病不同类型的病理特点，所以后世医家在此基础上概括为阴黄、阳黄两类，并进一步把阳黄分为湿胜、热胜或湿热两胜等类型，这样就更利于辨证施治，使本篇所出方治，便于临证应用。

至于治疗，篇中列举了很多方法，有解表发汗、清利湿热、润燥逐瘀、调补脾胃等，但以利湿热为重点。

寸口脉①浮而缓，浮则为风，缓则为痹。痹非中风②，四肢苦烦，脾色必黄，瘀热以行。

【词解】

①寸口脉：在这里是包括两手寸、关、尺而言。

② 痹非中风：痹是瘀阻不通的病机。非中风不遂之证。

【释义】

寸口部位的脉象浮而且缓，脉浮是外感风邪，脉缓是湿浊闭阻。此处所谈之痹，不是中风病。症见四肢困扰不安。脾病在表出现黄色，因为脾经瘀而不通，热郁在内，黄色行于外，所以说脾色必黄。

【解析】

本条是论黄疸的病机。脉浮则为风，当作有热理解。缓则为痹，当作有湿理解。湿热相合，痹郁于脾，脾主四肢，故四肢苦于热烦；脾土也，土色黄，故湿热外现，一身尽黄，乃瘀阻之热所致，故曰"瘀热以行"。

【选注】

《金匮要略直解》："脉得浮缓者，必发黄。故伤寒脉浮而缓者，系在太阴。太阴者，必发身黄。今浮为风，缓为痹，非外证之中风，乃风热蓄于脾土，脾主四肢，故四肢苦烦，瘀热行于外，则发黄也。"

趺阳脉紧而数，数则为热，热则为谷，紧则为寒，食即为满。尺脉浮为伤肾，趺阳脉紧为伤脾。风寒相搏，食谷即眩，谷气不消①，胃中苦浊②，浊气下流，小便不通。阴被其寒。热流膀胱，身体尽黄，名曰谷疸。

额上黑，微汗出，手足中热，薄暮③即发，膀胱急，小便自利。名曰女劳疸；腹如水状不治。

心中懊恼而热，不能食，时欲吐，名曰酒疸。

【词解】

①消谷：是指能食善饥。

②苦浊：苦，甚的意思。浊指浊邪。即胃里的湿热太甚。

③薄暮：迫近日暮的时刻。

【释义】

本条承上文进一步讨论黄疸病机、分类及主证。趺阳脉以候脾胃，脉数是胃中有热，热盛则消谷善肌，故曰"热则消谷"；脉紧是脾脏有寒，脾寒则运化不健，必致食谷胀满，故曰"食即为满"，满则生湿，于是脾湿胃热，蕴蒸而成谷疸。

"尺脉浮为伤肾，趺阳脉紧为伤脾"这两句是插笔，指出谷疸与女劳疸的不同脉象。尺脉所以候肾，脉当沉，今反浮，此浮同上条亦作热解，女劳疸是肾虚有热，故尺脉浮；紧脉主寒湿，谷疸为湿阻于脾，故趺阳脉紧。"风寒相搏"犹言湿热相搏，"风寒"泛指病邪，是产生脾胃湿热的根源；因为脾胃有湿

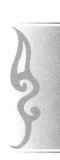

热，即使勉强进食，由于消化功能减退，故食后反而不舒。湿热上冲则头眩；流于下焦，影响肾脏的气化功能，因而小便不利。"阴被其寒，热流膀胱"中的所谓"阴"是指太阴脾，谓脾寒生湿，挟胃热而流于膀胱，因而小便不利。小便不利，湿热无从排泄，于是郁蒸而成黄疸。因发病之因与饮食有关，所以称为谷疸。

女劳疸是因房劳伤肾所引起，故尺脉浮。尺浮不是表证，是肾虚热浮的现象。额上黑是肾色外现。微汗出，手足中热，薄暮即发，皆是肾虚有热的表现。至于膀胱急，亦是肾虚所致，与虚劳病的里急相同。

女劳疸的特征是额上黑，小便自利，可见发病之因非由于湿。本证属肾虚，如病至后期，出现腹如水状，是脾肾两败，故曰不治。

酒疸是饮酒过多所致。湿热内蕴，上熏于心，故心中郁闷不舒，烦热不安；湿热盛于内，清浊升降之机受阻，浊气不能下行，胃气反而上逆，故不能食，时常泛恶作吐。病因嗜酒而成，故称酒疸。

【解析】

本条主要精神在于讨论黄疸的分类和主证。其中谷疸是以食谷即眩为主症，酒疸是以心中懊侬为主症，女劳疸是以额上黑为主症；但谷疸、酒疸皆小便不利，女劳疸则小便自利。

【选注】

《医宗金鉴》：……若胃脉数，是热胜于湿，则从胃阳热化，热则消谷，故能食而谓之阳黄；若胃脉紧，是湿胜于热，则从脾阴寒化，寒则不食，故食即满而谓之阴黄也。阳黄则为热疸、酒疸，阴黄则为女劳疸、谷疸也。若尺脉不沉而浮，则为伤肾，肾伤病疸，亦为女劳疸也。胃脉不缓而紧，则为伤脾，脾伤病疸，亦为谷疸也。谷疸则食谷即满，谷气不消，胃中苦浊，清气阻于上行，故头眩也。浊气流于膀胱，故小便不通也。女劳疸则额上黑，肾病色也。微汗出，湿不瘀也。五心热，薄暮发，肾阴热也。膀胱急、小便利，下焦虚也。腹满如水状，脾肾两败，故谓不治也。

若心中懊侬，热不能食，时欲吐，小腹满，小便不利，虽见目青面黑，必是酒疸病也。

阳明病，脉迟者，食难用饱，饱则发烦头眩，小便必难，此欲作谷疸。虽下之，腹满如故，所以然者，脉迟故也。

【释义】

病人阳明胃病，脉迟，不能食饱，饮食之后就烦闷不舒，头晕目眩，必有小便困难，这是将要发生黄疸病的预兆。虽然用攻下药治疗，腹部胀满仍然如故，所以用攻下药之后腹满不减，是因为阳明之脉迟的缘故。

【解析】

本条是论述谷疸的先兆症状。谷疸多属湿热，故脉来迟缓，湿热阻于中焦。消化不及，故食难用饱；饱则谷气郁滞不化，则见腹满。谷入增热，所以发烦。浊热上蒸，阻遏清阳。故头眩。湿热下阻，三焦不利，故小便难。湿热既无外出之机，势必阻遏肝胆疏泄，乃作谷疸之由。治当利小便以去湿，不可误用泄下以去实。因无实可下，故虽下之，而腹满如故。此虽言不可下之理，并亦为"虽下之，"指出了腹满的误诊。"所以然者，脉迟故也。"是自注句，说明脉迟主湿非燥。

【选注】

《金匮要略心典》："脉迟胃弱，则谷化不速，谷化不速，则谷气郁而生热，而非胃有实热，故虽下之而腹满不去。伤寒里实，脉迟者尚未可攻，况非里实者耶。"

夫病酒黄疸，必小便不利，其候心中热，足下热，是其证也。

【解析】

本条是论述黄疸的证治。由于湿热蕴郁脾胃，气机失常，病变可有在上、在中、在下之分。如果湿热尚未熏蒸于上，则心中无热，心神宁静，语言不乱；如果湿热中阻不行，浊气内聚，又向上逆，则腹满欲吐；湿热耗阴，上熏于肺，则鼻燥。本证为湿热居中，有向上、向下之势。若脉浮者，湿邪趋向于上，因势利导，用吐法治之。若脉沉弦者，是湿邪趋向于下，故用下法治之。

本条是通过脉象论述黄疸病的证治方法。正气抗邪有向上、向下的自然趋势，治则应因势利导，可收事半功倍之效。条文中有"先吐""先下"之说，言外之意，吐和下尚不能尽除其病，需要再辨证治疗。

【选注】

《金匮要略论注》："然酒疸变证亦有热去于心而无热，且靖言了了，其邪竟注于阳明而腹满欲吐鼻燥者。邪苟近上，脉必浮，宜吐之；邪苟近下，脉必沉弦，宜下之。盖治阳明唯有吐下两法也。曰先者倘有未尽之病，再消息也。"

酒黄疸者，或无热，靖言了了[①]**，腹满欲吐，鼻燥；其脉浮者先吐之，沉弦者先下之。**

【词解】

①靖言了了：是指语言清晰，神情安静。

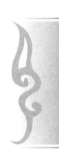

【释义】

患酒疸的病人，有的心中和足下无热象，心中明白安静，语言清楚，有条有理，但是病人腹部胀满，想要呕吐，鼻孔干燥，脉浮的先用吐法，脉沉弦的可以先用下法。

【解析】

本条是论酒疸的证治。由于湿热蕴郁脾胃，气机失常，病变可有在上、在中、在下之分。如果湿热尚未熏蒸于上，则心中无热，心神宁静，语言不乱。如果湿热中阻不行，浊气内聚，又向上逆，则腹满欲吐；湿热耗阴，上熏于肺，则鼻燥。本证为湿热居中，有向上、向下之势。若脉浮者，湿邪趋向于上，因势利导，用吐法治之。若脉沉弦者，是湿邪趋向于下，故用下法治之。

本条是通过脉象论述酒疸的证治。正气抗邪有向上、向下的自然趋势，治则因势利导，可收事半功倍之效。条文中有"先吐""先下"之说。言外之意，吐和下尚不能尽除其病，以后须再辨证治疗。

【选注】

《医宗金鉴》："此详申酒疸之为病也。酒体湿而性热，过饮之人必生湿热为疸病也。无热，无外热也；鼻燥，有内热也；腹满，湿热蓄于膀胱也；欲吐，湿热酿于胃中也。其脉浮者，酒热在经，先吐之以解外也，沉弦者，酒饮在里，先下之以解内也。"

酒疸，心中热，欲吐者，吐之愈。

【解析】

本条是论述酒疸欲吐的治法。由于湿热内阻中焦，气机不畅，湿热邪气上冲，故心中热欲吐。因湿邪有向上之势，故用吐法，涌出病邪。

【选注】

《金匮要略论注》："酒疸心中热，方恶其结热不行，假使欲吐，正热邪欲出之机，故曰吐之愈。"

酒疸下之，久久为黑疸，目青面黑，心中如啖蒜齑状①，大便正黑，皮肤爪之不仁②，其脉浮弱，虽黑微黄，故知之。

【词解】

①心中如啖蒜齑状：如吃蒜齑样，心中有辛辣的灼热感。

②爪之不仁：爪，当动词解，即搔抓皮肤时，对痛痒不敏感。

【解析】

本条论酒疸误治的变证，酒疸尚未成实，而反用下法，下伤脾胃，胃伤则湿热更重，久久则由黄变黑，成为黑疸。黑疸者，血中湿盛而成瘀也，故目黑面黑，大便色黑。若湿热互蒸，熏灼中焦，故心中如啖蒜虀状。血瘀则皮肤失禀，则爪之不仁。本病仍是湿热酒疸；故疸色虽黑，面带有微黄，与女劳疸则异。

根据临床观察，凡黄疸日久不退，而湿热甚者，皆能变为黑疸，亦不可不知。

师曰：病黄疸，发热烦喘，胸满口燥者，以病发时火劫其汗^①。两热所得^②，然黄家所得，从湿得之。一身尽发热而黄，肚热^③，热在里，当下之。

【词解】

① 火劫其汗：指用艾灸、温针或熏法，强迫出汗。

② 两热所得：谓火与热相互搏结。

③ 肚热：即腹中热。

【释义】

本条论述火劫发黄的证候与治则。黄疸病伴发热烦喘，胸满口燥，属热盛之证，其病缘于误用火劫，强迫出汗，以致在里之热不得外解，反与火邪互相搏结，其热愈增，故云"两热所得"。一身尽发热而黄、肚热等为里热炽盛之征，故当用攻下法通腑泻热。

"然黄家所得，从湿得之。"是插笔，强调湿从火化是湿热发黄的重要原因，在泻热时，当勿忘其湿。

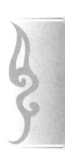

【解析】

本条"然黄家所得，从湿得之"，说明黄疸的形成多与脾湿有关，为"诸病黄家，但利其小便"的治则及后世"无湿不作疸"之说奠定了基础。上条言"脾色必黄，瘀热以行"，重点在"瘀热"，本条言"然黄家所得，从湿得之"突出其湿，两条互参，其理益彰。

本条叙证颇详，但未出方药，根据后世医家经验，其里热盛而未成实者，可用栀子大黄汤治疗，已成实者，可用大黄硝石汤，亦有言可用凉膈散者，可资临床参考。

【选注】

《金匮要略心典》："烦、满、燥、渴，病发于热，而复以火劫之，以热遇热，相得不解，则发黄疸；然非内兼湿邪，则热与热相攻，而反相散矣，何疸病之有哉？故曰：黄家所得，从湿得之，明其病之不独因于热也。而治此病者，必先审其在表、在里而施或汗或下之法；若一身尽热而腹热无甚，则其热为在里，里不可从表散，故曰当下。"

脉沉，渴欲饮水，小便不利者，皆发黄。

【释义】

有脉沉，口渴思饮，小便不利等症的病人，将要发生黄疸。

【解析】

本条专论黄疸病的辨证。由于湿热郁滞于里，故脉见沉。渴欲饮水，是里有热邪，若热从燥化则大便必硬；若热从湿化，则小便不利。热郁蒸邪无从外出，势必影响胆液排泄失常，而大黄疸。

【选注】

《金匮要略心典》："脉沉者，热在外泄，小便不利者，热不下出，而渴饮之水，与热相得，适足以蒸郁成黄而已。"

腹满，舌痿（舌痿疑应作身痿）黄①，燥不得睡，属黄家。

【词解】

①痿黄：是指身黄而不润泽，有干痿之意。

【释义】

病人腹部胀满，身体干痿，色黄，心中烦躁，不得安睡，此病属于黄疸病范围。

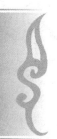

【解析】

本条是论述湿重于热黄疸病的辨证。由于脾湿胃热，湿重于热，以致太阴湿浊内盛，运化失司，故腹满；脾湿不化水谷，肌肤无以润养。故身痿黄。热郁于胃，胃气不和，卧起不安，故见躁不得睡。湿热相搏，蕴郁不化，则为发黄之候，故属黄家。

【选注】

《金匮玉函经二注》："若舌痿黄燥者亦有说。心脾脉络舌上下，凡舌本黄燥，即是内热，况舌痿乎？湿热结积虽不行肌表，然已见于舌，即属黄家也。"

《金匮要略论注》："腹满，里证也。乃有腹满而加身痿黄，躁不得睡，痰热外行，此发黄之渐也。故曰属黄家。见当图治于将成，不得俟既成而后药之也。"

黄疸之病，当以十八日为期，治之十日以上瘥，反剧为难治。

【释义】

本条论述黄疸病的预后。说明黄疸病的向愈或增剧，是以十八日左右为期。假如经过治疗，能在十天左右减轻，那就容易治愈；如果十日以后病情反而加重，是邪盛正虚，治疗就比较困难。这种判断预后的方法，一般是符合临床实际的。此外，更重要的是启发后人应争取早期治疗。

【选注】

《金匮要略心典》：土无定位，寄旺于四季之末各十八日。黄者土气也，内伤于脾，故即以土王之数，为黄病之期。盖谓十八日脾气至虚者当复，即实者亦当痛也。治之十日以上瘥者，邪浅而正胜之，则易治；否则，邪反胜正而增剧，所谓病胜脏者也，故难治。

谷疸之为病，寒热不食，食即头眩，心胸不安，久久发黄为谷疸，茵陈蒿汤主之。

茵陈蒿汤方

茵陈蒿六两，栀子十四枚，大黄二两。

上三味，以水一斗，先煮茵陈，减六升，纳二味，煮取三升，去滓，分温三服。小便当利，尿如皂角汁状，色正赤。一宿腹减，黄从小便去也。

【解析】

本条指出谷疸湿热证的证治。谷疸的形成，既有外感因素，又有食积、内伤，以致脾胃运化失常，湿热内蕴，最后酿成黄疸。本证最先表现的是寒热不食，这种寒热，与一般表证不同，而是湿热交蒸，营卫之源壅塞不利所致；湿热内蕴。影响脾胃运化功能，所以食欲减退。脾胃不能消化，反助湿热，湿热不能下行，反而上冲，所以食即头眩，心胸不安。由于湿热郁阻气机而小便不利；小便不利则湿热无由排泄，持续日久，就必然会发生谷疸。

谷疸的症状，第二条中指出：消谷，食即为满，食谷即眩，小便不通。第三条指出：食难用饱，饱则发烦头眩，小便必难，腹满如故。本条又指出：寒热不食，食即头眩，心胸不安。综合看来可以理解谷疸在不同的阶段，其症状也互有出入，但其主要症状则为腹满、头眩、小便不利。发病之因是阳明谷气不消，湿热蕴结。在治法上理当用苦寒通泄的茵陈蒿汤。

茵陈蒿汤方亦见于《伤寒论·阳明篇》，方由茵陈、栀子、大黄三味组成。重用茵陈为主药，除湿解热利小便（可参阅原文第十六条"诸病黄家，但利其小便"）；大黄清胃热，除宿食，佐茵陈利小便；栀子苦寒，清心除热以利湿。本汤的煎法也值得注意，茵陈不但重用，而必须久煎，合栀子、大黄，使黄从二便而去。故方后，"尿如皂角汁状""黄从小便去也"。

本方是治疗湿热黄疸的基本方。对于肝细胞性黄疸，阻塞性黄疸及溶血性黄疸等，属于湿热俱盛，胃肠有积滞者，均可以本方为基础，适当加味进行治疗。

关于黄疸病用大黄的问题，根据临床经验，凡属湿热黄疸，如见大便难或大

便成白色，病属实证的，可以早用大黄，并可连续服用，因为黄疸病除阴黄外，多属湿热壅滞肠胃，即使发热，亦多属里热。但剂量不宜过大，可先重后轻。

【选注】

《金匮要略心典》："谷疸为阳明湿热瘀郁之证。阳明既郁。营卫之源壅而不利，则作寒热；健运之机窒而不用，则为不食，食入则适以助湿热而增逆满，为头眩，心胸不安而已。茵陈、栀子、大黄，苦寒通泄，使湿热从小便出也。"

《金匮要略直解》："茵栀以导之，则湿热行矣，大黄以下之，则宿谷去矣。苦以泄之也。"

【病案举例】

男性，23 岁，工人，1961 年 7 月 2 日入院。

于 18 天前出现食欲不振，身疲，尿黄，便秘。近 3 天来上述诸症增剧，体温 37.5℃，巩膜及周身甚黄，患者体壮，舌苔白而稍腻。脉象左濡右沉实，肝大在右肋弓下 2.5 厘米，质中等，有压痛，腹水征阳性，两下肢浮肿，肝功能有明显损害，血胆红素定量 10.0 毫克，脑絮（＋＋＋＋），麝浊 20 单位以上，麝絮（＋＋＋），血清谷丙转氨酶 250 单位。证属湿热黄疸腹水，腹水轻而热象偏重，处方用茵陈蒿汤合大柴胡加藿香、佩兰、六一散。至 7 月 25 日，大便通畅，脘闷减轻，但腹水较前明显增加，体重增加，尿量下降到每天 800 毫升左右，此热势渐退，水邪泛滥，当以攻水为急，用舟车丸，每日 6 克，连服三日，同时兼以清热利湿以行气，仍用茵陈蒿汤加味。茵陈 30 克，栀子 10 克，生大黄 10 克，大腹皮 12 克，姜皮 10 克，车前 10 克，广木香 4.5 克，槟榔 10 克，六一散 15 克。

服药 2 剂后，尿量增加至每日 2700 毫升左右，宗上方加减服至 17 剂，自觉症状消失，饮食，大小便正常，体重下降 6 千克，腹围缩小，腹水不显，下肢浮肿消失。肝大如故，肝功能尚未恢复，脉象弦数。此水邪已退，症结未除，宜增活血化瘀软坚之品，遂将前方加桃仁、红花、三棱、莪术、鸡内金、海金沙等，加减又服 20 剂后，肝大消失，肝功能虽有好转尚未完全恢复，舌淡、脉细。此邪去正虚，法当双补气血，佐以活血化瘀，用十全大补汤加味，又服 2 周后，肝功基本恢复正常，血胆红素微量，脑絮（－），麝浊 12 单位，麝絮（－），血清谷丙转氨酶 100 单位。出院后随访观察 7 个月，悉如常人。（摘自《临床验集》）

诸病黄家，但利其小便；假令脉浮，当以汗解之，宜桂枝加黄芪汤（方见水气病中）主之。

【释义】

本条论述黄疸初起在表的证治。引起黄疸的原因，一般来说，多由于湿热郁蒸气化失职，以致小便不利，湿热无从排泄而成。因此，黄疸的正治法，必须是通利小便以排除湿热，所以说"诸病黄家，但当利其小便"。可是也有例外的。假使黄疸初起，有恶寒发热、脉浮自汗的表证，审其实非内热影响者，仍当汗解，宜用桂枝汤调和营卫以解表，加黄芪扶正托邪。

【解析】

桂枝加黄芪汤只适用于表虚之证。如表实而内有实热的，可用麻黄连轺赤小豆汤；内热重的，可参考《外台秘要》许仁则疗诸黄，麻黄等五味汤（麻黄、葛根、石膏、茵陈、生姜）之剂，"发汗以泄黄势"。

【选注】

《金匮要略心典》：小便利，则湿热除而黄自已，故利小便为黄家通法。然脉浮则邪近在表，宜从汗解，亦脉浮者先吐之之意。但本无外风而欲出汗，则桂枝发散之中，必兼黄芪固卫，斯病去而表不伤，抑以助正气以逐邪气也。

《医宗金鉴》：诸黄家病，谓一切黄家病也。黄病无表里证，热盛而渴者当清之，湿盛小便不利者，但当利其小便。假令脉浮，则为在表，当以许解之，宜桂枝加黄芪汤。于此推之，可知脉沉在里，当以下解之也。

诸黄，猪膏发煎主之。

猪膏发煎方

猪膏半斤，乱发如鸡子大三枚。

上二味，和膏中煎之，发消药成，分再服。病从小便出。

【解析】

本条指出湿重于热的黄疸治法。本条只言"黄疸病"，未指出症状，从方药以测证，可知本证是黄疸的初期轻证，当有形寒发热，食欲减退，小便短少或不利等症状，故用茵陈五苓散利水清热去湿。方中以五苓散化气行水；茵陈清利湿热，可知本条是指湿重而内热不甚的黄疸。

【选注】

《医宗金鉴》："黄疸病，脉沉腹满在里者，以大黄硝石汤下之；脉浮无汗，（当为有汗）在表者，以桂枝加黄芪汤汗之；小便不利者，不在表里，故以茵陈五苓散主之。"

《金匮要略心典》："此正治湿热成疸者之法，茵陈散结热，五苓利水去湿也。"

【病案举例】

李某，男，30 岁，东海人。

主诉：发热已有五六日，胸脘胀闷，食欲不佳，神疲乏力，小便赤。

病史：1956年4月6日发寒热，体温37.6℃，胸腹部胀闷，胃口不佳，小便赤，巩膜微黄。

检查：腹部柔软，无压痛，脾脏未扪到，肝肿约一横指。两侧巩膜呈中度黄染。血常规：胆红素5.2毫克，黄疸指数50单位，凡登白试验直接反应阳性，麝香草酚浊度试验10单位，脑磷脂胆醇絮状试验阳性。

治疗经过：自4月12日起，即投以茵陈五苓散（绵茵陈30克，桂枝3克，茯苓9克，猪苓9克，生白术9克，泽泻12克以水煎二次，分二次口服，每次约100毫升）约服15剂，巩膜黄、小便赤逐渐减退，胸腹部闷胀亦除。血化验各项指标均已正常。继以四君子汤加味，约服10余剂而痊愈，至6月1日恢复工作。

黄家日晡所发热，而反恶寒，此为女劳得之；膀胱急，少腹满，身尽黄，额上黑，足下热，因作黑疸，其腹胀如水状，大便必黑，时溏，此女劳之病，非水也。腹满者难治。硝石矾石散主之。

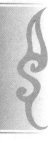

硝石矾石散方

硝石，矾石（烧）等分。

上二味，为散，以大麦粥汁和服方寸匕，日三服。病随大小便去，小便正黄，大便正黑，是候也。

【释义】

本条论述女劳疸兼有瘀血的证治。黄疸病，多属于湿热蕴蒸，郁于阳明之病，故每有日晡发热而不恶寒的见症。此证反于日晡时恶寒，同时又有膀胱急、少腹满、身尽黄、额上黑、足下热等症状，可知是由肾虚有热所导致的女劳疸。如再兼见大便黑，时溏，是女劳疸挟有瘀血之征，乃女劳疸变型疾病。所以说"因作黑疸"。此证虽然腹胀如水状，但与水肿病无关。应该用硝石矾石散除湿去瘀。如病发展至后期，出现腹满的，是脾肾两败，治疗就很困难。

"硝石矾石散主之"一句是倒装笔法，是针对肾虚挟有瘀血而言，不适用于脾肾两败腹满之证。方中硝石即火硝，味苦、咸，能入血分消坚积，矾石入血分以胜湿。用大麦粥汁和服，意在护胃，以减少两药的副作用。

【选注】

《金匮要略心典》："黄家日晡所本当发热，乃不发热而反恶寒者，此为女劳肾热所致，与酒疸、谷疸不同。酒疸、谷疸热在胃，女劳疸热在肾，胃浅而肾深，热深则外反恶寒也。膀胱急，额上黑，足下热，大便黑，皆肾热之征，虽少腹满胀，有如水状，而实为肾热而气内蓄，非脾湿而水不行也。唯是证兼腹满，则阳气并伤，而其治为难耳。硝石咸寒除热，矾石除痼热在骨髓，骨与肾合，用以清肾热也。大麦粥和服。恐伤胃也。"

酒黄疸，心中懊憹或热痛，栀子大黄汤主之。

栀子大黄汤方

栀子十四枚，大黄一两，枳实五枚，豉一升。

上四味，以水六升，煮取二升，分温三服。

【释义】

酒疸病人，心中闷乱不宁，或有心中灼热疼痛，治宜栀子大黄汤。

【解析】

本条是论述酒疸的证治。由于饮酒过度，湿热聚于胃中，邪热内盛，上郁心胸，气机不利，故心中懊恼而成热痛。

治宜栀子大黄汤，清利实热。方中栀子清在上之郁热，利尿渗湿；大黄泄热破结，以利腑气，豆豉清宣膈上之蕴热；枳实行气消痞。四药相须，消散郁热，清利膈脘，则诸症可解。

本证为邪热偏盛于上，既有心中懊恼，发热疼痛，面目黄色鲜明，又有身热，烦躁不安，大便难而小便不利等症。

栀子大黄汤的作用，在于清除实热，与茵陈蒿汤作用相似，但同中有异。茵陈蒿汤证是湿热俱盛，并以腹满为主，所以方中用大黄二两，配茵陈通利湿热；栀子大黄汤证为热重于湿，且以心中懊恼为主，因此方中大黄用一两，配豆豉、栀子泄热除烦。

【选注】

《医门法律》："此治酒热内结，昏惑懊憹之剂。然《伤寒论》中有云，'阳明病，无汗，小便不利，心中懊憹者，身必发黄'，是则诸凡热甚于内者，皆足致此，非独酒也。"

黄疸病，茵陈五苓散主之（一本云：茵陈蒿汤及五苓散并主之）。

茵陈五苓散方

茵陈蒿末十分，五苓散（方见痰饮中）五分。

上二物和，先食饮方寸匕，日三服。

【释义】

茵陈五苓散即五苓散加茵陈。五苓散主要作用为利水去湿，茵陈能清热利湿，可知本条是指湿重而内热不甚的黄疸。

黄疸腹满，小便不利而赤，自汗出，此为表和里实，当下之，宜大黄硝石汤。

大黄硝石汤方

大黄、黄柏、硝石各四两，栀子十五枚。

上四味，以水六升，煮取二升，去滓，纳硝，更煮取一升，顿服。

【释义】

本条指出黄疸病热盛里实的证治。黄疸病而致腹部胀满，小便不利而赤，是内热极盛的反应。因为里热熏蒸，所以更见自汗。这和《伤寒论》中阳明病发热汗出须急下之例同。里有实热而表和无病，汗出更易耗损津液，故用大黄硝石汤以下之。方中栀子、黄柏苦寒清热，大黄、硝石攻下瘀热，合用以奏清热通便、利湿除黄之效。但必须腹部和胁下胀满拒按，二便不利，脉滑数有力者，方可使用本方。

黄疸病，小便色不变，欲自利，腹满而喘，不可除热，热除必哕。哕者，小半夏汤主之。

【释义】

黄疸病人，小便颜色正常，有要泄泻的感觉，腹部胀满，呼吸急促，在治法上不可用苦寒清热之品，若用清热药清热，热去之后，必然发生哕证。有哕证者，可用小半夏汤主治。

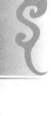

【解析】

本条是说黄疸病误治变哕的治法。由于脾气虚弱，湿多热少，湿浊内聚，脾虚不能温化，故见腹满，欲自利，小便色不变，皮表色淡黄而不枯燥。湿浊上壅，肺气不宣，则为喘逆。本证如果误用苦寒清泻之品，则损伤胃阳，胃气不降，湿浊不行，凝为痰饮，故上逆作哕，治以小半夏汤，温散寒饮，行郁除满，降逆止哕。俟呕逆停止，再议黄疸之治。

【选注】

《金匮要略心典》："便清自利，内无热征，则腹满非里实，喘非气盛矣；虽有疸热，亦不可以寒药攻之，热气虽除，阳气则伤，必发为哕。哕，呃逆也。魏氏谓胃阳为寒药所坠，欲升而不能者是也。小半夏温胃止哕，哕止然后温理中脏，使气盛而行健，则喘满除。黄病去，非小半夏能治疸也。"

诸黄，腹痛而呕者，宜柴胡汤。（必小柴胡汤。）

【释义】

本条论述黄疸兼证的治法。在黄疸过程中，如见腹痛而呕的，是肝邪犯胃的现象，可用小柴胡汤疏肝和胃，调理气机以止痛呕。

【解析】

本条是随证施治，而非专治黄疸，从本证用小柴胡汤来看，可知尚有寒热往来、胸胁苦满、头昏目眩、脘闷欲呕、脉弦等症状。在应用本方时，可随证情适当化裁，一般宜去参、枣，加茵陈、白芍等；如湿胜的，可加厚朴、陈皮、苍术、藿香等；如热胜的，可加山栀子、黄柏等；如里热盛而大便秘的，可用大柴胡汤；如见有肝郁气滞证候的，可用柴胡疏肝饮；如肝脾两虚的，可用逍遥散等。这些方法，都是从小柴胡汤演变而来，值得参考。

【选注】

《金匮要略心典》：腹痛而呕，病在少阳，脾胃病者，木邪易张也。故以小柴胡汤散邪气，止痛，呕，亦非小柴胡能治诸黄也。

男子黄，小便自利，当与虚劳小建中汤①（方见虚劳中）。

【词解】

① 虚劳小建中汤：即指治虚劳的小建中汤。

【释义】

本条论述虚劳痿黄的证治。黄疸患者，多为小便不利，今小便自利，证明病属里虚。痿黄大多由于脾胃气血虚弱所引起，不仅男子，妇女经病或产后，或大失血之后，气血虚损不能外荣，亦可致此。因本证属虚劳范围的疾病，故用小建中汤治疗。

小建中汤治虚劳痿黄，仍从脾胃着手，开发生化之源，使气血充足，气色外荣，则痿黄自退。

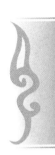

【病案举例】

彭某，年20余，身面俱黄，目珠不黄，小便自利，手足烦热，诸医疗无功。予诊其脉细弱，默思黄疸虽有阴阳之不同，唯有目珠不黄，小便自利者，脉症合参，脾属土为荣之源，而主肌肉，此必脾虚荣血虚馁，不能荣于肌肉，土之本色外越也。《金匮要略》云："男子黄，小便自利，当与虚劳小建中汤。"仲师明训"虚劳"也能发黄，与寒湿、湿热诸黄不同。当从虚劳治例，与小建中汤加人参、当归以益气养荣。十余服热止黄退。（摘自《中医杂志》）

瓜蒂散（方见暍病中）：**治诸黄。**

【解析】

本方是论黄疸的治法。由于湿浊聚于脾胃，水饮郁热停在膈上，湿热郁蒸而为黄疸。水饮上逆。而有作呕之证。用瓜蒂散因势利导，吐而去黄之法。

必须注意，瓜蒂有毒，升举阳气，实证体强者可用。血虚肝旺者忌用，宜小不宜大。

【选注】

《金匮要略心典》："案《删繁方》云：服讫，吐出黄汁，亦治脉浮欲吐者之法也。"

《千金》麻黄醇酒汤：治黄疸。

麻黄三两。

上一味，以美清酒五升，煮取二升半，顿服尽。冬月用酒、春月用水煮之。

【解析】

本方是论黄疸病的治疗方法。由于湿邪郁于肌肤，卫阳闭胆，表实无汗，热郁于内，而发黄疸。麻黄醇酒汤发散表湿，开郁散热。方中麻黄辛温发汗，亦能利水，使湿热从汗而散。从下而去。醇酒温散，可助麻黄发汗，通行营卫。二药相须，使湿热可去，营卫可通，黄疸则愈。

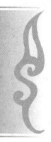

结　语

本篇比较全面地论述了黄疸病。并将黄疸病分成谷疸、酒疸、女劳疸三种类型。湿热黄疸为本篇论述的重点。谷疸以食即头眩、心胸不安、脉迟、食难用饱、饱则烦眩等症为主；酒疸以心中懊侬、热痛、足下热为主；女劳疸可见日晡发热而反恶寒，膀胱急，小便自利，额上黑，足下热，大便必黑，时溏。此外，凡因湿热所致的黄疸均有小便不利，而女劳疸与虚劳发黄则小便自利。

黄疸病的治疗，无论是谷疸、酒疸、女劳疸，首先要辨证。如谷疸、酒疸要分清湿胜于热，热胜于湿或湿热俱盛等病情。如湿重者，可用茵陈五苓散，利水渗湿，清热退黄；热重者，可用栀子大黄汤，清散实热，或用大黄硝石汤，清泄实热；湿热俱盛者，可用茵陈蒿汤，清热利湿，通利气机。女劳疸若兼有瘀血者，则宜硝石矾石散，除浊散瘀。黄疸如有脉浮表虚而自汗出者，可用桂枝加黄芪汤；表实无汗者，可用麻黄醇酒汤。黄疸兼有呕逆者。宜用小半夏汤；兼有腹痛呕吐者，可用小柴胡汤。如病邪在上者，宜用吐法，可酌情选用瓜蒂散。因寒湿发黄者。宜用温中化湿法。痿黄病大肠燥结者，宜用猪膏发煎。虚劳痿黄者，应以小建中汤治之。

惊悸吐衄下血胸满瘀血病脉证治第十六

【学习要求】

1. 说明本篇惊、悸、吐、衄、下血和胸满瘀血等病证均与心和血脉有密切联系。

2. 理解本篇根据脉象的动弱将惊悸分为两种病情，前者为惊而气乱，后者是气血不足，二者在病变上又可相互累及。篇中桂枝去芍药加蜀漆牡蛎龙骨救逆汤，用于心阳不足，神气浮越的惊狂证；半夏麻黄丸治寒饮凌心的悸证。

3. 分析柏叶汤治吐血不止；泻心汤治吐血、衄血；黄土汤治远血；赤小豆当归散治近血的病因、病机、诊断和治法。

4. 说明吐血、衄血的预后，亡血家忌汗，酒客必吐血的机制以及瘀血的脉症和对瘀"当下之"的治疗原则。

【主要内容】

1. 惊是受外界惊恐刺激而引起的一种临床表现。

2. 悸是由气血虚弱、心失所养而引起的心神恍惚、跳动不能自主的症状。

3. 吐血，血从口中吐出。

4. 衄血，即鼻、齿龈、耳、舌及皮肤因非外伤而出血的病证。

5. 下血，即大便出血。

6. 胸满，瘀血中的一个症状。

7. 瘀血，血液瘀滞体内，包括溢出经脉外积存于组织间隙的，或因血液运行受阻而滞留于经脉内或瘀积于气管内的。

本篇论述惊、悸、吐、衄、下血和瘀血等病，而胸满则仅是瘀血的一个症候。由于上述病证均与心和血脉有密切联系，故合为一篇讨论。

惊与悸是两种病情，惊是惊恐，精神不定，卧起不安；悸是自觉心中跳动。《针灸资生篇》谓："有所触而动曰惊，无所触而动曰悸；惊之证发于外，悸之证在于内。"但惊与悸又互有联系，所以临床上每多并称。

吐、衄、下血和瘀血，皆为血脉之病，但因其发病机制和病变部位不同，故治疗方法亦有所差异，而总括其证治，则不外乎寒热虚实与温凉补泻。本篇对此，均有所论及，可资取法。

寸口脉动而弱，动即为惊，弱则为悸。

【释义】

寸口脉动摇不定，形如珠而无头无尾，兼有软弱无力两种脉象，脉动是突然受到惊吓，脉弱是内生的怔忡恐悸。

【解析】

本条是论述惊悸的脉象。人之心气素虚，则心神内怯，突然有非常之变，使气乱神荡，因而气血逆乱，则使寸口之脉动乱失序，而发生恐惧惊骇，故"动则为惊"。如果心脏气血两亏，则心失所养，而见心悸不安，脉弱无力，故曰"弱则为悸"。

惊与悸虽是两证，有外触而发，自内而生之分，从实质上讲，惊与悸是气血虚衰所致，不过有轻重之不同而已。并且受惊以后亦可发生心悸；心悸时亦发生惊恐。

【选注】

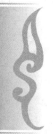

《金匮玉函经二注》："心者君主之官，神明出焉，不役形，不劳心，则精气金而神明安其宅；苟有所伤，则气虚而脉动。动则心悸神惕；精虚则脉弱，弱则怔忡恐悸。盖惊自外物触入而动，属阳，阳变则脉动；悸自内恐而生，属阴，阴耗则脉弱。是病宜和平之剂，补其精气，镇其神灵，尤当处之以静也。"

师曰：尺脉浮，目睛晕黄[1]，衄未止。晕黄去，目睛慧了[2]，知衄今止。

【词解】

① 目睛晕黄：一指病人目睛之色晕黄不亮，又指目睛视物晕黄不清。

② 目睛慧了：指目睛晕黄变为目睛清明。

【释义】

本条从脉症判断衄血的预后。尺脉以候肾，肾寓相火。目为肝窍，肝主藏血，相火亦寄于肝。尺脉应沉而反见浮，是为肾阴亏虚相火内动之象。目睛昏黄，视物不清，是肝有郁热上扰于目所致。肝肾阴虚，阳亢火动，势必迫血上升而妄行，热犯阳络则衄血，故知"衄未止"。若晕黄退去，目睛清明，视物清晰，说明阴复火降，血亦宁静，故知衄血已止。

【选注】

《金匮要略心典》：尺脉浮，知肾有游火；目睛晕黄，知肝有蓄热，衄病得此，则未欲止。盖血为阴类，为肾肝之火热所逼而不守也。若晕黄去，目睛且慧了，知不独肝热除，肾热亦除矣，故其衄今当止。

又曰：从春至夏衄者太阳，从秋至冬衄者阳明。

【释义】

又说：从春季到夏季发生衄血的属于太阳，从秋季到冬季发生衄血的属于阳明。

【解析】

本条从季节气候的变化上指出衄血所属。这条原文很多注家认为前人以经络、阴阳升降解释，征之临床，很少应验，故多不加解释。亦有作一些解说的，认为此条是阐述衄血是属于阳经的病。衄血，一般指鼻出血。古代医家亦有泛指机体出血的。这里是指鼻衄而言，鼻衄是太阳、阳明两经的病。春夏阳气发越，属于太阳，因为太阳为开；秋冬阳气潜藏，属于阳明，因为阳明为阖。但亦有认为太阳主外，阳明主内；春夏阳气方升，这时得衄血，多因于外感；秋冬阳气方降，此时衄，多因内伤。当然，春夏也会有内伤的衄病，秋冬也会有外感的衄病。主要是在于临床审谛，不应为季节所拘泥。

【选注】

《金匮要略心典》："血从阴经，并冲任而出者，则为吐；从阳经并督脉而出者，则为衄。故衄病皆在阳经，但春夏阳气浮，则属太阳，秋冬阳气伏，则属阳明为异耳。所以然者，就阴阳言，则阳主外阴主内，就三阳言，则太阳为开，阳明为阖，少阳之脉，不入鼻额，故不主衄也。"

《金匮要略方论本义》："从春至夏，阳气方升，此时得衄，多因外感风寒客于肌表，而邪热生于胸胃，热既内盛，血遂上逆而致衄；故曰太阳之衄，以外感之因也。从秋至冬，阳气方降，此时得衄多因内伤，津液耗于脏腑，而邪热生于三焦，热亦内盛，血亦上逆而致衄，故曰阳明之衄，以内伤之因也，是就其分属大纲言之。然春夏岂无内伤之衄，秋冬岂无外感之衄，又在人临证审谛，而不可拘执而言者矣。"

衄家不可汗，汗出必额上陷[1]，脉紧急，直视不能眴[2]，不得眠。

【校勘】

本条亦见于《伤寒论·太阳篇》第86条，"可"下有"发"字。

【词解】

① 额上陷：谓额旁皮肤凹陷不起。

② 眴（shùn，音舜）：指眼球转动。

【释义】

平素常有衄血的病人不能发汗，出汗以后一定会引起额旁皮肤凹陷，脉搏呈紧张拘急的现象，眼珠固定不能自然转动，而且不能安稳入睡。

【解析】

本条指出衄家误汗的变证。素有衄血的病人是不可以发汗的，因为血与汗都属于阴，衄血长久，阴液已伤，如果再发汗，阴津更伤，经脉、目睛及心神均失其濡养，就会出现额上两旁的皮肤陷而不起，脉紧急，目直视，不能睡眠等症候。

本条衄家不可发汗，即《灵枢·营卫生会》篇所谓："夺血者无汗"之意。

【选注】

《金匮要略心典》："血与汗皆阴也，衄家复汗，则阴重伤矣。脉者血之府，额上陷者，额上两旁之动脉，因血脱于上而陷下不起也；脉紧急者，寸口之脉，血不荣而失其柔，如木无液而枝乃劲也；直视不眴不眠者，阴气亡则阳独胜也。"

病人面无血色，无寒热，脉沉弦者衄；浮弱，手按之绝者，下血；烦咳者，必吐血。

【解析】

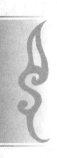

本条是论述内伤出血的几种脉证。"面无血色，无寒热"是本条总纲，概括衄血、下血、吐血等证候而言的。"面无血色"是失血之后，血虚不能上荣，以致面色㿠白。"无寒热"是说没有恶寒发热的表证。衄血、下血、吐血三种失血证，病机不同，脉象亦有所不同。病人脉见沉弦，沉以候肾，弦为肝脉，由于肾虚不能涵养肝木，肝旺气升，血从上逆，则为衄血；如脉见浮弱而按之绝者，夫浮为阳虚，弱为血虚，按之绝而不起，则主虚阳上浮，不能固摄下焦阴血之象。所以出现下血之证。如不见下血，而烦咳为甚者，是虚火扰动心肺，则必致吐血。

【选注】

《金匮要略直解》："病人面无血色，脱血之象也。《上经》曰：男子脉虚沉弦，无寒热，时目瞑兼衄。今无寒热，而脉弦衄者，则与上证不殊，为劳证也。若脉浮弱，手按之绝者，有阳无阴也，故知下血。烦咳者，病属上焦也，故知吐血。"

夫吐血，咳逆上气，其脉数而有热，不得卧者死。

【释义】

本条论述吐血的预后。吐血不仅伤血而且耗气，因气为血帅，血为气母，气与血是相互依附，相互资生的。吐血的病人，见脉数身热，是阴血大虚，阳气不能敛藏而浮越于外的表现，若更见咳逆上气、不得卧寐之症，是为气将随血脱而不能归根，阴竭阳无所附而躁扰于外之象。预后多险恶。

夫酒客咳者，必致吐血，此因极饮过度所致也。

【释义】

多年以来，喜欢饮酒，久咳不愈的人，必然导致吐血病。这是因为长期大量饮酒所引起的。

【解析】

本条是论述酒热动血而致的吐血病。长年嗜酒，酒之湿热，积于胃中，湿热蒸灼肺络，肺气不得宣降，故咳逆也；热伤肺络，咳而震肺，肺络损伤，血必咳出，故必致吐血。治疗则清利湿热，降其酒气，用泻心汤和猪苓汤，或五苓散去桂加知母、石膏、竹茹多效。

【选注】

《金匮要略论注》："此言吐血不必尽由于气不摄血，亦不必尽由于阴虚火盛，其有酒家而致咳，则肺伤已极，又为咳所击动，必致吐血，此非内因也，故曰极饮过度所致，则治之者，当以清酒热为主可知。"

寸口脉弦而大，弦则为减，大则为芤，减则为寒，芤则为虚，寒虚相搏，此名曰革，妇人则半产漏下，男子则亡血。

【释义】

寸口脉象弦而大，脉弦是阳气不足，脉大是中空虚无，减又说明有寒气凝聚，芤又表明是虚阳外越，寒和虚同时伤害机体血脉，所形成的脉象如鼓皮之皮革，外坚中空，称为革脉。妇人有革脉，是小产和漏血之象。男子有革脉，是亡血等病之征。

【解析】

本条是专论精血亏损所引起的出血病。本条已见于虚劳篇中，脉弦为阳气不足，寒气凝闭，不能温和血脉。脉芤为阴血亏损。脉大为阴虚阳亢，虚阳外浮而易动血。如此阴阳气血俱不足，阳虚不能固摄，阴虚不能内守，引起亡血，故女子半产漏下，男子亡血。

【选注】

《金匮玉函经二注》："成无己谓减为寒者，谓阳气少也。芤为虚者，谓阴血少也。所谓革者，既寒且虚，则气虚血乖，不循常度，男子得之为真阳衰而不能内固，故主亡血。女子得之为阴血虚，而不能滋养，故主半产漏下。此条出第二卷妇人证有旋覆花汤。"

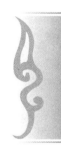

亡血不可发其表，汗出即寒慄而振。

【释义】

本条论述亡血误汗的变证。亡血家，阴血已伤，虽有表邪，亦不能发汗以攻表。若更发汗，则不仅阴血更伤，且阳气亦要随津外泄而有亡阳之变。阳气虚损，失其温煦养筋的作用，故寒栗而振。

【解析】

本条与第三条均论亡血忌汗，但汗后的变证，有伤阴与伤阳的不同。之所以有这种不同的病理改变，是因为人的体质有偏阴、偏阳的不同，如阴本虚而更发汗，势必使阴液更伤；而阳本虚再误汗，则必然使阳气愈损。

另一方面，应该看到，汗虽为津液所化而属阴，但汗出津液外渗还必须依赖于阳气的蒸化，此即《素问·阴阳别论》所谓："阳加于阴，谓之汗"。所以，不当汗而汗或发汗太过，不仅能伤阴液，而且也会伤阳气，不可不慎重对待。

【选注】

《金匮要略心典》："亡血者，亡其阴也；更发其表，则阳亦伤矣。阳伤者外不固，故寒慄；阴亡者内不守，故振振动摇。前衄血复汗，为竭其阴；此则并亡共阳，皆所谓粗工嘻嘻者也。"

病人胸满，唇痿①，舌青，口燥，但欲漱水，不欲咽，无寒热，脉微大来迟，腹不满，其人言我满，为有瘀血。

【词解】

①唇痿：痿，同萎，指口唇不华枯萎。

【解析】

本条是论述瘀血的脉症。瘀血留滞，气机不畅，新血不生，血不外荣，故唇痿；瘀血之色见于舌，故舌青；瘀血停留，气不化津，不能上润，故口燥，但欲漱水，不欲咽。由于瘀血壅滞在下，气塞于上，则脉微大，胸满；瘀血内结于腹部深处，血行不畅，涩而不利，故脉来迟。由于瘀血结于腹部深处，所以望之腹虽不满，但病人却感觉胀满。"脉微大来迟"，实质是指脉象虽大，但脉势不足，故往来涩滞不利。

【选注】

《医宗金鉴》："今病人无寒热他病，唯胸满、唇痿、舌青、口燥、漱水不欲咽，乃瘀血之胸满也。唇、舌，血华之处也，血病不荣，故痿瘁色变也。热在血分，故口燥漱口不欲咽也。脉微大来迟，阴凝之证，则当腹满，今腹不满，询之其人，言我满在胸不在腹也，与上如是之证推之，为有瘀血也。"

病者如热状，烦满，口干燥而渴，其脉反无热，此为阴伏，是瘀血也，当下之。

【解析】

本条是论述瘀血当下之证。本证因瘀血不化，瘀郁化热，故病者如热状。由于热伏阴分，气机不畅，则烦满；瘀血不行，郁热伤阴，津少不润，则口干燥而渴。因本证是瘀血化热，内伏阴分，故其脉反无热。此为阴伏，是瘀血也，当用下法，宜桃核承气汤、抵当丸之类。

火邪者，桂枝去芍药加蜀漆牡蛎龙骨救逆汤主之。

桂枝去芍药加蜀漆牡蛎龙骨救逆汤方

桂枝三两（去皮），甘草二两（炙），生姜三两，牡蛎五两（熬），龙骨四两，大枣十二枚，蜀漆三两（洗去腥）。

上为末，以水一斗二升，先煮蜀漆，减二升，纳诸药，煮取三升，去滓，温服一升。

【释义】

由于火动而受热邪的病，用桂枝去芍药加蜀漆牡蛎龙骨救逆汤主治。

【解析】

本条指出火劫致惊的治方。《伤寒论》114 条曰："太阳病，以火熏之，不得汗，其人必躁，到经不解，必圊血，名曰火邪"；又 119 条曰："太阳伤寒者，加温针必惊也"；112 条曰："伤寒、脉浮，医以火迫劫之，亡阳必惊狂，卧起不安者，桂枝去芍药加蜀漆牡蛎龙骨救逆汤主之"。如果医生误用火迫而致汗出亡阳，则可出现惊狂之证，火劫致惊的病机是因误用火劫，过多发汗，损伤心阳所致，治宜救逆镇惊。方用桂枝救逆汤。

桂枝救逆汤用桂枝汤调营卫，而振心阳，加龙骨、牡蛎以收摄心气，重镇安神，加蜀漆涤痰遂邪以止惊狂。去芍药是恐酸敛妨碍心阳，以达到散邪救逆镇惊的功效而救治心神不安，惊狂恐怖之属亡心阳证。临床上如见到不因"火邪"而病机相同的，也可用本方治疗。

【选注】

《金匮要略心典》："此但举火邪二字，而不详其证。按《伤寒论》云：伤寒脉浮，医以火迫劫之，亡阳必惊狂，起卧不安。又曰：太阳病以火熏之，不得汗，其人必躁，到经不解，必圊血，名为火邪。仲景此条殆为惊悸下血备其证欤。桂枝汤去芍药之酸，加蜀漆之辛，盖欲使火气与风邪，一时并散，而无少有留滞，所谓从外来者，驱而出之于外也。龙骨、牡蛎则收敛其浮越之神与

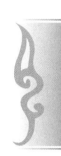

气尔。"

心下悸者，半夏麻黄丸主之。

半夏麻黄丸方

半夏、麻黄等分。

上二味，末之，炼蜜和丸小豆大，饮服三丸，日三服。

【解析】

本病因脾不健运，寒饮内停心下，水气上凌于心，故心下动悸。同时又可有上闭肺气，中停胃中的喘息短气、头晕目眩、呕吐、心下痞等症。

治宜半夏麻黄丸，一宣一降，以蠲饮邪。方中用麻黄宣通肺气，以散水邪，半夏和胃降逆以蠲寒饮，俾阳气通，饮邪除，则心悸可愈。然饮为有形之邪，必须抚、剿兼施，使其缓缓而去，若操之过急，未有不伤正气者，故以小量丸剂为宜。

痰饮心悸，一般多用桂枝、茯苓通阳利水。本病为寒饮内成，阳气闭郁之证，故以半夏麻黄丸宣阳蠲饮。由此可知，悸证不只是气血亏损引起，其中也有寒饮为患的。

【选注】

《金匮要略心典》："此治饮气抑其阳气者之法。半夏蠲饮气，麻黄发阳气，妙在作丸与服，缓以图之，则麻黄之辛甘，不能发越津气，而但升引阳气；即半夏之苦辛，亦不特蠲除饮气，而并和养中气，非仲景神明善变者，其孰能与于此哉"。

吐血不止者，柏叶汤主之。

柏叶汤方

柏叶、干姜各三两，艾三把。

上三味，以水五升，取马通汁一升，合煮取一升，分温再服。

【释义】

本条论述吐血属于虚寒的治法。吐血日久不止，每为中气虚寒，血不归经所致。

治以柏叶汤，取柏叶之清降，折其逆上之势而又能收敛以止血；干姜、艾叶温阳守中，使阳气振奋而能摄血；马通微温，亦善止血，四味合用，共奏温中止血之效。

【解析】

马通汁即马粪绞汁，古人常用于止血，现用本方多以童便代之。为了加强本方止血效果，可将柏叶、干姜、艾三药，炒炭应用。

【选注】

《金匮要略论注》：此重"不止"二字，是诸寒凉止血药皆不应矣。吐血本由阳虚，不能导血归经；然血亡而阴亏，故以柏叶之最养阴者为君，艾叶走经为臣，而以干姜温胃为佐，马通导火使下为使。愚意无马通，童便亦得。

下血，先便后血，此远血①也，黄土汤主之。

黄土汤方（亦主吐血、衄血）

甘草、干地黄、白术、附子（炮）、阿胶、黄芩各三两，灶中黄土半斤。

上七味，以水八升，煮取三升，分温二服。

【词解】

① 远血：先大便，后出血，血来自直肠以上的部位，离肛门较远，称为远血。

【释义】

便血者，大便在先，然后出血，称为远血，可用黄土汤主治。

【解析】

本条是论述远血的证治。本证是因中气虚寒，脾阳不运，气不摄血而成便血。大便下行，气亦下泄，血随之而下，故为先便后血之远血证。中气虚寒，气血来源不足，则有面色㿠白、恶寒倦怠、腹痛喜按、舌淡脉弱等症。

治宜黄土汤，温脾摄血。方中灶中黄土，又名伏龙肝，白术、附子、甘草温中祛寒，健脾统血，阿胶、生地养血止血；黄芩清热凉血坚阴，防止温药动血。诸药相合，振奋脾阳，统血循行脉中，则便血自止。

黄土汤与柏叶汤同治中气虚寒的出血证。但病有轻重的不同。柏叶汤证，虚寒较轻，虽出血不止，但未伤正气，仅用干姜温暖中阳即可；而黄土汤证为虚寒较重的出血证。

【选注】

《金匮要略心典》："下血先便后血者，由脾虚气寒，失其统御之权，而血为之不守也。脾去肛门远，故曰远血。黄土温燥入脾，合白术、附子以复健行之气；阿胶、生地黄、甘草以益脱竭之血；而又虑辛温之品转为血病之后，故又以黄芩之苦寒，防其太过，所谓有制之师也。"

下血，先血后便。此近血①也，赤小豆当归散（方见狐惑中）主之。

【词解】

① 近血：先血后便，血来自直肠的部位，离肛门较近，称为近血。

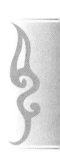

【释义】

便血病人，出血在先，大便在后称为近血，可用赤小豆当归散主治。

【解析】

本条是论述近血的证治。由于湿热蕴结于大肠，迫血下行，故为先血后便之近血证。出血时，多带脓液，后世亦称肠风，脏毒。由于湿热蕴结于中，故大便不畅，而舌苔黄腻，脉弦数。治以赤小豆当归散，清利湿热，排脓消肿，活血行瘀。使热除湿祛，下血之证可自止。

【选注】

《金匮要略心典》："下血先血后便者，由大肠伤于湿热，而血渗于下也。大肠于肛门近，故曰近血。赤小豆能行水湿，解热毒，当归引血归经，且举血中陷下气也。"

心气不足[①]**，吐血、衄血，泻心汤主之。**

泻心汤方（亦治霍乱）

大黄二两，黄连、黄芩各一两。

上三味，以水三升，煮取一升，顿服之。

【词解】

① 心气不足：这里是指心阴不足。

【释义】

心经阴气不足，引起吐血、衄血，可用泻心汤主治。

【解析】

本条是论述吐血衄血急证的治法。由于心阴不足，心火亢盛，迫血妄行而上溢，故见吐血、衄血。邪热亢盛，故有心烦不安，面赤舌红，烦渴便秘，脉数等证。

治以泻心汤，清热泻火。方中黄芩、黄连清热降火，泻心经热，心血自宁；大黄苦泻，引血下行，使气火下降，则血静而不妄行。此即前人所说"泻心即泻火，泻火即止血"之意。

结　语

本篇所论惊与悸，为两种病情，前者因惊而气乱，后者为气血虚衰不能养心。如用桂枝去芍药加蜀漆牡蛎龙骨救逆汤，有通阳镇惊，祛痰安神的作用，可治火邪之惊狂；半夏麻黄丸，则有宣阳蠲饮的效果，以治疗寒饮凌心之悸。

在失血证中，有柏叶汤温经止血，治吐血不止；黄土汤温脾摄血，可治远血；赤小豆当归散清利湿热，可治近血；泻心汤清热泻火，治心气不足的吐衄。本篇亦论述了亡血忌汗，吐衄、便血的禁忌与预后，酒客吐血以及瘀血的脉证特点。治血虽仅有四方，但对血证的病因、病机，对寒热虚实等出血的辨证论治的方法，已有比较全面的论述。

呕吐哕下利病脉证治第十七

【学习要求】

1. 了解呕吐、哕、下利病的概念和合篇的意义。

2. 掌握呕吐、哕、下利的病因、病机和辨证施治。

3. 熟悉呕吐、哕、下利的病变与治法的一般规律和治疗禁忌。

【主要内容】

1. 说明呕吐、哕、下利是胃肠病，但其病变又多涉及脾、肾、肝。本篇条文多重复见于《伤寒论》和本书《痰饮咳嗽篇》，目的在于详尽肠胃病的病机变化与辨证治疗。

2. 呕吐、哕的病机主要是胃失和降、气逆于上，治法应以和胃降逆为主，其证有虚寒、实热、虚热、寒热错杂及水饮停蓄等不同类型，治疗有大半夏汤、吴茱萸汤、四逆汤、大黄甘草汤、小柴胡汤、黄芩加半夏生姜汤、半夏泻心汤、生姜半夏汤、小半夏汤、半夏干姜散、猪苓散、茯苓泽泻汤、橘皮竹茹汤、橘皮汤等不同的运用。

3. 本篇所论下利包括泄泻和痢疾，分虚寒与实热两类。属虚寒者有四逆汤、通脉四逆汤、诃黎勒散、桃花汤等方证；属实热者，有大承气汤、小承气汤、白头翁汤等方证。利后余热不尽而致虚烦的，治宜栀子豉汤。

4. 呕吐、哕、下利的病理变化，初起一般属实证、热证，多与胃肠有关；病至后期一般属于虚证、寒证，多与脾肾有关，故在治疗上应注意保胃气与固肾气，此外，"呕家有痈脓，不可治呕""病人欲吐者，不可下"，哕逆实证当通利二便，以及"下利清谷，不可攻其表"等治疗法则与禁忌，亦须遵循。

本篇是论述呕吐、哕、下利等病的辨证论治。呕为有声有物；吐为有物无声；哕为无物有声。又称呃逆。呕吐门中包括了"胃反"，胃反为幽门不开，食入反出之病。下利则包括泄泻和痢疾。

呕吐、哕、下利如果属于实证、热证的，则病多在胃肠；属于虚证、寒证的，则病多在于脾肾。呕吐、哕、下利的病证，虽有寒热虚实之不同，也涉及肝肾等脏，但总以脾、胃、大肠、小肠的症状为主，故合为一篇论述。

夫呕家有痈脓，不可治呕，脓尽自愈。

【释义】

经常呕吐的病人，呕出胃中痈肿破溃的脓液，不要用止吐药治疗，待脓液吐尽，可以病愈。

【解析】

本条专论呕吐痈脓的呕吐的特殊处理方法。热毒聚于胃腑，腐肉化脓，胃气上逆，驱脓外出，故见呕吐痈脓。本证呕是病之标，痈脓是病之本。治病必求其本，故应治其痈脓，使胃中热毒消散，不再化脓，有脓吐出，胃气则安，呕亦可止。如果用止吐药治呕，则热毒不解，脓液内留，病情更加恶化，所以说："不可治呕"。

呕吐的病因很多，要辨证论治，确定治呕的原则。第一条就提出呕吐痈脓不能治呕，应治痈脓的根本，可为一锤定音之论。

【选注】

《医宗金鉴》："呕家，呕吐或谷，或水，或痰涎，或冷沫。今呕而有脓，此内有痈，脓溃而呕，非呕病也，故曰不可治呕，脓尽自愈。"

先呕却渴者，此为欲解。先渴却呕者，为水停心下，此属饮家。

呕家本渴，今反不渴者，以心下有支饮故也，此属支饮。

【释义】

先有呕吐，而后口渴的病人，这是呕吐将要解除。先有口渴饮水，以后有呕吐的病人，是水饮停于心下，属于水饮病。经常呕吐的病人，本来应当口渴，现在反而不渴，这是因为心下有支饮的缘故，这种病属于支饮病。

【解析】

本条是从呕与渴的先后，论述呕吐病的性质。水湿停于胃中，胃气上逆，饮邪亦随之而出。若饮去而胃阳复，则口中渴，故知此为欲解。若水饮停于胃中，中焦气化不利，津液不能上承，故口渴。渴而多饮，水停心下，更助水邪，以致水饮上逆而作呕，故属于饮家。呕家因吐而伤津液，本应口渴。今反不渴者，此乃饮邪停于心下，虽有呕吐，饮去不尽。故曰：此属支饮。

【选注】

《金匮要略心典》："呕家必有停痰宿水，先呕却渴者，痰水已去，而胃阳将复也，故曰此为欲解。先渴却呕者，因热饮水过多，热虽解而饮旋积也，此呕因积饮所致，故曰此属饮家。呕家本渴，水从呕去故也；今反不渴者，以宿有支饮在心下，愈动而愈出也，故曰此属支饮。"

问曰：病人脉数，数为热，当消谷引食①，而反吐者，何也？师曰：以发其汗，

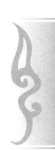

今阳微，膈气虚，脉乃数，数为客热^②，不能消谷，胃中虚冷故也。脉弦者，虚也，胃气无余，朝饮暮吐，变为胃反。寒在于上，医反下之，今脉反弦，故名曰虚。

【词解】

① 引食：进食较多。

② 客热：假热。

寸口脉微而数，微则无气，无气则营虚，营虚则血不足，血不足即胸中冷。

【释义】

寸口部的脉微而数，脉微表示卫气不足。卫气不足，营气随之而虚，营气虚则血不足；血不足则可以产生胸中觉冷的症状。

【解析】

本条继从脉象指出胃反气血俱虚的病机。脉微而数的"数"字，是承上节"阳微膈气虚，脉乃数"而言。此数非有热，而是由于气虚营血少所致；所以说"微则无气"。人体的卫气营血本来是相互资生的，气为营之主，如气虚则营亦虚；营为血之源，营虚则血不足；营卫俱虚，则积于胸中的宗气自然虚少。由于营卫俱虚，宗气不足，所以胸中冷。胸中冷反映了上焦阳气的不足，并会影响中焦而产生胃中虚冷、呕吐。

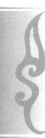

【选注】

《金匮要略心典》："此因数为客热，而推言脉微而数者为无气，而非有热也。气者营之主，故无气则营虚；营者血之源，故营虚则血不足；营卫俱虚，则胸中之积而为正气者少矣，故胸中冷。合上二条言之，客热固非真热，不可以寒治之；胸中冷亦非真冷，不可以热治之，是皆当以温养真气为主。真气冲和纯粹之气。此气浮则生热，沉则生冷，温之则浮焰自收，养之则虚冷自化；若热以寒治，寒以热治，则真气愈虚，寒热内贼，而其病益甚矣。"

趺阳脉浮而涩，浮则为虚，涩则伤脾，脾伤则不磨，朝食暮吐，暮食朝吐，宿谷不化，名曰胃反。脉紧而涩，其病难治。

【解析】

本条是论述胃反证的病机。由于胃阳虚弱，饮食不化，胃气上逆，故脉浮，因此说："浮则为虚"。脾阴损伤，不能运化精微，故脉涩，所以又说："涩则伤脾"。脾胃阴阳两虚，运化功能失常，饮食之后，留于胃腑，不得消磨，宿谷不化，故朝食暮吐，暮食朝吐。

紧脉主寒盛，涩脉为阴血亏损。故脉紧而涩，则寒凝津涩，胃寒不能消谷，则呕吐不纳，脾运不能润泽，则粪干如羊屎。气血虚少，不润肌肤，则羸瘦。本证温阳则伤阴，补阴则损阳，服药则呕吐，故曰：其病难治。

【选注】

《金匮悬解》："跌阳者，阳明胃气之所变现也。阳明胃气，以下行为顺，脉不应见浮紧，浮则胃气之虚而不降也。胃虚而上逆，则脾虚而下陷，陷则脾伤，脾伤不能磨化水谷，故朝食而暮吐。宿谷不化，名曰胃反。胃反者，饮食倒上，是反顺而为逆也；紧涩者，血寒而阳陷也。脾败不磨而脉见紧涩，水冰地坼，微阳沦败，陷而不升，故为难治。"

病人欲吐者，不可下之。

【释义】

本条说明治病方法当因势利导，病人欲吐，是病邪在上，正气有驱邪上出之势，治当因而越之；如果使用下法，是违反病理的自然趋势，不独不能愈病，反而加重病情，甚至转趋恶化，所以说"不可下之。"

哕而腹满，视其前后①，知何部不利，利之即愈。

【词解】

① 前后：这里指大小便。

【释义】

本条指出哕与腹满并见，应观察二便情况，随证治疗。哕与腹满并见，则腹满为本，呃逆为标。如腹满为实证，实则气上逆而发生呃逆，如此时小便不利的，是水邪上逆，当利其小便，小便利而呃逆自愈；如大便不利的，是由胃肠实热，邪气上逆所致，当通其大便，大便通利，胃气下降，则呃逆亦可愈。这都指实证而言。如病到后期而出现呃逆者，多为脾肾两败，不论伤寒、杂病，均属危笃证候。

呕而胸满者，茱萸汤主之。

茱萸汤方

吴茱萸一升，人参三两，生姜六两，大枣十二枚。

上四味，以水五升，煮取三升，温服七合，日三服。

【释义】

呕吐而且胸部胀满，可用茱萸汤治疗。

【解析】

本条是论述胃中寒凝呕吐的证治。由于胃阳不足，寒饮凝聚，阴浊散漫于胸间，故胸满。胃气上逆，则呕。治宜吴茱萸汤，温阳止呕。方中吴茱萸、生姜化

浊降逆，温阳散寒；人参、大枣温补中阳。诸药相合，可助阳散寒，温中止呕。

【选注】

《医宗金鉴》："呕逆之气上冲于胸，胸中气实，则不受邪，必不满也；若胸中气虚，客寒邪气得从留连，故胸满也。主之吴茱萸汤，补正气降邪气也。

干呕，吐涎沫，头痛者，茱萸汤（方见上）主之。

【释义】

胃居中焦，宜降则和，寒饮中阻，胃气上逆，胸阳不振，故见呕而胸满；肝之经脉上抵巅顶，肝胃虚寒，饮邪挟肝气上逆，则见干呕、吐涎沫、头痛等症。吴茱萸汤以茱萸、生姜温肝胃，散寒饮，降逆止呕；人参、大枣补中益气，全方温肝和胃，散寒降逆，故曰："茱萸汤主之。"吴茱萸汤在《伤寒论》中并治阳明病食谷欲呕，少阴吐利，手足逆冷、烦躁等，当与之互参。

【解析】

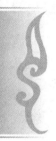

急性胃肠炎、慢性胃炎、消化性溃疡、慢性胆囊炎、神经性头痛、神经性呕吐、眼疾、高血压、梅尼埃病等辨证属肝胃虚寒，浊阴上逆所致者，均可用此方加减治疗。其辨证要点是：食谷欲吐、胸膈满闷；或胃脘作痛、嘈杂吞酸或巅顶冷痛，痛时干呕或呕吐清稀涎沫，畏寒肢冷，舌淡苔白，脉沉迟或缓弱等。其阳虚甚恶寒重者，加附子、肉桂；血虚者加当归、芍药；气虚者加党参、黄芪；呃逆重者可用生姜，并加旋覆花、代赭石等；腹部满胀，苔白厚者加藿香、佩兰、厚朴等；头痛重者宜重用吴茱萸。另，《千金方》以本方去大枣加前胡、枳实、鳖甲、桔梗、焦槟榔，治寒饮咳嗽，方名延年半夏汤；《医方集解》以本方加附子名吴茱萸加附子汤，用治寒疝腰痛，牵引睾丸，尺脉沉迟者，亦有效。

呕而肠鸣，心下痞者，半夏泻心汤主之。

半夏泻心汤方

半夏半升（洗），黄芩三两，干姜三两，人参三两，黄连一两，大枣十二枚，甘草（炙）二两。

上七味，以水一斗，煮取六升，去滓，再煮取三升，温服一升，日三服。

【释义】

病人呕吐，肠中鸣响，胃脘痞硬，可用半夏泻心汤治疗。

【解析】

本条是论述脏寒郁热呕吐证的证治。由于脾胃虚寒，饮食内停，郁滞化热，脏寒郁热，结于脾胃，中焦痞塞。故心下痞；中气痞塞，升降失常，郁热上逆则作呕吐；水湿下行则肠鸣。本证为标热本寒，中焦痞塞，寒热错杂的呕吐痞证。

治以半夏泻心汤，辛开苦降，扶正祛邪。方中半夏、干姜辛开温散，降浊除痞；黄芩、黄连苦寒降火，泄其结热；人参、甘草、大枣温补中气，以消痞开塞。此方寒热并用，有升有降，故能交通阴阳，则诸证可解。

【选注】

《金匮要略论注》："呕本属热，然而肠鸣则下寒而虚。痞者阴邪搏饮，结于心下，即《伤寒论》所谓胃中不和，腹中雷鸣也。故主半夏泻心汤。"

诸呕吐，谷不得下者，小半夏汤主之。

【释义】

多种呕吐而饮食不能下的病证，可用小半夏汤治疗。

【解析】

本条指出宿饮致呕，谷不得下的治疗。大凡呕吐多由停痰宿饮胃气上逆所致。胃主受纳，以降为顺。胃失和降，饮邪上逆，所以呕吐而谷不得下，常兼见口不渴，心下痞等证，治以小半夏汤。取半夏涤饮降逆，生姜健胃止呕。故本方具有较强的和胃降逆作用，是治呕吐之要方，经过适当的配伍变化，可以治疗多种呕吐，所以仲景止呕用药，总离不开半夏、生姜两味。若兼头眩、心悸，应加茯苓，即小半夏加茯苓汤。利水去饮以止眩悸。

【选注】

《金匮玉函经二注》："呕吐谷不得下者，有寒有热，不可概论也。属热者，王冰所谓谷不得入是有火也。此则非寒非热，由中焦停饮气结而道，故用小半夏汤"。

【病案举例】

陈某，男，53 岁。1973 年 10 月 22 日因慢性胃窦炎伴息肉样变，行胃次全切除术，术后第六天发生胆汁性呕吐。持续 70 多天不能进食，全靠输液维持，每次呕吐大量苦水（胆汁），曾于同年 12 月 21 日行二次手术（松解粘连），但呕吐未能缓解，予中药旋覆代赭汤、泻心汤、左金丸等加减及益气养阴、生津和胃等剂治疗亦无效。1974 年 1 月 4 日改用小半夏汤加人参，方用生半夏 9 克，生姜 9 克，别直参（另煎）9 克，浓煎 40 毫升，分两次服，服一剂后，苦水明显减少，连服五剂，未再呕吐，并能进食。（摘自《上海中医药杂志》）

呕吐而病在膈上，后思水者，解。急与之。思水者，猪苓散主之。

猪苓散方

猪苓、茯苓、白术各等分。

上三味，杵为散，饮服方寸匕，日三服。

【释义】

病人呕吐，是水饮停在膈上。吐后想喝水，是饮病向愈。这种吐后思水的饮病，可用猪苓散治疗。

【解析】

本条是论述吐后思水的调治方法。由于胃中停饮，溢于膈上，故呕吐清水痰涎。呕吐之后，饮去阳复，则口渴思水。故先呕后渴，为饮邪欲解。由于旧饮方去，胃阳尚未全复，虽渴，只宜少饮，令阳和阴生则愈，若恣意多饮，必伤胃阳，胃虚则不能游溢精气，则新饮又生。治宜猪苓散利水行津。健脾化湿，方中猪苓利水化饮；白术健脾化湿，茯苓则渗湿利小便，三药相使，则停饮可去，诸证即愈。

【选注】

《金匮要略心典》："病在膈上，病膈间有痰饮也，后思水者，知饮已去，故曰欲解，即先呕却渴者，此为欲解之义。夫饮邪已去，津液暴竭而思得水；设不得，则津亡而气亦耗，故当急与；而呕吐之余，中气未复，不能胜水，设过与之，即旧饮方去，新饮复生，故宜猪苓散以崇土而逐水也。"

呕而脉弱，小便复利，身有微热，见厥者，难治，四逆汤主之。

四逆汤方

附子（生用）一枚，干姜一两半，甘草二两（炙）。

上三味，以水三升，煮取一升二合，去滓，分温再服。强人可大附子一枚，干姜三两。

【释义】

本条论述虚寒性呕吐，并见阴盛格阳的证治。呕而脉弱，是胃气已虚。吐则津伤，当小便少，今小便复利，是肾气虚下元不固。若更见厥而微热，则为阴寒内盛，格阳于外。治宜四逆汤急救回阳。由于阴盛格阳，阳气有欲脱之势，病情危重，所以说"难治"。

【选注】

《金匮要略方论本义》：呕而脉弱者，胃气虚也。小便复利，气不足以统摄之，脱而下泄也。身有微热见厥，内积阴寒，外越虚阳，阳衰阴盛，其呕为阳浮欲越之机也，见此知为难治，非寻常火邪痰饮之呕也。主之以四逆汤，益阳安胃，温中止逆，亦大不同于寻常寒热错杂治呕之方也。附子辛热，干姜辛温，甘草甘平，强人倍用，以急回其阳，勿令飞越，则呕可止也。

【病案举例】

理中汤治寒湿霍乱，其症泄利不已、眼下陷、面青、目黑、吐泻汗出、脉沉微无力、四肢微冷或抽筋、全身疲乏、无神气。回阳救急则以四逆汤为主，所谓阳不足者温之以气，故以理中、四逆等复其阳维其阴，方可挽救于垂危。至于四逆汤中之附子，俱是生用，其效较一般熟附子为佳。我曾治疗一病例，当时已四肢厥冷，脉微欲绝，大肉消脱，病势相当危急，即予大剂四逆汤（炮附子用至四钱）服后吐利如故，后用四逆汤作散剂六钱（附子生用），服后约半小时，吐利均止，四肢回暖，转危为安。以后药用四逆汤散剂（生附子一钱，炒甘草二钱，干姜三钱为末）治疗很多（寒霍乱）患者，均有显效。（摘自《广东中医》）

食已即吐者，大黄甘草汤主之。《外台》方：又治吐水。

大黄甘草汤方

大黄四两，甘草一两。

上二味，以水三升，煮取一升，分温再服。

【释义】

病人进食之后，立刻就吐，可用大黄甘草汤主治。

【解析】

本条是论述实热呕吐的证治。由于胃肠实热，大便秘结不通，胃气不能下降，火热之邪上逆，故食已即吐。由于火性急迫，故其吐势甚急。

治宜大黄甘草汤，泻热降逆。方中大黄泻肠胃实热积滞，通畅六腑，荡涤肠胃，可降胃气上逆，甘草和胃安中。二药相配，则甘草载大黄，以泻胃热。使胃气得降，则呕吐自止。

【选注】

《金匮要略论注》："食已即吐，非复呕病矣，亦非胃弱不能消，乃胃不容谷，食已即出者也。明是有物伤胃，营气闭而不纳，故以大黄通荣分已闭之谷气，而兼以甘草调其胃耳。《外台》治吐水，大黄亦能开脾气之闭，而使散精于肺，通调水道，下输膀胱也。"

胃反，吐而渴欲水者，茯苓泽泻汤主之。

茯苓泽泻汤方（《外台》治消渴脉绝胃反者，有小麦二升）

茯苓半斤，泽泻四两，甘草二两，桂枝二两，白术三两，生姜四两。

上六味，以水一斗，煮取三升，纳泽泻，或煮取二升半，温服八合，日三服。

【解析】

本条是论述胃中停水呕吐的证治。由于胃虚停水，水气上逆故呕吐。脾虚

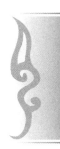

不能运化，津液不能蒸腾上达，故渴欲饮水。因渴复饮，更助饮邪，以致停水愈多，呕吐愈甚。

治宜茯苓泽泻汤，利水行津，以治渴呕。方中茯苓淡渗利水行津；桂枝通阳以布津液；泽泻利水湿之滞，能行水上；白术、甘草健脾扶中，以制水湿之邪；生姜辛散水饮，健胃和中。诸药合用，使气化行而水饮去，胃气平而呕吐愈。

【选注】

《金匮要略浅注》："今有挟水饮而病胃反，若吐已而渴，则水饮从吐而俱出矣；若吐未已而渴，欲饮水者，是旧水不因其得吐而尽，而新水反因其渴饮而增，愈吐愈渴，愈饮愈吐，非从脾而求输转之法，其吐与渴，将何以宁？以茯苓泽泻汤主之。"

吐后，渴欲得水而贪饮者，文蛤汤主之。兼主微风脉紧、头痛。

文蛤汤方
文蛤五两，麻黄、甘草、生姜各三两，石膏五两，杏仁五十个，大枣十二枚。

上七味，以水六升，煮取二升，温服一升，汗出即愈。

【释义】

病人呕吐之后，想水喝，喝的又多，可用文蛤汤主治。本方又治轻微受风，有脉紧头痛证的病。

【解析】

本条是论吐后变渴的证治。呕吐之后，伤阴损阳，胃阴伤而阳热内盛，故口渴贪饮。脾阳虚弱，不能运化，水饮复停。若饮停于内，复感风寒，风寒在表，故头疼，脉紧，身肿等证。

治宜文蛤汤，开肺利水，散结清热。方中文蛤咸寒，利水消饮；杏仁开肺利水；麻黄、石膏发越水气，透邪于外；甘草、生姜、大枣健脾温胃，化饮生津。诸药相合，使水饮从皮表散去，灼热从汗而透出，故方后注云"汗出可愈。"

本方用麻黄、生姜发越水气，又可解表，故治微风、脉紧、头痛、水肿等证。

【选注】

《医宗金鉴》："吐后而渴，当少少与饮之，胃和吐自止也。若恣意贪饮，则新饮复停，而吐必不已也，当从饮吐治之。若兼感微风，脉必紧，头必痛。主之文蛤汤者，是治渴兼治风水也。故以越婢汤方中加文蛤。越婢散风水也，文蛤治渴不已也。"

干呕、吐逆、吐涎沫，半夏干姜散主之。

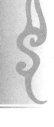

半夏干姜散方

半夏、干姜等分。

上二味，杵为散，取方寸匕，浆水一升半，煮取七合，顿服之。

【释义】

干呕吐涎沫，用半夏干姜散主治。

【解析】

本条指出中阳不足，寒饮内盛的呕逆证治。干呕吐逆、吐涎沫可以同时发生，也可单独或交互出现，在病机上都属于中阳不足，寒饮内盛，胃气上逆所致。治用半夏干姜散，温中散寒，降逆止呕，方以浆水煮服，取其甘酸能调中止呕，顿服则使药力集中而取效捷速。半夏干姜散即小半夏汤以生姜易干姜而成，因干姜与生姜功用不同，故其主治有别。半夏干姜散以干姜温阳，守而不走，治疗中阳不足，寒饮呕逆之证；小半夏汤以生姜散寒，走而不守，主治饮盛抑阳之呕吐。半夏干姜散证与吴茱萸汤证，都有干呕、吐涎沫的症状，但二者病机不同，则治法亦异。吴茱萸汤证，是胃寒挟肝气上逆，故肝胃同治，而半夏干姜散证是中阳不足，寒饮上逆，故其治在胃。

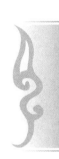

【选注】

《金匮要略心典》："干呕吐逆，胃中气逆也。吐涎沫者，上焦有寒，其口多涎也。与前干呕、吐涎沫、头痛不同。彼为厥阴阴气上逆，此阳明寒涎逆气不下而已，故以半夏止逆消涎，干姜温中和胃。浆水甘酸，调中引气止呕哕也"。

病人胸中似喘不喘，似呕不呕，似哕不哕，彻心中愦愦然无奈者，生姜半夏汤主之。

生姜半夏汤方

半夏半升，生姜汁一升。

上二味，以水三升，煮半夏取二升，纳生姜汁，煮取一升半，小冷，分四服，日三夜一服。止，停后服。

【解析】

本证乃中焦寒饮上逆于胸中所致，故治宜生姜半夏汤，温寒散饮。本方以生姜汁配半夏，散胃中寒饮，温胸中阳气。使阳气振奋，寒饮消散，诸证则自愈。此方即小半夏汤，而生姜取汁，且重用之。姜汁保持了药的功效，对降逆散结其力为大，为治饮之良药。

生姜半夏汤的服法是"小冷，分四服"，因寒饮结于中焦，拒热药不进，呕吐加剧，故分四服，使量少而易于受纳。又因饮邪内结，难以速去，四服可使药力持久，逐渐消散内结之寒饮。

【选注】

《金匮要略心典》："寒邪搏饮，结于胸中而不得出，则气之呼吸往来，出入升降者阻矣，似喘不喘，似呕不呕，似哕不哕，皆寒饮与气，相搏互击之证也。且饮，水邪也；心，阳脏也，以水邪而逼处心脏，欲却不能，欲受不可，则彻心中愦愦然然无奈也。生姜半夏汤，即小半夏汤，而生姜用汁，则降逆之力少而散结之力多，乃正治饮气相搏，欲出不出者之良法也。"

干呕，哕，若手足厥者，橘皮汤主之。

橘皮汤方

橘皮四两，生姜半斤。

上二味，以水七升，煮取三升，温服一升，下咽即愈。

哕逆者，橘皮竹茹汤主之。

橘皮竹茹汤方

橘皮二斤，竹茹二斤，人参一两，甘草五两，生姜半斤，大枣三十枚。

上六味，以水一斗，煮取三升，温服一升，日三服。

【释义】

以上两条论述胃寒气闭与胃虚有热所致干呕、呃逆的治法。干呕或呃逆，总由气逆不降所致，其证有寒热虚实之别。若干呕或呃逆，更兼手足厥逆，则是胃气被寒邪闭阻之证。寒邪阻遏，胃失和降而气逆于上，所以干呕呃逆；中阳被寒气所遏，不能达于四末，所以手足厥冷，故治以橘皮汤通阳和胃。方中橘皮理气和胃，生姜降逆散寒，使寒邪解散，阳气宣通，胃气得降，则呕哕厥逆自愈。

若属胃虚有热，气逆上冲所引起的呃逆，当治以橘皮竹茹汤清热补虚，降逆和胃。方中橘皮、生姜理气和胃降逆，竹茹清胃热，人参、甘草、大枣补虚，上药配合，虚热可除，胃气得降，则哕逆自愈。橘皮竹茹汤，临床不仅用于治疗哕逆，而且也常用治呕吐。因其证属胃虚有热，故常兼见虚烦、少气、口干、脉虚数等症。后世严用和在此方基础上加茯苓、半夏、麦冬、枇杷叶命名为济生橘皮竹茹汤，从而加强了补虚、清热、降逆等几方面的效力，该方对气阴两虚、胃气上逆而致呕吐、呃逆者，较为适用。

【选注】

《金匮要略直解》：干呕哕，则气逆于胸膈间而不行于四末，故手足为之厥，橘皮能降逆气，生姜为呕家圣药，小剂以和之也。然干呕非反胃，厥非无阳，故下咽气行即愈。

《金匮要略心典》：干呕哕非反胃，手足厥非无阳，胃不和则气不至于四肢也。橘皮和胃气，生姜散逆气，气行胃和，呕哕与厥自已，未可便认为阳虚而遽投温补也。

《医宗金鉴》：李彣曰："哕有属胃寒者，有属胃热者，此哕逆因胃中虚热，气逆所致。故用人参、甘草、大枣补虚；橘皮、生姜散逆；竹茹甘寒疏逆气而清胃热，因以为君。"

【病案举例】

方舆輗云：……尝有一男子，暑月霍乱，吐泻虽已止，干呕未止，兼发哕，手足微厥，脉细至欲绝，更医数人，凡附子理中汤、四逆加人参汤、吴茱萸汤、参附、参姜之类，殆尽其术，一不容受，余最后至，诊之，少有所见，即作橘皮汤令煮，斟取澄清，冷热得中，细细啜之，余镇日流连于病家，再四诊视，指令服药之度，移时，药达，稍安静；遂得救治。（摘自《金匮今释·卷六》）

夫六腑气绝于外者，手足寒，上气，脚缩；五脏气绝于内者，利不禁，下甚者，手足不仁。

【释义】

凡是六腑之精气亏虚，不能温润于外，有手足寒冷，寒气上冲，下肢筋脉拘急挛缩等症状。五脏之精气亏虚，不能温润于内，有下利不止。下利严重的，引起手足麻木不仁。

【解析】

本条是论述五脏六腑气绝的辨证。六腑为阳而主外，以胃为本，故胃阳衰，则诸腑之气皆衰。胃虚不化水谷，胃气上逆，故呕吐哕。上焦之气不能来于中焦，宗气为之不足，故上气喘促；下寒不得温煦，寒凝筋脉不能舒张，则两脚缩急。

五脏为阴并主内，肾为诸脏之本，故肾阳微，诸脏之气即弱。肾阳衰微，不能温培脾胃则水谷不得腐熟，寒滑下行而不能自主，故利下不禁。下利过甚，由阳及阴，则血痹不行，肢体不得濡养，故手足不仁。

呕吐下利诸病的发展，开始在胃肠，先传到脾，后传到肾，这是疾病发展的一般规律。临证时，要知道疾病传变规律。才能在治疗时预先防止疾病的传变，而有临床的积极意义。

【选注】

《医宗金鉴》："气绝非谓脱绝，乃谓虚绝也。六腑之气阳也，阳气虚不温

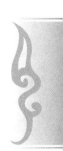

于外，则手足寒缩。阳虚则阴盛上逆，故呕吐哕也。五脏之气阴也，阴气虚不固于中，则下利不禁，利甚则中脱形衰，故手足不仁也。此发明呕吐下利之原委也。"

下利脉沉弦者，下重；脉大者，为未止；脉微弱数者，为欲自止，虽发热不死。

【释义】

本条是从脉象辨别下利病机的进退状况。本证由于寒湿内侵胃肠，寒湿在里，故脉沉弦。寒湿阻滞气机不畅，则下利腹痛，里急后重，故曰"下重"；若下利而脉反大的，为邪气不衰，故知下利未止；若下利正邪皆衰，阳气开始恢复，则脉微弱之中而带数，故知下利将自止，虽有发热之症，亦为正复之征，预后亦是令人高兴的，故曰："虽发热不死"。

【选注】

《金匮要略心典》："沉为里、为下，沉中见弦，为少阳之气滞于下而不得越，故下重；大为邪盛，又大则病进，故为未止；徐氏曰：微弱者，正衰邪亦衰也。数为阳脉，于微弱中见之，则为阳气将复，故知利欲自止，虽有身热，势必自已，不得比于下利，热不止者死之例也。"

下利，手足厥冷，无脉者，灸之不温，若脉不还，反微喘者，死。少阴负①跌阳②者，为顺也。

【词解】

① 负：败也。

② 跌阳：胃脉也。在足跌上五寸骨间，即足阳明经，冲阳穴，按之其脉应手而起。

【释义】

少阴负跌阳：少阴指诊太溪脉，主候肾；跌阳指诊冲阳脉，主候脾胃。少阴负跌阳，就是少阴脉比跌阳脉弱小的意思。

腹泻而手足发凉，摸不到脉搏，用灸法治疗后，手足不转温暖，如果脉搏又不恢复，反而微喘的则预后不良。如果少阴脉有根，虽弱于跌阳脉，为顺证。

【解析】

本条辨下利危候的顺逆情况。由于真阳伤于久利，内不能行于经脉而脉伏，外不能行于手足而肢冷。虽用艾灸温之，但因其阳衰难以骤回，故厥冷不去。若温之，脉不但不回，反见微喘，更是阴气下竭，阳气上脱。阴阳离决的死证；若脉气见回，虽为吉兆，但以少阴肾脉弱于趺阳脉，预后为顺。这是因为胃脘之阳尚存，脉得胃气者生之故，由此说明胃气存亡与否，是判断预后吉凶的依据，这种切脉方法，可供诊断危重疾病参考。

【选注】

《医宗金鉴》："下利手足厥冷，脉绝无者，有阴无阳之脉证也，虽用理中四逆辈，恐其缓不及事，急灸脐下，以通其阳。若脉还手足温者生，脉不还手足不温，反微喘者，阳气上脱也，故死。"

下利有微热而渴，脉弱者，今自愈。

【释义】

病人下利，身上有轻微的发热，口渴，脉象微弱，这是下利病逐渐痊愈的现象。

【解析】

本条论述下利病愈的脉症。由于阴寒下利，邪去正衰，胃阳来复，故微热而渴。又脉来柔弱不实，方为下利自愈、邪气已去之象也。

【选注】

《金匮要略论注》："微热是邪出表也，而渴是胸中阳胜也，且脉弱则在内之都气少矣。虽不治之，邪去，正自复，故令自愈。"

下利脉数，有微热，汗出，今自愈；设脉紧，为未解。

【释义】

病人下利，脉数，全身微微发热，出汗，这是下利病要痊愈的现象。假如脉紧，是下利病未解。

【解析】

本条是论述下利病向愈与未解的脉象。由于阴寒下利，邪退正弱，阳气恢复，外达于表，表里俱和，故见脉数，微热汗出，此为自愈之征。假如脉不弱而紧者，为邪势强盛，正气未复，故为未解。

【选注】

《金匮要略论注》："若既有微热，脉不弱而数，数亦阳胜也，更汗出，则热从外泄矣，故亦令自愈。设脉数中兼紧，则寒邪尚坚，为未解矣。"

下利脉数而渴者，今自愈；设不瘥，必清脓血，以有热故也。

【解析】

本条亦论下利自愈的脉症。虚寒下利是由于阴寒内盛，阳气被郁，而不得

伸发，故脉弦。若阳气初升向外伸展，故身热汗出。邪衰阳复，阴阳自和，下利自愈。

【选注】

《金匮要略论注》："若发热而汗与上同，更脉弦，则里证见弦为阳脉，是阳胜也，阳胜则愈。"

下利气①者，当利其小便。

【词解】

①下利气：是指泄泻与矢气并见，亦称"气利"。

【解析】

本条是论利气的证治。由于湿热阻滞胃肠，气机不畅，水谷不化，郁热腐败，故下利而兼矢气。由于湿热阻滞气机，故有小便不利，肠鸣胀满等症。治当利其小便，分利肠中湿热，气化恢复正常，则下利矢气可除。如果中气不足，宜补中利湿以升清阳。

【选注】

《金匮要略心典》："下利气者，气随利失，即所谓气利是也。小便得利，则气行于阳，不行于阴而愈，故曰当利其小便。喻氏所谓急开支河者是也。"

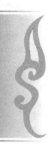

下利，寸脉反浮数，尺中自涩者，必清脓血。

【释义】

本条以脉象变化说明下利便脓血的病机。下利，本为里证，若属虚寒，则脉当沉迟。今"寸脉反浮数，尺中自涩"，乃气分热盛而伤及血分之象。寸脉属阳以候气，寸脉浮数为阳盛气热；尺脉属阴以候血，尺中自涩为阴虚血损。热伤血络而腐肉，故下利脓血。

热利下重者，白头翁汤主之。

白头翁汤方

白头翁二两，黄连、黄柏、秦皮各三两。

上四味，以水七升，煮取二升，去滓，温服一升；不愈，更服。

【释义】

本条论述热利的证治。热利而见里急后重，是湿热胶结迫于大肠所致。因邪热腐灼血络，故当见便脓血。治以白头翁汤，清热凉血燥湿以止痢。方中以白头翁清热凉血为主，辅以秦皮泻热而涩大肠，黄连、黄柏清热燥湿，坚阴厚肠以止痢。

【解析】

本条结合上条以及《伤寒论·厥阴篇》所载"下利，欲饮水者，以有热故也，白头翁汤主之"，可知本证当有口渴欲饮、便脓血等症。若更见壮热口渴、烦躁、舌质红绛等热伤营血证者，可酌加金银花、生地黄、牡丹皮、赤芍等，以清热解毒，清营凉血。

据临床文献报道，本方对细菌性痢疾疗效可靠。

【选注】

《金匮要略方论本义》：热利下重者，滞下之病多热，不同于泻泄下利之证多寒也，故名之曰热利，而以下重别之。

《金匮要略浅注》：热利下重者，热邪下入于大肠，火性急速，邪热甚，则气滞壅闭，其恶浊之物，急欲出而未得遽出故也，以白头翁汤主之。

【病案举例】

李某，男，46岁，工人。因发热、腹泻而入院。自述于入院前二天起发热（38℃），当日大便5～6次，至晚腹泻加剧，几乎不能离开厕所，大便量少，有红白冻，伴腹痛及里急后重，入院前一天大便次数达50～60次，发病后食欲减退，无呕吐。体检：体温41℃，脉搏138次/分，神志清，心、肺正常，血压120/70毫米汞柱，右侧扁桃腺肿大，腹软，肝脾未触及，下腹部有压痛。化验：血、尿常规无特殊，大便红细胞（+++），白细胞（++++），当日大便培养：检出副痢疾弗氏志贺菌。入院后即给服白头翁汤，每日一剂（白头翁一两，黄连二钱，黄柏三钱，秦皮三钱），体温至次日即降至正常，大便红白冻于服药第二天后消失，腹泻、服痛、里急后重、腹部压痛，均于服药第三天后消失，共服白头翁汤六剂，以后大便连续培养二次，均为阴性，病人于住院七天后痊愈出院。（摘自《新中医药》）

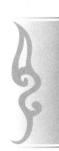

下利便脓血者，桃花汤主之。

桃花汤方

赤石脂一斤（一半剉，一半筛末），干姜一两，粳米一升。

上三味，以水七升，煮米令熟，去滓，温服七合，纳赤石脂末方寸匕，日三服；若一服愈，余勿服。

【释义】

病人下利，便有脓血，可用桃花汤主治。

【解析】

本条是论述虚寒下利的证治。由于脾胃虚寒，中阳被伤，气血下陷，下利无度，滑脱不禁，阳伤及阴，血溢于下，故下利脓血。因证属虚寒，故出现腹痛喜按、精神萎靡、四肢酸软、舌苔淡白等症。

治宜桃花汤，温寒固脱以止下利。方中赤石脂固涩下焦、缩血止利；干姜温中守阳；粳米养胃补虚。诸药相配，以奏温寒固脱，补虚安中之功。

【选注】

《金匮要略心典》："此治湿寒内淫，脏气不固，脓血不止者之法。赤石脂理血固脱；干姜温胃祛寒；粳米安中益气。身疼痛者，当先以四逆治其里，清便自调，然后以桂枝救其表，即此意。"

下利三部脉皆平，按之心下坚者，急下之，宜大承气汤。

【释义】

下利者，寸、关、尺三部脉象正常，切诊得知，胃脘部位坚硬，快用泻下法，适宜用大承气汤。

【解析】

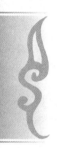

本条是论述实证下利的脉证。下利而脉平，由于肠胃食滞郁结，腑气不畅，积滞郁而不化，亦可出现下利，所谓伤食作泻者是也。如以手按之，其人心下坚满不软的，则知宿食内结，已成不拔之势。故当急下，以荡涤肠胃之实，宜大承气汤。泻其有形之邪，使腑气通顺，则下利之证可除。

【选注】

《金匮要略心典》："下利有里虚脏脱者，亦有里实腑闭者，昔人所谓利者不利是也。按之心下坚，其证的矣。脉虽不实大，而亦未见微弱，自宜急下，使实去则利止，通因通用之法也。"

下利脉迟而滑者，实也，利未欲止，急下之，宜大承气汤。

【释义】

病人下利，脉象迟而滑的，是有实邪，下利不会停止，应当急速泻去实邪，宜用大承气汤。

【解析】

本条是论下利的证治。由于食伤脾胃，气机不畅，故脉迟而滑；若积滞不消则下利不止，此为实证，而非虚证，治以急下之法。以大承气汤荡涤腐垢，则下利自止，而防止了下利亡阴之弊。

【选注】

《金匮要略心典》："脉迟为寒，然与滑俱见，则不为寒而反为实，以中实有物，能阻其脉行之机也。夫利因实而致者，实不去则利不已，故宜急下。"

下利脉反滑者，当有所去，下乃愈，宜大承气汤。

【释义】

下利病人的脉象反而见到滑脉，在内有应该泻去的实邪，攻下之后，病就会好，可用大承气汤。

【解析】

本条是论下利的证治。下利最易伤阴损阳，故常见微弱之脉。今见滑而有力之脉，是有宿食积滞，郁而不消。宜用大承气汤下其实邪，则利可止。

【选注】

《医宗金鉴》："下利脉反滑者，是病虚脉实，不相宜也。若其人形气如常，饮食如故，乃有当去之积未去也。下之乃愈，宜大承气汤。"

下利后更烦，按之心下濡者，为虚烦也，栀子豉汤主之。

栀子豉汤方

栀子十四枚，香豉四合（绵裹）。

上二味，以水四升，先煮栀子，得二升半，纳豉，煮取升半，去滓，分二服，温进一服，得吐则止。

【释义】

下利以后，又发心烦，按之心下软的，属于虚烦，用栀子豉汤主治。

【解析】

本条指出下利后虚烦的证治。下利如因实热所致，其证本有心烦，如下利后，热从下泄，应不复烦，今反更烦，此乃无形邪热内扰心神所致，非有形实邪内结，故谓之"虚烦"，治以栀子豉汤透邪泻热，解郁除烦。方中栀子清心除烦，豆豉泻胸中郁热，二药配合，余热得除，虚烦可解。本方非吐剂。方后云："得吐则止"。

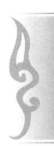

下利清谷，里寒外热，汗出而厥者，通脉四逆汤主之。

通脉四逆汤方

附子（大者）一枚（生用），干姜三两（强人可四两），甘草二两（炙）。

上三味，以水三升，煮取一升二合，去滓，分温再服。

【释义】

下利不消化食物，属于里寒外热，汗出而手足冷的，用通脉四逆汤治疗。

【解析】

本条指出虚寒下利，阴盛格阳的证治。本证下利清谷，属于里寒，由脾肾阳虚所致；身热、面赤、自汗出等外热征象，是阴盛格阳于外。故此里寒是真，为病之本；外热是假，为病之标，即"真寒假热"。若汗出与四肢厥逆并见，此乃阴从利而下竭，阳从汗而外脱，阴阳之气不相顺接之故，当急以通脉四逆汤回阳救逆。本方即四逆汤倍干姜、增附子而成。方中附子温下焦以回阳，干姜温中焦以助运，从而使脉通厥回，又恐干姜、附子力量过猛，故甘草缓干姜、附子之热而回厥逆。

【选注】

(1)《金匮玉函经二注》："里寒外热，格阳于外也。阳不得内和，故下利清谷，阴不得外和，故发身热；凡汗出于阴，阳气和则热解，此出于相格，故热不去而阳气反虚，不能布于手足，而厥不止者死，发热汗不止者亦死。此二证兼之犹可治者，为其厥未至阳绝，汗未至阴绝也。"

(2)《金匮要略浅注补正》："此为下痢阴内盛而阳外亡者出其方治也。里不通于外而阴寒内拒，外不通于里而孤阳外越，非急用大温之剂，必不能通阴阳之气于顷刻。上言里热下痢者为下重，此言里寒下痢而为清谷，隔一节以寒热作对子。"

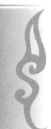

气利[1]，诃黎勒散主之。

诃黎勒散方

诃黎勒十枚（煨）。

上一味，为散，粥饮和[2]，顿服。疑非仲景方。

【注解】

①气利：指下利滑脱，大便随矢气而排出。

②粥饮和：用米粥之汤饮调和。

【释义】

下利而矢气的，用诃黎勒散治之。

【解析】

本条指出虚寒性肠滑气利的治法。下利泄泻，滑脱不禁，大便随气而出，多由中气下陷，气虚不固所致。故治用诃黎勒散敛肺涩肠，止利固脱。方中诃黎勒（即诃子）煨用则专以涩肠固脱，并用粥饮和服，取其益肠胃而建中气。

本条与前30条均为气利之证，因气利有虚实之分，故治法有异：气虚滑脱用诃黎勒散温涩固脱；湿郁气滞当利其小便。

【选注】

《医宗金鉴》："气利，所下之气秽臭，所利之物稠黏，则为气滞不宣，或下之或利之皆可也。若所利之气不臭，所下之物不黏，则谓气陷肠滑，故用诃黎勒散以固肠，或用补中益气以举陷亦可。"

【病案举例】

杨某，男，38 岁。1975 年秋，患痢疾已三天。少腹疼痛，里急后重，频欲登厕，每次多排出少量粉冻样肠垢，纯白无血，有时则虚坐努责，便之不出，自觉肛门有物嵌顿重坠，昼夜不已。前医曾予芍药汤加减，一剂后，病情加剧。邀诊：舌苔白滑，脉沉带紧，询之知发病前后未见寒热现象，似属气痢。乃试用《金匮要略》诃黎勒散：诃子 10 枚，煨、剥去核研末，用米粥汤一次送服。约隔一小时许，当肛门窘迫难忍之时，经用力努挣，大便迅即直射外出，从此肛门部如去重负，顿觉舒适，后服调理脾胃之方而康复。（摘自《浙江中医药杂志》）

《千金翼方》小承气汤治大便不通，哕，数谵语（方见上）。

【解析】

本条是论述胃肠实热的证治。由于胃肠实热熏蒸，燥屎内结，腑气不畅，其气上逆，故见大便不通，哕而频频谵语。治以小承气汤，通腑泄热，腑气通顺，诸证可解。

【选注】

《金匮玉函要略辑义》："此条示哕用小承气之法，即上文哕而腹满，后部不利者。"

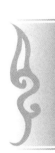

《外台》黄芩汤治干呕下利。

黄芩、人参、干姜各二两，桂枝一两，大枣十二枚，半夏半升。

上六味，以水七升，煮取三升，温分三服。

【解析】

本条是论述干呕下利并见的证治。由于中焦虚寒，不能运化水谷，郁结化热，胃气上逆，故干呕；虚寒不固，而见下利。

本证寒热错杂，但虚寒较重，热郁上逆较轻，故治宜黄芩汤温阳益气，清热降逆。方中人参、干姜、大枣、桂枝温中益气，调和脾胃，恢复脾胃升降之机；黄芩清解郁热；半夏降逆止呕。

【选注】

《金匮要略心典》："此与前黄芩加半夏生姜汤治同，而无芍药、甘草、生姜，有人参、桂枝、干姜，则温里益气之意居多，凡中寒气少者，可于此取法焉。"

结 语

本篇系统阐述了呕吐、哕、下利的辨证与治疗。为临床治疗胃肠道疾病奠定了丰富的理论基础，提出了许多实用有效的方剂，对治疗胃肠道疾病有极大的指导意义。

呕吐与哕的病机都由胃失和降，气机上逆所致。引起胃气上逆的原因很多，虚者多由脾胃自病或肝胃不足；实者多由邪热上迫或痈脓水饮内阻。原文以"呕家有痈脓，不可治呕""病者欲吐，不可下之"为例，阐明审因论治，因势利导的论治原则。

根据呕吐的病因病机，其证有虚寒、实热、寒热错杂及饮邪的不同，虚寒呕吐，证属肝胃虚寒者，以吴茱萸汤温肝散寒，和胃止呕；属脾肾阳虚，阴盛格阳者，以四逆汤回阳救逆，散寒止呕；属胃虚气逆，肠燥津亏者，以大半夏汤温润补虚，和胃降逆。实热呕吐，证属少阳郁热，肝胃不和者，以小柴胡汤疏解少阳，和胃降逆；属胃肠热积，下闭上逆者，以大黄甘草汤泄热通便；属肠热内迫，胃气上逆者，以黄芩加半夏生姜汤清肠止利，和胃降逆。寒热错杂呕吐，属寒热互结中焦，脾胃升降失调者，以半夏泻心汤辛开苦降，寒热并治。饮阻气逆呕吐，属寒饮内停者，以小半夏汤或半夏干姜散散寒蠲饮，降逆止呕；属寒饮搏结胸胃者，以生姜半夏汤辛散寒饮，舒展阳气；属饮阻气逆，呕渴并见者，以茯苓泽泻汤利水通阳，健脾和胃；属吐后思水，饮邪已去，以猪苓散健脾利水，预防新饮内停等。

哕的证治，属胃寒气逆者，以橘皮汤散寒理气；属胃虚挟热者，以橘皮竹茹汤清热补虚、降逆止哕；属实热积滞者，以通利二便为治，病由水湿阻滞者，宜利小便；病由实积阻滞者，宜通腑导滞。

本篇下利，包括泄泻与痢疾。其证可概括为虚寒、实积与湿热三类。虚寒泄泻，属表里同病者，先用四逆汤温里，后用桂枝汤解表；如属阴盛格阳，里寒外热的，用通脉四逆汤回阳救逆。实积泄泻，属热积胃肠者，用大承气汤攻下里实；如内有燥屎，热结旁流的，用小承气汤通腑泄热；气利属湿郁气滞的，当利小便；属气虚滑脱的，用诃黎勒散温涩固脱；痢疾属热利下重，用白头翁汤凉血止痢，如痢后余热未尽而虚烦者，用栀子豉汤清心除烦；若虚寒久利而便脓血，用桃花汤温涩止利。

本篇论述了因脾胃升降失调而引起的胃肠道疾病，胃气不降则生呕吐与哕，脾气不升则生泄泻。其病大凡实证、热证多与胃肠有关，其治多和胃降逆，通腑祛邪；虚证、寒证多与脾肾有关，其治多扶正补虚，健脾益肾。总之，根据六腑以胃为本、五脏以肾为根之旨，在诸病论治中均应照顾胃和肾气。

疮痈肠痈浸淫病脉证并治第十八

【学习要求】

1. 了解痈肿、肠痈、浸淫疮等疾病合篇的意义和本篇对浸淫疮的论述。

2. 熟悉本篇对痈肿的辨证。

3. 掌握肠痈的辨证施治。

【主要内容】

1. 本篇所论痈肿、肠痈、浸淫疮均属外科范围的疾病，其中以痈肿、肠痈的辨证治疗为重点。

2. 说明从脉症上来判断痈肿发生的可能性；从按之有热或不热，来鉴别有脓无脓，为后世痈肿的辨证奠定了基础。

本篇对肠痈脓未成或已成而属实热证者，可用大黄牡丹汤；脓已成而属体虚邪恋者，可以用薏苡附子败酱散。这两首方剂，近年用于治疗化脓性阑尾炎和某些急腹症，取得了显著的成效。

本篇是论述疮痈、肠痈、金疮、浸淫疮等疾病的辨证论治。由于疮痈、肠痈、浸淫疮均属外科疾病，故合为一篇而论。

疮痈，即痈肿。燃红肿痛为其特点。是因火毒外结，属阳属实，蒸腐血肉，而成痈脓。其病在外，故称疮痈，若痈脓之都结于肠内的，则称肠痈，一名内痈。

浸淫疮，是因湿热之毒，郁心肺二经，向外发于皮下，形如粟米，瘙痒不止，破则流黄水，浸淫之处，无不破烂，遍于全身，故称浸淫疮。

金疮，是指肌肉被刀斧等器所伤，亦有伤后复感毒邪，溃烂成疮，则称为金疮。

诸浮数脉，应当发热，而反洒淅恶寒，若有痛处，当发其痈。

【释义】

浮数的脉象，一般都应当有发热的症状，但病人反而诉说怕冷，如冷水洒身一样，如果再有局部疼痛的地方，应当考虑有痈肿内发。

【解析】

本条指出痈肿初起时的脉症和病机。脉浮主表，脉数主热，浮数之脉，一般多系外感表热之象，必见发热恶寒，咳嗽身疼，鼻塞声重等症；今反洒淅恶寒，是恶寒突出。此时，应考虑有无痈肿发生的可能。若见到身体某处有固定痛点，局部红肿热痛，便是发生痈肿的脉证。《灵枢·痈疽》篇说："营卫稽留于经脉之中，则血泣而不行，不行则卫气从之而不通，壅遏而不得行，故热。"痈肿局部热毒壅塞，营卫阻滞不通，以致红肿热痛；卫外之气不能畅行，则洒淅恶寒。故热毒壅塞，营卫阻滞为发生痈肿的主要病机。

【选注】

《医宗金鉴》："诸浮数脉，谓寸、关、尺六脉俱浮数也。浮脉主表，数脉主热，若是表邪，则当发热而洒淅恶寒也。今非表邪，应当发热，不当恶寒，若有痛处，乃当发痈之诊，非表邪之诊也。"

师曰：诸痈肿，欲知有脓无脓，以手掩肿上，热者为有脓，不热者为无脓。

【解析】

本条论述通过触诊辨别痈肿有脓无脓的方法，由于营血凝滞，卫气不行，郁结一处，瘀而生热，热胜则磨其血肉，血肉腐败则为脓肿，故以手掩其肿上，既热且软，是为有脓。假如瘀滞不重，尚未化热，仅是痈肿，故按之不热而且硬，是为无脓之证。

【选注】

《金匮要略心典》："痈肿之候，脓不成，则毒不化；而毒不聚，则脓必不成。故以手掩其肿上，热者毒已聚，则有脓；不热者毒不聚，则无脓也。"

肠痈之为病，其身甲错^①，腹皮急^②，按之濡^③如肿状，腹无积聚^④，身无热，脉数，此为肠内有痈脓，薏苡附子败酱散主之。

薏苡附子败酱散方

薏苡仁十分，附子二分，败酱五分。

上三味，杵为末，取方寸匕，以水二升，煎减半，顿服，小便当下。

【词解】

① 甲错：形容皮肤干燥粗糙，像鳞甲，像粗磨石一样。

② 腹皮急：腹皮紧张。

③ 按之濡：腹皮紧张部位，深按是柔软的。

④ 腹无积聚：腹中没有积聚病。

【释义】

肠痈病的症状，病人身体皮肤干燥粗糙，像鳞甲如粗麻石一样，腹部皮肤紧急，向深按比较柔软，有肿胀的感觉，腹中没有积聚，全身不发热，脉数，这是肠内有痈肿化脓的病证，可用薏苡附子败酱散主治。

【解析】

本条是论述肠痈的证治。由于火毒聚于肠内，而发为肠痈，其身虽无热，而其脉则数；血气凝滞于里，不得外荣肌肤，故身枯干如鳞甲交错。痈成于内，血涩不流，则气亦滞，遂使腹皮如肿。按之仍软，虽其患在肠胃间，究非腹内有积聚，所以本证与腹内有癥瘕积聚者不同。治以薏苡附子败酱散，排脓消痈，振阳行阴。方中意苡仁泄热除湿，排脓利尿，败酱草清热解毒。破瘀排脓；附子辛温，振阳而行气血津液，而散结消肿。方后注云："顿服，小便当下。"是指服药之后，小便下者，气化则通，气化通则痈肿郁结可开，热毒瘀滞可行，大便泄泻污秽之脓血，肠痈渐愈。顿服者，取其药力快捷，违下湿热火毒之意。

【选注】

《金匮要略论注》："此论肠痈，乃肠胃之病，似宜只腹痛而不及外，不知痈乃血脉间病。肠为阳明，阳明主一身肌肉，故必其身甲错。腹为肠之府，故腹皮急，热毒之。气上鼓也。气非有形，故按之濡。然皮之急虽如肿状，而实无积聚也。病不在表，故身无热。热虽无而脉数，痈为血病，脉主血也，故曰此为肠痈。薏苡寒能除热，兼下气胜湿，利肠胃，破毒肿，故以为君。败酱善排脓破血，利结热毒气，故以为臣。附子导热行结，故为反佐。"

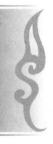

肠痈者，少腹肿痞^①，按之即痛如淋^②，小便自调，时时发热，自汗出，复恶寒。其脉迟紧者，脓未成，可下之，当有血。脉洪数者，脓已成，不可下也。大黄牡丹汤主之。

大黄牡丹汤方

大黄四两，牡丹皮一两，桃仁五十个，瓜子半升，芒硝三合。

上五味，以水六升，煮取一升，去渣，纳芒硝，再煎沸，顿服之，有脓当下，如无脓，当下血。

【词解】

① 少腹肿痞：少腹某一部位肿硬，好像痞证一样。

② 按之即痛如淋：以手按压肿硬部位，病人疼痛。连到阴部，有尿急的感觉，好像淋病一样。

【解析】

本条是论述肠痈脓未成的证治。火毒邪气，郁于肠内，虽聚而成形，然尚未腐肉化脓，故见少腹肿痞。肿痞瘀阻逼及膀胱，故按之即痛如淋，而实非淋，故小便自调。由于毒邪内聚，营卫之气与之相争，故时时发热，自汗出，复恶寒。血热瘀滞，结实不通，束敛血脉，故脉迟而紧。此为热伏血瘀，痈脓未成，故可下夺，令其消散。若脉不迟紧，而反洪数的，则热势已成，荣气腐而为脓，故不可下。据临床观察此证下之似亦无害。

治以大黄牡丹汤，泻热逐瘀为主。方中大黄、牡丹皮、桃仁泻热逐瘀，排出恶血，消散痈肿；瓜子与芒硝，荡积排脓，推陈致新，方后曰："顿服之，有脓当下，如无脓，当下血"。说明肠痈不论有脓无脓，凡属实热证者，皆可用荡热行瘀法，使瘀热脓血随大便而去，肠痈可愈。

若邪毒腐肉化脓，毒热之气弥漫不收，正气被伤，故脉洪数。治宜清热解毒，排脓消肿。然慎用攻下之法，以防更伤正气。

薏苡附子败酱散与大黄牡丹汤均治肠痈。前者适用于脓已成，正气亦伤，里热不盛者；后者适用于脓未成，热实毒盛之证。

【选注】

《金匮玉函经二注》："肠痈而少腹不可按，阳邪下结，部位牵引也。按之如淋，形容痈状，情所必至。夫血病而气不病。故小便自调，然阳邪已盛，卫气斯虚，遂发热汗出而畏寒也，痈证如是。治之者，须以脓成未成为异。欲知之法，舍脉无由，脉迟紧知未热为血瘀于内，勿使成脓，下之须早，非桃仁承气汤乎？脉若洪数者，则已成矣，岂复有瘀可下，此大黄、牡丹皮以涤热排脓，势所必用也。"

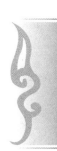

【病案举例】

娄某，男性，20 岁。1979 年 8 月就诊。转移性右下腹痛 2 天，有压痛和反跳痛，恶心，口干，便秘，腰大肌试验阳性，右下肢阑尾穴压痛，舌苔薄黄，脉弦数，体温 37.3℃，白细胞 12 000/mm³，中性粒细胞 79%。诊断：肠痈（急性阑尾炎）。服大黄牡丹皮汤加减：生大黄 12 克，牡丹皮、桃仁、冬瓜仁、木香、枳壳各 9 克，金银花、红藤、蒲公英各 30 克，芒硝、生甘草各 6 克。当日取药 2 剂。煎后分 4 次服，药后腹泻 3 次，腹痛减轻，以后原方去芒硝，改每日 1 剂，连服 6 剂症状消失。（摘自《山东中医学院学报》）

问曰：寸口脉浮微而涩，法当亡血①，若汗出。设不汗者云何？答曰：若身有疮②，被刀斧所伤，亡血故也。

【词解】

① 法当亡血，若汗出。根据脉象推理，应该有亡血证。

② 若身有疮：假如身体有金刃创伤。

【释义】

问：病人两手寸口脉浮微兼涩，应该是亡血病，或者是多汗证。假设病人没有汗出，推断是什么病？老师答道：这是身上有创伤，病人被刀子、斧头所伤，造成流血过多的失血证。

【解析】

本条论述金疮出血的脉证。由于吐血、咯血、自汗、盗汗、遗精等原因，引起阴血亏少，血不流利，故脉则涩。阴血虚而阳气外浮，故又脉浮而微。故法当亡血，汗出伤荣。如不亡血，亦不汗出，则为何故？此是，身有疮而被刀斧所伤，卫气先伤，又亡荣血的征象。

【选注】

《金匮要略心典》："血与汗，皆阴也；阴亡，则血流不行，而气亦无辅，故脉浮微而涩也。经云'夺血者无汗，夺汗者无血'，兹不开出而身有疮，则知其被刀斧所伤而亡其血，与汗出不止者，迹虽异而理则同也。"

病金疮①，王不留行散主之。

王不留行散方

王不留行十分（八月采），蒴藋细叶②十分（七月采），桑东南根白皮十分（三月采），甘草十八分，川椒三分（除目及闭口，去汗），黄芩二分，干姜二分，厚朴二分，芍药二分。

上九味，桑根皮以上三味烧灰存性，勿令灰过，各别杵筛，合治之为散，服方寸匕。小疮即粉之，大疮但服之，产后亦可服。如风寒，桑东根勿取之。前三物皆阴干百日。

【词解】

①疮：金属兵器的创伤。

②蒴藋细叶：又名接骨木。味甘、酸，性温，入肝经。能活血化瘀，祛风除湿。治金疮肿、跌打损伤、骨折、风湿痹痛等证。

【释义】

金疮患者，用王不留行散主治。

【解析】

本条指出金疮的治法。金疮是刀斧等金属器械所伤的外科疾病，由于经脉断伤、营卫气血不能循经脉而运行，所以治疗必须恢复经脉肌肤的断伤，使营卫通行无阻，金创自然痊愈，可用王不留行散主治。方中王不留行治金疮出血，蒴藋细叶通和气血，桑东南根皮主伤中脉绝。三味阴干，烧灰存性，取黑能止血；黄芩、芍药清热和阴，川椒、干姜通阳行瘀，少佐厚朴，行滞利气，生甘草调和诸药而解百毒，诸药相合，寒温相配，气血兼顾，共奏消瘀止血镇痛之效。故小疮可外敷之，大疮可内服之，产后也可服。风寒日子不取桑根，恐药性过寒，前三物皆阴干百日，是保存其性，不可用日晒及火炙。

排脓散方

枳实十六枚，芍药六分，桔梗二分。

上三味，杵为散，取鸡子黄一枚，以药散与鸡子黄相等，揉和令相得，饮和服之，日一服。

排脓汤方

甘草二两，桔梗三两，生姜一两，大枣十枚。

上四味，以水三升，煮取一升，温服五合，日再服。

浸淫疮，从口流向四肢者，可治；从四肢流入口者，不可治。

浸淫疮，黄连粉主之。方未见。

【释义】

浸淫疮是一种皮肤病，由于起病时病损范围小，先痒后痛，分泌物浸渍皮肤，逐渐扩大，遍于全身，故称为浸淫疮。此疮从口部向下蔓延，流散于四肢的，表示病情较轻，易治；若开始生于四肢，然后向上蔓延至口部的，表示病情较重，难治。病由内向外散发者轻，由外向内汇集者重，这是中医学对疾病判断预后的一种看法。

本病形成的原因，是热毒之邪。《黄帝内经》说："诸痛痒疮，皆属于心。"所以用黄连粉泻心火、解热毒，邪去毒谊，疮即可愈。

结　语

本篇论述痈肿、肠痈、金疮、浸淫疮四种外科疾病的辨证施治。

本篇从脉症来判断痈肿的可能性，并运用触诊，从有热或无热来鉴别有脓无脓，对后世痈肿的辨证颇有启发。

本篇对肠痈辨证施治的论述，为中西医结合治疗急性阑尾炎等急腹症提供了极有价值的研究资料。篇中从少腹肿痞的硬与软，从发热与无热，从脉象的迟紧与洪数等来判断肠痈是否成脓，如未成脓或已成脓之属急性里热实证者，当用大黄牡丹汤荡热解毒、消痈排脓、逐瘀攻下；脓已成而属慢性体虚邪恋者，当用薏苡附子败酱散排脓消痈，振奋阳气。现代中西医结合治疗阑尾炎，所采用非手术疗法的方药，多从以上两方演化而来，走出了我国治疗阑尾炎保守疗法的新路。

本篇提出以黄连粉主治浸淫疮，临床上亦很有实用价值。

跌蹶手指臂肿转筋阴狐疝蛔虫病脉证治第十九

【学习要求】

1.了解本篇所述五种病证合篇的意义和概念。

2.熟悉阴狐疝临床特征与治疗方法。

3.掌握本篇对蛔虫病的治疗方法。

【主要内容】

1.阴狐疝是一种阴囊偏大偏小，时上时下的病状。病机为气寒凝结于肝经，治法以辛温通利为主，所出蜘蛛散临床虽不常用，但有研究价值。

2.说明本篇对蛔虫病所出的两首方剂，甘草粉蜜汤治蛔虫心痛，乌梅丸治蛔厥。

本篇是论述跌蹶、手指臂肿、转筋、阴狐疝、蛔虫等病的辨证论治。本篇以蛔虫病作重点，其他各证论述较为简略，而这五种病证，既无联系，又不便归类。或单独成篇，故将上述诸病合为一篇讨论。

"跌蹶"又名"跌蹶"，是指跌倒伤足而使人行走时只能向前行，而不能往后退。

"手指臂肿"是指手指与臂既肿又动。

"转筋"是指臂、脚直，不能屈伸。

"阴狐疝"是指阴囊偏大偏小，时上时下，或有胀痛，重坠之感。

"蛔厥"是由脏寒，蛔动不安，上扰胸膈，引起烦躁不安，呕吐蛔虫，心腹剧痛呕吐涎沫，手足厥冷之证。

师曰：病跌蹶①，其人但能前，不能却，刺腨②入二寸，此太阳经伤也。

【词解】

① 跌蹶：跌，音夫，即足背。蹶，音决，即僵直。跌蹶指两足肌肉劳累损伤之病。

② 刺腨（chuǎi 揣）：指小腿后肌群。

【释义】

老师说：跌蹶病人，在走路时，只能向前走，不能向后退，可用针刺法。刺入腨部，深二寸，这有足太阳经受损伤的缘故。

【解析】

本条是论述跌蹷病的证治。师曰：得病因跌蹷而使人但能前行，不能后却，人身经络，阳明行身之前，太阳行身之后，今因蹷而伤太阳经气，故出现能前不能后的病变。治法用针刺腨，深二寸，便能自愈。因太阳之经下贯腨内，腨又是阳明经络之所过，乃是太阳阳明交会之处。故刺之以和两经之气血。

【选注】

《金匮要略论注》："人身阳明脉络在前，太阳脉络在后，故阳明气旺无病，则能前步，太阳气旺无病，则能后移，今倾跌之后致蹷而不能如平人，能前步不能后却，必须刺腨肠入二寸者。盖腨肠者，太阳脉之所过，邪聚于太阳脉之合阳承筋间，故必刺而泻之，谓伤止在太阳经也。然太阳经甚多，而必刺腨肠者，盖腨肠即小脚肚，本属阳明，太阳脉过此，故刺之使太阳与阳明之气相通，则前后如意耳。"

病人常以手指臂肿动，此人身体瞤瞤者，藜芦甘草汤（方未见）主之。

【释义】

病人的手指及背部常有肿的现象，并有牵动，而且身体筋肉抽动的，用藜芦甘草汤主治。

【解析】

本条指出手指臂肿动的证治。手指臂肿是一种手指臂部关节肿胀，并作振颤，全身肌肉也发生抽动的病证。因风疾在膈，攻走流窜，湿痰凝滞关节则肿，风邪袭伤经络动，身体瞤动。藜芦甘草汤方虽未见，但从二药的功效来看，藜芦能吐膈上风痰，甘草能解藜芦之毒而保胃，使吐而不伤中气。可见本方属于涌吐剂。临床应用时，应结合风痰壅积胸膈的其他脉证，如心烦懊恼、欲吐、脉滑等。目前临床对此病症，常用导痰汤（胆南星、枳实、半夏、陈皮、甘草、茯苓、生姜、大枣）或《全生指迷方》茯苓丸（半夏、茯苓、枳壳、风化硝、姜汁），比较稳妥，效果亦好。

【选注】

《金匮要略心典》："痰湿凝滞关节则肿，风邪袭伤经络则动。手指臂肿动，身体瞤瞤者，风痰在膈，攻走肢体。陈无择所谓痰涎留在胸膈上下，变化诸病，手足项背牵引灼痛，走扬不定者是也。藜芦吐上膈风痰，甘草亦能取吐，方虽未见，大略是涌剂耳。"

转筋①之为病，其人臂脚直，脉上下行②，微弦。转筋入腹③者，鸡屎白散主之。

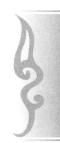

鸡屎白散方

鸡屎白。

上一味，为散，取方寸匕，以水六合，和，温服。

【词解】

① 转筋：俗称抽筋。是一种筋脉拘挛作痛的病证，多见于小腿肚部位。

② 脉上下行：形容脉象强直有力而无柔和之象。

③ 转筋入腹：即痛自两腿牵引少腹。

【释义】

转筋这种病，病人的上臂或下肢强直，不能屈伸，脉象强直而有力，或见微弦，转筋痛连腹部的，用鸡屎白散主治。

【解析】

转筋，俗称抽筋，是一种四肢筋脉拘挛，牵引作痛的病证。症见臂（上肢）脚（下肢）强直，不能屈伸。转筋的部位，一般多发于下肢，由于足厥阴肝经循股阴，抵少腹，故转筋之甚者，病邪可循经入腹，出现筋脉挛急，严重时可从两腿内侧牵引小腹作痛，称为转筋入腹。其脉上下行而微弦，即劲急强直，全无柔和的脉象，与痉病的主脉"直上下行"相同。治用鸡屎白散，以药测证，可知本条所论转筋，是由于湿浊化热伤阴，筋脉失养所致。法宜渗泻湿浊，清热存阴。方用鸡屎白散。

鸡屎白（《素问》作鸡矢）性寒下气，《神农本草经》谓："主转筋，利小便"，功专泄热以存阴，益阴以和脉，和脉而缓急，利小便以祛湿，湿去则筋脉柔和，药虽一味，可以达化湿缓急，清热存阴之效。

鸡屎白即鸡粪中之灰白色部分，将其选出焙干，研为细末备用。服时用黄酒冲服（黄酒 2 两为引，日服 2 次）。对牙关紧闭不能下咽者，可做保留灌肠，亦可收到同样效果。小儿可酌情减量；成人此量不能控制病情时，可加倍应用。此药无不良作用，亦无特殊恶臭气味，为一般人所易于接受。药源易找，疗程短，疗效高。

【注意事项】

(1) 本方多做散剂，晒干后研末，无特殊臭味，较易为患者接受；若为汤剂，因为鸡屎白为鸡粪中成分，一般患者不易接受。

(2) 服用时，常以酒冲服，以助行药力。

(3) 鸡屎白性寒凉，对虚寒性霍乱转筋等病证当慎用。

阴狐疝气^①者，偏有小大，时时上下，蜘蛛散主之。

蜘蛛散方

蜘蛛十四枚（熬焦），桂枝半两。

上二味，为散，取八分一匕，饮和服，日再服。蜜丸亦可。

【词解】

① 阴狐疝气：简称狐疝，谓疝气时上时下，像狐那样出没无定，故名。

【释义】

患狐疝的病人，阴囊一边大，一边小，有病者一侧常有东西下坠到阴囊，但又可缩入腹内，时上时下，可以用蜘蛛散主治。

【解析】

本条论述阴狐疝气的证治。阴狐疝气之证，是因风寒侵袭厥阴肝经所致，故其睾丸或偏左，或偏右而有大小，病发时则坠而下，病息时则收而上，故发时、息时而有上下之变。此证重时则阴囊牵引少腹剧痛。

治以蜘蛛散，温散风寒，通利血气。方中蜘蛛，捷于破结通利，去风下气，消散肝经之邪；桂枝辛温，以温散厥阴风寒之邪。风寒散则经脉畅利，诸证可解。方后注云："蜜丸亦可"，以急则用散，缓则用丸之意欤？

【选注】

《医宗金鉴》："偏有大小，谓睾丸左右有大小也。时时上下，谓睾丸入腹，时出时入也。疝，厥阴之病也，以与狐情状相类，故名之也。主之蜘蛛散，入肝以治少腹拘急而痛也。"

问曰：病腹痛有虫，其脉何以别之？师曰：腹中痛，其脉当沉，若弦反洪大，故有蛔虫。

【释义】

问：如何根据病人的脉象来鉴别一般腹痛与虫扰引起的腹痛？老师回答说：一般腹痛的脉象应该沉而弦，如果腹痛而脉象反现洪大的，是有蛔虫。

【解析】

本条指出蛔虫腹痛的脉诊。腹痛是蛔虫病的主要症状，一般来说，腹痛属里寒的，其脉多沉或弦。现脉反洪大而无热象，这是蛔动气逆之象，所以为蛔虫病。但腹痛一证，又为多种疾病所共有，故必须加以鉴别。

虫扰腹痛与其他腹痛鉴别表

病机	主要症状	脉象	治则	方剂
虫扰腹痛	脐腹部疼痛，吐涎，眼白睛有蓝色斑点，下唇黏膜有透明状颗粒，舌面有红点，面部或有白斑，鼻孔瘙痒，龂齿，贪食或有异嗜，大便不调等	反洪大	驱蛔或安蛔	乌梅丸等
虚寒腹痛	腹痛隐隐，时缓时止，得温则暂缓，肢末不温，面色苍白等	当沉而弦	温中散寒	小建中汤
食积腹痛	腹部胀满疼痛，按之痛甚，口气秽臭，嗳腐吐酸，或腹痛欲泻，泻后痛减，苔白腻等	弦	消食导滞	保和丸、木香槟榔丸等
瘀血腹痛	痛如针刺，痛有定处，固定不移，或触及包块，推之不移，按之痛剧，昼轻夜重，舌有瘀斑等	细涩	活血化瘀	少腹逐瘀汤等

蛔虫之为病，令人吐涎心痛，发作有时，毒药不止[1]，甘草粉[2]蜜汤主之。

甘草粉蜜汤方

甘草二两，粉一两，蜜四两。

上三味，以水三升，先煮甘草，取二升，去渣，内粉、蜜，搅令和，煎入薄弱，温服一升，盖即止。

【词解】

① 毒药不止：《本草经》将药分为上、中、下三品，下品多毒。毒药不止，是指用过多种驱虫药，不能制止。

② 粉：即指铅粉。味辛、形寒、有毒，消积杀虫，生肌。能治疳积、下痢、虫积腹痛、癫痫、疥癣、痈疽、口疮、丹毒、烫伤。

【释义】

蛔虫病的症状，使人吐清水、涎沫，心腹部疼痛，发作的时间有一定规律，服用了有毒的杀虫药疼痛不止，可用甘草粉蜜汤主治。

【解析】

本条是论述蛔虫病的证治。蛔虫寄生于肠内，动扰不安，若上扰于胃，则濂泉开放，故令人吐涎；蛔动则痛，蛔下则止。所以心痛发作有时，则与虫相恶，而虫不受，故曰毒药不止。

治以甘草粉蜜汤，乃是用甘味药投合蛔虫所好为先，继之用铅粉杀虫在后。

况甘草、白蜜又有养胃和中，缓急止痛，以防铅粉之毒。铅粉毒性甚剧，不宜多服，故方后云："瘥即止。"

本方中的粉，有的注家认为是"米粉"，其味甘，性平。有和胃、解毒、缓急的作用。因服杀虫药后，吐涎腹痛不止，胃中不和，胃气已伤，故用米粉，养胃和中，安蛔止痛，待正气恢复，病情缓和，然后再用杀虫药，其说供参考。

【选注】

《金匮玉函经二注》："夫饮食入胃，胃中有热则虫动，虫动则胃缓，胃缓则濂泉开，故吐涎。蛔上入膈故心痛，蛔闻食臭出，得饮而安，故发作有时也。毒药不止者，蛔恶之不食也。蛔喜甘，故用甘草、蜜之甘，随所欲而攻之，胡粉甘寒，主杀三虫。蛔得甘则头向上而喜食，食之即死，此反佐以取之也。"

蛔厥[①]**者，当吐蛔，令病者静而复时烦，此为脏寒**[②]**，蛔上入膈，故烦，须臾复止，得食而呕又烦者，蛔闻食臭出，其人当自吐蛔。**

【词解】

① 蛔厥：蛔虫病，引起四肢厥冷。

② 脏寒：指肠中寒冷。

【解析】

本条论述蛔厥的病机。本证是因肠寒胃热，蛔虫避寒就温，串扰于胃，或转入胆道，故曰"蛔上入膈"；蛔虫因寒而动，胃受蛔扰，故复时烦；若蛔得温则安，故病者安静；若得饮食，蛔闻食臭，出而扰动，故得食则呕，又烦，而呕吐蛔虫。由于脏寒蠕动，腹痛时作，寒热错杂，阴阳之气不相顺接，故手足厥冷。所以，此证亦名蛔厥。

【选注】

《金匮玉函经二注》："蛔厥者，病蛔而手足厥冷也。蛔厥者当吐蛔，病者静而复时烦，此因肝脏寒而蛔上入膈，故烦。盖言蛔生于肝，因脏寒而上入于膈也。须臾复止，得食而呕，又烦者，此蛔闻食臭而出于胃，故其人常自吐蛔。盖言蛔因风而生于肝，脏寒则上入膈，闻食臭则出于胃也。"

蛔厥者，乌梅丸主之。

乌梅丸方

乌梅三百个，干姜十两，黄连一斤，当归四两，附子一两（炮），川椒四两（去汗），桂枝六两，人参、黄药各六两。

上十味，异导筛，合治之，以苦酒渍乌梅一宿，去核，蒸之五升米下，饭熟捣成泥，和药令相得，内臼中，与蜜杵二千下，丸如梧子大，先食饮服十丸，日

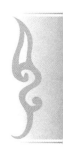

三服，稍加至二十丸。禁生、冷、滑、臭等食。

【解析】

本条是论述蛔厥的治法。蛔厥是由脏寒蛔动，上入于膈所致的寒热错杂证。治以乌梅丸，安蛔止厥，调和肝胃。方中乌梅酸温，养肝安胃，蛔得酸则止；附子、干姜、桂枝、川椒、细辛辛辣性热，能通阳破阴，并能有杀虫作用；黄连、黄柏苦寒清泻心胃之热，以止呕烦，且能驱蛔下行；人参当归补养气血，以扶正气之虚。本方寒热并用，使脏寒得温，胃热得降，气血调和，脏安蛔下，诸症得解。

【选注】

《医宗金鉴》："李彣曰：乌梅味酸，黄连、黄柏味苦，桂枝、蜀椒、干姜、细辛，味辛以蛔得酸则止，得苦则安，得甘则动于上，得辛则伏于下也，然胃气虚寒，人参、附子以温补之，吐亡津液，当归以辛润之，则蛔厥可愈也。"

【病案举例】

黄某，女，13岁。1979年5月10日早饭后突然右上腹部阵发性绞痛，如刀割样，坐卧不安，伴恶心呕吐，吐出物初为食物残渣，后为胆汁，吐出蛔虫2条。经大队卫生所治疗未果。即日下午4时30分入院。诊见神志清楚，急性病容，弯腰捧腹，痛苦呻吟，坐卧不安，体温36.5℃，腹部平坦，右上腹部有深压痛，腹肌稍为紧张，肠鸣音正常。舌质淡红，舌苔薄白，脉弦。既往无胃痛史。诊断：胆道蛔虫症。治疗：入院后即给予乌梅丸加味。乌梅120克，川黄连10克，黄柏10克，附子6克，干姜6克，细辛3克，桂枝10克，党参10克，当归10克，川椒6克，槟榔30克，使君子15克，苦楝皮15克，榧子15克，木香10克。1剂水煎领服，当夜8时左右患者疼痛停止，安静入睡，次日下午大便排出蛔虫10多条，留医2天痊愈出院。（摘自《广西中医药》）

结　语

本篇论述了跌蹶、手指臂肿、转筋、阴狐疝、蛔虫等病证的病机及方药。

跌蹶病，则用针刺腨部，使气血畅通而病可解。手指臂肿因风痰致病，用藜芦甘草汤，涌吐风痰而愈。转筋由风热挟湿而病，用鸡屎白散，利湿清热祛风。阴狐疝，则是寒湿之邪侵袭肝经，故用蜘蛛散，辛温通利，以解其邪。蛔虫病，为心痛吐涎，发作有时，毒药不止者，可用甘草粉蜜汤，投其所好，诱杀蛔虫。至于蛔厥证者，则用乌梅丸，调和阴阳，安胃驱虫。

妇人妊娠病脉证并治第二十

【学习要求】

1. 了解本篇所论妊娠病的范围和诊治妊娠病总的要求。

2. 熟悉妊娠有水气及小便难的辨证施治。

3. 掌握妊娠呕吐、妊娠腹痛与妊娠下血的辨证施治。

【主要内容】

1. 说明妊娠的诊断与癥病的鉴别诊断。指出本篇论述了妊娠期间常见的六种病证,安胎养胎是妊娠病诊治的总的要求。

2. 妊娠呕吐由于脾胃不和的,可用桂枝汤以调和之;由于胃虚寒饮的,可用干姜人参半夏丸,至于其他原因而致的妊娠呕吐,可参考后世对此病的辨证施治。

3. 妊娠小便难属血虚津亏湿热者,用当归贝母苦参丸;妊娠小便不利有水气者,用葵子茯苓丸,并结合说明子肿、子气、子满等情况。

4. 妊娠腹痛由于阳虚寒盛者,用附子汤,由于肝脾不和者,用当归芍药散。此外当归散、白术散亦有调和肝脾止痛之功,可根据证情选用。

5. 妊娠下血由于癥病者,用桂枝茯苓丸,由于冲任不调者,用胶艾汤。临床上,下血每与腹痛兼见,胶艾汤既能止血,又能治腹痛,为妇科要方。

本篇论述妇人妊娠的证治。内容有妊娠的诊断、妊娠宿有癥病的证治及妊娠呕吐、腹痛、下血、小便病变、水气及癥病等,并出其方治;对安胎养胎,亦提出了办法。

从篇中内容来看,重点在于腹痛和下血。因为妊娠腹痛、下血,均能影响胎儿,甚至导致流产,所以在这方面的论述亦比较具体。

师曰:妇人得平脉^①,阴脉^②小弱,其人渴,不能食,无寒热,名妊娠,桂枝汤主之。方见下利中。于法六十日当有此证,设有医治逆者,却一月加吐下者,则绝之。

【校勘】

《金匮要略心典》"渴"作"呕"。

【词解】

① 平脉:是平和无病的脉象。

② 阴脉：指尺部脉。

【释义】

本条是论述妇人妊娠的脉症。妇人经停以后，诊得平和之脉，唯尺部脉象较关前稍见小弱，同时又见作呕、不能食等症，是为恶阻现象，亦称为妊娠反应。因身无寒热，知病不属外感，而为妊娠之证。妇人初妊，即出现上述诸症，是由脾胃不和之故，这时可用桂枝汤以调和之。

一般妊娠反应，大都在二个月左右，出现呕恶、厌食等症，通常称为恶阻。假如在受孕时治疗不当，损伤中气，那么病者在一个月左右，就可见到本证，且病情往往增剧，见有吐泻症状，此时应随证施治，杜绝病根，不必拘泥于安胎之说。

妇人宿有癥①病，经断未及三月②，而得漏下③不止，胎动在脐上者，为癥痼害④。妊娠六月动者，前三月经水利时，胎也。下血者，后断三月衃⑤也。所以血不止者，其癥不去故也，当下其癥，桂枝茯苓丸主之。

桂枝茯苓丸方

桂枝、茯苓、牡丹（去心）、芍药、桃仁（去皮尖，熬）各等分。

上五味，末之，炼蜜和丸，如兔屎大，每日食前服一丸。不知，加至三丸。

【词解】

① 癥：病名。腹内有积血成块，有形可征之病。

② 经断未及三月：月经停止不到三个月。

③ 漏下：不在月经期间，阴道内淋漓不断少量出血。

④ 为癥痼害：长时间凝结在子宫的血块，而成病害。

⑤ 衃：聚而成形也。指凝结的紫黑瘀血块。

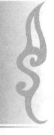

【释义】

妇人原来就有血凝成块的癥病，月经停止不到三个月，而有漏血不止，好像在脐上有胎动，这是长时间以来凝结在子宫内的血块为害。如果到了怀孕六个月的时候，有胎动，受孕前三个月月经无血块阻滞，正常通利，这是胎动。假如经水断前三个月，有下血的，这是衃血所致。所以断续下血不止，是癥病未除的缘故。应当攻下癥病，可用桂枝茯苓丸主治。

【解析】

本条是论述妊娠宿有癥病证治。妇人本有癥病，月经照常来潮，现在经停受孕成胎，经断未到三个月，由于癥病阻于血脉，血不循常道，则漏下不止。癥痼阻碍血脉运行。则脐上跳动不安。因瘀而漏下，故癥积不去，则漏下不会停止，只有下去癥积，血脉正常运行，方可安胎。

治以桂枝茯苓丸，祛瘀化癥。方中桂枝温通血脉；芍药凉血活血；桃仁、牡丹皮活血化瘀，茯苓健脾以生新血，俾血气畅通，则瘀消而正行。

文中"妊娠六月动者，前三月经水利时，胎也。"说明正常的妊娠胎动。经停六个月有胎动，停经前三个月。经水是正常通利的，此时胎动，则知是妊娠而非病也。

文中"下血者，后断三月衃也。"说明辨证癥积的依据。停经前三个月，月经就不正常，然后停经三个月，又漏下紫黑的瘀血，如兼见小腹跳动则是癥积而非妊娠是没有疑问的了。

【选注】

《金匮要略心典》："癥，旧血所积，为宿病也。癥痼害者，宿病之气，害其胎气也。于法妊娠六月，其胎当动，今未三月，胎不当动而忽动者，特以癥痼害之之故。是六月动者胎之常，三月动者胎之变也。夫癥病之人，其经月当不利，经不利，则不能受胎；兹前三月经水通利，胞宫净而胎可结矣。胎结故经断不复下，乃未三月而衃血仍下，亦以癥痼害之之故，是血留养胎者其常，血下不止者其变也。要之，其癥不去，则血必不守，血不守则胎终不安，故曰当下其癥。桂枝茯苓丸下癥之力颇轻且缓，盖恐峻厉之药，将并伤其胎气也。"

【病案举例】

张某，女，38 岁，社员，于 1978 年 3 月 10 日就诊。

月经已闭止 3 个月，午后发热，食欲减。诊见：形体枯槁，腹部按痛，曾经他医诊为血虚胃弱，血亏经闭，治以养血健胃舒肝之品，屡治罔效，病势渐重。且腹部膨隆显著，似妊娠五六月状，按之坚硬如石，推之不移，痛当少腹，诊其脉沉滑有力，右关更属明显，舌紫有瘀点。余曰：此胎兼癥瘕也，恐有半产之虞。遵仲景桂枝茯苓丸方意，处以桂枝 15 克，牡丹皮 15 克，芍药 20 克，桃仁 15 克，二剂，水煎服。服后，病情如故。再诊，于前方将桂枝增至 25 克，桃仁增至 20 克再投二剂。服后，腹内雷鸣，翌晨大便二次，便色紫黑且硬，腹痛稍减。三诊：积块坚硬，固定不移，拒按，皮肤不润，舌边紫，苔厚而干，脉沉涩。又投原方二剂，牡丹皮增至 35 克。服后，下血盈盆，家人大惊。自此腹部膨隆消失，按之柔软，不再疼痛，食欲渐佳。但细扣脐下，仍有似鹅卵大一枚悸动。余曰此胎气也。调理渐安，至足月顺产一女婴。（摘自《吉林中医药》）

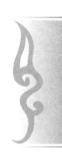

妇人怀娠六七月，脉弦发热，其胎愈胀①，腹痛恶寒者，少腹如扇②，所以然

者，子脏开③故也，当以附子汤（方未见）温其脏。

【词解】

① 其胎愈胀：妊娠后期常常腹胀，所以叫"胎胀"。"其胎愈胀"指腹胀加重之意。

② 少腹如扇：谓少腹阵阵作冷，如扇风之状。

③ 子脏开：子脏，即子宫。开，《说文》："张也"，子脏开，即子宫不能司闭藏之令。

【释义】

妇人怀孕已六七个月，脉弦，发热，腹胀加重，腹部疼痛而怕冷，少腹好像寒气习习如扇之状，这是因为子宫不能司闭藏之令的缘故，应当用附子汤温暖子宫。

【解析】

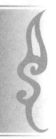

本条指出子宫虚寒胎胀腹痛的证治。妇人怀孕已六七月，阳气虚，寒邪重。从脉弦，身无表证，知其发热非外感表邪，乃虚阳外浮；从其腹部恶寒，少腹如扇，知其阴寒内甚，阳虚不能温煦胞宫；阴寒内盛，阳气受阻，故腹痛胎胀。所以应当温散寒邪，使病止胎安而愈。

附子汤方未见，前人皆主张用《伤寒论》少阴篇附子汤（炮附子二枚，茯苓、芍药各三两，白术四两，人参二两），但附子有破坚堕胎之弊，世人恐有损于胎，一般不使用于孕妇。仲景用以扶阳散寒，是去病安胎的方法。但必须辨证精确才能使用。

【选注】

《张氏医通》："妊娠脉弦为虚寒，虚阳散外故发热，阴寒内逆故胎胀。腹痛恶寒者，其内无阳，子脏不能司闭藏之令，故阴中觉寒气习习如扇也。用附子汤以温其脏，则胎自安。世人皆以附子为堕胎百药长，仲景独用以为安胎圣药，非神而明之，莫敢轻试也。"

师曰：妇人有漏下①者，有半产②后因续下血都不绝者，有妊娠下血者，假令妊娠腹中痛，为胞阻③，胶艾汤主之。

芎归胶艾汤方（一方加干姜一两。胡氏治妇人胞动，无干姜）

芎䓖、阿胶、甘草各二两，艾叶、当归各三两，芍药四两，干地黄六两。

上七味，以水五升，清酒三升，合煮，取三升，去滓，内胶，令消尽，温服一升，日三服。不差，更作。

【词解】

① 漏下：指妇女经血非时而下，淋沥不断如漏。

② 半产：即小产。

③ 胞阻：指妊娠下血伴腹痛的病证。

【释义】

本条论述妇人三种下血的证治。妇人下血，常见的有三种病情：一是月经淋漓不断的漏下；二是半产以后下血不止；三是妊娠胞阻下血而不因于癥积者。"胞阻"谓妇人怀孕期间，仍下血，并伴有腹痛，是血液下漏，不能入胞以养胎儿，阻碍其正常发育，所以又称"胞漏"或"漏胞"。这三种妇人下血，病因虽有不同，但其病机皆属冲任脉虚，阴血不能内守所致，均当调补冲任，固经止血，可用胶艾汤一方通治。方中地黄、芍药、当归、川芎以养血，阿胶养阴止血，艾叶温经暖胞，甘草调和诸药，清酒以行药势，合而用之，可以和血止血，亦可以暖宫调经，更可以治腹痛安胎，所以本方为妇科中常用的有效方剂。

胶艾汤治妇女崩漏、胞阻或先兆流产，由于血虚冲任损伤者有卓效。一般腹不痛者，去川芎；血多者，当归宜减量，加贯众炭、地榆炭、棕榈炭；气虚明显或少腹下坠者，加党参、黄芪、升麻；腰酸腰痛者，加杜仲、续断、桑寄生等。假如血分有热，或癥瘕碍胎，以致胎动下血的，禁用本方。

妇人怀娠，腹中疠痛①，当归芍药散主之。

当归芍药散方

当归三两，芍药一斤，川芎半斤（一作三两），茯苓四两，泽泻半斤，白术四两。

上六味，杵为散，取方寸匕，酒和，日三服。

【词解】

① 疠痛：疠，音绞。疠痛，是腹中拘急，绵绵作痛。

【释义】

本条论述妊娠后脾气虚弱，肝气不调，形成肝脾不和的证治。肝气不调，则多郁结横逆之变；脾气虚弱，每易湿胜生肿。因此，常见腹中拘急、绵绵作痛、小便不利、足跗浮肿等证，治以当归芍药散。方中重用芍药泻肝木而安脾土，合以当归、芎劳调肝养血，白术补脾燥湿，配合茯苓、泽泻渗湿泄浊。如此，则肝脾两调，腹痛等症自愈。

妊娠呕吐不止，干姜人参半夏丸主之。

干姜人参半夏丸方

干姜、人参各一两，半夏二两。

上三味，末之，以生姜汁糊为丸，如梧桐子大，饮服十丸，日三服。

【释义】

怀孕而呕吐不止，可用干姜人参半夏丸治之。

【解析】

本条指出中虚寒饮恶阻的证治。这是胃中本来虚寒而运化不良，以致寒痰水饮停滞，中焦郁满，胃气上逆。轻微的不必服药，如呕吐不止而有伤胃气，应以益气、温中、降逆为治。方中干姜温中散寒，人参扶正益气；半夏、姜汁蠲饮降逆，使中阳得振，寒饮蠲化，胃气得降，则呕吐可止。

胃虚寒饮恶阻，呕吐颇为顽固，所吐大多为涎沫稀水，口不渴，有时亦喜热饮，并见头眩心悸，不能起床，起则呕吐益甚，脉弦苔滑等症，此时应用干姜人参半夏丸，最为适合，甚者可伍以桂枝、茯苓。假如属于胃热呕吐，吐势剧烈，呕恶声高者，《温热经纬》苏连饮（苏叶、黄连）可以选用；若胃热呕吐而见伤阴症状者，《金匮要略心典》引用《外台》方（见选注），酌加枇杷叶、石斛等。

据方书记载，半夏、干姜俱为妊娠禁药，但胃虚寒饮的恶阻，非此不除。楼全善说："余治妊娠病，屡用半夏，未尝动胎，亦有故无殒之义。"陈修园说："半夏得人参，不惟不碍胎，且能固胎。"但若孕妇体弱，又有习惯性流产，则又不能固执此说。

此外，虚寒性恶阻呕吐不止，往往不易受药，药入即吐，此时可用药粉舐服方法，即将药物研成细末，用舌频频舐服，可以使其受纳。

【选注】

(1)《金匮要略心典》："此益虚温胃之法，为妊娠中虚而有寒饮者设也。夫阳阴之脉，顺而下行者也，有寒则逆，有热亦逆。逆则饮必从之。而妊娠之体，精凝血聚，每多蕴而成热者矣。

(2)按：《外台》方：青竹茹、橘皮、半夏各五两，生姜、茯苓各四两，麦冬、人参各三两，为治胃热气逆呕吐之法，可补仲景之未备也。"

(3)《医宗金鉴》："妊娠呕吐，谓之恶阻，恶阻者，谓胃中素有寒饮，恶阻其胎而妨饮食也。主之以干姜去寒，半夏止呕，恶阻之人，日日呕吐，必伤胃气，故又佐人参也。"

妊娠，小便难，饮食如故，当归贝母苦参丸主之。

当归贝母苦参丸方

当归、贝母、苦参各四两。

上三味，末之，炼蜜丸如小豆大，饮服三丸，加至十丸。

男子加滑石半两。

【释义】

本条论述妊娠小便难的证治。妊娠小便难而饮食一如常人，可知病不在中焦，而在下焦。由于怀孕之后，血虚有热，气郁化燥，膀胱津液不足，肺气失于通调，故致小便难而不爽。治以当归贝母苦参丸，用当归活血润燥，贝母利气解郁，兼治热淋，苦参利湿热、除热结，与贝母合用，又能清肺而散膀胱之郁热。总之，本方使血得润养，郁解热除，则小便自能爽利。

【解析】

有人认为本条小便难是大便难之误。用本方治妊娠大便难，亦取其滋润清热散结之功，适宜于肠道燥热之证，此说可资临床参考。

【选注】

(1)《金匮要略方论本义》：妊娠小便难，饮食如故者，血虚生热，津液伤而气化斯不利也。主之以当归贝母苦参丸，当归生血，贝母清气化之源，苦参降血热之火，又为虚热之妊娠家立一法也。

(2)《金匮要略简释》引沈介业云：孕妇患习惯性便闭，有时因便闭而是轻微燥咳，用当归四份，贝母、苦参各三份，研粉白蜜为丸，服后大便润下，且能保持一天一次的正常频次，其燥咳亦止。过去吾家对孕妇便难之不任攻下者，视此为秘方。

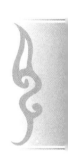

【病案举例】

樊某，青年农妇。体素不健，疾病时罹，迭来就治，皆数药而安，信甚笃。1944年夏伤于湿热，饮食如常，而小便不利，有涩痛感。时余客零未归，求治于李医，认为湿热所致，先服五苓散去桂加滑石不应，易服八正散亦不应，迁延半月，精神饮食减退，肢倦无力，不能再事劳作。闻吾归，邀为之治，切脉细滑，面色惨淡，气促不续，口干微咳，少腹胀痛，大便黄燥，小便不利而疼。此下焦湿热阻滞与上焦肺气不宣，上下失调，故尿闭不通。如仅着重下焦湿热，徒利何益。因师古人上通下利之旨，用宣肺开窍诸品，佐渗利清热药为引导，当可收桴鼓之效。拟用当归贝母苦参丸（改汤）加桔梗、白蔻仁、鸡苏散等，是以桔梗、贝母、白蔻仁开提肺窍，苦参、鸡苏散入膀胱清热利水，当归滋血，以补不足。此与头痛医头者，大相径庭。果二剂而小便通利，不咳，尿黄而多，此湿热下降之征兆。更以猪苓汤加海金沙、瞿麦滋阴利水，清除积热，数剂小便清，饮食进，略为清补即安。(摘自《治验回忆录》)

妊娠有水气[①]，身重，小便不利，洒淅恶寒，起即头眩[②]，葵子茯苓散主之。

葵子茯苓散方

葵子一斤，茯苓三两。

上二味，杵为散，饮服方寸匕，日三服，小便利则愈。

【词解】

① 妊娠有水气：怀孕时发生水肿病。

② 起即头眩：指坐起直立时，头目昏眩。

【释义】

妇人妊娠期间发生水肿病，身体沉重，小便不通利，全身发冷，立起之时即头昏目眩，可用葵子茯苓散主治。

【解析】

本条专论妊娠水气的证治。妊娠有水气，往往由于怀孕之后，经络血脉不能畅行，气化受阻，所以小便不利。水气内停，溢于肌表，则身体浮肿而重。经络血脉不能畅行，水湿凝滞，阳气不达肌表，则洒淅恶寒。清阳不升，则头眩。辨证关键小便不利，切须注意。

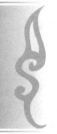

治以葵子茯苓散通络利水。方中茯苓健脾化气，渗湿通络，利水祛湿；葵子滑窍行水，使水利湿去。葵子茯苓散使脉络畅行，水湿下利，所以小便一利，则诸症可愈。

【选注】

《金匮要略阐义》："妊娠有水气，水为阴湿之物，一身之阳悉为所遏，如肌肉之阳不运而身重，膀胱之阳不化而小便不利，卫阳不固护而洒淅恶寒，胃阳不升而头眩。葵子茯苓散主之者，葵子滑利通阳，茯苓淡渗通阳，阴湿之水邪下泄，诸阳皆得其通。"

妇人妊娠，宜常服当归散主之。

当归散方

当归、黄芩、芍药、川芎各一斤，白术半斤。

上五味，杵为散，酒饮服方寸匕，日再服。妊娠常服即易产，胎无疾苦。产后百病悉主之。

【释义】

妇人怀孕之后，可以经常服用当归散。

【解析】

本条专论养胎大法。妊娠之后，胎夺气血。肝血虚而生内热，脾气虚而生内湿，血虚与湿热交病，则症见身体瘦弱、内热心烦、头晕胸闷、食少恶心、腹痛胎动不安，甚至流产等证。

宜常服当归散，养血健脾，清化湿热。方中当归、芍药补肝养血，和血敛阴；川芎理血解郁，调达肝气；白术健脾化湿；黄芩清热坚阴，合奏安胎之效。

肝脾两虚之证，非凡剂之功，故曰宜常服。

【选注】

《金匮要略阐义》："妊娠血以养胎，血为胎夺，虚而生热，是非常也。"宜常服"，谓不病亦宜常服也。当归、芍药，一动一静以养血、川芎调达肝阳；黄芩清热和阴；白术健脾胜湿，酒服方寸匕，从血分以和其肝脾也。"

妊娠养胎，白术散主之。

白术散方（见《外台》）

白术四分，川芎四分，蜀椒三分（去汗），牡蛎二分。

上四味，杵为散，酒服一钱匕，日三服，夜一服。但苦痛，加芍药；心下毒痛，倍加川芎；心烦吐痛，不能食饮，加细辛一两，半夏大者二十枚。服之后，更以酸浆水服之；复不解者，小麦汁服之。已后渴者，大麦粥服之。病难愈，服之勿置。

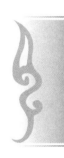

【释义】

妊娠期间，因脾虚寒湿中阻而致胎动不安者，可用白术散主治。

【解析】

本条指出脾虚寒湿胎动不安的治法。此种胎动不安，每见心腹时痛，泛吐清涎，不欲饮食，带下色白等症，可用白术散。方中白术健脾燥湿，川芎和肝舒气，蜀椒温中散寒，牡蛎除湿利水；同时白术配川芎，安胎养胎；蜀椒合牡蛎又可降逆固胎，故有健脾温中，除湿安胎之功。

当归散和白术散均为安胎之剂，治法亦同为调理肝脾，去病安胎。但当归散对血虚而湿热不化者用之相宜；白术散对胎有寒湿者用之恰当。前者侧重肝，后者侧重在脾。

【选注】

(1)《金匮要略直解》："白术主安胎为君，芎䓖主养胎为臣，蜀椒主温胎为佐，牡蛎主固胎为使。按瘦而多火者，宜用当归散；肥而有寒者，宜用白术散，不可混施也。芍药能缓中，故苦痛者加之。芎䓖能温中，故毒痛者倍之。痰饮在心膈，故令心烦吐痛，不能食饮，加细辛破痰下水，半夏消痰去水，更服浆水以调中。若呕者，复用浆水，服药以止呕。呕不止，再易小麦汁以和胃。呕止而胃无津液作渴者，食大麦粥以生津液。病愈服之勿置者，以大麦粥能调中补脾，故可常服，非指上药可常服也"。

(2)《金匮要略心典》："妊娠伤胎，有因湿热者，亦有因湿寒者，随人脏气之阴阳而各异也。当归散正治湿热之剂；白术散白术、牡蛎燥湿，川芎温血，蜀椒去寒，则正治寒湿之剂也。仲景并列于此其所以诏示人者深矣"。

【附录】

《玉函》："妇人伤胎，怀身腹满，不得小便，从腰以下重，如有水气状，怀身七月，太阴当养不养，此心气实，当刺泻劳宫及关元，小便微利则愈"。

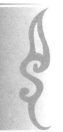

结　语

　　本篇主要论述妊娠证治，归纳其主要精神如下：妊娠呕吐，作作恶阻，由于脾胃不和的，用桂枝汤以调和之；由于胃虚寒饮停留，呕吐严重的，用干姜人参半夏丸以益气蠲饮，降逆止呕；由其他原因而致的，在按语中适当作了补充，可结合参看后世有关本病的辨证和治疗。

　　妊娠腹痛，由于阳虚寒盛者，治以温阳祛寒，用附子汤；由于冲任虚寒者，治以温经暖宫，用胶艾汤；由于肝脾失调者，治以调和肝脾，用当归芍药散。余如当归散、白术散，亦有调和肝脾，主治心腹疼痛之功，临证时可根据寒热偏胜的不同而选用。

　　妊娠下血，由于癥病者，属瘀属实，当下癥以止血，用桂枝茯苓丸；由于冲任失调者，属于虚寒，阳虚不能摄血，当温经补血，用胶艾汤。因妊娠下血，多与腹痛并见，可影响胎儿发育。导致流产之患，胶艾汤既可安胎止血，又可治腹痛，为妇科要方。

　　妊娠小便病变，由于血虚湿热，气郁化燥而小便难者，治以养血清热散结，用当归贝母苦参丸，肠道燥热而大便难者，亦可用；由于气化受阻，有水气而小便不利者，治以通窍利水，用葵子茯苓散。

　　至于安胎、养胎，是治妊娠病总的要求。有病才致胎儿不安，去其病则胎自正常发育。如妊娠无病，则不必服药。由于血虚湿热内阻而胎动不安者，治以养血健脾，清化湿热，用当归散。由于脾虚寒湿停留而胎动不安者，治以健脾温中，除湿安胎，用白术散。此外，上述诸方，都可以看作是通过治病以达到安胎作用，所以对待安胎，不能只拘泥于某条之说。

妇人产后病脉证治第二十一

【学习要求】

1. 了解妇人产后常见病证及其在诊治上的总的要求。

2. 熟悉产后三大证及产后呕逆的病机和治法。

3. 掌握产后腹痛与下利的辨证施治。

【主要内容】

1. 由于产后气血两虚，容易感受外邪及其他疾病，如痉病、郁冒、大便难、腹痛、中风、下利以及烦乱呕逆等，均为产后常见病证。妇人产后疾病，在病机上以血虚多汗为特点；在治法上必须照顾气血两虚，但仍须辨证施治，不可拘泥。

2. 产后三大证即痉病、郁冒、大便难，其病机虽各有不同，但均有血伤液亏，故治疗时，应采用不同的方法，但都必须以恢复其津液为总的原则。

3. 产后腹痛属血虚内寒的，用当归生姜羊肉汤；属气血郁滞的，用枳实芍药散；属瘀血内停的，用下瘀血汤。

4. 从产后不大便之用大承气汤；中风之用桂枝汤、竹叶汤；烦乱呕逆之用竹皮大丸；下利虚极之用白头翁加甘草阿胶汤，说明对产后病的治疗仍应辨证施治，既要照顾到产后的特点，又要不拘泥于产后禁忌。

本篇论述妇人产后的常见疾病。由于产后气血两虚，容易感受外邪及其他疾病，所以篇中首先提出产后痉病、郁冒和大便难，其次论述产后腹痛、中风、下利以及烦乱呕逆等病证。

在治法上，处理产后疾病，必须照顾气血两虚的特点，但也应根据临床表现，全面分析，不可拘泥。

问曰：新产妇人有三病，一者病痉，二者病郁冒，三者大便难，何谓也？师曰：新产血虚，多汗出，喜中风，故令病痉；亡血复汗，寒多，故令郁冒；亡津液，胃燥，故大便难。

【释义】

本条指出产妇最易发生三种疾病：痉病、郁冒和大便燥结。痉病：由于产后失血过多，血液亏虚，营卫失调，必致腠理失固，汗出过效，抗力减弱，容易感染风邪。血虚不濡，则筋脉失养，这是产生痉病的内在因素，加以风邪入机体，又易化燥伤筋，因之痉挛抽搐等证随之而起，致成痉病。

郁冒：由于产后失血过多，汗出亦多，必致气血两虚，抗力减弱，则寒邪容易乘虚侵袭。邪盛正虚，不能外达，则反逆而上冲，形成郁冒。

大便难：世于产生血虚汗多，津液耗损较重，而致胃肠失濡，故见大便难。

以上三证的形成，其内因特点，都是由于产后血虚汗多，抗力减低。但外因不同，故发病情况亦异。如感受风邪，入里化燥伤津，筋脉失养，则为痉病；邪不外达，逆而上冲，则为郁冒；或虽无外邪侵犯，而内部津液枯燥，胃肠不濡，而则为大便难。这三种病，在总的治疗原则上，都必须照顾到津液。

产妇郁冒，其脉微弱，呕不能食，大便反坚，但头汗出。所以然者，血虚而厥，厥而必冒。冒家欲解，必大汗出。以血虚下厥，孤阳上出，故头开出。所以产妇喜汗出者，亡阴血虚，阳气独盛，故当汗出，阴阳乃复。大便坚，呕不能食，小柴胡汤主之。

【释义】

本条论述产妇郁冒与大便难兼见的病机和治法。新产妇人所发生的郁冒，在症候表现上是脉微弱，呕吐不能食，大便坚，但头汗出。这是由于产后血虚，血虚则导致阴虚，阴虚则阳气偏盛，因此，阳气上厥而为郁冒。如此时得周身汗出，则郁冒得解。因为亡阴血虚，阳气偏盛，必须全身汗出，使其阳盛减退，然后阴阳始能达到相对的平衡，所以说"故当汗出，阴阳乃复"。若但头汗出，是郁冒未解。因为血虚阴亏，阳气独盛，孤阳上出，挟阴津外泄，故但头汗出，这是发生郁冒的主要病机。若再加大便坚，呕不能食的，这是阳气上行，胃气上逆，津液下亏之象，当用小柴胡汤以扶正达邪，和利枢机，从而使明阳达到平衡，则郁冒诸症自解。

此条所说的郁冒，与一般产后血晕不同。此乃产后血虚阴亏，兼受外邪，阳气上冒所致。所以小柴胡汤所治的郁冒，除但头汗出、大便坚、呕不能食外，当有舌苔薄白、周身无汗、寒热往来等症状。故应与《伤寒论·阳明篇》"胁下硬满，不大便而呕，舌上白苔者，可与小柴胡汤，上焦得通，津液得下，胃气因和，身濈然汗出解也"的条文互参。一般产后血晕，有两种情况，一是产后失血过多，面唇色白，血脱不能上荣；一是产后恶露过少，面唇色赤，瘀血内停，与本节所论述的郁冒有原则的不同，必须注意。

【选注】

(1)《金匮要略心典》：郁冒虽有客邪，而其本则为里虚，故其脉微弱也。呕

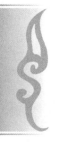

不能食，大便反坚，但头汗出，津气上行而不下逮之象；所以然者，亡阴血虚，孤阳上厥，而津气从之也。厥者必冒，冒家欲解，必大汗出者，阴阳乍离，故厥而冒，及阴阳复通，汗乃大出而解也。产妇新虚，不宜多汗，而此反喜汗出者，血去阴虚，阳受邪气而独盛，汗出则邪去，阳弱而后与阴相和，所谓损阳而就阴是也。小柴胡主之者，以邪气不可不散，而正虚不可不顾，唯此法为能解散客邪，而和利阴阳耳。

(2)《医宗金鉴》：……大便坚，呕不能食，用小柴胡汤，必其人舌有苔而身无汗，形气不衰者始可。故病得解，自能食也。若有汗当减柴胡，无热当减黄芩，呕则当倍姜、半，虚则当倍人参，又在临证之变通也。

病解能食，七八日更发热者，此为胃实，大承气汤（方见痉病中）主之。

【释义】

本条承上文论述郁冒解后转为胃实的证治。郁冒本不能食，病人服小柴胡汤后，郁冒已解，胃气已和，转为能食。但经过七八日以后，又复发热，此为未尽的余邪与食相结，因而成为胃实之证。当用大承气汤攻下，荡涤实邪，不可拘泥于产后血虚，因循而贻误病机。

胃实发热，而用大承气汤，必有实证可据，方能无误。故本证除上述证象外，当有腹满痛、大便秘结、脉沉实等里证。

【选注】

《金匮要略编注》：……病解者，谓郁冒已解。能食者，乃余邪隐伏胃中，风热炽盛而消谷；但食入于胃，助起余邪复盛，所以七八日而更发热，故曰胃实，是当荡涤胃邪为主。放用大承气峻攻胃中坚垒，俾无形之邪相随有形之滞一扫尽出，则病如失。仲景本意，发明产后气血虽虚，然有实证，即当治实。不可顾虑其虚，反致病剧也。

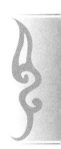

产后腹中疞痛[①]，当归生姜羊肉汤（方见寒疝中）主之；并治腹中寒疝，虚劳不足。

【词解】

①疞痛：缓缓而痛。

【释义】

妇人产后腹中绵绵作痛，用当归生姜羊肉汤主治。本方也可治腹中寒疝气痛，治气血虚损劳损不足之证。

【解析】

本条专论产后血虚寒凝腹痛的证治。产后血虚，客寒阻滞气血，则腹中疞痛。而又喜温喜按为其特点。

治以当归生姜羊肉汤，温中和血，养血补虚，温寒止痛。方中当归补血，温通血脉；生姜温中散寒；羊肉温补肝血。此方除治血虚受寒腹中疼痛外，还可治疗寒疝虚劳腹痛等证。又治肝血虚寒，而两目眩眩，视物不清之症。

【选注】

《金匮要略心典》："产后腹中疠痛，与妊娠腹中疼痛不同；彼为血虚而湿扰于内，此为血虚而寒动于中也。当归、生姜温血散寒，孙思邈云：羊肉止痛利产妇。"

产后腹痛，烦满①不得卧，枳实芍药散主之。

枳实芍药散方

枳实（烧令黑，勿太过）、芍药等分。

上二味，杵为散，服方寸匕，日三服，并主痈脓，以麦粥下之。

【词解】

① 烦满：指心烦腹满。

【释义】

妇人产后腹痛，心烦腹满，不能安卧，可用枳实芍药散主治。

【解析】

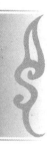

本条是论述产后气血不利腹痛的证治。产后气滞血瘀，气血不畅，故而腹痛，腹满，心烦而不得卧。

治以枳实芍药散行气和血，以解除疼痛。方中枳实烧黑入血，行气去郁，下行破结；芍药通利血脉而止疼痛；枳实、芍药两药相合，能理气调血，破积结疼痛；用大麦粥送服，和胃气以调气血也。枳实芍药散药少量小，破瘀力弱，故用于瘀血轻证为宜。本方能活血行气，故又有消散痈肿，排出脓毒的作用。

【选注】

《金匮要略编注》："此气滞腹痛也。产后中气必虚，虚则气滞而食亦滞，故腹痛，烦满不得卧，勿疑产后，定属瘀血而痛也，故以枳实破气行滞，芍药收阴而和脾养血。因产后血虚，所以用之。此剂行气和血，故主痈脓，以麦粥下之，乃和肝气而养心脾也。"

师曰：产妇腹病，法当以枳实芍药散，假令不愈者，此为腹中有干血①着脐下②，宜下瘀血汤主之；亦主③经水不利④。

下瘀血汤方

大黄三两，桃仁二十枚，䗪虫（熬，去足）二十枚。

上三味，末之，炼蜜和为四丸，以酒一升，煎一丸，取八合顿服之，新血下如豚肝。

【词解】

① 干血：指瘀血，津少干凝的瘀血。

② 着脐下：停留在小腹内的子宫。

③ 亦主：也治疗的意思。

④ 经水不利：月经不通利。

【释义】

本条论述产后瘀血腹痛的证治。产后腹痛，服枳实芍药散行气和血而不愈，是为干血凝着脐下，前方已不胜任。其症少腹痛，拒按，按之有块，即当攻坚破积，以除癥结，宜用下瘀血汤。方中大黄、桃仁、䗪虫攻血之力颇猛，用蜜为丸，是缓其药性而不使骤发，酒煎是取其引入血分。如因瘀结而致经水不利，亦可采用本方治疗。

当归生姜羊肉汤、枳实芍药散、下瘀血汤三方，同治产后腹中疼痛，但其间有属气、属血、属虚、属实的区别。如当归生姜羊肉汤主治血虚寒痛，其症腹中绵绵拘急而痛，喜得温按；枳实芍药散主治气滞血郁作痛，其证腹痛烦满不得卧，不能食，大便不畅；下瘀血汤主治瘀血内停，其证少腹痛，按之有硬块，脉沉结或沉涩等。临床运用，必须审辨。

【选注】

《医宗金鉴》："产妇腹痛，属于气结血凝者，枳实芍药散以调之；假令服后不愈，此为热灼血干，着于脐下而痛，非枳实、芍药之所能治也。宜下瘀血，主之下瘀血汤，攻热下瘀血也。并主经水不通，亦因热灼血干故也。"

【病案举例】

杨某，女，32岁。产后4日，恶露行而不畅，有时夹有血块，少腹胀满，拒按，脘闷恶心，自觉有气上冲。舌质红，右边缘有紫斑，苔灰白。病乃恶露瘀阻难行，有瘀血上冲之势。治当急下其瘀血。

方拟加味下瘀血汤：大黄（后下）6克，桃仁10克，䗪虫6克，当归10克，川芎6克，赤芍10克，牛膝10克，甘草5克。连服两剂，恶露渐多，夹有紫血块，腹痛减轻。原方既效，将原方桃仁改为6克，大黄改为4克，加艾叶3克，再服两剂，腹痛解除，胀满消散，病即痊愈。（摘自《辽宁中医杂志》）

产后七八日，无太阳证，少腹坚痛，此恶露①不尽，不大便，烦躁发热，切脉微实，再倍发热，日晡时烦躁者，不食，食则谵语，至夜即愈，宜大承气汤（方见痉病中）主之。热在里，结在膀胱②也。

【词解】

① 恶露：分娩后阴道流出的瘀血。

② 膀胱：这里泛指下焦。

【释义】

产后七八天，没有太阳表证，但见少腹部坚硬疼痛，这是恶露尚未出尽，邪热结于下焦的缘故；如见不大便，烦躁发热，脉微实，且发热更重，日晡时烦躁，不食，食则谵语，但到晚间就好些，宜用大承气汤主治。

【解析】

本条指出产后瘀血内阻兼阳明里实证治。"热在里，结在膀胱"句，是总结全条精神，说明本证不独血结于下，而且热聚于中。血结于下，表现为产后七八日，无太阳证，少腹坚痛；但本条重点在于日晡烦躁，食则谵语，至夜则愈之，胃实不大便。故虽有少腹坚痛的瘀血见症，治疗时还以通大便为急务，所以宜用大承气汤以泻热通便，大便一通，气机得以转输，往往瘀血亦行，瘀行则少腹坚痛自止，可收一举两得之效，如便通热除而瘀血不去，少腹坚痛仍在者，可考虑用下瘀血汤等方以祛其瘀血。

【选注】

《医宗金鉴》引李彣曰："此一节具两证在内，一是太阳蓄血证，一是阳明里实证，因古人文法错综，故难辨也。无太阳证，谓无表证也。少腹坚痛者，以肝藏血，少腹为肝经部分，故血必结于此，则坚痛亦在此，此恶露不尽，是为热在里，结在膀胱，此太阳蓄血证也，宜下去脏血。若不大便，烦躁，脉实，谵语者，阳明里实也，再倍发热者，热在里，蒸蒸发于外也。阳明旺于申、酉、戌，日晡是阳明向旺时，故烦躁不能食，病在阳而不在阴，故至夜则愈。此阳明腑病也，宜大承气汤以下胃实"。

产后风续之数十日不解，头微痛，恶寒，时时有热，心下闷，干呕，汗出，虽久，阳旦证①续在耳，可与阳旦汤②（即桂枝汤）。

【校勘】

"产后风"，《金匮要略编注》作"产后中风"。

【词解】

① 阳旦证：即太阳中风证。

② 阳旦汤：有三种说法：一是认为即桂枝汤，本条即是；二是认为桂枝汤

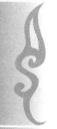

加黄芩，如《千金方》《外台秘要》《金匮要略心典》等；三是认为系桂枝汤增桂加附子，《金匮要略浅注》根据《伤寒论》太阳篇论述阳旦证时，提到"因加附子参其间，增桂令汗出"之句悟出。

【释义】

产后感受风邪，经过几十天仍未除，有轻微头痛，怕冷，常常发热，心窝部发闷、干呕、出汗等症状，虽然延续时间已久，但阳旦证仍然存在，还可以用阳旦汤治疗。

【选注】

《金匮要略论注》："中风之轻者，数十日不解，似乎不可责表；然头疼恶寒汗出，时有热，皆表证也，心下闷，干呕，太阳之邪欲内入而内不受。考《伤寒论》有阳旦汤，乃桂枝汤加黄芩，以治太阳中风而挟热者，今久风而热不已，则阳旦汤证仍在，阳旦汤何不可与，而因循以致误也。"

产后中风，发热，面正赤，喘而头痛，竹叶汤主之。

竹叶汤方

竹叶一把，葛根三两，防风、桔梗、桂枝、人参、甘草各一两，附子（炮）一枚，大枣十五枚，生姜五两。

上十味，以水一斗，煮取二升半，分温三服，温覆使汗出。颈项强，用大附子一枚，破之如豆大，煎药扬去沫。呕者，加半夏半升洗。

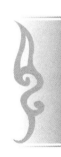

【释义】

妇人产后感受风邪，有发热、面色红赤、气喘、头痛等症，可用竹叶汤来治疗。

【解析】

本条是论述产后风热的证治。产后阴血大虚，虚阳上越，故面色正赤，气喘。正气大虚，复感风邪，故头痛，发热。治疗时，若因其外感风邪，单纯用发汗解表，则浮阳易脱；若因其虚阳上越，单纯用滋阴之药则使表邪不解。

治以竹叶汤，扶正祛邪，表里兼顾。方中竹叶、葛根、桔梗、防风解散在表风热邪气；竹叶清热降火，折其阳浮之势；葛根生津，滋润筋脉之急；桔梗清肃肺经；防风驱散周身内外之风；人参、甘草益气；生姜、大枣调和脾胃，阳血充足，以助十二经，上济于表，汗出而解，下润于肾，虚阳可敛；附子、桂枝扶阳解表，救其欲脱之阳气，竹叶汤为散邪补正之方，于发散之中有消热之竹叶，防其温散太过，有生津之葛根，防其热甚灼筋而成痉，于扶正之中，调和阴阳，使其和平。

【选注】

《金匮要略论注》："中风发热头痛，表邪也。然面正赤，此非小可淡红，所谓面若妆朱，乃真阳上浮也，加之以喘，气高不下也。明是产后大虚，元阳不能自固，而又杂以表邪，自宜攻补兼施，故以桂、甘、防、葛、桔梗、枣、姜清其在上之邪，竹叶清其胆腑之热，而以参、附培元气，返其欲脱之阳。然以竹叶名汤，要知本寒标热，胆居中道，清其交接之缘，则标本俱安，竹叶实为功之首耳。"

妇人乳中虚①烦乱②呕逆，安中益气，竹皮大丸主之。

竹皮大丸方

生竹茹二分，石膏二分，桂枝一分，甘草七分，白薇一分。

上五味，末之，枣肉和丸弹子大，以饮服一丸，日三夜三服。有热者倍白薇，烦喘者加柏实一分。

【词解】

①乳中虚：指哺乳期间，中气虚弱。

②烦乱：心烦意乱。

【释义】

妇女在哺乳期内，中气虚弱，心烦意乱，呕吐，应当安中益气，用竹皮大丸主治。

【解析】

本条指出产后虚弱烦呕的证治。妇女在哺乳期中，乳汁去多，阴血不足，中气亦虚，胃中有热上冲，因而发生烦乱呕逆，治宜安中益气的竹皮大丸。此方竹茹、石膏甘寒清热，降逆止呕；桂枝、甘草辛甘化气；白薇性寒退虚热；枣肉补益中焦，调和诸药。热重者，倍加白薇以清热；烦喘者和柏实（柏子仁）以安心气。此方虽没有益气作用，却能和中止呕，呕止则里气自安，所以说"安中益气"。值得提出的是，本方的配合比例颇为特殊，即在清热药中加一分桂枝以平冲逆，而甘草重用至七分，可见安中益气是以甘药缓急，这些都是值得注意的。

【选注】

(1)《济阴纲目》："中虚不可用石膏，烦乱不可用桂枝，而此方以甘草七分，配众药六分，又以枣肉为丸，仍以一丸饮下，可想见其立方之微，用药之难，审虚实之不易也。仍饮服者，尤虑夫虚虚之祸耳！用是方者，亦当深省。"

(2)《金匮要略浅注补正》："血者，中气之所生也，乳者血之所变也，血虽生于中焦，尤藉厥少之气，传变而为乳。乳中虚者，谓乳子去汁过多而致虚也。中虚无血奉心则烦，心神不安则乱，阳气上升则呕，逆者呕之甚也。用竹皮大丸者，以竹茹降逆止呕，白薇除热退烦，石膏通乳定乱，重用甘草、大枣、安定中焦，以生津液，血无阳气不运，妙以桂枝一味运气血，奉心通乳，则呕逆止而中即自安，烦乱退而气即自益矣，复申明其立方之本意曰：安中益气，竹皮大丸，神哉。"

产后下利虚极[①]**，白头翁加甘草阿胶汤主之。**

白头翁加甘草阿胶汤方

白头翁、甘草、阿胶各二两，秦皮、黄连、柏皮各三两。

上六味，以水七升，煮取二升半，纳胶令消尽，分温三服。

【词解】

① 虚极：因产后冲任既虚于前，痢疾复虚于后，两虚相值，故谓虚极。

【释义】

产后又加下利，因而气血虚极，用白头翁加甘草阿胶汤主治。

【解析】

本条指出产后热利伤阴的治法。伤寒厥阴证热利下重的，用白头翁汤治疗，今产后气血两虚，更兼下利伤阴，所以说"下利虚极"，故加甘草阿胶补其虚。以药测证，当是便脓血的痢疾，并伴有发热腹痛，里急后重等症状，故用白头翁汤苦寒清热，坚阴止痢，加阿胶养血、甘草和中。本方除治产后热利下重外，凡属阴虚血弱而病热利下重的，均可使用。故不必拘泥于"产后"二字。

【选注】

《金遗要略浅注补正》："产后去血过多，又兼下利亡其津液，其为阴虚无疑，兹云虚极，理宜大补。然归、芎、芍、地则益其滑而下脱，参、术，桂、芪则动其阳而上逆，皆为禁剂，须知此虚字，指阴虚而言，与少阴证，阴气欲绝同义。

【病案举例】

某女，60余岁。1965年7月，痢下赤白，日数十遍，里急后重。曾服"呋喃西林"二日，效果不显。发热不高，口干，尚不作渴，舌质淡红，舌边呈细小赤点，干而无津，脉象细数。认为老年津血不足，又患热痢，津血更易耗损。

拟白头翁加甘草阿胶汤：白头翁12克，黄连6克，川黄柏6克，秦皮9克，阿胶（烊）9克，甘草6克。煎至200毫升，分2次服。上午服第一剂，至晚大便已变粪，续进一剂病愈。

"白头翁加甘草阿胶汤"原出《金匮要略·妇人产后病脉证治第二十一》，主

治"产后下利，虚极"（按"极"字应训弱）。本例虽非产后，但因系老年，津血不足证据显然，有是证则用是药，不必受"产后"字样约束，所以径予本方治愈。（摘自《中医杂志》）

《千金》三物黄芩汤治妇人在草蓐①自发露得风。四肢苦烦热，头痛者，与小柴胡汤；头不痛但烦者，此汤主之。

《千金》三物黄芩汤

黄芩一两，苦参二两，干地黄四两。

上三味，以水六升，煮取二升，温服一升，多吐下虫。

【词解】

① 草蓐：指草席，即临产坐草之时。

【解析】

本方是论述产后发热的证治。产后发热，以感受风寒，邪在少阳，又有湿热病毒，结于下焦，两者临床为最多。

小柴胡汤方证分析：产后阴血两虚，阳气独盛，在未离产所之时，稍有不慎而感受风寒，致邪客少阳在于胁下，正邪分争，往来寒热，而发热尤甚，手足烦热。邪热上行而头痛。

治宜小柴胡汤和解少阳之邪。方中柴胡疏散少阳经之邪；黄芩能清胆腑蕴热；生姜、半夏调胃止呕；人参、甘草、大枣益气和中，扶正祛邪。本方攻补兼施，补正退邪，一举两得。

三物黄芩汤方证分析：产后阴血两虚，阳气独盛，在未离产所时，下焦感受湿热病毒，湿热蒸熏，发热尤甚，手足烦热。湿热蕴结于下焦，故无头痛等证。

治宜三物黄芩汤清热燥湿。方中黄芩清热燥湿，降火解毒，除烦热；苦参清热燥湿，利尿杀虫；干地黄补血养阴。本方既能清热燥湿，除温热熏蒸之热，又能补血养阴，退血虚之热。

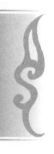

结　语

本篇论述妇人产后常见疾病的辨证论治。

产后郁冒与大便难兼见，病情较为复杂，内有血虚，外受寒邪，治以小柴胡汤扶正透邪，和利枢机。产后气血虽虚，然有胃家实证，可用大承气汤，荡涤肠胃实热积滞。总之，妇人产后三大证：痉病、郁冒、大便难，在治疗时，既要养血益阴，又要掌握辨证论治，而不拘一格。切勿因虑其虚，墨守成法，而贻误病机，以使病情加剧。

产后腹痛有四种常见病情，一是血虚内寒，治宜当归生姜羊肉汤，补血散寒；二是气血不畅，治宜枳实芍药散，行气和血；三是瘀血内停，治宜下瘀血汤，活血化瘀；四是瘀血内阻兼阳明里实证，治宜大承气汤，攻下肠胃积滞，兼泻血分实热。

产后中风，若因风寒外袭，可用阳旦汤调和营卫。若因虚阳上越，复感风邪，可用竹叶汤，扶正祛邪。

此外，本篇用竹皮大丸，安中益气，清降缓中，治疗哺乳期虚热呕逆。用白头翁加甘草阿胶汤，清热燥湿，补中养血，治疗产后热痢。总之，产后的辨证论治，既要照顾到产后的特点，又不可拘泥于产后的禁忌。

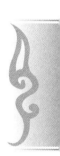

妇人杂病脉证并治第二十二

【学习要求】

1. 了解本篇论述杂病的范围和各种治疗方法，以及妇人杂病的常见病因、一般症状和论治原则。

2. 熟悉热入血室、带下、转胞及与前阴有关病变的辨证施治。

3. 掌握腹痛、月经不调、漏下、脏躁、咽中如有炙脔等的辨证施治。

【主要内容】

1. 本篇论述妇人杂病包括了经水不利、腹痛、带下、漏下、脏躁等十多种疾病。治疗方法有内治法和外治法，前者包括汤剂、丸剂、散剂和酒剂；后者包括坐药、洗剂及润导剂等。妇人杂病的常见病因有虚、冷、结气三种，一般症状有在上、在中、在下之分，论治原则为审阴阳、分寒热，根据不同病证特点，按法治疗。

2. 说明热入血室的病机以及小柴胡汤、针刺期门的证治。本篇论述的经水不利，大多由于瘀血所引起，故有土瓜根散、大黄甘遂汤、抵当汤等方之设。至于月经不调的其他病变。可参考后世妇科专著。

3. 本篇论述带下病分湿热与寒湿两种，在治疗上可分别用矾石丸或蛇床子散等外治法。在漏下方面，有温经汤、胶姜汤等治法。

4. 腹痛因于风邪乘虚而入的，可用红兰花酒；由于血行不畅兼有水气的，可用当归芍药散；由于中气虚寒的，可用小建中汤。

5. 说明脏躁用甘麦大枣汤，梅核气用半夏厚朴汤，转胞用肾气丸，阴中冷用蛇床子散坐药，阴中生疮用狼牙汤外洗，阴吹用膏发煎等的证治。

本篇是论述妇人杂病的辨证论治。在内容上包括了热入血室、梅核气、脏躁、疮证、瘀血、漏下、腹痛、经水不利、转胞和前阴疾病等十余种疾病。

本篇论述妇人杂病的病因，主要有正虚、积冷、结气三个方面的病变。在辨证上，当先分上、中、下三焦的病位；继辨阴阳、寒热、虚实的病性。在治疗上，针对病情。或针或药，有的放矢，才能转危为安。

妇人中风，七八日续来寒热，发作有时，经水适断，此为热入血室①，其血必结②，故使如疟状，发作有时，小柴胡汤主之。

【词解】

① 血室：多指子宫。也有认为是冲任，或是肝脏。

② 其血必结：子宫内必然形成瘀血。

【释义】

妇人感受风邪已有七八天，又有恶寒发热，发作有一定的时间，此时经水正行恰又停止，这是热邪侵入子宫，子宫内的血液必然被热邪凝结，故出现疟病一样的恶寒发热症状，按时发作，可用小柴胡汤主治。

【解析】

本条是论述经水适断热入血室的证治。太阳中风，为时已七八日之久，若正气有力，则寒热之邪当解。如果在妇人行经之际，血弱气衰。风热邪气袭入血室，与血相搏，结而不行，故经水适其时而断。热结血室。聚结不散，则正邪纷争，于进退之间，故往来寒热，休作有时，而如疟状。热入血室，内系于肝胆，既不可发汗，又不能下夺。故以小柴胡汤，和解内外表里，透达热邪，则血热可散。质之临床，此方可适当加牡丹皮、生地黄、红花之品，更增疗效。

【选注】

《注解伤寒论》："七八日，邪气传里之时，本无寒热，而续得寒热，经水适断者，为表邪乘虚入于血室相搏而血结不行，经水所以断也。血气与邪分争，致寒热如疟，而发作有时，与小柴胡汤以解传经之邪。"

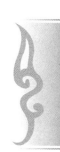

妇人伤寒发热，经水适来，昼日明了，暮则谵语，如有所见者，此为热入血室，治之无犯胃气及上二焦，必自愈。

【释义】

妇人外感风寒之后，全身发热，恰好月经到来，白天神志清楚，夜晚神志昏迷，胡言乱语，好像见到奇异之事物一样，这是热邪侵入子宫引起的疾病。在治疗上，切不可侵犯胃气及中、上二焦。根据病情推测，必然自行恢复。

【解析】

本条是论经水适来热入血室的证治。妇人在患伤寒发热时，经水适时而来，致外邪乘虚袭入血室，而病在血分。其证昼日精神明了，而暮则谵语，所说皆非习见之事，故如见鬼状。因于经水适来而患病，故可定其证，曰热入血室。治之无以下药犯其胃气，以及不可吐、不可汗，恐伤其上、中二焦。如是则可望其愈。宋代郭白云认为此证仍予小柴胡汤治疗，以供参考。

【选注】

《金匮要略浅注补正》："旧注解必自愈，以为不须治之，其邪必将自解。夫谵语重症，岂易自解？况此条明有"治之"二字，何得以为不须治之？夫《伤寒论》原有热入血室、暮则谵语者，与小柴胡汤，此又承上小柴胡汤而言，则治之二字，即是按法当予小柴胡汤也。下文无犯胃气及上二焦，又因谵语常法，应用承气，攻其胃与上二焦。此谵语在下焦血室，与寻常谵语不同，恐人误治。故戒之曰："无犯胃气，及上二焦"。

妇人中风，发热恶寒，经水适来，得七八日，热除，脉迟，身凉和，胸胁满，如结胸状，谵语者，此为热入血室也，当刺期门，随其实而取之。

【释义】

本条继论肝经瘀热、热入血室的证治。妇人中风，发热恶寒，经水适来，得之七八日，表证已罢，内传入里，故热除身凉，脉不得而迟。今热邪乘虚袭入血室，则热与血结，导致肝胆气机不利，故见胸胁满痛，状如结胸，邪热上扰于心，心主言，故见谵语，治疗方法当刺期门穴，用泻法以行瘀热则愈。

【选注】

《金匮要略心典》："热除、脉迟、身凉和而谵语者，病去表面之里也。血室者，冲任之脉，肝实主之，肝之脉布胁助，上贯膈，其支者，复从肝别上隔，注于肺；血行室空，热邪独胜，则不特入于其言，而亦得游其部，是以胸胁调如胸结状。"

阳明病，下血谵语者，此为热入血室，但头汗出，当刺期门，随其实而泻之。濈①然汗出者愈。

【词解】

①濈：汗出之貌。

【释义】

病人有阳明胃家实证，又有经期下血、神志不清、胡言乱语等症，可以确诊为热入血室。病人只有头上出汗，应当针刺期门穴。这是根据实邪所结的部位，而泻此肝经募穴，针刺之后，病人周身温润，汗已出透，疾病可愈。

【解析】

本条是论述阳明热病热入血室的证治。妇人得阳明热病，中焦热盛，虽不值经期，热邪亦可陷入血家，血热迫血妄行，故下血、谵语；热上熏头面而不能外越，故但头汗出，而他处无汗。治疗方法，当刺期门，以泻热邪，则肝胆气机得调。周身濈然汗出而愈。

【选注】

《金匮要略浅注》："此言阳明病亦有热入血室证者，不必拘于经水之来与断也；但其证下血、头汗出之独异也。盖阳明之热，从气而之血，袭入胞宫，即下血而谵语，不必乘经水之来，而后热邪得以入之。彼为血去，而热乘其虚而后入，此为热入，而血有所迫而自下也。然既入血室，则不以阳明为主，而以冲任厥阴血海为主，冲任奇脉也，又以厥阴为主，厥阴之气不通，故一身无汗，郁而求通，遂于其少阳之腑而达之，故头汗出。治法亦当刺期门，以泻其实。刺已，周身漐然汗出，则阴之闭者亦通，故愈。"

妇人咽中如有炙脔①，半夏厚朴汤主之。

半夏厚朴汤方

半夏一升，厚朴三两，茯苓四两，生姜五两，干苏叶二两。

上五味，以水七升，煮取四升，分温四服，日三夜一服。

【词解】

① 炙脔：肉切成块名脔。炙脔，即烤肉块。

【释义】

本条论述妇人咽中痰凝气滞的证治。本病的发生多由于七情郁结，痰凝气滞，上逆于咽喉之间；在证候表现上，咽中自觉有物阻塞，咯之不出，咽之不下，后人称为"梅核气"。治用半夏厚朴汤，开结化痰以降逆气。

【病案举例】

张某，女，32岁，工人。咽中气塞，似有球状物梗阻，吐之不出，喉间又似有黏痰时欲咽下。脉弦，舌苔淡黄，责之肝郁气滞，痰凝气阻，予法半夏9克，川厚朴4克，云茯苓12克，紫苏叶5克，鲜生姜3片，全瓜蒌12克，薤白9克，炒枳实9克，川桂枝5克，3剂获愈。(摘自《仲景方与临床》)

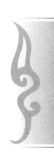

妇人脏躁，喜悲伤欲哭，象如神灵所作，数欠伸，甘麦大枣汤主之。

甘麦大枣汤方

甘草三两，小麦一升，大枣十枚。

上三味，以水六升，煮取三升，温分三服。亦补脾气。

【释义】

妇人患脏躁证，易悲伤，想哭，似有神灵附着而作，常作欠伸，用甘麦大枣汤来治疗。

【解析】

本条指出脏躁的证治。脏躁证，多由五脏阴液不足，情志刺激所致。肺气虚则悲伤欲哭；心血虚则神乱，肝气郁结故连续欠伸。除上述见症外，常作有心烦失眠、坐卧不安等，可用甘麦大枣汤止躁缓急，以安脏气。方中小麦能养心肝而止躁，亦补脾气，甘草、大枣甘能缓急，故能主治脏躁证。运用本方时，可酌加当归、白芍、茯神、酸枣仁、柏子仁、龙骨、牡蛎之类。

【选注】

《金匮发微》："师但言妇人脏躁而不言何脏，然病情方治可知也。肺主悲，亦主哭，悲伤欲哭，病当在肺。凡人倦则欠伸，精神强固则否，所以数欠伸者，脾阳不振而中气怠也。凡人饮食入胃，由脾气散津，上输于肺，脾精不能运输，则肺脏躁，脾阴虚则主气之脏窒塞，故悲伤欲哭。方后别出"亦补脾气"四字，可知病机专属肺脏矣，方用甘麦大枣，专取甘味之药，俾脾精上输于肺，肺阴既充，则下足以贯注百脉，外足以输精皮毛，内外调达，气机舒畅，略无抑郁不和之气，悲伤欲哭之证，乃可不作。曰如有神灵者，甚言不能自主也。"

妇人吐涎沫，医反下之，心下即痞，当先治其吐涎沫，小青龙汤（方见痰饮中）主之；涎沫止，乃治痞，泻心汤（方见惊悸中）主之。

【校勘】

"泻心汤"，《千金要方·卷二十》作"甘草泻心汤"。

【释义】

本条论述上焦寒饮误下成痞的救治法。妇人吐涎沫，是上焦有寒饮所致，治应温散，而反误用攻下，伤其中气，即成心下痞证，此与伤寒下早成痞同一机转。虽经误下成痞，但犹吐涎沫，可知上焦仍有寒饮未去，故治当先用小青龙汤温散上焦之寒饮，以治其吐涎沫，俟涎沫止，再用甘草泻心汤以治心下痞。这样先后分治，亦与伤寒表解乃可攻痞同例。

问曰：妇人年五十所[1]，病下利[2]数十日不止，暮即发热，少腹里急，腹满，手掌烦热，唇口干燥，何也？师曰：此病属带下[3]。何以故？曾经半产，瘀血在少腹不去。何以知之？其证唇口干燥，故知之。当以温经汤主之。

<u>温经汤方</u>

吴茱萸三两，当归、芎䓖、芍药、人参、桂枝、阿胶、牡丹皮（去心）、生姜、甘草各二两、半夏半升、麦冬（去心）一升。

上十二味，以水一斗，煮取三升，分温三服。亦主妇人少腹寒，久不受胎；兼取崩中去血，或月水来过多，及至期不来。

【校勘】

"下利"的"利"字，《金匮要略直解》《医宗金鉴》皆谓当是"血"字。

【词解】

①年五十所：年龄在五十岁左右。

② 下利：妇女的前阴下血，指漏血一类的病。

③ 属带下：属带脉以下的妇科疾病。

【释义】

问：妇人年龄在五十岁左右，病下血数十日不能止住，每到傍晚就全身发热，少腹部位急迫，腹部胀满，手心发热，心烦，唇口干燥，没有津液，这是什么病？老师说：这种病是带脉以下的妇科病，怎样知道病因，病机呢？病人曾经小产，瘀血在少腹内，停留不去。怎样知道少腹内有瘀血？因为病人的症状有唇口干燥，所以知道少腹内有瘀血。本病应当用温经汤主治。

【解析】

本条是论述瘀血崩漏的证治。妇人年已五十岁，此时冲任皆虚，曾经半产，则正气虽虚而少腹瘀血未尽。血寒积结胞门，寒伤经络，血不归经，则腹满里急，崩漏下血数十日不止。夫崩漏则伤血耗阴，阴虚则生内热，故暮即发热。手掌发热而心烦；阴津不能上润，则唇口干燥。

本病为冲任虚寒，少腹瘀血，引起崩漏不止等证。治以温经汤温气濡血，调和冲任。方中吴茱萸、桂枝、生姜温和肝胃，以暖胞门；当归、川芎、芍药、阿胶补血益阴，以补肝血；牡丹皮配芍药则凉血退热，麦冬有润燥续绝补养心肺之功；人参、甘草则补气扶虚，以开化源；半夏降逆止咳而和胃气，诸药合用。可以暖宫温经，补血去瘀，故亦治妇人少腹积寒，瘀血内停之崩漏下血，月经过多，至期不来，久不受胎等证。

【选注】

《医宗金鉴》："妇人年已五十，冲任皆虚。天癸当竭，地道不通矣。今下血数十日不止，宿瘀下也。五心烦热，阴血虚也。唇口干燥冲任血伤，不上荣也；少腹急满，胞中有寒，瘀不行也。此皆曾经半产崩中，新血难生；瘀血未尽，风寒客于胞中，为带下，为崩中，为经水愆期，为胞寒不孕。均用温经汤主之者，以此方生新去瘀，暖子宫补冲任也。"

带下经水不利，少腹满痛，经一月再见①者，土瓜根散主之。
土瓜根散方（阴𡱞肿②亦主之）
土瓜根、芍药、桂枝、䗪虫各三两。
上四味，杵为散，酒服方寸匕，日三服。

【词解】

① 一月再见：一个月之内见两次。

② 𡱞肿：阴𡱞，阴部关病，阴肿。

【解析】

本条是论述瘀血经水不利的辨证论治。瘀血停滞，阻碍行经，月经似通不通，欲止不止，故月经虽行而不利，不利则少腹满痛，按之有硬块，月经不准，而一月再见。

治以土瓜根散，活血通瘀。方中土瓜根通经消瘀血；䗪虫破血开闭；桂枝、芍药温阳益阴，通行营卫而调经。

【选注】

《金匮要略论注》："带下即前所谓此皆带下，非专指赤白带也。盖古人列妇人因经致病。凡三十六种，皆谓之带下病，故此节冠以带下二字，后不复重出耳。不利者，不能如期也，因寒而瘀，故少腹满痛；然既有瘀而不利，则前经行未畅者。不及待后月正期，乃一月而再见也。药主土瓜根散者，土瓜即草部王瓜也，性苦寒，善祛热行瘀；䗪虫兼活血；芍药敛阴中正气；桂枝行经络之滞，而积冷自散。因有瘀滞，故以土瓜根为主，必合桂枝，所谓寒因热用也。"

寸口脉弦而大，弦则为减，大则为芤，减则为寒，芤则为虚，寒虚相搏，此名曰革。妇人则半产漏下，旋覆花汤主之。

旋覆花汤方

旋覆花三两，葱十四茎，新绛少许。

上三味，以水三升，煮取一升，顿服之。

【解析】

本条是论半产漏下精血亏损的辨证论治。妇人阴血亏损，引起阳气衰微和虚阳外浮两种病情。阴血亏损，阳气衰微，则阴寒凝固，故脉弦。阴血亏损，虚阳外浮，则阳热外动。故脉芤大。阴寒凝固与虚阳外浮同时存在，脉象弦紧，芤大中空，如按鼓皮，故名曰革。阳气衰微，阴不因阳，阴血不宁，见此脉者，则为妇人半产漏下崩中伤血。治以旋覆花汤，助气血之生化，行气血之瘀滞，以待生机自复。方中旋覆花理结气，通血脉，调寒热，疏肝助开发之气；葱白温通阳气，而有阳生阴长之义；新绛理血散寒，乃去瘀而新生之旨。

本证大虚难补，因半产漏下之后，而内多挟瘀，故治从肝经入手，助其生化之气，行其气血之滞。而后则补养阴血，温散阴寒。

【选注】

《金匮要略心典》："本文已见虚劳篇中，此去男子亡血失精句，而益之曰旋覆花汤主之，盖专为妇人立法也。详《本草》旋覆花治结气，去五脏间寒热，通血脉；葱主寒热，除肝邪；新绛入肝理血，殊与虚寒之旨不合。然而肝以阴脏而

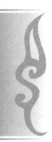

舍少阳之气，以生化为事，以流行为用，是以虚不可补；解其郁聚，即所以补；寒不可温，行其血气，即所以温；固不可专补其血，以伤其气；亦非必先散结聚，而后温补，如赵氏、魏氏之说也。"

【病案举例】

戴某，女，社员，1975年来我处就诊。自诉于去年小产后，阴道出血至今未净。诊脉细数，舌红润苔白，小腹部时有隐痛，下血量虽不多，但终日淋漓不清。其症显属半产后瘀血结聚，用旋覆花汤治之。

妇人陷经①漏下黑不解②，胶姜汤主之。（臣亿等校诸本无胶姜汤方，想是前妊娠中胶艾汤。）

【词解】

① 陷经：经血下陷，指崩漏下血。

② 漏下黑不解：漏血色黑，日久不止。

【释义】

妇人经血下陷，漏血淋漓不断，血色黑而有瘀血，日久不愈，可用胶姜汤治疗。

【解析】

本条是论述虚寒漏下的证治。

【解析】

冲任虚寒，新血不生，旧血因寒而凝，败血涩滞而下，故漏下不止，血色黑暗。

治宜胶姜汤，温补冲任，养血止血。方中阿胶养血以止血，去瘀生新；川芎、地黄、芍药、当归和血养肝，去瘀生新；生姜散寒气，郁者散之，陷者举之；艾叶温经暖胞；甘草则益中补气。

【选注】

《医宗金鉴》："李彣曰，陷经漏下，谓经脉下陷，而血漏下不止，乃气不摄血也。黑不解者，瘀血不去，则新血不生，荣气腐败也。然气血喜温恶寒，用姜汤温养气血，则气盛血充，推陈致新，而经自调矣。"

妇人少腹满如敦①状，小便微难而不渴，生后②者，此为水与血俱结在血室也，大黄甘遂汤主之。

大黄甘遂汤方

大黄四两，甘遂二两，阿胶二两。

上三味，以水三升。煮取一升，顿服之，其血当下。

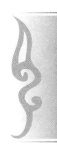

【词解】

① 敦：音对。古代盛食物的器具，上口和下底皆锐，腰部肥大。

② 生后：生产之后。

【释义】

妇人少腹胀满，少腹部肿胀肥大，好像敦的形状，小便稍微困难，而不口渴，若在生产之后出现如上症状，就是水和血共同凝结在子宫内，可用大黄甘遂汤主治。

【解析】

本条是论述产后水血俱结于血室的证治。产后血室恶露不尽，气血不畅，津液不能入经化血，流转上下，而渗入血室，水与血俱结在血室，故少腹满形如敦状。血室气血不畅，影响膀胱，气化不利，故小便微难。上焦气化如常，故口中不渴。

治用大黄甘遂汤，破血逐水。方中大黄攻瘀血；甘遂逐积水；阿胶补血。瘀浊去后，阴血亦复，正所谓且攻且守之法。

膀胱蓄水，为膀胱气化不行，津液不能上承，亦不能下达，故口渴，小便不利。

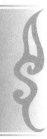

妇人经水不利下，抵当汤主之，亦治男子膀胱满急有瘀血者。

抵当汤方

水蛭（熬）三十个，虻虫（熬，去翅足）三十枚，桃仁（去皮尖）二十个，大黄（酒浸）三两。

上四味，为末，以水五升，煮取三升，去滓，温服一升。

【释义】

本条论述经水不利属于瘀结实证的治法。妇人经水不利下，而用抵当汤治疗，可知本证为瘀血内结所致，尚应有少腹硬满结痛，大便色黑易解，小便自利，脉沉涩等征象。故用抵当汤破血逐瘀。方中水蛭、虻虫攻其瘀，大黄、桃仁下其血。

【解析】

妇人经闭，分血滞、血虚两大类。血滞经闭，一般用理气行瘀、调和冲任，病即可愈；今用抵当汤逐瘀峻剂，则必有蓄血证可凭，《伤寒论·太阳篇》对此有所论述。虽然伤寒与杂病在发病机制和病理变化方面不尽相同，但在某些瘀血见证上，还是有共同之处的，可以参考。

【选注】

《金匮要略心典》：经水不利下者，经脉闭塞而不下，比前条下而不利者有别矣。故彼兼和利，而此专攻逐也。然必审其脉证并实而后用之。不然妇人经闭，多有血枯脉绝者矣。虽养冲任，犹恐不至，而可强责之哉。

【病案举例】

龚某，女，28岁。病由经行时，赴池塘洗衣，失足跌入水中，月经即止。因而小腹胀满如鼓，剧痛不已，前阴肿，大便不利，此水与血俱瘀留不去故也。处方用大黄四钱，甘遂二钱，阿胶二钱，服三剂，大便下如米泔水，小便下血水；但小腹仍痛，再方用大黄三钱，虻虫一钱半，水蛭三钱，桃仁二钱。连服三剂，下瘀血块甚多，自后经色遂逐渐正常，但腹稍有疼痛，以小建中汤加当归，遂痊愈如常矣。(摘自《湖南中医医案选辑》)

妇人经水闭不利，脏坚癖不止^①，中有干血，下白物^②，矾石丸主之。

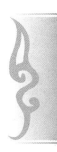

矾石丸方

矾石（烧）三分，杏仁一分。

上二味，末之，炼蜜和丸枣核大，纳脏中，剧者再内之。

【词解】

① 脏坚癖不止：谓胞宫内干血坚结不散。

② 白物：指白带。

【释义】

本条论述内有干血，阴中时下白带的外治法。由于胞宫内有干血，阻滞不通，故经水闭不利；干血不去，郁为湿热，久而腐化，以致时下白带。治宜先去其胞宫的湿热。用矾石丸为坐药，纳入阴中，除湿热止白带。带止之后，如经仍不来，则宜活血逐瘀以通经。

【解析】

矾石丸是专为白带而设，为局部外用药，并无去干血的作用，所以待带止之后，月经仍不潮者，须再行内治。假若白带不减，亦可配合内治法。如阴中有糜烂情况，就不宜使用本丸。

妇人六十二种风，及腹中血气刺痛，红蓝花酒主之。

红蓝花酒方（疑非仲景方）

红蓝花一两。

上一味，以酒一大升，煎减半，顿服一半，未止再服。

【解析】

本条是论述风寒气滞血瘀腹痛的辨证论治。多种风寒邪气，袭入腹中，风邪与血气相搏，气血不得流转，脏腑失和，月事闭塞，故腹中血气刺痛。治宜红蓝花酒，温通气血，气行血开，则风自散，而刺痛自止。

【选注】

《金匮要略方论本义》："风邪入腹，扰乱气血，腹中必刺痛，主之以红蓝花酒。酒以温和气血，红蓝花以行散其瘀，而痛可止。此六十二种之风名，不过言风之致证多端，为百病之长耳，不必拘其文而凿求之。"

妇人腹中诸疾痛，当归芍药散（方见妊娠中）主之。

【解析】

本条是论述肝脾不调腹痛的证治。妇人腹中疼痛，多因肝脾不和所致。如脾虚不化而生湿，湿盛则气阻，肝血不濡，故可引发腹中疼痛。

治宜当归芍药散，补脾渗湿，养血平肝。方中当归养血柔肝；川芎调血疏肝；芍药养血平肝，使肝和而血脉不急，血脉不急则痛止；茯苓、白术健脾化湿；泽泻则利水滋阴，以使脾气健运，湿邪自去，气血畅达，则腹痛等症自愈。

【选注】

《金匮要略阐义》："妇人之病，由肝郁者居多。郁则气凝血滞，或痛或胀，或呕或利。云腹中诸疾痛，诸者，盖一切之辞。当归芍药散，舒郁利湿，和血平肝，即有兼证，不妨加味治之，诚妇人要方也。"

妇人腹中病，小建中汤（方见虚劳中）主之。

【释义】

妇人虚寒，腹中疼痛，可用小建中汤主治。

【解析】

本条是论述妇人虚寒腹痛的治法。由于脾胃虚寒，气血来源不足。不能煦濡筋脉，所以腹中绵绵作痛，喜温喜按。临床常见虚烦心悸、面色无华、舌质淡嫩、脉弦而涩。

用小建中汤调和脾胃，建中阳生化气血，气血流畅，温养筋脉，则腹痛等症自止。

【选注】

《金匮要略心典》："营不足则脉急，卫不足则里寒；虚寒里急，腹中则痛；是必以甘药补中缓急为主，而合辛以生阳，合酸以生阴，阴阳和而营卫行，何腹痛之有哉。"

问曰：妇人病饮食如故，烦热不得卧，而反倚息①者，何也？师曰：此名转胞②不得尿也，以胞系了戾③，故致此病，但利小便则愈，宜肾气丸（方见虚劳中）

主之。

【词解】

① 倚息：以背依物而坐，喘息不止，称倚息。

② 转胞：病名。胞又称尿胞，即是膀胱。转是转弯而不直顺。膀胱气化不顺也。

③ 胞系了戾：膀胱之系屈曲弯转、逆而不顺、阻而不通的意思。

【释义】

问：妇人在患病之后，饮食和平时一样，但有心烦发热，不能平卧，以背依物而坐，喘息不止，这是什么病？老师说：这是转胞病。小便不能顺利排出。病机是膀胱之系逆而不顺，阻而不通，所以引起此病。治疗方法理顺膀胱之气，通利小便。其痛可愈。可用肾气丸主治。

【解析】

本条是论转胞的证治。因为病不在脾胃，所以饮食如常。由于肾气虚弱，不能温暖膀胱，膀胱虚寒，气化不行，所以不得尿。尿液聚在膀胱不出，常见脐下急痛等证。水气为病而使肾阳不得下潜，所以烦热，肾水不纳气，反而倚息不得卧也。

治用肾气丸温暖肾气，温化膀胱，使气化复常，小便通利，则其病自愈。

【选注】

《金匮要略心典》："饮食如故，病不由中焦也。了戾与缭戾同，胞系缭戾而不顺。则胞为之转，胞转则不得尿也。由是下气上逆而倚息，上气不能下通而烦热不得卧。治以肾气者，下焦之气肾主之，肾气得理，庶缭者顺，戾者平，而闭乃通耳。"

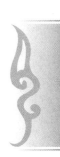

妇人阴寒，温阴中坐药，蛇床子散主之。

蛇床子散方

蛇床子仁。

上一味，末之，以白粉少许，和令相得，如枣大，绵裹纳之，自然温。

【释义】

本条指出寒湿带下的治法。条文中只提到阴寒，但从药测症，应有带下、腰中重坠、阴内瘙痒、自觉阴中冷等症状，故用蛇床子散作为坐药，直接温其受邪之处，以逐阴中寒湿。

少阴脉治而数者，阴中即生疮，阴中蚀疮烂者，狼牙汤洗之。

狼牙汤方

狼牙三两。

上一味，以水四升，煮取半升，以绵缠筋如茧，浸汤沥阴中，日四遍。

【释义】

本条论述因下焦湿热而阴中生疮的脉证和治法。少阴为肾脉，阴中为肾窍。脉滑数主有湿热，温热聚于前阴，郁积腐蚀，致糜烂成疮。治用狼牙汤洗涤阴中，以燥湿清热。

胃气下泄，阴吹①而正喧②，此谷气之实也，膏发煎（方见黄疸中）导之。

【词解】

① 阴吹：谓前阴出声，如后阴矢气样。

② 正喧：谓其声连续不断。

【释义】

本条论述阴吹的成因和证治。由于大便秘结，压迫阴道变窄，浊气通过狭窄之处，发出声音，这就成为阴吹而正喧。治用猪膏发煎，以润导大便，大便通则阴吹自然消失。

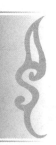

小儿疳虫蚀齿方（疑非仲景方）

雄黄，葶苈。

上二味，末之，取腊月猪脂镕，以槐枝绵裹头四五枚，点药烙之。

结　语

本篇论述了妇人杂病的证治。除其中热入血室四条，与《伤寒论》原文完全相同，除为外感病所引起外，篇中所论以月经病为最多。本篇论述的经水不利，大多由于瘀血所引起，故有上瓜根散、大黄甘遂汤、抵当汤等方之设。

其次为带下病。其发病原因约可分为湿热或寒湿两种，在治疗上分别指出用矾石丸或蛇床子散等外治法。

在漏下方面，本篇提出三种治法：①用温经汤温积行瘀；②用胶姜汤滋血温里；③用旋覆花汤解郁行结。

篇中所论述的腹痛，亦为妇科常见疾病之一，由于病因不同而治法各异。如因于风邪乘虚而入的，治宜红蓝花酒行血活血；由于血行不畅，兼有水气的，治宜当归芍药散通调气血、健脾化湿；由于中气虚寒的，治宜小建中汤补中生血。

此外，对脏躁、转胞、阴吹、阴中生疮以及妇人咽中如有炙脔等病所提出的处理方法，都很有价值。

杂疗方第二十三

【学习要求】

1. 了解一般病的病因及治疗。

2. 理解原文危急病的证候。

【主要内容】

1. 介绍了五脏虚热的治法、伤寒愈后的调治。

2. 介绍了各种危急重证、卒死、自缢死、溺死的辨证论治。

本篇主要是论述杂病危急证的辨证论治。其内容较为广泛，涉及的病证达十多种。本篇共有条文十六条，载方二十二首，其中有三条论五脏虚热的治法、伤寒愈后的调治等，其他十三条均论述了各种危急重证、卒死、自缢死、溺死的辨证论治。

本篇中有的条文虽有脱简，其言简难懂，但本篇中有些方剂，至今仍在临床中广泛运用，其疗效颇佳。某些治疗方法，对于指导中医临床急救方面，有很大的实践价值。尤其对卒死、自缢死、溺死等危急证的治疗方法，是中医学中治疗急症的宝贵遗产，值得学习和研究。

退五脏虚热，四时加减柴胡饮子方。

冬三月加柴胡八分，白术八分，大腹槟榔四枚（并皮子用），陈皮五分，生姜五分，桔梗七分。

春三月加枳实，减白术，共六味。

夏三月加生姜三分，枳实五分，甘草三分，共八味。

秋三月加陈皮三分，共六味。

上各㕮咀，分为三帖^①，一帖以水三升，煮取二升，分温三服，如人行四五里进一服^②。如四体壅^③，添甘草少许，每帖分作三小帖，每小帖以水一升，煮取七合，温服，再合渣为一服，重煮，都成四服（疑非仲景方）。

【词解】

① 分为三帖：帖，量词。分为三帖，即将上述药物组合后，分为三份。

② 如人行四五里进一服：指服药间隔时间，每隔二十至三十分钟服药一次。

③ 四体壅：即四肢臃肿之意。

【选注】

《金匮要略集注》："案《素问·阴阳应象大论》云：'冬伤于寒，春必病温；春伤于风，夏生飧泄；夏伤于暑，秋必痎疟；秋伤于湿，冬生咳嗽。此皆四时不正之气，乘人五脏之虚而伤之，致邪伏于皮肤之里，脏腑之外，三焦之募原，久则血凝气滞郁而为热，变证百出矣'。仲景立此方，欲人为未雨之绸缪，以思患而预防之，乘邪之初集而攻之。夫四时风寒暑湿之邪虽不同，而伤之不即发，则郁于少阳一也。故用柴胡为君引诸药直达三焦之膜原，一解散其五脏之寒热；寒热久者必有积滞，故用大腹槟榔、枳实以为臣；邪之所中其气必虚，故用白术以培中气。生姜以散胃寒；桔梗清上焦之郁热；腹皮消中焦之积湿。冬加柴胡以预解其温；春加枳实以早殚其泄；夏暑发于秋则为痎疟。故加甘草以清血解毒；秋湿作于冬则成咳嗽，故加陈皮以利气宽胸。何一非杜渐防微之意乎？滓再合煮者，仍不离和解少阳之成法也。吴又可氏瘟疫论中之达原饮，盖即从本方化出耶。"

长服诃黎勒丸方（疑非仲景方）。

诃黎勒、陈皮、厚朴各三两。

上三味，末之，炼蜜丸如梧桐子大。酒饮服二十丸，加至三十丸。

【选注】

《金匮要略集注》："案，人之疾病由饮食不节，至肠胃积滞而成者，常十之八九。故古人养生方。长服多消道之药，所以使腠理无壅滞，九窍不闭塞而气血自调畅也。后人每喜用滋腻之品以为补益之方，至气壅邪滞。盖由未达此理也。本方三味皆利气行滞之物，蜜丸酒服，使血分之气，亦无滞也。"

三物备急丸方（见《千金方》，司空裴秀为散用。亦可先和成汁，乃倾口中，令从齿间得入，至良验）

大黄一两　干姜一两　巴豆（去皮心熬，外研如脂）一两

上药各须精新，先捣大黄、干姜为末，研巴豆内中，合治一千杵，用为散，蜜和丸亦佳，密器中贮之，莫令歇。主心腹诸卒暴百病，若中恶客忤，心腹胀满，卒痛如锥刺，气急口噤，停尸卒死者，以暖水苦酒服大豆许三四丸，或不下，捧头起，灌令下咽，须臾当差，如未差，更与三丸，当腹中鸣，即吐下便差。若口噤，亦须折齿灌之。

【选注】

《医宗金鉴》："方名备点者，以备暴然诸腹满，腹急痛及中恶客忤、噤闭卒死者也。若口噤亦须折齿灌之。是恐人不急救则死之义，然不如后人管吹入鼻中之法为良。李彣曰：人卒得病欲死者，皆感毒厉邪阴不正之气而然。三物相须，

能荡邪安正，或吐或下，使秽气上下分消，诚足备一时急需也。"

《金匮要略论注》："此方妙在干姜、巴、黄峻利，寒热俱行，有干姜以守中，则命蒂常存，且以通神明而复正性，故能治一切中忍卒死耳。"

治伤寒，令愈不复①，紫石寒食散（方见《千金翼》）。

紫石英、白石英、赤石脂、钟乳（碓炼）、栝楼根、防风、桔梗、文蛤、鬼臼各十分，太一余粮十分，烧干姜、附子（炮去皮）、桂枝（去皮），各四分。

上十三味，杵为散，酒服方寸匕。

【词解】

① 令愈不复：指病愈后防止复发之意。

【选注】

《金匮要略集注》："案，伤寒大病后，余热遗毒蕴于骨髓血脉之中，每致精神昏愦，或为百合狐惑等证，或发为疮疡疹丹。此方取姜、附、桂、防引诸五石等药，以搜其深藏之伏寒遗热，名寒食者，盖即风引汤之变方也。"

救卒死方

一方：薤捣汁，灌鼻中。

【选注】

《金匮要略集注》："李珥臣曰：阴邪客气闭塞关窍，则猝然而死。薤味辛而属阳，可辟阴邪通阳气。然必捣汁灌鼻中者，以天气通于肺，肺主气，鼻为肺窍，司呼吸，使外邪自鼻而进者，仍令从鼻而出也。"

二方：雄鸡冠割取血，管吹内鼻中。

【选注】

《医宗金鉴》："雄鸡冠血及肝、卵白、猪脂、大豆、酒、醋等物，无非用阳物，以胜阴祟也。管吹纳鼻中，谓将鸡冠血或合热酒，含在不病人口内，以苇管或笔管插入病人鼻孔中，使气连药吹之，其药自能下咽，气通噤自开也。"

三方：猪脂如鸡子大，苦酒一升，煮沸，灌喉中。

【选注】

《金匮要略集注》："李珥臣曰：猪脂滑窍而助胃气；苦酒醋也。煮沸则香气扑鼻，灌之可敛正祛邪。"

四方：鸡肝及血涂面上，以灰围四旁，立起。

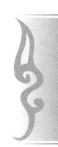

【选注】

《金匮要略论注》："凡人阳气一分不尽则不死，故救卒死唯以复其阳气为主。若鼻气通于天，天阳之所通也。口气通于地，地阳之所通也。面为诸阳之聚，属阳明中土，人阳之所通也……鸡属巽，肝为魂之主，涂面则内通于胃，以灰围四旁则气更束而内入，相引入肝，故肝气通而愈。"

五方：大豆二七粒，以鸡子白并酒和，尽以吞之。

【选注】

《金匮要略论注》："苦酒为引，鸡子白能通肾中之阳，大豆为引敌以灌喉。"

救卒死而壮热者方
矾石半斤，以水一斗半，煮消，以渍脚，令没踝。

【选注】

《医宗金鉴》："厥而身壮热者。阳厥腑病也，外以矾水浸脚，盖以厥起于下，而收摄阳气也。程林曰：厥阳独行，故卒死而壮热。岐伯曰：血之与气，并走于上则为大厥，厥则暴死。矾石，收涩药也，以之浸足，而收敛其厥逆之气。"

救卒死而目闭者方
骑牛临面，捣薤汁灌耳中，吹皂荚末于鼻中，立效。

【选注】

《金匮要略直解》："葛洪肘后方治卒魇不寤，以青牛蹄或马蹄临人头上即活，则骑牛临面，系厌恶驱邪法也，目闭者，邪气内着也。灌薤汁以辟邪安魂，吹皂荚以取嚏开窍。"

救卒死而张口反折者方
灸手足两爪后十四壮了，饮以五毒诸膏散（有巴豆者）。

【选注】

《金匮要略直解》："灸手足两爪后，当是灸两手足爪后，其文则顺。以十爪甲为十二经之终始，灸之以接引阳气而回卒死，此恶气中于太阳，令卒死而开口反张也。五毒诸膏散方未见。"

救卒死而四肢不收失便者方
马屎一升，水三斗，煮取二斗以洗之；又取牛洞（稀粪也）一升，温酒灌口中，灸心下一寸、肺上三寸，脐下四寸各一百壮，瘥。

【选注】

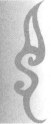

《金匮要略直解》："卒死而四肢不收者，无阳以行四末也。失便者，正气衰微不能约束便尿也。物之臭者皆能解毒杀邪，故以牛马粪及下一条狗粪治之。心下一寸当是上脘穴；脐上三寸当是中脘穴；脐下四寸当是关元穴。灸之以复三焦之阳。而回其垂绝之气。"

救小儿卒死而吐利不知是何病方

狗屎一丸，绞取汁，以灌之。无湿者，水煮干者取汁。

【选注】

《金匮要略论注》："吐利非即死病，吐利而卒死又无他病可据，即知上吐下利病在中矣。狗性热善消物，粪乃已消之滓，病邪得之如其消化，类相感也。近有用狗粪以治膈噎，有用狗屎中骨末以治腹痛，百药不效而骨立欲死者，无不神验，可悟此理矣。"

尸蹶[①]脉动而无气，气闭不通。故静而死也。

治尸蹶方

一方：菖蒲屑，纳鼻两孔中吹之，令人以桂屑着舌下。

【词解】

① 尸蹶：是指昏不知人而脉搏仍跳动，乃气息闭塞如尸之静而不动故名之。

【选注】

《金匮要略直解》："《甲乙经》曰：尸蹶者死不知人，脉动如故。伤寒论曰：尸蹶者令人不仁，即气闭不通，静而死之谓也。菖蒲纳鼻中以通其肺气；桂纳舌下以开其心窍。心肺开则上焦之阳自能开发，尸厥之疾可愈。"

二方：剔取左角发方寸烧末，酒和，灌令入喉，立起。

【选注】

《金匮要略直解》："《内经》曰：邪客于手足少阴太阴足阳明之络，此五络皆会于耳中，上络左角。五络皆竭，令人身脉皆动而形无知也，其状若尸，或曰户厥。以竹管吹其两耳，剔其左角之发方一寸，燔治，饮以美酒一杯，不能饮者，灌之立已，见缪刺论。今仲景亦剔左角之发治者，以左角为阳气之所在，五络之所绕。五络皆竭故剔其五络之血余以治之，和以酒灌者，助药力而行气血也。"

救卒死、客忤死还魂汤主之方

《千金方》云：主卒忤鬼击飞尸，诸奄忽气绝，无复觉，或已无脉，口噤拗不开，去齿下汤。汤下口不下者，分病人发左右，捉搦肩引之。药下复增取一升，

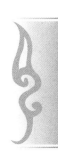

须臾立苏。

一方：麻黄（去节）三两（一方四两），杏仁（去皮尖）七十个，甘草（炙）一两（《千金》用桂心二两）。

上三味，以水八升，煮取三升，去滓，分令咽之。通治诸感忤。

【选注】

《金匮要略论注》："凡卒死及客忤死，总是正不胜邪，故阳气骤闭而死。肺朝百脉为一身之宗，麻黄杏仁利肺通阳之君药，合炙草以调中，故为救卒死主方，名曰还魂汤，著其功也。"

《医宗金鉴》："中恶客忤，便闭里实者，仲景用备急丸，可知无汗表实者，不当用备急丸通里，当用还魂汤以通表也。通里者，抑诸阴气也；通表者，扶诸阳气也。昧者不知，以麻黄为入太阳发汗之药，抑知不温复取汗，则为入太阴通阳之药也，阳气通动，魂可还矣。"

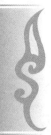

二方：韭根一把，乌梅二十七个，吴茱萸（炒）半升。

上三味，以水一斗煮之，以病人栉①内中，三沸，栉浮者生，沉者死。煮取三升，去滓，分饮之。

【词解】

① 栉：梳篦的总名，亦指旧时妇女的发具。

【选注】

《金匮要略论注》："韭根有薤白之功；乌梅有开关之力；吴茱萸能降浊阴。阴降而关开，则魂自还，故亦取之。然栉浮则生，沉则死，盖栉为本人日用之物，气之所及也，浮则其人阳气未绝，沉则久已有阴无阳，故主死。然仍分饮之，信栉无宁信药耳。"

救自缢死，旦至暮虽已冷，必可治；暮至旦，小难也，恐此当言忿气盛故也。然夏时夜短于昼，又热犹应可治。又云：心下若微温者，一日以上，犹可治之方。

徐徐抱解，不得截绳，上下安被卧之。一人以脚踏其两肩，手少挽其发常弦弦勿纵之；一人以手按据胸上，数动之；一人摩捋臂胫屈伸之；若已僵，但渐渐强屈之，并按其腹。如此一炊顷，气从口出，呼吸眼开，而犹引按莫置，亦勿若劳之，须臾，可少桂汤及粥清含与之，令濡喉，渐渐能咽，及稍止。若向令两人以管吹其两耳，采好。此法最善，无不活也。

【选注】

《医宗金鉴》："旦至暮，阳气有余，阳主生，故虽已冷必可治也。暮至旦，阴气有余，阴主死，故稍难也。自缢之人，必可治者，恐此当有言语忿争，气盛不敢，故可治也。暮至旦，固难治；然遇夏时夜短于昼又热，皆阳气有余，尤应可治。又云：心下若微温者，虽一日以上，犹可治之。观此谆谆告切，仲景仁心，唯恐人畏其烦琐而不治也。此法尝试之，十全八九，始知言果不谬。弦弦，犹言紧紧也。揉胸按腹。摩臂胫屈伸之，皆引导其气之法也。"

凡中暍死，不可使得冷，得冷便死，疗之方。

屈草带，绕暍人脐，使三两人尿其中，令温。亦可用热泥和屈草，亦可扣瓦椀底按及车缸以着暍人，取令尿，须得流去，此谓道路穷，卒无汤，当令尿其中，欲使多人尿，取令温若汤，便可与之，不可泥及车缸，恐此物冷，暍既在夏月，得热泥土、暖车缸^①，亦可用也。

【词解】

① 车缸：是指车轴铁辖头。

【选注】

《金匮要略译释》："夏月中暑昏仆而死，名叫中暍，多因身体虚弱或饮食劳役失节及为暑热灼熏，客邪郁闭，关窍窒塞而然，不可以冷水冷物，由体外以作冷敷冷浴，致使客邪不得宣发，蕴积于内，寒热相激，反致下利。屈指尿脐，热泥车缸着脐，皆为温熨之法，因气海关元等穴均在脐下，得热则阳窍开而愈。"

救溺死方（见《外台》《肘后》目）

取灶中灰两石余，以埋人，从头至足，水出七孔，即活。

上疗自缢溺暍之法，并出自张仲景为之，其意殊艳，殆非常情所及，本草所能关，实救人之大术矣。伤寒家数有暍病，非此遇热之暍。

【选注】

《医宗金鉴》："李彣曰：灶灰得火土相生之气，以埋人，则外温卫气，而内渗水湿，故能使水出七孔而活。"

治马坠及一切筋骨损方（见《肘后》方）

大黄一两，切浸，汤成下，绯帛如手大，烧灰，乱发如鸡子大，烧灰用，久用炊单布一尺，烧灰，败蒲一握三寸，桃仁四十九个，去皮尖熬，甘草如中指节，炙剉。

上七味，以童子小便量多少煎汤成，纳酒一大盏，次下大黄，去滓，分温三服。先剉败蒲席半领，煎汤浴，衣被盖复，斯须通利数行，痛楚立瘥。利及浴水赤，勿怪，即瘀血也。

【选注】

《金匮要略论注》："从高坠下，虽当救损伤筋骨为主，然顿跌之势，内外之血必无不瘀，瘀不去气不行，气不行则伤不愈，故以桃仁大黄逐瘀为主；绯帛红花之余，乱发血之余，合童便以消瘀血，败蒲亦能破血行气，故入煎能疗腹中损伤瘀血，汤浴能活周身血气；然筋骨瘀血必有热气滞郁，故以炊单布受气最多而易消者以散滞通气，从其类也；加少许炙甘草，补中以和诸药也。"

结　语

本篇论述了十多种病证治方。其中救卒死证治方十二首，救尸厥证治方二首，以及救溺死证、中暍死证、自缢死证治方各一首。上述危急重证治方的特点是给药的途径各有不同，如有内服、口含、灌鼻、管吹纳鼻中、管吹两耳、涂面、外熨、外浸等不同。其目的是根据不同的发病机制，而捷取药效，速奏转危为安之功。在本篇中，还论述了加减柴胡饮子方以治五脏虚热；诃黎勒丸方治气壅邪滞于中之证；紫石寒食散方为伤寒令愈不复之治剂；三物备急丸治心腹诸卒暴百病、中恶客忤、气急口噤、停尸卒死等证，若属阳热证者，则忌用三物备急丸。

禽兽鱼虫禁忌并治第二十四

【学习要求】

1. 了解食物中毒的救治法。

2. 理解什么是食物中毒。

3. 常见食物的食品安全。

【主要内容】

1. 介绍了禁忌不洁食物的原因和治疗方法。

2. 介绍了五脏之病、五味之禁忌及四时有宜食不宜食的规律。

3. 介绍了各种不洁禽兽鱼虫类食物的辨别方法、食物中毒引起的各种疾病，以及某些食物相混食用不利于健康的原理、妊娠饮食禁忌等。

4. 介绍了各种食物中毒的治法和方药。

本篇是论述禽兽鱼虫等动物类食品的饮食卫生，预防食物中毒和各种食物中毒治方。本篇共有条文一百零一条，载方二十一首。论述了禁忌不洁食物的原因和治疗方法；五脏之病，有五味之禁忌，以及四时有宜食不宜食的规律；还有各种不洁禽兽鱼虫类食物的辨别方法、食物中毒引起的各种疾病，以及某些食物相混食用不利于健康的原理、妊娠饮食禁忌等。其他十六条则论各种食物中毒的治法和方药。

本篇条文甚多，内容较为丰富，对于我们研究古人在饮食卫生方面的预防方法，以及饮食中毒的解读治方功效是很有帮助的。

凡饮食滋味，以养于生，食之有妨，反能为害，自非服药炼液，焉能不饮食乎？切见时人，不闲调摄，疾疢竞起，若不因食而生，苟全其生，须知切忌者矣。所食之味，有与病相宜，有与身为害，若得宜则益体，害则成疾，以此致危，例皆难疗。凡煮药饮汁，以解毒者，虽云救急，不可热饮，诸毒病得热更甚，宜冷饮之。

【选注】

《金匮要略论注》："凡气遇热则增，遇冷则减，毒气亦然，故曰诸毒病得热更甚。凡解毒药必甘寒之品，亦此故也。若干霍乱饮热汤则死，盖由邪热炽盛，故得热更甚，每见猪尿及盐水性寒，皆能愈之，亦所谓饮冷，不独汤之凉也，不宜辛热药亦可知也。"

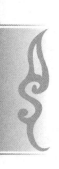

肝病禁辛，心病禁咸，脾病禁酸，肺病禁苦，肾病禁甘；春不食肝，夏不食心，秋不食肺，冬不食肾，四季不食脾。辩曰：春不食肝者，为肝气旺，脾气败，若食肝，则又补肝，脾气败尤甚，不可救。又肝王之时，不可以死气入肝，恐伤魂也。若非王时即虚，以肝补之佳，余脏准此。

【选注】

《医宗金鉴》："此言五脏有病，而禁之以五味何也？肝木病若与之以辛，辛助肺气，恐克肝也，故肝病则禁辛。心火病若与之以咸，咸能益水，恐水克火也，故心病则禁咸。脾土病若与之以酸，酸味属肝，恐木克土也，故脾病则禁酸。肺金病若与之以苦，苦味属火，恐克金也，故肺病则禁苦。肾水病若与之以甘，甘能补脾，脾主克水，故肾病则禁甘。"

"此言四时，有宜食，有不宜食者。如春为肝旺，则脾弱，故宜食脾，而不宜食肝，若食肝，则肝益王，而脾更弱，故曰：不可救。又云：肝旺之时，不可以死气入肝，即《内经》毋伐天和之意。若伐天和，则伤肝，肝主魂，恐复伤魂也。若非王时，即虚，虚则以肝补肝，故谓之佳，余脏准此。"

凡肝脏自不可轻啖，自死者弥甚。

【选注】

《医宗金鉴》："谓诸畜兽临杀之时，心有所惊，肝有所忿，食之俱不利，故曰：不可轻啖，如兽自死者，必中毒而死，更不可食也。"

凡心皆为神识所舍，勿食之，使人来生复其报对矣。

【选注】

《金匮要略直解》："畜兽虽异于人，其心亦神识所舍，勿食之，生杀果报谅不诬也。"

凡肉及肝，落地不着尘土者，不可食之。猪肉落水浮者，不可食。

【选注】

《金匮要略直解》："皆涉怪异，食之必有非常之害。下见水自动，热血不断，尘土不污，并同。"

诸肉及鱼，若狗不食，鸟不啄者，不可食。

【选注】

《医宗金鉴》："凡禽兽不食之肉，必有毒，不可食之。"

诸肉不干，火炙不动，见水自动者，不可食之。

【选注】

《金匮要略译释》："此因异于寻常，恐其有害，故不可食之。"

肉中有如朱点者，不可食之。

【选注】

《医宗金鉴》："朱点恶血所聚，此色恶不食也。"

六畜肉热血不断者，不可食之。父母及身本命肉，食之令人神魂不安。

【选注】

《金匮要略直解》："仁人孝子当自识之。"

食肥肉及热羹，不得饮冷水。

【选注】

《医宗金鉴》："食肥肉热羹后，继饮冷水，冷热相搏，腻膈不行，不腹痛吐利，必成痞变积，慎之慎之。"

诸五脏及鱼，投地尘土不污者，不可食之。

【选注】

《千金翼方》："凡六畜五脏著草自动摇，及得成酢不交，自又坠地不污，又与犬犬不食者，皆有毒杀人。"

秽饭、馁肉、臭鱼，食之皆伤人。

【选注】

《金匮要略直解》："物已败腐，必不宜于脏腑，食之则能伤人，莫恶不食也。"

自死肉，口闭者，不可食之。

【选注】

《医宗金鉴》："凡自死之物，其肉皆有毒，口闭则毒不得外泄，切不可食。"

六畜自死，皆疫死，则有毒，不可食之。

【选注】

《医宗金鉴》："疫毒能死六畜，其肉必有疫毒，故不可食。"

兽自死，北首及伏地者，食之杀人。

【选注】

《金匮要略直解》："首头向也，凡兽向杀方以自死及死不僵直，斜倒而伏地者，皆兽之有灵知，故食之杀人，檀弓曰：狐死正首丘，豹死首山。乐其生不忘本也，兽岂无灵知者耶。"

食生肉，饱饮乳，变成白虫（一作血蛊）。

【选注】

《医宗金鉴》："食生肉饱，即饮乳酪，则成湿热，必变生白虫。"

疫死牛肉，食之令病洞下，亦致坚积，宜利药下之。

【选注】；

《医宗金鉴》："疫死牛肉，有毒不可食，食之洞泻，为其毒自下，或致坚积，宜下药利之。"

脯藏米瓮中，有毒，及经夏食之，发肾病。

【选注】

《医宗金鉴》："脯肉藏米瓮中，受湿热郁蒸之气，及经夏已腐者，食之腐气入肾，故发肾疾。"

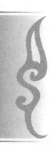

治自死六畜肉中毒方

黄柏屑，捣服方寸匕。

【选注】

《金匮要略直解》："六畜自死必因毒疫，若能解毒，黄柏味之苦者。"

治食郁肉①漏脯②中毒方

烧犬屎，酒服方寸匕，每服人乳汁亦良。饮生韭汁三升，亦得。

【词解】

① 郁肉：密器盖之隔宿者是也。

② 漏脯：茅屋漏下沾着者是也。

【选注】

《医宗金鉴》："郁肉，密藏经宿之肉也。漏脯，经漏水之脯也。食之中毒，以烧犬屎、人乳汁、生韭汁，量其轻重而解之。"

治黍米中藏干脯食之中毒方

大豆，浓煮汁饮数升即解。亦治狸肉漏脯等毒。

【选注】

《金匮要略直解》："《肘后方》云：此亦郁肉也，大豆能解诸毒，故用以治。"

治食生肉中毒方

掘地深三尺，取其下土三升，以水五升煮数沸，澄清汁，饮一升，即愈。

【选注】

《医宗金鉴》："地浆能解诸毒。掘得黄土有泉渗出，谓之地浆。三尺，大概言也，未见黄土，皆秽土，得黄土乃可取用。"

治六畜鸟兽肝中毒方

水浸豆豉，绞取汁，服数升愈。

【选注】

《医宗金鉴》："食禽肉兽肝，中毒在胃，故用豆豉涌吐其毒。"

马脚无夜眼者，不可食之。

【选注】

《医宗金鉴》："凡马皆有夜眼，若无者其形异，故勿食之。"

食酸马肉，不饮酒，则杀人。

【选注】

《医宗金鉴》："马肉味酸有毒，故饮酒以解之。"

马肉不可热食，伤人心。

【选注】

《医宗金鉴》："马属火，肉热火甚，恐伤心，当冷食之。"

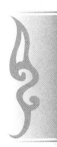

马鞍下肉，食之杀人。

【选注】

《金匮要略直解》："马鞍下肉多臭烂有毒，食之杀人。"

《医宗金鉴》："鞍下肉，久经汗渍，有毒，食之杀人。"

白马黑头者，不可食之。

【选注】

《医宗金鉴》："《食疗》云：食之令人癫。"

白马青蹄者，不可食之。

【选注】

《金匮要略直解》："《虎钤经》曰：白马青蹄皆马之利害者，骑之不利人，若食之必能取害也。"

马肉、犭屯肉共食，饱醉卧，大忌。

【选注】

《医宗金鉴》："马肉属火，犭屯肉属水，共食已属不和，若醉饱即卧，则伤脾气，故曰，大忌。"

驴、马肉合猪肉食之，成霍乱。

【选注】

《医宗金鉴》："诸肉杂食，恐难消化，乱于肠胃，故成霍乱。"

马肝及毛，不可妄食，中毒害人。

【选注】

《金匮要略直解》："马肝及毛皆有大毒，不可妄食，马肝一名悬烽。"

治马肝毒中人未死方

一方：雄鼠屎二七粒，末之，水和服。日再服。（屎尖者是。）

【选注】

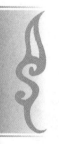

《金匮要略易解》："马禀火气而生，火不能生水，故有肝无胆而木脏不足，故食其肝者死。汉武帝云：食肉无食马肝。又云：文成食马肝而死。韦庄云：食马留肝，则其毒可知矣。马食鼠屎则腹胀，故用鼠屎而治马肝毒，从物性相制也。"

二方：人垢，取方寸匕，服之佳。

【选注】

(1)《金匮要略直解》："人垢汗所结也，味咸有毒，亦以毒解毒之意。"

(2)《金匮要略译释》："人垢即头发灰垢，服之引吐以解毒。"

治食马肉中毒欲死方

一方：香豉二两，杏仁三两。上二味，蒸一食顷熟，杵之服，日再服。

【选注】

《医宗金鉴》："《日华子》云：黑豆调中下气，治牛马瘟毒，杏仁下气，气下则毒亦解矣。"

二方：煮芦根汁饮之良。

【选注】

《医宗金鉴》："芦根味甘性寒，解诸肉毒。"

疫死牛，或目赤，或黄，食之大忌。

【选注】

《金匮要略直解》："牛疫死而目赤黄者，疫疠之毒不去也，食之大忌。

牛肉共猪肉食之，必作寸白虫。

【选注】

《金匮要略直解》："牛肉性滞，猪肉动风，入胃不消，酿成温热则生虫也，亦有共食而不生虫者，视人之胃气何如耳。"

青牛肠，不可合犬肉食之。

【选注】

《金匮要略直解》："青牛水牛也，其肠性温，犬肉性热，温热之物，不可合食。"

牛肺从三月至五月，其中有虫如马尾，割去勿食，食则损人。

【选注】

《金匮要略直解》："春夏之交，湿热蒸郁，牛感草之湿热则虫生于胃，而缘入肺窍，故勿食之。"

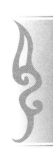

牛、羊、猪肉，皆不得以楮木、桑木蒸炙，食之令人腹内生虫。

【选注】

《医宗金鉴》："古人炼药多用桑柴火，楮实子能健脾消水，楮木亦可烧用，何以蒸炙诸肉食之即生虫乎？其或物性相反也。"

啖蛇牛肉杀人。何以知之？啖蛇者，毛发向后顺者是也。

【选注】

《诸病源候论》："凡食牛肉有毒者，由毒蛇在草，牛食因误啖蛇则死，亦有蛇吐毒着草，牛食其草亦死，此牛肉有大毒。"

治啖蛇牛肉食之欲死方

一方：饮人乳汁一升，立愈。

【选注】

《金匮要略直解》："藏器曰：北人牛瘦多以蛇从鼻灌之，其肝则独，乳汁能解独肝肉毒。啖蛇牛，当是独肝牛也。"

二方：以泔洗头，饮一升愈。

牛肚细切，以水一斗，煮取一升，暖饮之，大汗出者愈。

【选注】

《金匮要略直解》："以泔洗头饮者，取头垢能吐所毒也。以牛肚煮服者，取其同类相亲，同气相求，大发其汗以出其毒也。"

治食牛肉中毒方

甘草煮汁饮之，即解。

【选注】

《医宗金鉴》："甘草味甘，能解百毒。"

羊肉其有宿热者，不可食之。

【选注】

《金匮要略论注》："宿热者，谓旧有热病人也。羊肉补气，得补而热增，故不可食。"

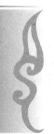

羊肉不可共生鱼、酪食之，害人。

【选注】

《金匮要略直解》："生鱼，鲊之属；酪，乳之属。生鱼与酪食，尚成内瘕，加以羊肉食之，必不益也。"

羊蹄甲中有珠子白者，名羊悬筋，食之令人癫。

【选注】

《医宗金鉴》："此义未详。"

白羊黑头，食其脑，作肠痈。

【选注】

《金匮要路直解》："羊脑有毒，食之发风疾，损精气，不唯作肠痈也。方书只用外敷药。"

羊肝共生椒食之，破人五脏。

【选注】

《医宗金鉴》："羊肝，生椒皆属于火，共食恐损伤人五脏也。"

猪肉共羊肝和食之，令人心闷。

【选注】

《医宗金鉴》："猪肉滞，羊肝腻，共食则气滞而心闷矣。"

猪肉以生胡荽同食，烂人脐。

【选注】

《金匮要略直解》："胡荽损精神，发痼疾；猪肉令人乏气少精发痼疾，宜其不可共食。若烂脐，则不可解。"

猪脂不可合梅子食之。

【选注】

《医宗金鉴》："猪脂滑利，梅子酸涩，性相反也，故不可合食。

猪肉和葵食之，少气。

【选注】

《金匮要略直解》："葵性冷利，生痰动风，猪肉令人乏气，合食之非止于少气也。"

鹿肉不可和蒲白作羹，食之发恶疮。

【选注】

《金匮要略直解》："鹿肉九月以后至正月以前堪食，他月食之则发冷痛。蒲白是蒲笋之类，当详之。"

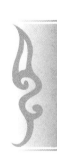

麋脂及梅李子，若妊妇食之，令子青盲，男子伤精。

【选注】

《医宗金鉴》："李彣曰：人目以阴为体，以阳为用。麋，阴兽也，梅及李味酸苦，亦属阴类，孕妇三物合食，则阴气太盛，阳气绝少，故令子青盲也。男人精气宜温暖，阴盛则精寒。《本草》云：麋脂令阴痿。"

獐肉不可合虾及生菜、梅、李果食之，皆病人。

【选注】

《金匮要略直解》："獐肉十二月至七月食之动气，虾能动风热，生菜、梅、李动痰，合食之皆令人病。"

《医宗金鉴》："獐肉性温，八月至十一月食之胜羊肉。余月食之动气。"

痼疾人不可食熊肉，令终身不愈。

【选注】

《医宗金鉴》："人有痼疾，不可食熊肉，因熊性猛悍，食之痼疾永不除。"

白犬自死，不出舌者，食之害人。

【选注】

《医宗金鉴》："凡犬死必吐舌，唯中毒而死，其舌不吐，毒在内也，故食之害人。"

食狗鼠余，令人发瘘疮。

【选注】

《金匮要略直解》："余，狗鼠之剩食也。其涎毒在食中，人食之则毒散于筋络，令发瘘疮。"

治食犬肉不消，心下坚，或腹胀，口干大渴，心急发热，妄语如狂，或洞下方。

杏仁一升，合皮熟研用。

以沸汤三升，和取汁，分三服，利下肉片，大验。

【选注】

《金匮要略直解》："犬肉畏杏仁，故能治犬肉不消，近人以治狂犬咬，皆此意。"

妇人妊娠，不可食兔肉、山羊肉，及鳖、鸡、鸭，令子无声音。

【选注】

《金匮要略直解》："妊娠食兔肉，则令子缺唇；食羊肉，则令子多热；食鳖肉，则令子项短，又令无声音也；若食犬肉，则令子无声音，鸡鸭肉胎产需以补益，二者不必忌之。"

兔肉不可合白鸡肉食之，令人面发黄。

【选注】

《医宗金鉴》："兔肉酸寒，多食损元气，绝血脉，令人萎黄。白鸡虽得庚金太白之象，突属风木，能助肝火。二物合食，动脾气而发黄，故不可合食。"

兔肉着干姜食之，成霍乱。

【选注】

《医宗金鉴》："兔肉酸寒，阴性也，干姜辛热，阳性也，性味相反，同食者必成霍乱。"

凡鸟自死，口不闭，翅不合者，不可食之。

【选注】

《金匮要略直解》："鸟自死，必敛翅闭口，若张翅开口，其死也异，其肉也必毒，不可食之。"

诸禽肉，肝青者，食之杀人。

【选注】

《金匮要略直解》："青者必毒物所伤，故食之能杀人。"

鸡有六翮四距者，不可食之。

【选注】

《医宗金鉴》："距，鸡脚爪也。形有怪异者，有毒，故不可食。"

乌鸡白首者，不可食之。

【选注】

《医宗金鉴》："色有不相合者，有毒，不可食。"

鸡不可共葫蒜食之，滞气（一云鸡子）。

【选注】

《金匮要略直解》："鸡能动风，蒜能动痰，风痰发动则气壅滞。"

山鸡不可合鸟兽肉食之。

【选注】

《金匮要略直解》："山鸡，鷷鸡也，小于雉而尾长，人多畜之樊中。性食虫蚁而有毒，非唯不可共鸟兽肉同食，即单食亦在所忌也。"

雉肉久食之，令人瘦。

【选注】

《金匮要略直解》："雉肉有小毒，发疮疥，生诸虫，以此则令人瘦。"

鸭卵不可合鳖肉食之。

【选注】

《金匮要略直解》："鸭卵性寒发冷气；鳖肉性冷亦发冷气，不可合食。"

妇人妊娠，食雀肉，令子淫乱无耻。

【选注】

《金匮要略直解》："雀性最淫，周书云季秋雀入大水为蛤，雀不入水，国多淫泆，物类相感，理所必然。妊娠当戒食之。古慎胎教也。"

雀肉不可合李子食之。

【选注】

《医宗金鉴》："雀肉性暖大温，李子性寒味酸，温得寒酸而滞气，故不可合食。"

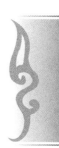

燕肉勿食，入水为蛟龙所唼。

【选注】

《医宗金鉴》："蛟龙嗜燕，人食燕者，不可入水。雷公曰：海竭江枯，投游波而立泛，以蛟龙嗜燕故也。凡渡江海者，切不可食燕肉。"

鸟兽有中毒箭死者，其肉有毒，解之方：大豆，煮汁及盐汁，服之解。

【选注】

《金匮要略直解》："箭药多是射罔毒，射罔乃乌头所熬，大豆汁能解乌头毒，故也；咸能胜热，故盐亦解其毒。"

鱼头正白如连珠至脊上，食之杀人。

鱼头中无腮者，不可食之，杀人。

鱼无肠胆者，不可食之，三年阴不起，女子绝生。

鱼头似有角者，不可食之。鱼目合者，不可食之。

【选注】

《医宗金鉴》："以上皆怪异之形色，必有毒也。"

六甲日，勿食鳞甲之物。

【选注】

《医宗金鉴》："六甲值日，食鳞甲物犯其所忌，故曰勿食。"

鱼不可合鸡肉食之。

【选注】

《医宗金鉴》："鱼属火，善动，鸡属木，生风，风火相煽，故勿合食。"

鱼不得合鸬鹚肉食之。

【选注】

《金匮要略直解》："鸬鹚食鱼，物相制而相犯也，不可合食。"

鲤鱼鲊，不可合小豆藿食之；其子不可合猪肝食之，害人。

【选注】

《金匮要略直解》："鲤鱼鲊小豆藿味皆咸，咸能胜血，故陶弘景云：合食成消渴，其子合猪肝食伤人神。"

《医宗金鉴》："小豆藿即小豆叶也。"

鲤鱼不可合犬肉食之。

【选注】

《金匮要略直解》："鲤鱼犬肉俱令热中，不可合食。"

鲫鱼不可合猴雉肉食之。（一云不可合猪肝食。）

【选注】

《金匮要略直解》："鲫鱼同猴雉肉猪肝食，生痈疽。"

鳀鱼合鹿肉生食，令人筋甲缩。

【选注】

《金匮要略直解》："鳀鱼，鲇鱼也。鳀鱼鹿肉皆能治风，生食反伤其筋脉，致令筋甲缩。"

青鱼鲊，不可合生胡荽及生葵并麦酱食之。

【选注】

《金匮要略直解》："青鱼鲊不益人，胡荽生葵能动风发痼疾，必与青鱼鲊不相宜，味咸，麦酱亦咸，合食必作消渴。"

鳅鳝不可合白犬血食之。

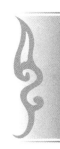

【选注】

《金匮要略直解》："鳅鳝为无鳞鱼，白犬血为地厌，非唯不可合食，亦卫生家所当忌也。又鳅鳝善窜能动风，白犬血性热能动火，是不可合食。"

龟肉不可合酒果子食之。

【选注】

《金匮要略直解》："仲景以龟肉忌酒果子，而苏恭以龟肉酿酒治大风。陶弘景曰：龟多神灵，人不可轻杀，更不可轻啖也。果子亦不知何果。"

鳖目凹陷者，及厌下有王字形者，不可食之。

【选注】

《医宗金鉴》："龟无耳，以目为听，目凹陷，及腹中有王字形者，皆有毒，慎之。性与鸡鸭相反，故不可合食。"

其肉不得合鸡、鸭食之。

【选注】

《金匮要略直解》："鳖肉令人患水，鸡子令人动风，鸭子令人气短，不可合食之。"

龟、鳖肉不可合苋菜食之。

【选注】

《医宗金鉴》："龟鳖皆与苋菜相反，若合食之，必成鳖瘕。"

虾无须，及腹下通黑，煮之反白者，不可食之。

【选注】

《金匮要略直解》："无须失虾之形，腹黑必虾之毒，色白反虾之色，物既反常，必不可食。"

食脍、饮乳酪，令人腹中生虫为瘕。

食蟹中毒治之方

一方：紫苏，煮汁饮之三升。紫苏子捣汁饮之，亦良。

二方：冬瓜汁饮二升，食冬瓜亦可。

【选注】

《医宗金鉴》："紫苏、冬瓜，俱能解蟹毒，故用之。"

凡蟹未遇霜，多毒，其熟者乃可食之。

【选注】

《金匮要略直解》："未遇霜者，霜降节前也。节前食水莨菪，故有毒；霜降节后，食稻将蛰，则熟而味美，乃可食也。莨菪生水滨，有大毒。"

蜘蛛落食中，有毒，勿食之。

【选注】

《金匮要略直解》："蜘蛛有毒，落食中或有尿，有丝粘食上，故不可食。"

凡蜂、蝇、虫，蚁等多集食上，食之致瘘。

【选注】

《金匮要略直解》："蜂、蝇、虫、蚁禀湿热而有毒，集食上而人食之。湿热之毒传于肌肉，致生瘘疮。"

结 语

　　本篇论述了饮食卫生方面的知识，说明马、牛、羊、鸡、犬、猪、鱼等禽兽类食品，虽是美味之品，且能补养人体，但是，若这些动物因误食毒品、感受疫毒等原因死亡的，又有某些动物本身内含毒素，或其形状畸形，或腐败变质的，若误食之，均可导致人体中毒。本篇强调了饮食卫生对人体健康的重要性，阐述了饮食对于疾病的影响，以及妊娠的饮食禁忌。同时亦指出食品有寒热等属性的不同，在烹调和饮食时要调配得当，否则，食之对人体也有影响。

　　本篇重点地论述了肉类食品有毒无毒的辨别方法，以及误食各种有毒的肉类食品后，引起中毒的治疗方药。并指出服解毒方之时，不可趁热而饮，这是因为中毒之邪，其邪多属热性，热饮必助其势，故宜冷后服用。

　　本篇治疗食物中毒诸方，是中医学抢救食物中毒的宝贵遗产，可供研究和临床应用。

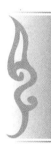

果实菜谷禁忌并治第二十五

【学习要求】

1. 了解常见水果等食物的中毒机制。

2. 理解果实菜谷的饮食卫生。

【主要内容】

1. 介绍了果实菜谷等植物类食品的饮食卫生。

2. 介绍了矾石、商陆、葶苈、水银、苦楝等药物，用之不当引起的中毒症状。

3. 介绍了误食各种不洁植物类食品而引起中毒的治疗方法和方药。

本篇是论述果实菜谷等植物类食品的饮食卫生，以及预防和治疗果实菜谷等食品中毒的方法和方药。本篇共有条文八十八条，载方十四首。其中第一条至第十四条、第二十一条至第五十六条、第六十二条至第八十条，是论上述食品的饮食卫生，阐述了这些不洁食品的辨别方法，指出某些食品混合饮用，不利于健康的原理，以及春夏秋冬四季饮食和病者妊娠饮食的禁忌等。第八十三条至八十七条，是论矾石、商陆、葶苈、水银、苦楝等药物，用之不当引起的中毒症状。第十五条、第十七条至二十条、第五十七条至第六十一条、第八十一、八十二、八十八条则论误食各种不洁植物类食品而引起中毒的治疗方法和方药。

本篇条文亦多，内容也较丰富，结合上篇内容，对于探讨古人在饮食卫生方面的思想和预防治疗食物中毒的方法和药物、指导临床实践是有益处的。

果子生食生疮。

【选注】

《金匮要略直解》："诸果之实，皆成于夏秋，禀湿热之性，食之故令生疮。"

《医宗金鉴》："果生之性，多湿多热而有毒，或生食之，故令生疮，腹胀作泄。"

果子落地经宿，虫蚁食之者，人大忌食之。

【选注】

《医宗金鉴》："凡果落地，隔夜尚不可食，而况虫蚁食者乎？见之者切不可食。"

生米停留多日有损处，食之伤人。

【选注】

《医宗金鉴》："凡食之物停留多日，或隔夜者，若有损处，即虫鼠所吃之余，皆有毒伤人。"

桃子多食，令人热，仍不得入水浴，令人病淋沥寒热病。

【选注】

《金匮要略直解》："桃实酸甘辛，生于春则味酸，成于夏则酸甘，成于秋则酸辛，其性热，故多食令人热也。若多食而入水浴，则酸味不得内泄，多令人癃，水寒之气因而外客，故令人寒热也。"

杏酪不熟伤人。

【选注】

《金匮要略直解》："古人杏酪以酒蜜酿成，亦有甘草生姜汁熬成者，以杏仁有毒，半生半熟皆能害人，今人另有制法。"

梅多食坏人齿。

【选注】

《金匮要略直解》："梅实能致津液，津液出则骨伤，以肾主五液，齿为肾之标故也。"

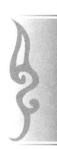

李不可多食，令人胪胀[①]。

【词解】

① 胪胀：胪，指腹前肉。胪胀指腹部胀满而言。

【选注】

《医宗金鉴》："李味酸涩，若多食，则中气不舒，故令人腹胀。"

林檎不可多食，令人百脉弱。

【选注】

《金匮要略直解》："林檎酸涩而闭百脉，故多食令人百脉弱。"

橘柚多食，令人口爽，不知五味。

【选注】

(1)《金匮要略直解》："橘柚味酸，能恋膈生痰，聚饮，饮聚膈上则令人口淡不知味。"

(2)《金匮玉函要略辑义》："案时珍云，橘皮下气消痰，其肉生痰聚饮，表里之异如此。程注本之，但爽字未妥，《尔雅》释言，爽，瘥也，忒也。老子五味令人口爽，乃为口失味之义。"

梨不可多食，令人寒中，金疮、产妇亦不宜食。

【选注】

《金匮要略直解》："梨性大寒，故令人寒中，寒能凝血脉，故金疮产妇不宜食。"

樱桃、杏，多食伤筋骨。

【选注】

《医宗金鉴》："樱桃，杏味酸性寒，若过食则伤筋骨。《内经》云：酸则伤筋。寒主伤肾，故伤筋骨。"

安石榴不可多食，损人肺。

【选注】

《医宗金鉴》："安石榴味酸涩，酸涩则气滞，肺主气，宜利而不宜滞，滞则伤损矣，故不可过食也。"

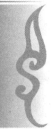

胡桃不可多食，令人动痰饮。

【选注】

《金匮要略直解》："胡桃能润肺消痰，今令人动痰饮，何也？以胡桃性热，多食则煎熬津液而为痰饮矣。"

生枣多食，令人热渴气胀，寒热羸瘦者，弥不可食，伤人。

【选注】

《金匮要略直解》："生枣味甘辛气热，以辛热则令人渴；甘则令人气胀也。羸弱者内热必盛，而脾胃必虚。故弥不可食。"

食诸果中毒治之方。

猪骨（烧过）。

上一味，末之，水服方寸匕。亦治马肝、漏脯等毒。

【选注】

《医宗金鉴》："以猪骨治果子毒，物性相制使然。治马肝毒者，以猪畜属水，马畜属火，此水克火之义也。治漏脯毒者亦骨肉相感之义耳。"

木耳赤色及仰生者，勿食。菌仰卷及赤色者，不可食。

【选注】

《金匮要略直解》：“木耳诸菌皆复卷，仰卷则变异，色赤则有毒，故不可食。”

食诸菌中毒，闷乱欲死，治之方。

人粪汁饮一升，土浆饮一二升，大豆浓煮汁饮之，服诸吐利药，并解。

【选注】

《医宗金鉴》：“李彣曰，闷乱欲死，毒在胃也，服吐、利药并解，使毒气上下分消也。”

食枫柱菌而笑不止，治之以前方。

【选注】

《医宗金鉴》：“李彣曰，心主笑，笑不止，是毒气入心也。以前方治之则解耳。”

误食野芋，烦毒欲死，治之以前方。

其野芋根，山东人名魁芋。人种芋三年不收，亦成野芋，并杀人。

【选注】

《医宗金鉴》：“李彣曰，烦出于肺，烦乱欲死。故知毒气入肺也，亦用前方。”

蜀椒闭口者有毒，误食之，戟人咽喉，气病欲绝，或吐下白沫，身体痹冷，急治之方。

肉桂煎汁饮之，多饮冷水一二升，或食蒜，或饮地浆，或浓煮豉汁饮之，并解。

【选注】

(1)《金匮要略直解》：“蜀椒气大热有毒，味辛麻，闭口者毒更甚。辛则戟人咽喉，麻则令人吐下白沫，身体痹冷也。冷水、地浆、豉汁。寒凉能解热毒。其桂蒜大热，而肘后诸方亦云解椒毒，不知其义，岂因其气欲绝，身体冷痹而用耶？”

(2)《医宗金鉴》：“如桂与蒜，皆大辛大热之物，通血脉辟邪秽，以热治热，是从治之法也。冷水清凉解毒，地浆得土气，以万物本乎土，亦莫不复归下土，见土则毒已化矣。饮豉汁者，吐以去其毒也。”

正月勿食生葱，令人面生游风。

【选注】

《金匮要略直解》：“正月甲木始生，人气始发，葱能走头面而通阳气，反引

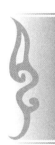

风邪而病头面，故令生游风。"

二月勿食蓼，伤人肾。

【选注】

《医宗金鉴》："蓼味辛散，辛能走肾，二月卯木主令，肾主闭藏，若食之则伤肾，故曰勿食。"

三月勿食小蒜，伤人志性。

【选注】

《金匮要略直解》："小蒜辛热有毒，三月为阳气长养之时，不可食此夺气伤神之物。"

四月、八月勿食胡荽，伤人神。

【选注】

《金匮要略直解》："胡荽荤菜也，辛芳之气损人精神，四月心火正旺，八月肺将敛，以心藏神而肺藏魄，食此走散之物必能伤神也。"

五月勿食韭，令人乏气力。

【选注】

《金匮要略直解》："韭菜春食则香，夏食则臭。（出寇宗奭）脾恶臭而主四肢，是以令人乏气力。"

五月五日勿食一切生菜，发百病。

【选注】

《金匮要略直解》："五月五日为天中节，为纯阳日，人当养阳以顺令节，若食生菜则伐天和，故生百病。"

六月、七月勿食吴茱萸，伤神气。

【选注】

《金匮要略直解》："六七月阳气尽发，吴茱萸辛热，辛能走气，故伤神气。"

八月、九月勿食姜，伤人神。

【选注】

《医宗金鉴》："姜性热，味辛辣，八、九两月，秋主收敛，过于辛散，故伤人之神。朱子晦菴云，秋食姜，夭人天年，谓共辛走气泻肺也。"

十月勿食椒，损人心，伤心脉。

【选注】

《金匮要略直解》："《内经》曰，九月十月人气在心，椒能走气伤心，故伤心脉"

十一月、十二月勿食薤，令人多涕唾。

【选注】

《金匮要略直解》："薤白气味冷滑，能引涕唾，非独十一月、十二月然也。"

四季勿食生葵，令人饮食不化，发百病，非但食中，药中皆不可用，深宜慎之。

【选注】

《金匮要略直解》："脾旺四季，生葵冷滑非脾所宜，发病之物，药饵中皆不宜也。"

时病瘥未健，食生菜，手足必肿。

【选注】

《金匮要略直解》："时病，热病也。热病新瘥而脾胃尚弱，食生菜则伤脾，故令手足浮肿。"

夜食生菜，不利人。

【选注】

《金匮要略直解》："夜食生菜，则易停留而难转化，不利于人也。"

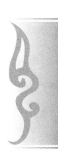

十月勿食被霜生菜，令人面无光，目涩心痛，腰疼，或发心疟，疟发时，手足十指爪皆青，困委。

【选注】

《金匮要略直解》："《道藏》云，'六阴之月万物至此归根复命，以待来复，不可食寒冷以伐天和'。生菜性冷，经霜则寒，寒冷之物能损阳气，食之能发上证。"

葱、韭初生芽者，食之伤人心气。

【选注】

(1)《金匮要略直解》："萌芽含抑郁之气未伸，食之能伤心气。"

(2)《金匮要略详释》："本草宗奭曰：葱主发散，多食昏人神。"

饮白酒食生韭，令人病增。

【选注】

《医宗金鉴》："酒多湿，韭性热，湿热相合，令人病增。"

生葱不可共蜜食之，杀人。独颗蒜，弥忌。

【选注】

《金匮要略直解》："孙真人曰：葱同蜜食令人利下，独蒜气味辛臭，与蜜更不宜。"

枣合生葱食之，令人病。

【选注】

《金匮要略直解》："枣与葱食，令人五脏不和。"

生葱和雄鸡、雉、白犬肉食之，令人七窍经年流血。

【选注】

《医宗金鉴》："李彣曰：此皆生风发火之物，若合食则血气更淖溢不和，故七窍流血。"

食糖、蜜后四日内食生葱、韭，令人心痛。

【选注】

《金匮要略直解》："蜜与葱、韭、蒜皆相反，虽食蜜后四日内尤忌之，相犯乃令人心痛。"

夜食诸姜、蒜、葱等，伤人心。

【选注】

《金匮要略直解》："人之气昼行于阳，而夜行于阴，夜食辛物以扰乎阳，则伤上焦心膈之阳气也。"

芜菁根，多食令人气胀。

【选注】

(1)《金匮要略直解》："芜菁即蔓菁也，多食动气。"

(2)《医宗金鉴》："此言不可过食，养过食则动气而胀也。"

薤不可共牛肉作羹，食之成瘕病，韭亦然。

【选注】

《金匮要略直解》："薤韭牛肉皆难克化之物，积而不消，则为癥瘕。"

莼多病，动痔疾。

【选注】

(1)《医宗金鉴》："莼性滑有毒，滑而易下故发痔病。"

(2)《金匮要略译释》："莼音纯，蔬类植物，江浙湖泽中，产生最多，菜椭圆形，有长柄，浮于水面，嫩着可食，《别录》列为下品。"

野苣不可同蜜食之，作内痔。

【选注】

《金匮要略直解》："野苣，苦荬也。性苦寒能治痔，与蜜同食，复生内痔，物性相忌，则易其性也。"

白苣不可共酪同食，作䗪虫。

【选注】

《金匮要略直解》："白苣苦寒，乳酪甘寒，合食停于胃中则生蚀䗪。"

黄瓜食之，发热病。

【选注】

《金匮要略直解》："黄瓜动寒热，虚热天行热病后，皆不可食。"

葵心不可食，伤人；叶尤冷，黄背赤茎者，勿食之。

【选注】

《医宗金鉴》："葵心有毒，背叶反常亦有毒，不可食。"

胡荽久食之，令人多忘。

【选注】

《医宗金鉴》："胡荽辛温开窍，久食耗心血，故令人多忘。"

病人不可食胡荽及黄花菜。

【选注】

《医宗金鉴》："胡荽耗气，黄花菜破气耗血，皆病人忌食。"

芋不可多食，动病。

【选注】

《医宗金鉴》："芋滞有毒，多食则脾因而胀生，故戒多食。"

妊妇食姜，令子余指。

【选注】

《医宗金鉴》："余指，手多一指也。姜形类指，物性相感如此。"

蓼多食，发心痛。

【选注】

《金匮要略直解》："孙真人曰：黄帝云，食蓼过多有毒发心痛，以气味辛温故也。"

蓼和生鱼食之，令人夺气，阴咳疼痛。

【选注】

《医宗金鉴》："生鱼蚱属合食，则相犯夺气也。阴核痛，亦温热致病耳。"

芥菜不可共兔肉食之，成恶邪病。

【选注】

《金匮要略直解》："芥菜昏人眼目，兔肉伤人神气，合食必为恶邪之病。"

小蒜多食，伤人心力。

【选注】

《金匮要略直解》："小蒜辛温有小毒发痼疾，多食气散则伤心力。"

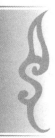

食躁或躁方。

豉。

浓煮汁饮之。

【选注】

《医宗金鉴》："食躁或躁者，即今之食后时或恶心，欲吐不吐之病也，故以豉汤吐之。"

钩吻[①]与芹菜相似，误食之杀人，解之方（《肘后》云：与荠苨、食芹相似）。

荠苨八两。

上一味，以水六升，煮取二升，分温二服。

【词解】

① 钩吻：钩吻生地傍无他草，其茎有毛，以此别之。

【选注】

(1)《医宗金鉴》："太阴之精，名曰钩吻，入口则死。葛洪云：钩吻生处，无他草，茎上有毛。"

(2)《金匮要略译释》："按，钩吻即水莽草。与芹菜相似，有大毒。荠苨即甜桔梗，能解钩吻之毒。"

菜中有水莨菪，叶圆而光，有毒，误食之，令人狂乱，状如中风，或吐血，治之方。

甘草。

煮汁服之，即解。

【选注】

《金匮要略直解》："荠苨、甘草解百药毒。"

春秋二时，龙带精入芹菜中，人偶食之为病。发时手青腹满，痛不可忍，名蛟龙病治之方。

硬糖二三升。

上一味，日两度服之，吐出如蜥蜴三五枚，瘥。

【选注】

(1)《金匮要略直解》："芹菜生江湖陂泽之涯。蛟龙虽云变化莫测，其精那能入此，大抵是蜥蜴虺蛇之类，春夏之交遗精于此故耳。且蛇嗜芹，尤为可证。案《外台秘要》云：蛟龙子生在芹菜上，食之入腹变成龙子，须慎之。饴粳米杏仁乳饼煮粥食之，吐出蛟子大验。仲景用硬糖治之，余考之《本草》并无硬糖，当是粳米饴糖，无疑。二物味甘，甘能解毒故也。"

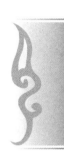

(2)《金匮玉函要略辑义》："刘熙释名云，糖之清者曰饴，形怡怡然也；稠者曰饧，强硬如锡也。时珍云，古人寒食多食饧，故医方亦收用之。明硬糖即是饧，程注殆安矣。"

食苦瓠中毒治之方。

黎穰。

煮汁，数服之，解。

【选注】

(1)《医宗金鉴》："《风俗通》云：烧穰可以杀瓠。又云：种瓜之家不烧漆，物性相畏有如是也。人过食苦瓠，吐利不止者，以黎穰汁解之，本诸此。"

(2)《金匮要略译释》："苦瓠即苦菜，黎穰即黍茎。"

扁豆，寒热者不可食之。

【选注】

《医宗金鉴》："扁豆性滞而补，如患寒热者忌之。"

久食小豆，令人枯燥。

【选注】

《金匮要略直解》："小豆逐津液，利小便，津液消减，故令肌肤枯燥。"

食大豆屑，忌啖猪肉。

【选注】

《金匮要略直解》："大豆壅气，猪肉滞膈，故忌之，小儿十岁以下尤忌。"

大麦久食，令人作癣。

【选注】

《医宗金鉴》："李彣曰，癣疥同，盖麦入心，久食则心气盛而内热。《内经》曰：诸疮疡皆属心火，故作癣。"

白黍米不可同饴蜜食，亦不可合葵食之。

《金匮要略直解》："黍米令人烦热，饴蜜令人中满，故不可同食。黍米合葵食成痼疾，亦不可合食。"

荞麦面多食之，令人发落。

【选注】

《金匮玉函要略辑义》："案本纲荞麦，一名荍（音翘）麦。《千金》《黄帝》云：荞麦作面和猪羊肉热食之，不过八九，顿作热风，令人眉须落，又还生仍稀少，泾邠已北，多患此疾。今荞麦面，人多食之，未有发落者，此必脱和猪羊肉等字，程金鉴并云：荍字有误，当详之，盖失考耳。"

盐多食，伤人肺。

【选注】

《金匮要略直解》："盐味咸能伤肾，又伤肺，多食发哮喘，为终身痼疾也。"

食冷物，冰人齿。食热物，勿饮冷水。

【选注】

《医宗金鉴》："寒热相抟，脾胃乃伤。"

饮酒，食生苍耳，令人心痛。

【选注】

《医宗金鉴》："酒性纯阳，苍耳味苦有毒，苦先入心，饮酒以行其毒，故心痛。"

夏月大醉汗流，不得冷水洗着身，及使扇，即成病。

【选注】

《金匮要略直解》："夏月大醉，汗流，浴冷水即成黄汗。扇取凉，即成漏风。"

饮酒大忌灸腹背，令人肠结。

【选注】

《金匮要略直解》："毋灸大醉人，此灸家所必避忌也。"

醉后勿饱食，发寒热。

【选注】

《医宗金鉴》："醉则肝、胆之气肆行，木来侮土，故曰：勿食饱，发寒热。"

饮酒食猪肉，卧秫稻穰中，则发黄。

【选注】

《金匮要略直解》："饮酒而食肉则腠理开，卧稻穰中则湿热入，是以发黄也。"

食饴，多饮酒大忌。

【选注】

《医宗金鉴》："谚云：酒家忌甘，此义未详。"

凡水及酒，照见人影动者，不可饮之。

【选注】

《金匮要略直解》："此涉怪异，宜不可饮。"

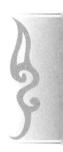

醋合酪，食之，令人血瘕。

【选注】

《金匮要略直解》："醋酸敛而酪黏滞，令作血瘕。"

食白米粥，勿食生苍耳，成走注。

【选注】

(1)《金匮要略直解》："白米粥能利小便，苍耳子能搜风，小便利而食搜风之物虚其经络，反致走注疼痛。"

(2)《诸病源候论》："走注候，注者，住也。言其病连滞停住死，又注易傍人也。人体虚受邪气，邪气随血而行，或淫奕皮肤，去来击痛，游走无有常所，故名走注。"

食甜粥已，食盐即吐。

【选注】

《金匮要略直解》："甘者令人中满，食甜物必泥于膈上，随食以盐，得咸则涌泄也。"

犀角筋搅饮食，沫出，及浇地坟起者，食之杀人。

【选注】

《医宗金鉴》："《抱朴子》云：犀食百草及众木之棘。故知饮食之毒，若搅饮食沫出者，必有毒也。浇地坟起者，此怪异也，故食之杀人。"

饮食中毒，烦满，治之方。

苦参三两，苦酒一升半。

上二味，煮三沸，三上、三下服之，吐食出即瘥。或以水煮亦得。

【选注】

《医宗金鉴》："苦参味苦，苦酒味酸，酸苦涌泄而去其毒，烦满自除。"

又方

犀角汤亦佳。

【选注】

《医宗金鉴》："中毒烦满，毒在胃中，犀角解胃中毒。"

贪食，食多不消，心腹坚满痛，治之方。

盐一升，水三升。

上二味，煮令盐消，分三服，当吐出食，便瘥。

【选注】

《医宗金鉴》："盐咸可软坚，又能涌泻，坚满自除。"

矾石生入腹，破人心肝，亦禁水。

【选注】

《金匮要略直解》："矾石伤骨蚀肉，内用必伤心肝也。矾得水则化，故亦禁水。"

商陆以水服，杀人。

【选注】

《金匮要略直解》："商陆有大毒，能行水而忌水服，物性相恶而然也。"

葶苈子敷头疮，药成入脑，杀人。

【选注】

《医宗金鉴》："葶苈大寒，虽能敷疮杀虫，然药气善能下行，则疮毒亦内攻入脑矣，故杀人。"

水银入人耳，及六畜等，皆死，以金银着耳边，水银则吐。

【选注】

《医宗金鉴》："水银大毒，入耳则沉经坠络，皆能死人，以金银着耳门，引之则吐出，此物性感召之理，犹磁石之引针也。"

苦练无子者，杀人。

【选注】

《金匮要略直解》："苦练有雌、雄两种，雄者无子，根赤有毒，服之使人吐不能止，时有至死者，雌者有子，根白微毒，可入药。"

凡诸毒，多是假毒以投，无知时宜煮甘草荠苨汁饮之。通除诸毒药。

【选注】

(1)《金匮要略直解》："凡诸毒多借饮食以投毒，而服毒之人原自不知，若觉之则时时煮甘草荠苨汤饮之，以二物能解草石百毒也。"

(2)《金匮要略论注》："此总结前诸毒之伤人，谓一线之毒何能伤人，乃假些微毒气渗入元气，元气反为毒气作使，至不可疗。所谓星星之火势极燎原，亦唯以甘寒，如甘草荠苨，培其本气为主，而兼与消解毒气，自无不愈，故为通治诸毒之药。见诸解毒药不若此二味之精当，然亦可悟解毒之药慨取甘凉矣。"

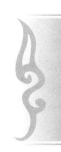

结　语

　　本篇重点地论述了果实菜谷等食品的饮食卫生，以及预防和治疗上述食品中毒的方法和方药。指出瓜果、蔬菜、米谷等食物，如有不成熟的；被虫蚀过的；或日久变质；或过饱食之，都能伤人正气而引起各种疾病。因此，健康者要注意饮食卫生。本篇还指出春夏少食辛辣发散的食品，秋冬则少食生冷滑腻食品，若过食之，均不利于身体健康。

　　本篇治疗食物中毒的方药，除涌吐毒邪外出，用豉、盐、苦参配苦酒外，主要是用甘草、荠苨、硬糖等甘寒之品以解毒邪。尤其是甘草配荠苨具有培扶正气，清解毒邪之功，故为通除诸毒之方药。

　　本篇与上篇是论述饮食卫生，预防和治疗各种食物中毒的专著。其内容非常广泛，较完整地反映了古人在饮食卫生方面的思想和方法，特别是治疗食物中毒方法。如甘凉解毒之法、涌吐毒邪之法、冷服解毒药等治则和服药方法，是中医抢救食品中毒的精华部分，值得研究和探讨，以便更好地运用于临床实践之中，造福广大人民群众。

金匮病案

痉湿暍病脉证治第二（病案 8 则）

【病案 1】农人，汤瑞生，四十岁。夙患风湿性关节病，每届严冬辄发，今冬重伤风寒，复发尤剧。症见发热恶寒，无汗咳嗽，下肢沉重疼痛，腓肌不时抽挈，日晡增剧，卧床不能起，舌苔白厚而燥。但从病情观察，则以风湿之成分居多，且内郁既久，渐有化热趋向，而不应以严冬视为寒重也。法当解表宣肺，清热利湿。舒筋活络，以遏止传化之势。此证风湿已渐化热，当用麻杏薏甘汤为对证，再加苍术、黄柏、忍冬藤、木通以清热燥湿疏络则比较清和，且效力大而更全面。上方服三帖，汗出，热清，痛减，再于原方去麻黄，加牛膝、丹参、络石藤之属，并加重其剂量，专力祛湿通络。日服二剂，三日痛全止，能起床行动，食增。

【病案 2】痉病，素体强壮多痰，己巳年二月廿二日，晨起感冒，即头痛发热，头痛如劈不能俯，角弓反张、两足痉挛，苔白滑，脉弦迟，瞳神弛纵，项强颈直，确系风邪挟湿，侵犯项背督脉经道，亟以葛根汤先解其项背之邪。葛根（先煎）四钱，麻黄（先煎）三钱，桂枝二钱，白药二钱，生姜三钱，大枣六枚，炙甘草二钱。服葛根汤后，周身得汗，头痛减轻，项强瘥，拟下方以减背部压力，采大承气汤：枳实三钱，炙厚朴三钱，大黄三钱，玄明粉三钱。服大承气汤，得下三次，足挛得展，背痉亦松。（摘自《庄云庐医案》）

【病案 3】丁某，男，半岁。症状：1931 年初夏，身热，汗出，口渴，目斜，项强，角弓反张，手足搐搦，指尖发冷，指纹浮紫，舌苔薄黄。诊断：伤湿兼风，袭入太阳卫分，表虚液竭，筋脉失荣。疗法：拟用调阴阳，滋养营液法，以栝楼桂枝汤主之：栝楼根 6 克，桂枝 3 克，白芍 3 克，甘草 2.4 克，生姜 2 片，红枣 2 枚，水煎服，三剂各症减轻。改投：当归、川贝母、秦艽各 3 克，生地黄、白芍、栝楼根、忍冬藤各 6 克，水煎服，四剂而愈。（摘自《蒲园医案》）

【病案 4】叶某，女，19 岁，学生。1971 年 9 月 30 日初诊。郊游遇雨，未能躲避，冒雨行走半小时以上，衣衫湿透。当夜身热形寒，周身酸痛，无汗，头重鼻塞，用本方加味以解寒湿之邪。麻黄 6 克，桂枝 6 克，杏仁 9 克，薏苡仁 12 克，生甘草 6 克，白术 12 克，带皮生姜 3 片，3 剂。服药 1 剂而寒热除，鼻通。3 剂痊愈。（摘自《金匮要略新解》）。

【病案 5】单姓，女，37 岁。时至初冬，因雨淋透衣襟，归后即发热恶寒、周身疼痛而重，少汗头痛如裹，脉浮而紧，苔白而滑。证属风寒湿外侵，邪在太阳，治宜发汗解表，除湿散寒。方拟麻黄加术汤加味：麻黄 6 克，桂枝 6 克，杏仁 10 克，甘草 4 克，苍术 12 克，生姜 3 片，大枣 3 枚。服 4 剂，汗出表解，身

痛解除，症状消失。治用原方去麻黄，调和脾胃，注意饮食起居。(摘自《辽宁中医杂志》)

【病案6】丁某，男，半岁，1931年初夏。症状：身热，汗出，口渴，目斜，项强，角弓反张，手足搐搦，指尖发冷，指纹浮紫，舌苔薄黄。诊断：伤湿兼风，袭入太阳卫分，表虚液竭，筋脉失荣。疗法：调和阴阳，滋养营液法，以栝楼桂枝汤主之。栝楼根二钱，桂枝一钱，白芍一钱，甘草八分，生姜二片，红枣二枚，水煎服。三剂各症减轻，改投：当归一钱，生地黄二钱，白芍二钱，栝楼根二钱，川贝一钱，秦艽一钱，忍冬藤二钱，水煎服，四剂而愈。(摘自《蒲园医案》)

【病案7】李某，男，36岁。1975年因汗出风吹，以致汗郁皮下成湿，湿郁化热。今发热已十余日不解，每日下午热势增重，全身痛重，伴有咽痛而红肿，咳嗽痰白而黏稠，无汗，自用辛凉解表药，更增恶寒，舌苔白腻，脉濡缓略浮，遂议为风湿性感冒病，因风湿郁闭，湿阻气机，气机不畅而出现各症，劝其试服麻杏苡甘汤：麻黄10克，杏仁10克，薏苡仁30克，甘草7克；更加秦艽10克，豆蔻7克。仅服1剂，果然热退身安，咽已不痛，咳嗽亦舒，劝其更服2剂，以巩固疗效。(摘自《云南中医学院学报》)

【病案8】黄某，男，14岁。1952年10月间，颈项肿大，上及腮颊，状类虾蟆瘟，一身尽痛，微寒发热，日晡尤甚，脉浮软稍带数象，舌苔白薄粗腐，大便黄软，小便微黄。此乃风湿，非虾蟆瘟。前医以银翘散加减治疗无效。患者系船户，病前日中行船，帮同拉缆，汗出当风，日晡停船即入河中洗浴。《金匮要略》所谓"伤于汗出当风，或久伤取冷所致也。"一身尽疼痛，发热，日晡所甚与风湿证候相符合，颈项肿大其副症也。故以麻杏苡甘汤加苍术，治其风湿为主，服药5剂，主症尽解，副症亦随之而愈。用方：麻黄4.5克，北杏仁(炒，杵)4.5克，薏苡仁12克，甘草3克，苍术9克。(摘自《哈尔滨中医》)

百合狐惑阴阳毒病脉证治第三（病案9则）

【病案1】李某，女，来诊时步履艰难，必以他人背负，自述胸痛、胸闷、心悸、气短、头晕，乃按胸痹治之。投以栝楼薤白半夏汤之类，久治不效。细审之，该患者每于发病时除上述症状外，尚喜悲、欲哭、嗳气、善太息，便于前方中合以百合、地黄、旋覆花、代赭石之类治之，药后诸症渐消。(摘自《赵锡武医疗经验》)

【病案2】王某，男性，26岁，工人。患神经衰弱2年，经常失眠心跳，心慌，悲观厌世，情绪急躁，遇事优柔寡断。1980 年 5 月 18 日来诊。询问以前治疗情况，曾使用西药中镇静安神之类，中药多是养血补心之属，如天王补心丹、柏子养心丹、朱砂安神丸、归脾丸等药，数十剂未见显效。细询病史，曾在患此病以前，有反复发热病史。诊其脉细数而弦，舌红无苔，舌尖赤兼有瘀点。遂辨证为：心肾阴虚，邪火扰心，余热未尽。试投百合地黄汤、黄连阿胶汤、甘麦大枣汤三方合用：百合 20 克，生地黄 15 克，川黄连 6 克，阿胶 9 克，鸡子黄一枚，白芍 10 克，浮小麦 45 克，黄芩 9 克，甘草 9 克，大枣 10 枚，淡竹叶 3 克。服药 3 剂，患者自觉明显好转，服药 12 剂而愈，至 1981 年 11 月一直未复发。

【病案 3】陈某，男，50 岁。已患病多日，面黄颧红微浮，口出一股焦臭气，欲卧不能卧，欲行不能行，一月来，时寒战，时发热，时昏睡，时惊叫；能食时如常人一样，不思食时则汤水不能下咽，大便颇硬，三五日一次；小便色如血水，涓滴作痛，因病情较重，动员送医院检查治疗。根据患者体温，上午 37.8℃，下午 39℃，每日如此不变的情况来看，系属阴虚之证，给予复脉汤三剂后，潮热始退，大便变软，但仍昼日了了，夜则谵语，甚则通夜不眠，此乃肾中真阴亏于下，心阳浮于上，相火炽烈，龙雷不潜。细思本例证候颇与百合病相似，该篇所载诸方，惟百合地黄汤比较合适，遂处方如下，百合四两，生地黄八钱，水煎去滓，加鸡子黄一枚，搅匀炖沸，顿服，药滓于次晨加水再煎取汁，加鸡子黄一枚，服如前法，日服一剂，十天后，狂叫已息，夜间能安卧 4～5 小时，醒后亦不惊叫，脉息上午已平，下午微数，体温 37.6℃，小便仍短赤。舌由光剥已布白苔，但渴甚。此热胜津伤，宜用《金匮》栝楼牡蛎散，以栝楼苦寒生津止渴，牡蛎咸寒引热下行。遂于原方（上次方）内加天花粉四钱、牡蛎六钱，连服三剂渴止，诸症皆有好转，唯小便尚黄涩，下肢微浮肿。原方再加滑石八钱，服二剂后尿量增多，黄色转浅，再改原方为：百合八钱，生地黄六钱，玄参四钱，牡蛎六钱，龟板六钱，鳖甲五钱，鸡子黄一枚，以此方作常服剂，又服八剂诸症基本消除不渴不烦，饮食一日能进三餐稀粥，小便清长，大便二日一次，根据病家要求，带药回家治疗。自出院至今已六个月；询访十余次，一切情况良好，只是体质尚差，嘱其好好注意营养和休息。（摘自《中医杂志》）

【病案 4】解某，男，43 岁。口腔、肛门、龟头出现红色，如炎症初起，随之即溃烂皮破，日久不愈。西医诊断为"白塞综合征"，治疗七十余日，唯龟头之糜烂毫不见效。切其脉弦细，观舌质红而苔白。辨为肝肾阴虚有热，日伏有湿蠹之邪。外用处方：珍珠 3 克，青黛 3 克，轻粉 1 克，共研细末，涂敷疮面。内服处方：熟地黄 30 克，山药 18 克，牡丹皮 10 克，赤茯苓 10 克，川楝子 10 克，当归 10 克，川芎 6 克。水煎内服。经内外兼治，不到一个月病愈。（摘自《金匮

要略诠解》）

【病案5】谢某，女，23岁。患神经官能症。主诉：经常头痛，失眠，眼冒金花，口干口苦，手足心热，食欲有时好，有时不好，月经提前量少，小便短赤，大便秘结，若问其有无其他不适，则恍惚去来，疑似有无之间，其人营养中等，面色如常，舌润无苔，边尖俱赤，脉象弦细而数。病已年余，西药如谷维素、地西泮、氯氮卓、维磷补汁之类，中药如丹栀逍遥散、天王补心丹、六味地黄丸之类，遍尝不效。此《金匮要略》所谓："百脉一宗，悉致其病"，治宜滋养心肺之阴，佐以清热镇静，用百合地黄汤、百合知母汤、栝楼牡蛎散、百合滑石汤为一方：百合23克，生地黄15克，知母10克，滑石10克，天花粉12克，生牡蛎20克，加淮小麦15克，生白芍10克，炙甘草6克，大枣3枚。服10剂，口干口苦已好，小便轻清，于原方去知母、滑石、天花粉，加沙参15克、麦冬10克、酸枣仁10克、阿胶（蒸兑）10克、鸡子黄（冲服）2枚，连进20余剂，诸证悉平。（摘自《金匮要略浅述》）

【病案6】陆某，女，35岁，农民。1972年2月14日初诊。生育过多，子宫脱垂，月经如崩已久，周身肤青紫块，面色灰青，时作咽痛，龈血鼻衄，身软肢酸，脉弱舌淡。宜先益血，（当地医院诊断为血小板减少性紫癜，血小板5万以下）升麻8克，炙鳖甲30克，炒当归9克，甘草4.5克，地黄30克，玄参15克，黄芪9克，仙鹤草30克，艾叶3克，赤白芍各6克，炒阿胶珠12克，归脾丸（包煎）60克七剂。二诊（3月18日）：上月方服七帖后，月经来时量较前为少，又续服七帖，咽痛、衄血已解，子宫脱垂亦减轻，自感"有力气得多"，脉平，舌色转正，以丸剂缓进，以斯巩固。归脾丸1000克（年日服三次，每次12克），十灰丸500克（每日临睡前服9克）连服二个月。本病人为血小板减少性紫癜，有出血特征，见脉弱舌淡，故用胶艾四物汤，当归补血汤及归脾丸。且有面青灰，咽喉痛、肢体酸楚，而酌参《金匮要略》治"阴毒"的方法加玄参、仙鹤草。十四剂后诸证悉轻解，脉舌亦转正常。故录之以供参考。（摘自《浙江中医学院学报》）

【病案7】夏某，男，30岁。1961年8月17日初诊。患者自1959年以来，时有发热，1959年舌尖发现溃疡，1960年3月阴囊发现溃疡，渐觉目赤，视力减退，四肢皮肤有结节性硬斑，历经治疗均无效，在外院诊断为白塞综合征。诊见面色黑暗（据云病后始见此色），口腔黏膜有米粒至黄豆大之凹陷性溃疡，上有伪膜覆盖，易剥落，并有白色分泌物，咽干、舌白，皮肤有多形性红斑，目赤，视物不清（西医诊为前房积脓），阴囊部有黄豆大之溃疡两处，其上均有白色分泌物渗出。诊断为狐惑病，即予泻心汤、治惑丸（方药略）及石斛夜光丸内服，并以苦参水熏洗阴部、雄黄熏肛外治（服药期间忌食大蒜、猪头肉、无鳞鱼）。药后排出多量黏液。同年8月31日检查：前房积脓吸收，视力好转。同年10月14日溃疡均告消失，皮肤红斑消退，迄今未见复发。（摘自《中医杂志》）

【病案8】李某，女，30岁。产后因高热不退，神昏谵语，经用清营汤送服安宫牛黄丸，并配合物理降温等治疗，热势渐退。然身热虽解，仍神志错乱，白天目不视亲，躁动不安，哭笑无常，不思饮食，夜卧不宁，睡则周身汗出。诊见面色无常，舌红少津，脉虚数。此产后阴血本亏，加之高热又伤液，两虚相得，阴虚而生内热，内热扰动心神，而致精神错乱，目不识人。治当养阴宁心，除烦定惊，投以百合30克，鸡子黄3枚，每日1剂。服药3天后，神识渐清，已能识人。白天也能静卧，继用原方加木耳30克，1周后完全复常，停药调养。（摘自《山西中医》）

【病案9】曾某，男，56岁，农民。患者神志恍惚多年，中西医治疗无效。症见心慌不宁，劳动中情绪不定，欲动不能动，欲行不能行，心神涣散，情绪低落，烦躁易怒，卧寐不安，不耐劳动，遂整日钓鱼养病，唯口苦、口渴、小便黄，舌甚红赤，少苔，脉弦略数，同时遍身瘰疬，甚似杨梅疮毒。问其故，乃偶遇打渔人，吸其烟后，遂遍身生疮，顽固不愈，据证审因，乃心肺阴伤，里热偏盛，为百合病之典型者，方用百合、生地黄、知母、滑石等味，服10剂后，诸症略减，唯瘰疬如故，于原方加金银花以解毒，但一剂未已，翻胃呕吐，腹泻如水，再次来诊，审其所由，恐系金银花伤其胃气，非百合病所宜。故再投原方，吐利即止，守方20余剂，不仅瘰疬隐没而愈，诸症若失，恢复劳力，从事生产。（摘自《老中医医案选》）

疟病脉证并治第四（病案5则）

【病案1】陈某，女，45岁，农民。主诉：自知腹部痞块已有1年余，腹胀时痛，食欲减退。病史：患者为乡间农民，有河水接触史，一年前发觉腹内有痞块，逐渐增大，食后每感腹胀不舒，时有腹痛，大便带脓血，里急后重，一日3～6次不等，半年来精神逐渐疲乏，劳动力渐显著减退，无呕血，吐血，黑便史。体检：发育完全，营养不良，面色萎黄，皮肤干燥，听诊在二尖瓣区有Ⅱ级收缩期吹风样杂音。腹软，肝大在剑下6cm，边缘整齐，表面光滑，质软，有轻度压痛。脾肿大在左肋下9cm，中等硬度，有压痛。腹壁静脉不显露，无移动性浊音。化验：血色素56%，红细胞295万，白细胞4500/mm³，中性粒细胞58%，淋巴细胞24%，嗜酸性粒细胞16%，单核细胞2%，大便孵化毛蚴阳性。治疗结果：6 月 28 日开始服药，药后 12 天，检查脾肿在左肋下 3.5cm，较服药前缩小 5.5cm，肝大完全消失，患者一般情况好转，食欲增加，食后胀闷消失，大便恢复正常，7 月 10 日转用锑剂治疗，按期按量结束疗程，于 7 月 27 日出院。（摘自《张仲景药法研究》

【病案 2】童某之妻，30 岁，六月初闻曰病疟，日晡寒热，胸胁苦满，头眩呕逆，苔黄厚，脉弦滑，显然肝胆同病。经水二月未至，自称怀孕。嘱处方勿伤胎气，投以柴平煎（未服）。复诊（八月初二）：面色萎黄，脉象弦缓兼沉，舌苔水黄兼滑。腹胁硬块，筑筑而动。此时寒少热多，间疟如故，兼有留瘀，当去其邪，兼消疟母。青皮二钱，厚朴一钱，柴胡一钱半，炒黄芩一钱半，煨草果八分，半夏二钱，焦白术一钱半，白茯苓三钱，甘草五分，藿梗三钱，生姜一片。连服四剂。另鳖甲煎丸一钱，晚间吞服。三诊（八月初六）：服煎丸四日以来，舌苔脉象如故，而腹胁之间跳动渐平，隐隐然痛，硬块较前稍软，小便前后或有一点浊水，似血非血，可见浊瘀下行，唯恨行之太少耳。仍以原法主之，但消瘀化浊之品稍加一二。原方柴胡、黄芩、煨草果仁、白茯苓、生姜药量略增，连服五剂，每夜鳖甲煎丸改服一钱半。四诊（八月十一日）：进上方后，寒热诸证如故，但留瘀渐行，有时思索饮食，肝脾渐和，邪浊渐解渐化之象。续进原法，加重投之。上方加量至柴胡三钱，炒黄芩三钱，煨草果仁一钱半，半夏三钱，焦白术二钱。余皆同上。连服九剂，每晚服鳖甲煎丸加为二钱。五诊（八月二十日）：连日下行浊水，兼有紫块瘀血，腹内之疟母硬块已消，寒热已除，舌苔薄白如常，脉象软弦兼缓，显然浊瘀下行，留邪已达，肝脾渐和，改用逍遥丸法调理，以冀收功。每晨，晚饭前各服逍遥丸三钱，温开水送下，服一月而愈。按（原编者按）：此案初诊时在六月初，病者自称怀孕，经水二月未至。至八月复诊时，怀孕当已四月，则滑数之脉，理应更显，然而脉反弦缓兼沉，可见非孕，实系留瘀所致。韩老先生不为病人所惑，据脉断病，据证处方，毅然以鳖甲煎丸攻之，其胸中自有成竹也。其后数诊，守定原方不变，而用量逐渐递增，最后以逍遥丸收功，看似平常，实具深意。盖运筹若定，乘胜追击，而进退皆有尺度也。（摘自《疟疾专辑》）

【病案 3】友人裴某之第三女患疟，某医投以柴胡剂两帖，不愈，余诊其脉洪滑，询之月经正常，未怀孕，每日下午发作时，热多寒少，汗大出，恶风，烦渴喜饮，思此是"温疟"。脉洪滑，烦渴喜饮，是白虎汤证；汗出恶风，是桂枝汤证，即书白虎加桂枝汤。生石膏 48 克，知母 18 克，炙甘草 6 克，粳米 18 克，桂枝 9 克，清水四盅，煮米熟，汤成，温服。一剂病愈大半，二剂疟不复作。足见迷信柴胡或其他疟疾特效药而不知灵活以掌握之者，殊有失中医辨证施治的规

律（摘自《岳美中医案集》）

【病案4】王某，男，25岁，因间日寒战、发热二度，于1958年6月29日入院。患者于6月25日、27日下午两度寒战，继而发热，出汗而热退。入院当天下午又复发作口渴，心烦，全身酸痛。以往有慢性咳嗽史，近未发作。急性病容，舌苔薄白，胸闷甚，口渴引饮不多，两脉弦数，其他体检未见明显异常。化验：白细胞7500/mm³，中性粒细胞51%，淋巴细胞49%，血片找到间疟原虫。胸部X线片示：左上肺有钙化点。辨证：间日疟湿热两盛，法宜截疟和解。处方：炒常山五钱，柴胡一钱半，黄芩二钱，姜半夏二钱，茯苓三钱，槟榔三钱。服上方未吐，翌日疟仍作，时间短，恐与未掌握时间给药有关。第三日于上午4时、8时各服一剂，常山共量一两，无呕吐等不适反应，疟即截止。以后仍给常山等煎剂内服，常山日量四钱，服二剂，疟原虫阴性。住院六日痊愈出院，随访未再发。（摘自《广东中医》）

【病案5】张某，女，53岁，某厂退休工人。1988年9月3日就诊。患者平素体弱多病，有胃病史。两天前因食半碗凉面而引起腹痛呕吐，左侧头目剧痛，左眼红，视物不清，心烦急躁，因服西药呕吐加重，故要求服中药治疗。查：视力为右1.0，左0.1，左眼睫状充血，角膜水肿呈雾状混浊，前房浅，瞳孔5～6mm，对光反应消失，眼底因角膜水肿不能窥见，眼压35.76毫米汞柱，舌质淡红，苔薄白，脉沉细稍弦，诊为急性充血性青光眼。属肝胃虚寒，阴邪上逆。治宜温中散寒止呕，急投吴茱萸汤加炒枣仁15克，白芷10克，每日1剂水煎服，加滴1%匹洛卡品眼药水，每日3次。服中药3剂后，头眼疼痛已减轻，左眼视力恢复到0.5，停用匹洛卡品，继用上方加砂仁10克，白术10克，5剂后，呕止，头眼痛全消，视力升到0.7，继服调中益气汤3剂而愈。眼压为20.55毫米汞柱。（摘自《河南中医》）

中风历节病脉证并治第五（病案16则）

【病案1】张某，32岁，现任开平县县长。住广东五华城北门外。病名：伤寒痹证。原因：贵胄之子，素因多湿，偶感风寒。症状：发热恶寒，一身手足尽痛，不能自转侧。诊断：脉浮大而紧。风为阳邪，故脉浮大主病进，紧主寒凝。脉诊合参，风寒湿三气合二成痹。疗法：桂枝附子汤主之。方中桂枝、附子辛热散寒，甘草、大枣奠安中土，生姜利诸气，宣通十二经络，使风寒湿着于肌表而作痛者，一并廓清也。处方：桂枝四钱，附子一钱半，甘草二钱，大枣六枚，生姜三钱。

效果：一日二服，三日举动如常。继服平调之剂痊愈。廉按：伤寒变痹，必挟风湿，长沙《伤寒论》曰：伤寒八九日，风湿相搏，身体疼烦，不能自转侧，不呕不渴，脉浮虚而涩者，桂枝附子汤主之，今有是证，则用是药，确有仲景之心法。今有是证则用是药，确得仲景之心法。（摘自《全国名医验案类编》）

【病案2】高某，得风湿病。遍身骨节疼痛，手不可触。近之则痛甚，微汗自出，小水不利，时当初夏，自汉返舟求治，见其身面手足俱有微肿，且天气颇热，尚重裘不脱，脉象颇大，而气不相续。其戚友满座，问是何症？予曰：此风湿为病。渠曰：凡祛风利湿之药，服之多矣，不惟无益，而反增重。答曰：夫风本外邪，当从表治，但尊体表虚，何敢发汗！又湿本内邪，须从里治，而尊体里虚，岂敢利水乎！当遵仲景法，处甘草附子汤。一剂如神，服至三剂，诸款悉愈，可见古人之法，用之得当，灵应若此，学者可不求诸古哉。（注：所用甘草附子汤乃全方药味，唯缺剂量）（摘自《谢映庐医案》）

【病案3】萧某，女，42岁，工人，从1971年春季开始患风湿性关节炎，反复发作，时已两年，髋膝关节疼痛，皮色不变。下肢膝关节特别怕冷，局部要加盖厚膝垫保暖，倘遇天冷阴雨，痛更难忍，步伐艰难，不能上班已四月，舌质淡红，苔薄白，脉弦细而紧。抗"O"1/1600，血沉30毫米/小时。此为寒痹。其主要特点是疼痛有定处，痛较剧。因寒为阴邪，其性凝滞，故痛有定处，局部怕冷。风、寒、湿邪相搏，阻滞经络骨节，不通则痛。变天则剧。治以散寒止痛为主，佐以祛风除湿。方以乌头汤（《金匮要略》方）加减。桂枝一两，乌头（制）三钱，黄芪五钱，白术四钱，麻黄二钱，白芍四钱，豹皮樟六钱，豆豉姜五钱。服七剂，节关疼痛大减。膝关节自觉转暖，能慢步行走。复诊时，加猴骨五钱，蕲蛇二钱，再服十剂，抗"O"降至1/300，血沉仅为10毫米/小时。嘱病者服药两周，以巩固疗效，追查一年半无复发。（摘自《老中医医案医话选》）

【病案4】徐某，女，40岁，干部。患肩胛疼痛两月余，于1981年2月21日前来就诊。据患者自诉，十余年前初冬曾因夜间肩胛外露而受风，早晨起床时觉肩痛臂酸，时时麻木，以左肩为甚。后贴伤湿止痛膏，几日而痛止。此后变天之前左肩及背部酸麻不适，甚则疼痛。近几个月来疼痛明显加重，夜不成寐，疼痛难忍，痛时连颈项和腰背、四肢关节亦痛，自关节活动受限。曾拍片确诊为"颈椎、腰椎骨质增生"血沉和抗"O"正常。舌淡苔白而滑，脉象沉细稍弦。此乃寒湿阻络，证属"寒痹"。随投乌头汤合蠲痹汤二方加减化裁：麻黄9克，川乌9克，白芍12克，赤芍12克，黄芪15克，甘草9克，姜黄10克，羌活9克，防风9克，当归10克，川芎6克，制乳没各10克，威灵仙9.0克。服药3剂后，疼痛大减，白天已不痛，只有夜间轻微疼痛，又用前方继服10剂，疼痛消失，肩关节运动功能明显好转，又服 7 剂，共服 20 剂基本痊愈。稍有功能障碍，自己锻炼和配合按摩以善后。(摘自《张仲景药法研究》)

【病案 5】梁某，港商，其子章成，15 岁。因得脚气症返回香港，四肢瘫痪。医辈齐集，纷无定见，患者面色青白，气逆上喘，腿部胫骨疼痛，麻木不仁，脉细小而浮，重按无力，此乃白虎历节症，《金匮要略》以乌头汤主治。余用其方重加麻黄 15 克，群医哗然，麻黄发汗，夫不知，未加杏仁，汗源不启，小青龙汤治喘所以去麻黄加杏仁者，恐麻杏合用发汗动喘耳，今本方主乌头以降麻黄，不用先煎，何至发汗？果尽 1 剂，麻木共痛立减，略能舒动，因照前方连服 10 余帖，麻木疼痛全失，已能举走于行，唯尚觉脚筋微痛，关节伸屈不利，改用芍药甘草汤以荣阴养血，方中白芍、甘草均用 60 克，连服 8 帖，应手奏效。(摘自《广东中医》)

【病案 6】许某，女，6 岁，于 1979 年 10 月 2 日，夜间突然感到左腿膝关节疼痛，曾误认为扭伤引致，未予以重视，第二天夜间，患者又喊腿痛，而且疼痛厉害，随脱衣观之，发现膝关节肿大，局部有移动性积液波动，不能站立，更不能行走，次晨在卫生所查血沉 70 毫米 / 小时。当时儿科怀疑关节滑膜结核而送北京某医院检查，经检查初步印象也疑似关节结核，立即打石膏，用异烟肼、链霉素治疗一周，未见好转，又去北京原医院骨科进一步查类风湿因子阳性，血沉 60 毫米 / 小时，抗"O"800 单位，被诊为"儿童型类风湿性关节炎"，此仍属中医痹证，细观其舌红苔净、脉象细数，平素小女怕热，既往有反复发热病史，此痹证夹阴虚，遂投以防己地黄汤加味：防己 6 克，生地黄 10 克，桂枝 6 克，防风 6 克，甘草 5 克，桑枝 9 克，忍冬藤 9 克，木瓜 9 克，青风藤 9 克，海风藤 9 克，川牛膝 6 克，当归 9 克。服药 20 剂，加服阿司匹林，二月余痛止肿消，一切恢复正常，至今二年未再复发。在《张仲景药法研究》一书中，王占玺老中医对防己地黄汤化裁方法如下：风温患者，偏于肾阴不足而见小关节疼痛或游走不定者，宜本方加自制四藤汤，即海风藤、鸡血藤、忍冬藤、青风藤等。阴虚偏重于下肢足膝关节疼痛者，用本方加桂枝芍药知母汤，偏于上肢者，可酌加蠲痹汤。治疗脏躁，"心风"癫病时，可为甘麦大枣汤同用。治疗"风痫"可予上方加钩藤、天竺黄、僵蚕、白芍、牡蛎等平肝镇痉之品。

【病案 7】洪某，女，35 岁，北京市海淀公社卫生院医生，1981 年 10 月 24 日初诊。一周前开始患扁桃腺炎，发热 37.3～38.5℃，发热三天后出现右髋关节及肌肉疼痛，查血沉 78 毫米 / 小时，抗"O"(一)，类风湿因子(一)。舌苔薄白，脉弦而紧。遂访桂枝芍药知母汤法加减：桂枝 10 克，白芍 25 克，防风 10 克，附片 12 克，白术 10 克，汉防己 30 克，生石膏 30 克。至 11 月 2 日，服

14 剂药后，除两腿疼痛稍有减轻外，两踝关节亦痛，但血沉下降到 35 毫米 / 小时，舌脉同前。则将前方去生石膏，汉防己，加甘草 6 克，麻黄 6 克，知母 12 克。又服 14 剂，两大腿及踝关节疼病大为减轻，原两腿走路发沉消失。舌苔薄黄，脉象小滑。改用首诊方加牛膝 10 克，附片加至 14 克，又服 12 剂后，髋踝关节及两腿肌肉疼痛均消失，血沉下降至 16 毫米 / 小时，舌质稍红，脉仍小滑。嘱将前方再进数剂为善后。至 1982 年 2 月 10 日随访，愈后未发。（摘自《张仲景药法研究》）

【病案 8】周某，女，40 岁，初诊。1975 年 4 月 17 日。素患痹证，近日来通体关节酸痛，游走不定，怕冷恶风出汗，明痛充血，胃纳欠香，舌苔薄腻，舌边尖红，脉细。风湿留恋经路，气血流行不畅，《素问·痹论》以风气胜者为"行痹"，风邪所胜，故有恶风汗出之表证，咽痛充血，兼有内热之象。治拟祛风湿，清热通络，按《金匮要略》桂枝芍药知母汤加减。桂枝二钱，赤芍五钱，生地黄五钱，知母四钱，陈皮三钱，炙甘草三钱，制川乌（先煎）三钱，鸡血藤一两，六剂。二诊：4 月 24 日，关节酸痛已减，仍觉怕冷，咽痛消失，胃纳进步，神疲乏力，再守原意，原方七剂。另，黄芪片 100 片，每次吞服五片，一日三次。三诊：5 月 3 日。关节疼痛续减，昨起感腰部酸冷，纳香，精神好转，再予前法加减，原方去陈皮加狗脊五钱，六剂，另黄芪片 100 片，服法同上。（摘自《黄文东医案》）

【病案 9】王某，女，45 岁。患急性风湿病 2 月余，肘、膝关节肿痛，西医用青霉素、维生素 B_1、阿司匹林等药，关节肿痛减轻，但汗出不止，身重恶风，舌苔白滑，脉象缓，此卫阳不固，汗出太多，风邪虽去，湿气仍在之故。治宜益气固表，除湿蠲痹，用防己黄芪汤：防己 12 克，白术 10 克，黄芪 15 克，甘草 3 克，生姜 3 片，大枣 1 枚；加防风 10 克，桂枝 6 克，酒芍 10 克，服 5 剂，汗出恶风遂止，关节肿痛亦有好转。（摘自《金匮要略浅述》）

【病案 10】周奠章，年甫二旬。远行汗出，跌入水中，风湿遂袭筋骨而不觉。始则两足酸麻，继而足膝肿大，屈伸不能，兼之两手颤抖，时而遗精，体亦羸瘦，疗治三年罔效，几成废人。左手脉沉弱，右手脉浮虚，脉症合参，此鹤膝风症也。由其汗出入水，汗为水所阻，聚而成湿，湿成则善流关节。关节者骨之所凑，筋之所束，又招外风入伤筋骨，风湿相搏，故脚膝肿大而成为鹤膝风。前医见病者手战遗精，误认为虚，徒用温补，势濒于危。岂知手战者系风湿入于肝，肝主筋而筋不为我用，遗精者系风湿入于肾，肾藏精而精不为我摄。溯其致病之由，要皆风湿之厉也，设非祛风除湿，其病终无已时。疗法：择用仲景桂枝芍药知母汤，桂枝、芍药、甘草调和营卫，麻黄、防风祛风通阳，白术补土去湿，知母利尿散肿，附子通阳开痹，重用生姜以通脉络。间服芍药甘草汤，补阴以柔筋，外用麻黄、松节、芥子包患处，开毛窍以去风温。处方：川桂枝四钱，生白芍三钱，白知母四钱，白术四钱，附子（先煮）四钱，麻黄二钱，防风四钱，炙甘草二钱，生姜五钱。次方：生白芍六钱，清炙草三钱。三方：麻黄一两，松节一两，芥子一两研匀，用酒调和，布包患处。效果：服前方半日许，间服次方一剂，其脚稍伸。仍照前法再服半月，其脚能立。又服一月，渐渐能行。后守服半月，手不战，精不遗，两足行走如常，今已二十余年矣。（摘自《全国名医验案类编》）

【病案11】梁某，男，成年。素易感冒，1975年8月，忽觉恶风，微汗出，周身筋肉酸痛沉重。卧而难以转侧，四肢关节屈伸不利，无头痛项强、口渴呕吐等症，二便调，口淡苔白，脉浮虚，体温38.5℃。前医以三仁汤加减治疗未效而转诊。笔者认为，此证为阳虚之体，感受风寒湿，为痹证之初。正如《伤寒论》所说："风湿相搏，身体疼烦，不能自转侧，不呕不渴，脉浮虚而涩者，桂枝附子汤主之。"故投以桂枝10克，熟附子12克，生姜3片，大枣6枚，炙甘草6克，服三剂，诸症消失而愈。（摘自《新中医》）

【病案12】黄某，男，62岁，农民。1979年12月18日初诊，患者患习惯性便秘已多年，平时4～5日大便一次，但虽便秘，腹部常无所苦，故未坚持治疗。近因连日阴雨，气候寒冷，3天前因劳动不慎跌入水中，第2日开始恶寒发热，全身酸痛，经服紫苏姜酒后，恶寒已瘥，但全身酸痛未减，特别腰以下肌肉关节疼痛难忍，以致坐卧不安，因而来诊。诊得舌苔白厚而润，舌质淡红，脉弦缓。因询及二便情况，获知患有习惯性便秘，现已3日未通大便，小便稍黄，因而联想到《伤寒论》桂枝附子去桂加白术汤证与此很相似，不妨一试，遂处该方1剂（白术60克，附子10克，炙甘草6克，生姜10克，大枣5克）。第二日复诊，恶寒已罢，身痛减轻，大便量多，再1剂，痊愈。（摘自《福建中医》）

【病案13】黄某，年三十余。原因：素因体肥多湿，现因受寒而发，医药杂投无效，改延余诊。手足迟重，遍身酸痛，口中淡，不欲食，懒言语，终日危坐，脉右缓左紧，舌苔白腻。诊断：此《金匮要略》所谓湿家身烦疼，可与麻黄加术汤也。疗法遵经方以表达之，使寒湿悉从微汗而解。处方：带节麻黄八分，川桂枝七分，光杏仁一钱半，炙甘草五分，苍术一钱。效果：连投两剂，诸证悉平而愈。（摘自《全国名医验案类编》）

【病案14】张某，女，28岁，1982年12月3日初诊。二年前，因产后大失血，复感风寒引致恶寒发热，周身骨节疼痛不能转侧。经诊查为风湿性关节炎，多方求医，服多种中西药。疗效不佳。近十余日，病情逐日加重。现全身关节掣痛，得温则舒，遇寒加剧，每午后肢体困重，疼痛更甚，舌体肿大，质淡，苔薄白，脉沉弱。证属气血亏虚，寒温内侵之痛痹。治宜温经补血，散寒止痛。拟方：川乌9克，黄芪24克，麻黄6克，炒白芍12克，炙甘草6克，当归12克，白蜜30克，水煎服。五剂后，疼痛缓解；继进6剂，仅有腰痛，守原方加杜仲12克，续断12克，连服10剂，痊愈。一年后，随访未见复发。（摘自《吉林中医药》）王占玺老中医的乌头汤化裁法。寒温痛剧，可以上方加桂枝，草乌更助其力。如舌质淡暗，病久夹有瘀血者，可于上方加乳香、没药等。如痛久所肾阴虚，关节已有畸形，上方之黄芪、白芍药力薄微，可加当归、牛膝、枸杞子、熟地黄等品。前人多谓乌头有毒，用量不宜过大，为了减低毒性，用时久煎。本方为逐寒通痹方。大辛大热，故化脓性关节炎，阴虚阳盛者禁用。前人又有乌头堕胎之说，故孕妇慎用。

【病案15】李某，男，40岁，工人。二年来患寒温痹证，四肢关节酸痛，逢阴雨加重。近一周来，因感冒发热，服解表药热后，关节痛烦增重，且又自汗、恶风、气短，脉象浮涩，苔白腻，诊为寒湿痹阻、卫气已虚。遂与防己黄芪汤，益气固卫行湿。服后汗止痛减。生黄芪30克，白术15克，防己12克，桂枝10克，甘草7克，生姜2片，大枣4枚。（摘自《云南中医学院学报》）

【病案16】陈某，女，38岁，工人。于1974年3月7日就诊。患者于1968年间即发现前阴及口腔黏膜溃疡，未加注意。以后时有低热，关节疼痛，下肢有结节性红斑，曾按风湿病服激素类药物不见效，而口腔、前阴溃疡反复发作，时轻时重。检查：口腔颊黏膜有溃疡，呈椭圆形，边界明显，基底平坦，表面附有灰白色纤维膜，周围有红晕。前阴及肛门、会阴处均有溃疡。下肢有结节性红斑。梅毒血清反应（－）。诊断：眼、口、生殖器综合征。辨证与治疗初诊：前阴及肛门会阴处均有溃疡，不能正坐，月经正常，白带较多，口腔亦有黄豆大之凹陷溃疡数块，身体瘦弱，面色潮红，周身关节疼痛，目微赤，口干，声微哑，大便微溏，两下肢有结节性红斑，近一个月来时有寒热。舌白滑而腻，脉象沉滑。此乃"狐惑"，据《金匮要略》甘草泻心汤合赤小豆当归散加土茯苓以利湿解毒，并以苦参汤熏洗。生甘草一两，党参五钱，黄芩三钱，黄连二钱，姜半夏三钱，干姜三钱，赤小豆一两，当归五钱，土茯苓一两，大枣五枚，水煎服。外以苦参四两煎汤，熏洗外阴，日两次。效果：上方共服百余剂，除中间因感冒停药外，并无变化加减。至1974年7月底患者来述，口腔及前阴溃疡均告消失，低热及下肢结节性红斑亦皆消退而痊愈。（摘自《中医医案八十例》）

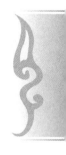

血痹虚劳病脉证并治第六（病案 9 则）

【病案 1】黄某，青年工人，不知爱身，恣意情欲，又因劳动不节，以致精神不华，心火妄炎，夜不安寐，寐则梦遗，头晕身倦，气短息低。诊脉尺寸皆虚，左关独弦而细数，口苦心烦，有潮热，小便黄等症。唯患者羸屦如斯，为救眉之计，先用金锁固精丸、安精丸合剂（改为汤服），固精宁神，滋阴清火，以治其标。三剂烦热口苦悉退，而夜梦犹多，遗无虚夕，再进固精丸（改汤），药为：牡蛎、菟丝子、韭子、龙骨、五味子、桑螵蛸、白石脂、茯苓等，又二剂，不唯未少减，而遗尤甚，因知固之无益也。改处清心饮：党参三钱，当归三钱，干地黄五钱，甘草一钱，茯神（朱砂拌）四钱，枣仁四钱，莲肉四钱，远志一钱半，黄连八分。水煎服，日二剂，三日无寸效，精遗如故。因思《金匮要略》桂枝加龙骨牡蛎有治失精之明文，玩味其方药，此属心阳之虚并水气上逆之患而与上方之唯一补养有间。且桂枝原在调和营卫，如易其分两，则可变而为益阳和阴之用，加之龙骨、牡蛎镇心安神，核于本证殊可适应。药用：桂枝一钱半，白芍五钱，甘草、大枣各三钱，生姜一钱，龙骨、牡蛎各六钱。并加茯神五钱，朱砂末（另冲）一钱，以为镇降宁神之助。首二剂效不显，三四剂力乃著，梦少能睡，遗可稍间，三数日不等。除仍服原汤外，早晚用莲心、金樱子煎汤送服妙香散五钱，以增强镇心固精力量，半月精不遗。嗣后当固其本，拟归脾汤配吞都气丸，持续一月，神旺体健，大异畴昔。（摘自《治验回忆录》）

【病案 2】梁某，男，36 岁，1964 年 6 月 1 日初诊。病因大惊而起，日夜恐惧不安，晚上不敢独宿，即使有人陪伴，亦难安寐而时惊醒。白天不敢独行，即使有人陪伴，也触目多惊而畏缩不前。每逢可怕之事，即使并不是可怕的事，亦常引以为怕，常自发呆而身寒肢厥，拘急并入阴筋，手足心出汗。发作过后，则矢气尿多。饮食减少，舌淡苔白，脉弦。投以桂枝汤去芍药加龙骨、牡蛎等：桂枝 12 克，炙甘草 24 克，生姜 9 克，大枣 6 枚，远志 9 克，桂圆肉 100 克，小麦 100 克，生龙骨 50 克，生牡蛎 50 克，连服 3 剂，夜寐渐安，恐惧感明显减淡，发呆次数大减，可以独自外出行走，不再需人陪伴，但时当夏令，犹穿夹衣，自汗恶风。上方加入生黄芪 15 克，白芍 9 克，再进数剂而病获痊愈。（摘自《伤寒论方医案选编》）

【病案 3】刘某，男，43 岁。腹泻 5 个半月，疲倦恶心 1 年。自 1 年前即有恶心。继之于 1961 年 2 月以来，每天大便 5 ～ 8 次，便中含有黏液及食物残渣，但无脓血，曾于北京医院做过多次大便常规及培养均为阴性。乙状结肠镜检查时，发现 74cm 处有黏膜溃疡。经较长时间服用合霉素不效，近 1 个月来，自上月 18 日住院后开始疲倦加重，恶心并呕吐 3 次食物，腹胀矢气，伴以低热尿黄，经服用酵母片、胃蛋白酶合剂、梅花针治疗及服中药等。均不能减轻腹泻，每天少则 2～3 次，多则 6～7 次，于 1962 年 7 月 5 日邀会诊。患者腹胀不适，苦于便溏腹泻每日达 6～7 次，细观住院期间，曾服平胃散、泻心汤、四君子汤、参苓白术散等健脾利湿，清热和胃，补脾益气等法均不生效。缘患者在战争年代负伤多次，并多次手术，右腿已换假肢。且于五更天明时若觉健侧脚不盖被稍稍受凉即遗精，不分四季均如是。舌净，右脉虚大。此素伤阴血、中阳受损，实为虚劳之证，法宜健中扶脾，与黄芪建中汤试治：桂枝 10 克，杭白芍 18 克，生姜 10 克，炙甘草 3 克，大枣（去核）4 枚，黄芪 10 克，饴糖（缺药用葡萄糖粉 30 克代替）30 克分冲。每日煎服 1 剂，药后 3 剂腹胀腹泻明显好转，大便每日晨起一次，目前已成形而无不消化之食物残渣，又连服 2 周，诸症状愈后未发而临床治愈。（摘自《张仲景药法研究》）

【病案 4】吴某，男，20 岁，患腹痛病已二年，痛时缠绵累月不休，曾经医治，俱无效果。四肢倦怠，不欲行动，时有盗汗，心悸亢进，当腹痛时，用力按之，则痛稍减，观其面色苍白，体质素弱，按其脉象，左手弦紧，右手浮芤，腹诊直腹筋浮于表。合参脉症，显系虚劳腹痛，治宜大补元气，则不止痛而痛自止，不敛汗而汗自敛，不固精而精自固，拟大剂黄芪建中汤加味主之。黄芪五钱，当归三钱，白芍四钱，桂枝二钱，大枣三钱，炙甘草一钱半，生姜二钱，茯苓二钱，饴糖四两。嘱其连服十剂，病遂痊愈。（摘自《福建中医医案医话选编》）

【病案 5】宋某，女，18 岁。于 1970 年 8 月患癫狂。目光异常，时而若有所思，时而若有所见，时而模仿戏剧人物，独自动作吟唱。入夜尤剧，妄言狂躁欲走。中西医多方治疗未效。病至半月，势渐重笃，卧床不起，饮食不进有数日，衣老诊视，脉之，六部数疾，尺滑有力，按之，少腹上及脐旁坚硬急结。询其经事，家人回答初得病时正值经期。大便周余未解，小溲尚通，舌暗红干燥。乃曰：王氏《脉经》有"尺脉滑，血气实，妇人经水不利"。脉证合参，属瘀热发狂，急宜泻热破瘀。宜抵当汤：桃仁 25 克，大黄 10 克，水蛭 10 克，虻虫 10 克。适缺虻虫，属先服下看。翌日诊视，药后大便得通，证无进退。曰：证属瘀热发狂无疑，抵当何以不效？殆缺虻虫之故，仍用前方，亟令觅得虻虫。时值夏月，家人乃自补虻虫三十余枚合药。服后三时许，果从阴下瘀血紫黑，夹有血丝血块，大便亦下胶黑之屎。令以冰糖水饮之，沉沉睡去；嘱勿扰唤。翌晨，神清索食，唯觉困乏，疏方生地黄、白薇、丹参、莲心、荷叶、琥珀调之。竟愈。愈后询之，自己先因郁怒，经期复受惊恐，遂血阻不行，继乃发病。现已婚生子，未再复发。（摘自《上海中医药杂志》）

【病案 6】某女，54 岁。症见每日几乎都有少量的经血，妇科诊为更年期月经过多症，腹满便秘。脉见左关浮，两尺沉取有力，苔白，舌下静脉瘀滞。两腹直肌拘挛，左脐及少腹左右见有动悸和压痛。后颈、两肩、右背、左腰、小腿后等肌肉发硬。拇指及小指肚有红斑，手掌干燥。血、尿等检查无异常。治疗方法是每日早晚各服土瓜根蜜丸 20 粒，连续服用 14 天后，便秘缓解，大便一日一行，腹胀未作，经血停止。

【病案 7】周某，女，住小南门，年约十八九岁，经事三月未行，面色萎黄，少腹微胀，证似干血劳初起。因嘱其吞服大黄䗪虫丸，每服三钱，日三次，尽月可愈。自是之后，遂不复来，意其瘥矣。越三月，忽一中年妇人扶一女子来请医。顾视此女，面颊以下几瘦不成人，背驼腹胀，两手自按，呻吟不绝，余怪而问之，病已至此，何不早治？妇拉而告曰：此吾女也，三月之前，曾就诊于先生，先生令服丸药，今腹胀加，四肢日削，背骨凸出，经仍不行，故求再诊。余闻而骇然，深悔前药之误。然病已奄奄，尤不能不一尽心力。第察其情状，皮骨仅存，少腹胀硬，重按痛益甚。此瘀积内结，不攻其瘀，病焉能除？又虑其元气已伤，恐不胜攻，思先补之。然补能恋邪，尤为不可，于是决以抵当汤予之。虻虫一钱，水蛭一钱，大黄五钱，桃仁五十粒。明日母女复皆来，知女下黑瘀甚多，胀减痛平。唯脉虚甚。不宜再下，乃以生地、黄芪、当归、潞党参、川芎、白芍、陈皮、茺蔚子活血行气，导其瘀积。一剂之后，遂不复来。后六年，值于途，已生子，年四五岁矣。(摘自《经方实验录》)

【病案 8】孙某，43 岁，男。素禀瘦弱，劳倦汗出卧外，感受风邪，初则下肢微感麻木，不一月而肌肤麻木不仁，且感游走疼痛，曾延某医诊治，谓为风寒湿痹，用三痹汤出入，连服一周，未见好转。病者恐成残疾，乃来商法于余，诊之脉来涩小无力，面色不荣，舌质淡而暗红。与《黄帝内经》云："卧出而风吹之，血凝于肤者为痹"。《金匮要略》云："血痹阴阳俱微，寸口关上微，尺中小紧，外证身体不仁，如风痹状。"据脉证病因参合，辨证为血痹，乃疏黄芪桂枝五物汤加味：黄芪 18 克，桂枝 6 克，赤芍 6 克，当归 9 克，红花 6 克，川牛膝 9 克，生姜 12 克，大枣（破）5 枚，并辅以针刺足三里、三阴交等穴，连服 10 剂后，下肢麻木较前缓解，痹痛减轻，后以原方加减而愈。并嘱再服金鸡虎丸，以巩固疗效。(摘自《经方应用》)

【病案 9】蔡某，41 岁，左侧腹下结块，时浮时沉，痛甚，肌瘦，饮食不振。询知停止生育有十余年，早已停经，此因气凝血滞，壅瘀经络而成块。和聚之有形者为癥，其积于腹中，牢固不动，按之应手，当以祛瘀生新，通经活络为治，拟大黄䗪虫丸与牡丹散合用。牡丹皮二钱，延胡索二钱，当归尾二钱，甜桂二分，酒赤芍三钱，牛膝二钱，三棱三钱，莪术三钱，加大黄䗪虫丸三钱。上药连服五剂，瘕消痛失，后以大补气血之剂，调理收功。（摘自《福建中医医案医话选编》）

肺痿肺痈咳嗽上气病脉证并治第七（病案 18 则）

【病案1】刘某，30 岁，小学教师，患遗尿症甚久，日间则有遗出，夜则数遗无间，良以为苦。医咸以肾气虚损……细诊其脉，右部寸关皆弱，舌白润无苔，口淡，不咳，唾涎，口纳略减。小便清长而不时遗，夜为甚，大便溏薄，审系肾脾肺三脏之病。但补肾温脾之药，服之屡矣，所未服者肺经之药耳……景岳说："小水虽利于肾，而肾上连肺，若肺气无权，则肾水终不能摄，故治水者必先治气，治肾者必先治肺"。本证病缘于肾，因知有温肺化水之治法。又甘草干姜汤证原有治遗尿之说，更为借用有力之依据。遂予甘草干姜汤。炙甘草八钱，干姜（炮透）三钱，一日二剂。三日后，尿遗大减。涎沫亦稀。再服五日而诸证尽除。然以八日服药十六剂，竟愈此难治之证，诚非始料所及。（摘自《广东中医》）

【病案2】冯某，自一年前始病咳逆，倚息，吐涎沫，自以为痰饮。今诊得两脉浮弦而大，舌苔腻，喘息时胸部间作水鸡之声。肺气不得条畅，当无可疑。昔人以麻黄为定喘要药，今拟用射干麻黄汤。射干四钱，制半夏三钱，五味子二钱，生姜三片，红枣七枚，净麻黄三钱，紫菀三钱，北细辛二钱，生远志四钱，桔梗五钱，款冬花三钱。拙巢注：愈。（摘自《经方实验录》）

【病案3】朱某，病患咳嗽，恶寒头痛，胸满气急，口燥烦渴，尿短色黄，脉浮而小弱。据证分析，其由邪侵肌表，寒袭肺经，肺与皮毛相表里，故恶寒而咳；浊痰上犯，冲激于肺，以致气化不利，失于宣化，故胸满气促，燥渴者，则为内有郁热，津液不布，因之饮水自救；又因痰积中焦，水不运化，上下膈胆，三焦决渎无权，故小便黄短；脉浮则属于外邪未解，小弱则因营血亏损，显示脏气不足，如此寒热错杂内外合邪之候，宜合治不宜分治，要不出疏表利肺，降浊开清之大法，因此以《金匮要略》厚朴麻黄汤。其方麻黄、石膏合用，不唯功擅辛凉解表，而且祛痰力巨；厚朴、杏仁宽中定喘，辅麻黄，石膏以成功；干姜、细辛、五味子温肺敛气，功具开合；半夏降逆散气，调理中焦之湿痰；尤妙在小麦之一味补正，斡旋其间，相辅相成，以促成健运升降诸作用。但不可因麻黄之辛，石膏之凉，干姜之温，小麦之补而混淆杂乱目之。服药三剂，喘满得平，外邪解，烦渴止，再二剂，诸恙如失。（摘自《治验回忆录》）

【病案4】何某，素患痰饮，复感寒邪，遂咳嗽气喘，脚肿如脱，倚息不得卧者十余日，服以小青龙汤及真武汤加干姜、细辛、五味子，治不效。旋请四医会诊，拟济生肾气丸，亦无效。金以为不起矣。一日，其侄邀余决逝期之迟早，余窥其容颜，尚有生机，治之得法，犹可永年。余思此病，系水饮挟冲气上逆，遂与桂苓五味甘草汤加代赭石、紫苏子。四剂后，竟得安卧，肿亦渐消。后以苓桂术甘汤加五味子以收全功。（摘自《湖南中医医案选辑》）

【病案5】周某，男，36岁，患咳嗽已一年多，近上山砍柴，中途淋雨，衣服尽湿，比及抵家而嗽大发，彻夜因嗽剧而难寐，唾痰盈碗，色白浓厚，兼感头痛心悸，肢体俱惫，就医服六君无效。入院求诊。拟以苓桂术甘汤加干姜、细辛，五味子，服一剂而嗽痰减少，继投原方诸症痊愈。（摘自《陈耀庚医案》）

【病案6】胡某，男，47岁，工人。初诊，1963年9月11日，症状：咳嗽气短，倚息不得卧，吐白痰夹水，每于早晚咳甚，咳时须俟痰出而后安，伴有胸闷不适，胃脘胀满，舌白而润，脉象弦滑。病机：病属痰饮为患，肺有宿寒，无见外感，故拟以除痰涤饮温肺散寒入手，方用苓甘五味姜辛半夏汤。处方：茯苓四钱，炙甘草一钱，五味子一钱，生姜三钱，细辛五分，制半夏二钱，二剂。9月13日二诊：服前方两剂，诸症悉减，咳乎安卧，精神倍增，早晚咳痰减少，诊其脉仍弦而滑，胃脘略不适，按病仍属肺气虚寒，痰饮未尽，守原方加广陈皮二钱，生姜易干姜二钱，五剂后咳止痰平，其病如失，饮食大增，精神舒畅，睡眠安宁，脉息和缓而虚，舌净口和，唯食后稍事胀闷，继从香砂六君子汤加味调理中州，以善其后。（摘自《江西医药》）

【病案7】叶某，初诊（2月17日）：咳延四月，时吐涎沫，脉右三部弦，当降其冲气。茯苓三钱，生甘草一钱，五味子一钱，干姜一钱，细辛一钱，制半夏三钱，光杏仁四钱。二诊（2月19日）：两进苓甘五味姜辛半夏杏仁汤，咳已略平，唯涎沫尚多，咳时痰不易出，宜予原方加茯苓三钱，生甘草一钱，五味子五分，干姜一钱，细辛六分，制半夏三钱，光杏仁四钱，桔梗四钱。佐景按：叶君……患咳凡四阅月，问治于史，史固辞之，以习医未久也，旋叶君咳见痰中带血，乃惧而就师诊。服初诊方凡二剂，病即减轻，服次诊方后，竟告霍然。（摘自《经方实验录中卷》）

【病案8】京桥，叠街和泉屋清兵卫母，年五十余。秋冬之交咳嗽胸满颇甚，遍身洪肿，倚息不得卧，一医以为水肿，与利水剂，无效。余诊曰，恐有支饮，先治其饮，则咳嗽浮肿自当随愈，因予苓甘姜味辛夏仁黄汤加葶苈子，服二三日，咳嗽胸满减，洪肿忽消散，余以此法复愈水肿数人，故记之以示后学。（摘自《皇汉医学》）

【病案9】马某，女，45岁，清华大学干部，1982年5月4日初诊。自1个月前感冒后患咽炎，近日咽喉疼痛加重，夜间咽干声哑，喉咙干痛，大便稍干，小便减少，食欲、睡眠时好时坏。既往有咽炎及经前浮肿史。观其舌苔薄白，脉象沉细，咽后壁淋巴滤泡增生。其讲话声音嘶哑，此肺胃阴虚，虚火上炎所致，遂用麦门冬汤加味。麦冬20克，半夏10克，党参10克，沙参30克，玄参15克，甘草6克，粳米10克，火麻仁10克，大枣4枚。服至第3剂时，咽喉干痛、音哑等症状明显减轻，服至4剂后诸症状消失而愈。遂转治经前浮肿病。(摘自《张仲景药法研究》)

【病案10】游某，男，15岁。患支气管炎，久咳不止，口干咽燥，其家长曾疑为肺结核，经X线透视，心肺正常，膈肌平滑运动自如，饮食尚可，大便干燥，舌红无苔，脉虚而数。此肺胃阴液不足、虚火上炎所致。治宜生津润燥，滋养肺胃，用《金匮要略》麦门冬汤：麦门冬12克，沙参15克，甘草6克，大枣3枚，粳米10克，去法半夏，加桑叶10克，石斛12克，枇杷叶10克，冰糖30克，梨汁1杯，服5剂，其咳遂止。(摘自《金匮要略浅述》)

【病案11】黄某，女，51岁。患者喘促反复发作已经5年。此次发作1周，咳嗽痰少，喘促短气，咳声低弱。咳痰不多，咽喉不利，口干面红，舌质红，无苔，脉细弱。病属肺之气阴不足。治宜滋阴润肺，益气定喘为法，方取麦门冬汤加减：麦冬15克，党参10克，半夏、川贝、五味子各5克，茯苓12克，百合、紫苏子各9克，甘草3克，大枣3枚。2剂后喘促大减。原方加减再服6剂后诸证消失。(摘自《浙江中医学院学报》)

【病案12】柯某，男，48岁，干部。于1962年5月21日入院，患者于30岁时曾患肺炎。3年前曾与肺结核患者长期接触，以后逐渐发生咳嗽，服止咳药不效。于去年春间咳嗽加剧，并有寒热发生，咯少量血，在家疗养至秋季后病情未见改善。今年3月间，咳吐脓血痰。经某医院X线透视，诊断为空洞型肺结核。患者面色苍黄，两颧微赤，舌苔粗白微黄，尿白便秘，痰出白腻，而带腥臭，发音微嘶。脉弦滑教，右手特大，甚则滑动搏指。治疗经过，入院五小时复大量出血，约有500毫升。当即灌服热童便及十灰散，继予肃肺保金化痰止血方剂，血止后觉胸中热痛，怔忡盗汗，音低而嘶，又进养阴清肺、咸寒降火宁心方五剂，仍复大量出血，且较第一次更剧。经急救止血后，尚频频咳痰带血，脉洪数滑动，胸痛心烦。最后改用大剂苦寒泻火法，用泻心汤(大黄五钱，黄芩三钱，黄连四钱，生栀子四钱)。如洪脉属实，心烦不眠，则加石膏、竹茹；右脉见芤，则去石膏加西洋参，如是出入加减连服12剂，血止，咳逆胸痛平，脉转缓滑，眠稳餐加，于6月11日出院。

【病案 13】李某，男，13 岁。患支气管哮喘，发作时胸满烦躁，咳痰黄稠，呼吸不利，喉间有哮鸣音，口渴苦黄，脉象沉数。此饮瘀化热，塞迫气道，宜宣肺利气，清热化饮，曾用定喘汤，咳痰转清，哮喘仍发，后用厚朴麻黄汤：厚朴 10 克，麻黄 3 克，杏仁 10 克，生石膏 10 克，法半夏 10 克，干姜 10 克，细辛 1.5 克，五味子 1.5 克，小麦 10 克，服 3 剂，咳喘均止。（摘自《金匮要略浅述》）

【病案 14】张某，女，45 岁。患慢性支气管炎，每届冬季即发，咳吐涎沫，头眩短气，小便频数自遗，其人身体白胖，平时容易感冒，舌苔薄白，脉象虚弱。此以肺气虚冷，不能制下之故，治宜温肺化饮，益气制下，先用甘草干姜汤：甘草 15 克、干姜 10 克，加黄芪 12 克、益智仁 6 克，服 5 剂，小便自能控制。后用六君子汤加干姜、细辛、五味子，服 5 剂，咳吐涎沫亦止。（摘自《金匮要略浅述》）

【病案 15】宁某，女，58 岁，有肺结核、气管炎病史已久，经常低热盗汗、咳嗽，近 3 年来气喘加重，入冬尤甚，经检查确诊为肺源性心脏病。症见形体消瘦，咳吐白痰，自觉痰凉，咳即遗尿，浸湿衣裤，胸闷气喘，不得平卧，四肢欠温，舌质淡，苔白腻，脉沉细。证属肾阳虚衰，气虚下陷，治以温补肾阳，益气固正，方用：熟地黄 24 克，山茱萸、山药、陈皮、半夏各 12 克，牡丹皮、茯苓各 9 克，黄芪 30 克，白术 15 克，桂枝、附子各 4.5 克。3 剂后咳喘稍减，但饮食欠佳，余症同前，乃求治于周师。周师观其脉证，谓"此乃中阳虚衰，运作无权，土不生金则肺痿，失去肃降之力，不能通调水道，故咳而遗尿，病机为肺中虚冷，阳气不振，上虚不能制下也，乃甘草干姜汤证无疑"。方用甘草 30 克，干姜 30 克，浓煎频服。服药 2 剂，遗尿、咳嗽均减轻，再增甘草为 60 克，3 剂，症状基本控制，继用肾气丸加减调治而愈。（摘自《浙江中医杂志》）

【病案 16】何某，男，80 岁。患慢性支气管炎，年老体弱，卧床已半年，近出现头晕耳鸣，如坐舟车之中，觉物旋转，耳鸣如潮水，不能起床，不敢张目，同时伴咳嗽气急，咳唾涎沫和胸闷不适感。听诊在中下肺野有散在中小水泡音，曾用四环素、磺胺嘧啶、麻杏止咳糖浆等消炎止咳药无效；又用天麻钩藤饮、百合固金汤等加减方亦无效。眩晕日见加重，咳唾涎沫不止，思热饮，不欲食。面色萎黄，舌苔薄白，脉沉细。拟诊眩晕病，肺中虚冷，水气不化，清阳不升，浊阴不降。处方：炙甘草 15 克，炮姜 12 克，3 剂。服一剂后，眩晕锐减，咳唾涎沫好转，服完二剂，能起床活动，三剂眩晕除，诸症基本消失，精神大振。（摘自《新中医》）

【病案 17】钱某，男，28 岁。咳嗽胸痛已 40 多天，近日痰有臭气。患者于月半前在田间工作回来，觉怕冷发热，伴有咳嗽四肢疼痛，即延中医诊治。服药数剂后，怕冷四肢痛解，但咳嗽甚剧，夜难成寐，发热不退，精神困倦，以致卧床不起。经20多天的中药治疗，咳嗽渐减，晚上较能入睡，一般情况较好，乃能离床，但热度时有波动，胸仍有隐痛，痰中虽无血液而增臭气，多药调理，效力不佳，前来诊治。体温37.8℃。咳嗽不甚剧，痰色稀黄，量中等，略有臭气，舌干脉数，舌被黄腻薄白。营养较差。诉胸有隐痛，诊为肺痈，经予苇茎汤、葶苈大枣泻肺汤、桔梗汤、泻白散加减，以及犀角醒消丸等治疗，未见显著改善，乃停止诊治。一周后又来诊，热升至39.2℃，痰中臭气加重，痰量增多，杂有脓状，胸闷不畅，神疲乏力，凡事扫兴，胃口殊差，见其病势转剧，测其病灶化脓可能正在进行，乃试用桔梗白散之峻剂。处方。巴豆霜0.18克，象贝0.9克，桔梗0.9克，共研，开水送服，嘱服后泻不已吃冷粥一碗。下午服药，系晚大便泄泻十余次，服冷粥第一碗而泻止。次日病者很高兴地告诉我服药后热已退，咳嗽大减，痰无臭气。胸中甚畅，诸恙如释，查检体温37.3℃。脉平，舌净。偶有咳嗽，而无臭痰，精神表情都良好，为处以肃肺化痰剂，以搜余患……迄今壮健如常人。（摘自《中医杂志》）

【病案18】张某，男，56岁，江西省德兴县政府传达室工作，于1977年2月2日因咯血不止邀诊。自20年前患气管炎。虽经治疗连绵不愈，10年前发现并有肺气肿，支气管扩张。近一周来又因着冷感冒后，咳喘加重，咯痰带血。经服用复方甘草合剂、喷托维林、维生素K、多西环素及注射青霉素、链霉素等，症状无明显改善。昨夜咳血量突然增加。一夜间约有大半痰盂（600毫升左右），至今未止。则全身无力，活动困难邀诊。观其面色枯萎苍白，舌苔薄白，左脉小滑，右脉滑大无力，两肺满布干啰音，两肺下部有中、小湿啰音，尤以右下内带明显。此久患支气管扩张，新感风寒，热被寒束，邪热伤及肺络，更加久嗽咳逆，肺络受伤，以致咳血过多，宜清热散结通瘀为主，佐以扶气敛肺为治，用千金苇茎汤加味。苇茎30克，冬瓜仁30克，薏苡仁6克，桃仁6克，桔梗10克，黄芩炭10克，甘草10克，杏仁10克，牡丹皮10克，五味子6克，党参12克，金银花15克。急煎服药1剂后，大咯血则止，只于重咳时带大量血丝。服用5剂后，只于每天痰中可见2～3次有血丝。咳喘明显减轻，舌净，脉象小滑。上方加远志10克，以加强祛痰，又服5剂后，痰中带血完全消失，咳嗽明显减轻，体力增加，转用他方祛痰止咳，扶正固本治之，愈后随访3个月咳血未发。（摘自《张仲景药注研究》）

奔豚气病脉证治第八（病案 5 则）

【病案 1】林某，男，32 岁，农民。1974 年 10 月间门诊。主诉：近月来，晚间欲睡时。常先从少腹结一肿块，恶心欲吐，后觉有股气从少腹开始，直冲咽喉，胸闷异常，喉间似有痰，呼吸困难，张口喘气且大汗淋漓，面唇脱色，手足逆冷，不能言语，几乎丧失活动能力。但过一段时间，少腹肿块渐消，胸闷渐解，呼吸等也逐渐恢复正常，越日只感精神不振，其余如常人。经脑电图、心电图等检查，未能确诊，治疗无效而求中医诊治。察患者体壮，在下肢因枪伤行截肢。舌质偏红，苔薄微黄，脉弦。病因手术后忧思过度，致成此症。长期情志郁结，使气结不行，气郁化火，郁火上逆，随冲脉直上胸咽，即气病奔豚也。崇仲景法，拟疏肝清热，降逆平冲，选《金匮要略》奔豚汤加减：生姜、生葛根、半夏、甘草、川芎、当归、黄芩、酸枣仁各 10 克，芍药 15 克，代赭石 21 克，远志 8 克，水煎服。服药后当夜似有欲发之征，然未发病，二诊原方代赭石加至 30 克。服后该夜安睡如常，连服四剂而愈，至今未复发。（摘自《陕西中医》）

【病案 2】黄某，女，27 岁，平素性情急躁，每遇困难常常悲伤啼泣，加之近日天气转热，儿子有病，忧虑而发。晨起煮饭时，忽觉有一物自腹上冲，顷刻神识模糊，不省人事，目闭，状似中风。按其右脉和缓，左脉略有弦象。素性急躁，又多忧郁，郁极肝火冲动，上干心主之官，故神志昏昏。当先敛肝火，降逆气，投以仲景奔豚汤。方中黄芩、葛根、李根皮等苦泄降火；川芎、当归、芍药等辛温滋血而敛肝，生姜、半夏燥脾降火，远志、酸枣仁宁心。汤药下咽不久，即目开语出，诸证顿除。继以甘麦大枣汤善后。处方：生葛根五钱，黄芩二钱，李根皮七钱，酒川芎二钱，当归二钱，制半夏四钱，老生姜四钱，远志肉二钱，酸枣仁三钱，杭白芍二钱。文火煎，去渣温服。甘麦大枣汤方：炙甘草三钱，小麦四两，大枣一枚。同煎数沸，盛于热水壶中，频服一至二剂。（摘自《福建中医医案医话选编》）

【病案 3】苏某，男，71 岁，农民。1981 年 3 月就诊。主诉：素有头昏，眼花耳鸣，腰膝酸软，手足不温，时腹自痛，并觉有股气上冲胸膈，直上咽喉，呼吸困难，胸部闷塞，如欲气断。昏不识人，约半小时后，自觉气渐平顺，复如常人。此症每隔数日或半月或一月一发，发无定时，然以深夜发作为多，渐有加重之势。体形瘦小，面色无华，尿白，舌淡苔白滑，脉沉细弦。本病乃脾肾阳虚，水气夹冲气而上逆，腹中寒气，时结时散，结则并力上冲，散则平复如常，故时愈时发，夜间阴寒较甚，故夜发为多，此属肾积奔豚，治以温补脾肾，散寒平逆，选《千金》奔豚汤加减。熟附子、炙甘草各 10 克，桂枝、党参各 15 克，吴茱萸 8 克,半夏、生姜各 12 克,沉香 8 克,龙骨、牡蛎各 24 克,杭白芍 20 克,水煎服。药进 3 剂。奔豚症除,为巩固疗效,再进 3 剂。后用桂附理中丸,《金匮》肾气丸二药间服一月而收功,至今未复发。(摘自《陕西中医》)

【病案 4】故乡老友娄某的爱人,70 岁,患呕吐腹痛 1 年余,于 1973 年 4 月 16 日偕同远道来京就诊。询其病状,云:腹痛有发作性,先呕吐,即于小腹虬结成癥块而作痛,块渐大,痛亦渐剧,同时气从小腹上冲至心下,苦闷欲死。既而冲气渐降,痛渐减,块亦渐小,终至痛止块消如常人。按主诉之病状,是所谓中医之奔豚气者,言其气如豚之奔突上冲的形状,《金匮要略》谓得之惊发,惊发者,惊恐制激之谓。患者因其女暴亡,悲哀过甚,情志经久不舒而得此症。予仲景桂枝加桂汤。桂枝 15 克,白芍药 9 克,炙甘草 6 克,生姜 9 克,大枣(擘)4 枚,水煎温服,每日 1 剂。二诊(4 月 30 日):共服上方 14 剂,奔豚气大为减轻,腹中作响,仍有一次呕吐。依原方加半夏 9 克,茯苓 9 克以和胃蠲饮。嘱服 10 剂。三诊(5 月 13 日):有时心下微作冲痛,头亦痛,大便涩,左关脉弦,是肝胃气上冲,改予理中汤加肉桂、吴茱萸以暖胃温肝,服后痊愈回乡。2 个月后函询未复发。桂枝汤原本治太阳中风,汗出,发热,恶风证。而仅加桂枝量后,如治奔豚气。因此医生在处方用量上,岂能掉以轻心。(摘自《岳美中医案集》)

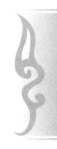

【病案 5】李某,女,64 岁。1965 年 10 月 24 日初诊。1 年前孙子淹死,婆媳不和,心烦易怒,夜寐梦扰。突发少腹疼痛,有块渐大,自觉气从少腹上冲胸咽,头晕目眩,闷窒难忍,约过半小时许,气平块消痛止,每周发作 2~3 次不等,舌苔薄黄,脉弦略数。证属情志刺激致肝气郁滞化火,上冲而发为奔豚气。治用《金匮》奔豚汤以清热降逆,和血平肝:李根白皮(自备,鲜者加倍)15 克,生葛根 12 克,制半夏 9 克,黄芩 9 克,生姜 5 克,杭白芍 12 克,当归 6 克,川芎 5 克,生龙骨(先煎)15 克,生牡蛎(先煎)30 克,代赭石 15 克。先后加减调治月余,共服 39 剂,诸症消失,奔豚气病自服药 10 剂后,未再发作。(摘自《浙江中医学院学报》)

胸痹心痛短气病脉证治第九(病案 13 则)

【病案 1】王某,女,35 岁。胸中满闷,心痛彻背,上气喘急,呼吸困难,大便不利,脉象沉滑,舌苔白腻。诊断:浊阴逆行,气壅上焦,胸阳阻滞,升降不利。主以通阳泄浊法,以瓜蒌薤白半夏汤加味治之,四剂而愈。瓜蒌实 9 克,薤白 6 克,法半夏 6 克,枳实 4.5 克,杏仁泥 6 克,桂枝 4.5 克,橘皮 5 克。水煎服。自按：胸痹心痛，责在胸中阳微，气不宣畅，仲景以通阳为主，复其上焦之阳，则浊阴自降，其与诸泻心主用苦寒泄降者有别，临床当细辨之。（摘自《蒲园医案》）

【病案2】赵某，男，57岁，修鞋工人。1958年春在大理工作时，一日清晨因其突然患胸痛，其爱人约我去他家诊视。见其表情痛苦、唇青，畏寒厚被，呻吟而气短，问知痛满胸膺，并牵掣痛及背后，按之心窝歧骨间处亦痛，肢冷，脉象沉紧，舌淡白滑。问知过去并无此病史，我细思此病发于突然，时在清晨，素体质虽不甚健，但并无胃痛及痰饮之患，因其工作时多俯伏之姿，胸阳被郁，今各证属心肾阳虚，阴寒内生。当下焦阴寒极盛，上乘阳虚之胸时，遂生胸痹病，《黄帝内经》亦有暴病非阳之说，遂按《金匮要略》乌头赤石脂丸加减，温经扶阳以通痹。附子60克（开水先煎3小时），肉桂、川椒各10克（以温命门而逐下焦沉寒），红参10克，干姜10克（扶元气之衰），桂枝15克（引下焦阳气上行以开痹）。因煎药尚需三四小时，先用生姜15克捣烂加红糖60克，用水煮沸，乘热饮下，服后，中、上焦暖气增加，胸痛减轻，四时后更进煎药。第二日自己走来看病，胸部已无痛苦，按原方更进二剂，以后用《金匮》肾气丸调理，曾服至十合（100粒），胸痹未复发。（摘自《云南中医学院学报》）

【病案3】刘某，男，36岁。1984年秋，胸中闭塞，心痛彻背，背痛彻心，气逆痞满，四肢无力，脉象沉迟，舌苔薄白。诊断：上焦清阳不宣，中焦浊阴上逆。治法：主以宣畅心阳，通降胃浊之法，用加味枳实瓜蒌薤白桂枝汤主之。附片9克，桂枝6克，茯苓12克，法半夏6克，枳实6克，瓜蒌实1枚，薤白9克，生姜3片。水煎服，1剂见效，4剂痊愈。（摘自《蒲园医案》）

【病案4】张某，男，40岁。1975年患脑血栓轻度半身不遂，1979年在当地县医院针灸过程中，忽然出现剧烈心痛气短，后送西安某医院诊断为"心肌梗死"，住院四月，病情好转出院。出院后每日清晨天将明时，仍出现心绞痛，端坐呼吸，须含化一片硝酸甘油片。1979年12月邀余访治，其脉沉涩无力，有时结止，形寒肢冷，每早从胃脘痛起，引至左胸胁，平时气短神怯，乃中阳不运，气虚血瘀而致。拟《金匮》人参汤加味：红丽参10克，土白术10克，川红花10克，甘草5克，干姜10克，桃仁10克，丹参10克，降香10克，延胡索10克，川楝子10克，枳实10克。2剂药后，黎明时心绞痛即未出现，又以此方加减服药2个多月，近半年很少出现心绞痛。（摘自《陕西中医》）

【病案5】病者但言胸背痛，脉之沉而涩，尺至关上紧，虽无喘息咳吐，其胸痹则确然无疑，问其业，则为缝工，问其病因，则为寒夜伛偻制裘，裘成稍觉胸闷，久乃作痛，予即书瓜蒌薤白白酒汤授之。方用瓜蒌15克，薤白9克，高

粱酒1小杯，2刻痛止。(摘自《曹氏伤寒金匮发微合刊》)

【病案6】胡某，男，48岁。胸背痛半年。近因劳动太过，胸痛彻背，每天发作4～5次，已经3天，胸闷，气短，咳吐黏痰。舌苔白腻，脉沉滑。此乃痰浊壅阻心肺，胸阳不得展布，法当化痰通阳。处方：全瓜蒌30克，干薤白15克，法半夏12克。水煎服。二诊，服药3剂后，胸背痛已减，黏痰仍多，原方继服3剂。三诊：今日胸痛未作，胸部较前舒畅，咳痰亦少，唯食欲欠佳。拟将原方用量减半，并加理气药：瓜蒌15克，薤白8克，半夏6克，陈皮6克。3剂。服药后，诸症消。(摘自《张仲景方剂学》)

【病案7】某男，52岁，干部。左胸痞闷不适3年，于1981年12月2日求诊。1978年春节期间，突感左胸憋闷不适，心中难受，经陆军总医院诊断为病毒性心肌炎，住院治疗3个月，好转出院。出院后心中难受好转，左胸仍憋闷不适，间断服药，至1978年9月勉强上班。1980年5月20日在成都市某医院查心电图：室性心动过速，左束支传导阻滞。1981年多次出差，病情增剧求治。现症：左胸压闷或室闷不适，心中时而痞塞不适或胀满。血压正常。舌淡胖苔白微腻，脉弦涩。此为气滞血瘀心阳不足之胸痹证，拟以理气活血通阳开痹之枳实薤白桂枝汤加味主治：瓜蒌10克，薤白10克，枳实10克，桂枝10克，厚朴6克，桃仁12克，红花6克，苏木10克，柏子仁20克，鱼腥草30克。1982年1月11日诊：患者服上方6剂后，自觉症状消失，因出差停药，近几天左胸压闷不适，但比前减轻，舌淡苔少而润，脉涩。仍宗前法：瓜蒌60克，薤白60克，桂枝60克，枳实30克，厚朴30克，桃仁30克，红花30克，鱼腥草60克，柚子仁40克，鸡血藤30克。上药共研细末，蜜和为丸，每丸重10克，每日服3次，每次1丸。6月8日诊：患者服上丸剂1个月，情况良好，近日又感心中痞闷而胀，舌淡胖苔少而润，脉沉细有力。上方加丹参30克，蜜丸连服2剂，至今未复发。(摘自《金匮要略指南》)

【病案8】赵某，男，56岁。西医确诊冠心病已3年，但病状轻，偶有心悸，胸闷痞塞，仍坚持办公室工作。2个月来又患支气管炎，咳嗽时作，咳吐白沫痰，胸中痞塞较前加重，纳略减，大便尚调，下肢轻微浮肿，小便量减，舌质淡苔薄白，脉滑小数。证属心阳不振，痰饮内结之胸痹，治用茯苓杏仁甘草汤合二陈汤，宣肺化饮：茯苓30克，陈皮10克，制半夏10克，杏仁10克，甘草5克，大枣5枚，生姜3片，5剂，水煎服，每日1剂。药后下肢浮肿消净，胸闷痞塞大减，小便量增。上方加全瓜蒌15克，桂枝8克，再进7剂。咳偶作，咳吐白痰少许。上方10倍量制水丸，每日2次，每次6克。服丸剂期间正常工作。(摘自《金匮要略汤证论治》)

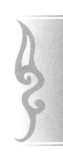

【病案9】吴某，女，49岁，干部。患冠心病心绞痛已近2年，常感胸膺痞闷，憋气，甚则不能平卧，服瓜蒌薤白半夏汤加丹参、鸡血藤、降香等多剂，证情已趋和缓，但今日突然心胸疼痛，痛连脊背，呻吟不已，口唇青紫，手足冰冷，额汗如珠，家属急来邀诊，舌暗水滑，脉弦迟极沉。询其原因系刚洗头劳累受凉所致。此属寒甚而阳衰，痹甚而血阻，或疼痛不解，阳将脱散，生命难保，故以大剂薏苡附子散合独参汤救治：薏苡仁90克，熟附子30克，人参30克，参三七24克。先煎人参、附子，后纳薏苡仁、三七，浓煎频呷。只2剂，疼痛即缓解，厥回肢温，额汗顿止。（摘自《中医自学丛书》）

【病案10】吕某，女，62岁，1983年12月15日就诊。间发左胸痛2年，近日天气寒冷，自觉胸闷不适，今晨突发心绞痛不休，急用硝酸甘油片含舌下无效，求余诊治。症见心痛彻背，有时昏厥，汗出肢冷，唇舌青紫，脉细欲绝。心电图检查示：急性下壁心肌梗死。证属寒凝痹阻，阳虚欲脱之候。治法，回阳救逆固脱。急用乌头赤石脂丸加味：乌头10克，乌附片30克，干姜10克，川极8克，赤石脂15克，桂枝15克，红参15克。一昼夜急服2剂，心痛大减，汗止肢温，昏厥随之而除。共服5剂，心痛消失，唯有胸闷不适。舌质淡红苔白，脉象沉细。心电图复查提示：窦性心动过缓；冠状动脉供血不足。危证已去，改用枳实薤白桂枝汤加参丹20克、瓜蒌10克、黄芪20克、红花4克，调治1月而愈。随访1年未见复发。（摘自《国医论坛》）

【病案11】王某，女，35岁，胸中满闷，心痛彻背，上气喘急，呼吸困难，大便不利，脉象沉滑，舌苔白腻。诊断：浊阴逆行，气壅上焦，胸阳阻滞，升降不利。主以通阳泄浊法，以瓜蒌薤白半夏汤加味治之，四剂而愈。瓜蒌实三钱，薤白二钱，法半夏二钱，枳实一钱半，杏仁泥二钱，桂枝一钱半，橘皮一钱，水煎服。自按：胸痹心痛，责在胸中阳微，气不宣扬，仲景以通阳为主，复其上焦之阳，则浊阴自降，其与苦寒泄降者有别，临床当细辨之。（摘自《蒲园医案》）

【病案12】上官某，男，46岁，干部。胸痹作痛，心悸善惊，恶闻食臭，纳差。舌苔白厚而腻，边有齿痕，脉象弦滑，偶见歇止。经西医诊为冠心病心绞痛。证属痰浊阻滞，气机失调。给予薤白、姜半夏、酸枣仁、香附各三钱，瓜蒌皮、朱茯苓各四钱，远志一钱五，丹参二钱，枳壳二钱，生山楂肉一两。经服上方加减一个半月后，痰浊消除，痹痛减轻，胃纳转佳，舌苔转为薄净，但心悸善惊尚间有发作，改用养心汤加丹参、龙骨、牡蛎等，调理三个多月后缓解。（摘自《浙江中医药》）

【病案13】朱某，患胸痛，以膻中周围为甚，波及乳上两胸膺部感胸闷气短，脉象沉迟，苔白微腻。处方以瓜蒌、薤白、半夏、厚朴、枳实（麸炒）、砂仁、茯苓等，每剂加镇江米醋三匙同煎（前曾服该方四剂，因未加米醋无效），连服五剂，痛止。米醋味酸收敛温行，可敛其下焦之阴而温其上焦之阳，与病机亦甚合拍。（摘自《浙江中医杂志》）

腹满寒疝宿食病脉证治第十（病案2则）

【病案1】关某，男，3月龄。患者其父代诉，日前原因不明的阵发性哭闹，当时腹胀，可能有腹痛，三日间不大便，吐奶不止，以后吐出黄色如大便物。此间未曾进食。症状日益加剧。曾经两个医院诊治，检查腹部可见肠影，腹壁紧张而拒按，经X线腹部单透，发现有液平面6～7个，并充满气体，确诊为完全性肠梗阻，经灌肠下胃管及对症治疗，不见好转，终于决定手术疗法。患者家属考虑到小儿月龄太小，不同意手术，而来中医处诊治。1974年4月5日来诊，患儿面色苍白，精神萎靡，时出冷汗，腹胀拒按，大便不通，舌苔灰白，系脾阳不运，积滞内停所致。治以行气泄满，温中散寒，厚朴七物汤治之。厚朴10克，桂枝7.5克，甘草10克，枳实10克，大黄2.5克，生姜5克。按上方顿服一次即效，服药后1～2小时，排出脓块样大便，以后2小时内，共排出3次稀便。随着腹胀消失，腹痛减轻。经10余日，逐渐好转，与健康婴儿无异。（摘自《老中医医案选编》）

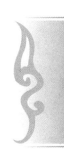

【病案2】武昌俞君，劳思过度，心绪不宁，患腹部气痛有三年，或三月五月一发，或一月数发不等，发时服香苏饮、越鞠丸、来苏散、七气汤等可愈。每发先感腹部不舒，似觉内部消息顿停，病进则自心膈以下，少腹以上，胀满疼痛，呕吐不食，此次发而加剧，欲吐不吐，欲大便不大便，欲小便亦不小便，剧时口噤面青，指头和鼻尖冷，似厥气痛，交肠绞结之类。进药前，医者又参以龙胆泻肝汤等无效。诊脉弦劲中带滞涩象，曰：痛利为虚，痛闭为实，观大小便俱闭，干呕和指头、鼻尖冷，内脏痹阻较甚，化机欲息，病机已迫，非大剂推荡不为功，拟厚朴三物汤合左金丸为剂：厚朴八钱，枳实五钱，大黄四钱，黄连八分，吴茱萸一钱二分，服一剂，腹中鸣转，痛减；二剂，得大便畅行一次，痛大减，续又畅行一次，痛止。后以澹寮六和、叶氏养胃方缓调收功。嗣后再发，自服此方一二剂即愈。此后病亦发少，发轻，不大发矣……加左金者，借吴茱萸冲开肝郁，肝气升发太过，宜平宜抑，肝气郁闭较甚，左金原方萸少于连，此方连少于萸。（摘自《舟雪峰医案》）

五脏风寒积聚病脉证并治第十一（病案 15 则）

【病案 1】蒋某，男，19 岁，1973 年 4 月 8 日初诊。患者午饭后骤然起病，左上腹剧烈疼痛，拒按，腹胀满痛，左肩部有放射性疼痛，持续不解，发热、恶心、呕吐，口渴饮不多，尿短赤，大便秘结，已四日未行，舌质红，苔黄腻，脉弦数。检查：左上腹部肌紧张、压痛、反跳病明显。实验室检查：白细胞总数 13500/mm^3，中性粒细胞 80%，淋巴细胞 20%。血淀粉酶测定：256 单位（文式法）。尿淀粉酶测定：512 单位。诊为急性胰腺炎。给予抗生素、镇静、解痉等药物未效，改为中药治疗。证属脾胃实热阻滞，致使升降失常。治以清热去实，通里攻下。方用大柴胡汤加减：柴胡四钱，黄芩三钱，半夏三钱，生大黄（后入）三钱，蒲公英一两，连翘一两，白芍三钱，桃仁三钱，芒硝（冲服）三钱，生甘草一钱。上方服二剂后，腹痛大减，大便已通，能进稀粥汤。继以原方出入，加焦三仙醒脾和胃，服完四剂后，症状消失。按原方出入带回三剂，病嘱注意休息，以巩固疗效。（摘自《西医离职学习中医班论文集》）

【病案 2】陈某，男，44 岁，医生。患慢性结肠炎多年。因腹胀腹痛，呕吐，于 1977 年 9 月 9 日住院治疗。经西医灌肠，肛门排气及注射新斯的明等处理，腹痛不减。X 线腹部透视及钡餐灌肠，发现双下腹有 3 个液平面，拟诊为肠梗阻。9 月 14 日邀中医会诊。症见：腹胀满不能平卧，痛苦呻吟，烦躁不安，尤以两侧胁下疼痛拒按为甚，大便 3 天未解，体温 38℃，舌淡苔白，脉弦紧。综上脉症，属寒邪内结，腑气不通，不通则痛。诊为寒疝腹痛。宗《金匮》大黄附子汤。附子 18 克，大黄 10 克，细辛 6 克，水煎服。服后 10 小时大便仍未通。嘱再进 1 剂。约 3 小时许，大便得通，腹痛大喊，依原方再进 3 天，每天 1 剂，诸症解除。后用黄芩汤合赤小豆当归散调理而安，于 9 月 20 日痊愈出院。（摘自《福建中医药》）

【病案 3】沈某，男，58 岁。去年胃切除后，运化尚弱，今午饭后食饮较多，脘腹部觉不适，逐渐发生痛胀，傍晚出现呕吐，大便 3 日未解。经检查诊断为急性肠梗阻，面色苍白，手足厥冷，舌淡胖，苔腻，脉沉紧弦。证属寒湿内结，腑气不通，大黄附子汤加减以通下寒积：生大黄 2 克，炮附子、干姜、姜半夏各 10 克。服后大便得通，痛呕遂止。（摘自《浙江中医杂志》）

【病案 4】韩某，男，50 余岁。因寒疝发病 2 年半，曾去河南、山东等地治疗不效，诊之舌苔薄白，脉象弦细，每日发作下腹痛急，坚硬，两腿强直，四肢逆冷，身出冷汗，先予抵当乌头桂枝汤一剂见效，但连服二三十剂不愈，以后改服当归生姜羊肉汤多剂而愈。（摘自《赵锡武医疗经验集》）

【病案 5】胡某，男，56 岁。患慢性风湿性关节炎，四肢关节疼痛，下肢清冷，不可屈伸，前医曾用五积散、桂枝芍药知母汤、当归四逆汤等方均不效。舌质淡，中有薄黑苔，脉象沉细。此寒凝关节，营卫不行，宜温经散寒为治，用乌头桂枝汤：桂枝 10 克，白芍 10 克，甘草 3 克，生姜 5 片，大枣 3 枚。另用炮乌头 10 克，白蜜 30 克，加水久煎取浓汁兑服。3 剂后，下肢转温，关节痛减，继用三痹汤善其后。（摘自《金要要略浅述》）

【病案 6】某女，教师，23 岁。病腹痛久久不除……病者体质虚弱，唯腹痛绕脐而作，剧则汗出，时作时止，缠绵不休，纳减神疲，难以坚持工作……脉沉细而弦，舌质淡，苔薄白，绕脐而痛，时冷汗出，喜按喜温，每欲得热饮以缓之，四肢往往不温。此乃正虚里急为其本，而致卫气不荣于外，故肢冷。当兼顾表里，分别缓急，进乌头桂枝汤。乌头易制附子（先煎）9 克，桂枝 9 克，白芍 9 克，大枣 10 枚，生姜 3 片，炙甘草 6 克，5 剂后，腹痛如失。再 7 剂，神色皆振，纳谷有加，脉细，舌嫩红，四肢温暖，寒象已去，而血虚不足，非可求速效也，故予方当归生姜羊肉汤 10 剂。嘱常服调养，久而有功。病者喜形于色，欣然返里，2 月之后，病愈结束，称谢不已，并已恢复工作云。（摘自《新医药学杂志》）

【病案 7】岳某，女，52 岁。常因头痛，身痛而服大量阿司匹林，已近 20 年。每当体冷或遇寒即觉腹痛。1976 年 12 月 13 日，突然头痛加剧，鼻齿衄血百余毫升，腹中绞痛。全身满布米粒大小之紫癜，尤以躯干为多。于次日住院治疗。诊见面色萎黄，形寒肢冷，紫斑大小不等，不隆起，压之不褪色。舌淡，苔白，脉沉细无力。化验：血小板 $34 \times 10^9/L$。遂诊为"血小板减少性紫癜"，虚寒肌衄，宜补血温阳，方拟当归生姜羊肉汤：当归 50 克，生姜 50 克，羊肉 100 克，水煎服，每日 1 剂。服药 9 剂，诸症悉除，紫癜逐渐消退，化验：血小板 $140 \times 10^9/L$。于 1976 年 12 月 24 日病愈出院。随访 3 年未见复发。1979 年 12 月血小板化验为 $170 \times 10^9/L$。（摘自《吉林中医药》）

【病案 8】袁某，青年农妇，体甚健，经期准，已育子女三四人矣。一日，少腹大痛，筋脉拘急而未少安，虽按亦不住，服行经调气药不止，迁延十余日，病益增剧，迎余治之。其脉沉紧，头身痛，肢厥冷，时有汗出，舌润，口不渴，吐清水，不发热而忍寒，脐以下痛，痛剧则冷汗出，常觉有冷气向阴户冲出，痛处喜热敷。此由阴气积于内，寒气搏结而不散，脏腑虚弱，风冷邪气相击，则腹痛里急，而成纯阴无阳之寒疝。窃思该妇经期如常，不属于血凝气滞，亦非伤冷食积，从其脉紧肢厥而知为表里俱寒，而有类于《金匮要略》之寒疝……处以乌头桂枝汤：制乌头四钱，桂枝六钱，芍药四钱，甘草二钱，大枣六枚，生姜三片，水煎，兑蜜服。上药连进两帖，痛减厥回，汗止人安。换方当归四逆加吴茱萸生姜汤：当归五钱，桂枝二钱，细辛一钱，芍药、木通各三钱，甘草、吴茱萸各二钱，生姜三片，以温经通络，清除余寒，病竟愈。（摘自《治验回忆录》）

【病案9】黄某，女，28岁。五月间午饭后，突然发热，心中微烦，恶心作呕，呕出物伴有黄水，胸脘胀满，大叫心下疼痛，辗转呼号，难安片刻。延医诊治，痛转乍轻乍重，余证未获寸效，后乃邀治于余。视其面色潮红，脉象弦紧有力，舌苔黄而质红。触诊肝胃，压痛明显，询其大便，五日未解，识其肝气内郁，化火灼胃，阴伤胃燥，腑气不通，法宜疏肝解郁，调气通便，予以大柴胡汤：北柴胡二钱五分，酒炒黄芩二钱，酒炒白芍四钱，法半夏一钱五分，麸炒枳实二钱，生姜三片，大枣三枚，另包大黄四钱，将前七味煎好后，再泡大黄。当晚一服便仍未通，痛亦不减，次早又服一次，上午大便即行，便行则痛顿减，呕吐亦平。三日复诊，患者诉，时有寒热，胸闷神疲，不欲饮食，脉弦而弱，测知腑气已通，燥热得去，余邪欲从少阳转出，宜因势利导，和解枢机，予以小柴胡汤……五日，其夫来云，已痊愈矣。（摘自《湖北中医医案选辑》）

【病案10】袁某，女，30岁。患急性胃肠炎，烦渴欲饮，食则吐，下泻水样便，日十数次，已两日，诊见：神疲，面色苍白，眼凹，舌干，肤失弹性，四肢厥冷，脉沉细数，血压60/40毫米汞柱。此系阳虚阴盛，应立即回阳救逆，急输生理盐水，同时急煎四逆汤加味：制附子9克，干姜15克，炙甘草30克，枳实30克。服药1剂，血压即正常（100/70毫米汞柱），四肢转温，又2剂而愈。（摘自《广西中医药》）

【病案11】唐某，女，54岁。1984年4月11日入院，食入呕吐反复发作10年，加重1个月。患者1974年春患呕吐，X线钡餐检查诊为贲门失弛缓症，当时经治一度好转。尔后，每因劳累或情绪不畅时，经常反复发作。于各大医院辗转治疗，收效甚微。西药：消旋山莨菪碱、东莨菪碱，中药旋覆代赭石汤、吴茱萸汤、丁香透膈散等服多遍。一月来证情加重，食入即吐，甚时茶水难入，脘痞，气短，无力，形体消瘦，面色㿠白无华，舌质淡苔薄白，脉虚细，体检：神清，精神疲乏，营养差，贫血貌，消瘦，心肺（－），腹软，呈舟状，上腹部有轻压痛，肝脾（－）。纤维胃镜：贲门痉挛。入院诊断：顽固性贲门失弛缓症。中医辨证：呕吐日久，胃虚气逆，治用大半夏汤：制半夏30克，人参（另火炖，兑服）10克，白蜜10毫升。3帖后，呕吐好转，能进少量流质饮食。效不更方，继进3帖，呕吐渐止，饮食大增，精神好转。继以六君子丸善后，巩固疗效。1985年6月随访，前证终未再发，饮食正常，精神饱满，体重增加，早已恢复工作。（摘自《江苏中医》）

【病案 12】邓某，女，38 岁。患慢性胰腺炎，常因情绪波动，或饮食不慎，引起急性发作。其证：左上腹疼痛，引及左侧背部亦痛，伴有寒热口苦，胸胁逆满，呕吐黄绿苦水，大便干结，舌苔黄腻，脉象弦滑。此由肝郁化热、胆胃不和所致，治宜疏肝清热，和胃利胆，用大柴胡汤：柴胡 10 克，黄芩 10 克，法半夏 10 克，枳实 6 克，白芍 10 克，大黄 10 克，生姜 3 片，去大枣，加陈皮 5 克，服三剂，呕吐已止，大便亦畅。继用原方去大黄，加瓜蒌 12 克，薤白 10 克，服五剂，腹痛背痛均止。后用逍遥散加枳实、陈皮五剂，归脾汤加柴胡、白芍十剂收功。(摘自《金匮要略浅注》)

【病案 13】白某，男，47 岁。1980 年 12 月 16 日初诊。起自水中作业后，少腹坠痛，反复发作，已历五载。炎夏亦常畏寒，肢冷，不离衣被，经中西药物治疗暂愈。近日因骤受风寒，腹痛又发，且睾丸肿坠，少腹拘急，阴囊有紧缩感，汗出肢凉，舌淡边有齿痕，脉弦紧。证属厥阴中寒，寒气凝滞之寒疝。治宜温经复阳，行气止痛。拟方：乌头 12 克，炙黄芪 30 克，炙麻黄 3 克，炒白芍 12 克，炙甘草 10 克，桂枝 12 克，盐茴香 10 克，乌药 10 克，白蜜 30 克，水煎服。连服 5 剂，诸证若失。嘱每日服天台乌药散二次以善其后，至今未复发。(摘自《吉林中医药》)

【病案 14】李某，男，24 岁。1982 年 8 月 10 日初诊。主诉因水土不适致胃脘疼痛，纳差腹泻已 4 年余。服理中健脾药，虽疼痛暂缓，但时常复发。近十日，疼痛逐渐加重。面色㿠白，胃部拒按，甚则不敢直立，畏寒肢冷，时呕清涎，舌淡苔白，脉沉紧。证属阴寒内盛，中阳受遏之胃脘痛。治宜温中散寒，缓急止痛。拟方：乌头 9 克，炒白芍 24 克，炙甘草 10 克，黄芪 15 克，干姜 10 克，白蜜 30 克，水煎服。服药 3 剂后，其痛大减；继进 3 剂，诸症消失，疾愈。嘱服附子理中丸以固其疗效。1981 年 9 月，该患者因他病来院诊治，询其胃脘痛状况，告知从未再发。(摘自《吉林中医药》)

【病案 15】阎某，男，17 岁，学生，1981 年 8 月 10 日初诊。患者耳内湿疹感染，黄水淋沥，溃烂成疮，痛痒难忍，初起湿疹局限于外耳道，后则浸淫面部及耳后周围，曾用西药治疗无效。舌苔白腻，脉见沉滑而数。乃肝胆湿毒为患，急投龙胆泻肝汤原方，外以枯矾加少许冰片为粉外擦。共外用上药三次，服药 3 剂，而告痊愈。(摘自《张仲景药法研究》)

痰饮咳嗽病脉证并治第十二（病案 17 则）

【病案 1】张某，农妇，30 岁。8 月间因感受风寒，卧床数日，延余往诊。

患者恶寒发热，渴欲饮热，大便硬，小便涩，独觉胸部闷塞不快，气逆短气，狂叫不安，时常欲家人以手捶其胸上，腹亦微痛，脉象浮紧。因思此证恶寒发热，脉象浮紧，显系外感风寒之证。然风寒初起罕见大便硬、小便涩之下焦证候，且病人不苦于恶寒发热，而独苦于胸闷筑塞不通，微捶胸上为快，殊所不解。复忆《金匮要略》云："肝着……"但无恶寒发热、腹痛、大便硬、小便涩之说，再细寻思，此病当系肝气郁结，风寒乘袭，故气留于胸中，以致痞塞不通，气逆短气而不得太息。由于上焦不通，津液不下，中焦失和，所以症见腹痛、大便硬、小便涩。病因风寒，营卫痹窒，虽着于肝而反注于肺之候也。仍拟行气散滞，和解通阳之法。柴胡9克，甘草4.5克，旋覆花9克，桂枝6克，厚朴6克，青皮6克，陈皮6克，黄芩6克，香附6克，当归6克，生姜3克，葱叶五根。服一剂后，恶寒发热解，狂叫已止，而大小便亦如常。复照前方加白芍，生地以养血和肝，病即痊愈。此方旋覆花降胸中之气，柴胡、桂枝、生姜疏达肝木以散外寒；青皮、陈皮、厚朴理气行气；香附开郁，当归活血，黄芩清热，甘草调和，葱叶通阳，亦小柴胡汤与旋覆花二方之加减变局也。（摘自《湖北中医医案选集》）

【病案2】沈某，21岁。初起形寒寒热，渐及胁肋脘痛，进食痛加，大便燥结。久病已入血络，兼之神怯瘦损，辛香刚燥决不可用。处方：白旋覆花、新绛、青葱管、桃仁、当归须、柏子仁。邹时乘按：杂证胁痛，皆属厥阴肝经，以肝脉布于胁肋，故仲景旋覆花汤，河间金铃子散及先生辛温通络、甘缓理虚、温柔通补、辛泄宣瘀等法，皆治肝着胁痛之剂，可谓曲尽病情，诸法毕备矣。然其证有虚有实，有寒有热，不可概论，苟能因此扩充，再加详审，则临床自有据矣。（摘自《临证指南医案》）

【病案3】赵某，男，70岁。住市中区和平路……1979年11月26日门诊。主症：咳嗽喘累，痰白色不爽，反复发作，临冬加重15年。现头昏眩晕，胸部紧张，纳食不佳，活动之后，喘累加重，时冷时热，苔薄白质红，脉浮数……据此脉证，阳虚痰饮，法当温阳化饮，方用苓甘五味加姜辛半夏杏仁汤方。药用：茯苓15克，甘草3克，五味子9克，炮姜9克，细辛3克，半夏9克，杏仁12克，加北沙参24克，苏梗12克，苏子15克。服三剂，诸症减轻，后以六君子汤加炮姜、五味子，调理善后，两年中观察，间有外邪复发，仍宗上方化裁治之收效。（摘自《成都中医学院学报》）

【病案4】朱某，男，25岁，春间患风寒咳嗽，渐至全身浮肿，医用开鬼门法，浮肿全消。但咳嗽仍紧，腹感满胀。又用六君子汤加干姜、细辛、五味子温肺健脾，咳得减而腹更胀大，行动则气促。易医亦认为虚，疏实脾饮，服后胀不减，胸亦甚觉痞满。经治十余日无效，迁延半年。腹大如鼓。吾夏月治其邻人某之病，因来附诊，按脉沉实，面目浮肿，口舌干燥，却不渴，腹大如瓮，有时鸣声胀满，延及膻中，小便黄短，大便燥结，数日一行，起居饮食尚好，殊无赢状。如果属虚服前药当效，而反增剧者，其为实也明甚。审病起源风寒，太阳之表邪未尽，水气留滞，不能由肺外散，反而逐渐深入中焦，与太阴之湿混合为一，并走肠间，辘辘有声，而三焦决渎无权，不从膀胱气化而外溢。积蓄胃肠而成水臌。当趁其体质未虚，乘时而攻去之。依《金匮要略》法，处防己椒目葶苈大黄丸（改汤），此以防己、椒目行水，葶苈泻肺，大黄清肠胃积热，能收快利之效。药后水得数次，腹胀得减。再二剂，下利尤甚。腹又逐消，小便尚不长，用扶脾利水滋阴之法，改用茯苓导水汤配合六味地黄丸，旬日而瘥。（摘自《治验回忆录》）

【病案5】江某，40余岁。经常口内清水外涌，遍医无效，独高某老医书小半夏加茯苓汤与服，服下即愈，后每年必复发一二次，辄自购此方服之。其侄因屡发屡治，屡治屡愈，遂劝其连服数剂，竟不复发，足证经方善用，其效如神。（摘自《湖北中医医案选集》）

【病案6】余曾诊察一妇人，左肺下叶结核浸润，右侧有湿性胸膜炎。而兼麻痹性脚气。初诊之日，恶心呕吐，不论药物与食物，入口即吐，不能入胃，其原因据患者语云，西医因欲从小便除胸膜之水，予服利尿药，因此非常痛苦，致起呕吐云云。余因告其此宜以镇吐为先急之务，遂予小半夏茯苓汤，翌日恶心呕吐已愈，食欲亦来，惊喜之至，不意翌日之夜，排尿十数次，余越三日往诊时，浊音已减，成为呼吸音，示胸膜腔内的渗出物显然减少，于此能知，小半夏加茯苓汤不必全力镇吐，从证运用，能收意外之效，更可见中医学之微妙，而具哲理也。（摘自《皇汉医学丛书·中医内科医鉴》）

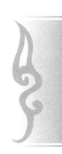

【病案7】王某，女，55岁，咳嗽喘息，临冬复发加重，惊蛰减轻，如此反复发作十余年。曾多次住院治疗，诊为：①慢性支气管炎；②阻塞性肺气肿；③肺心病（？）。经西医治疗，当时好转，如遇外邪，病又复发。此次复发，除上述症状外，面热如醉，大便数日一解，如羊干屎状，大便之时，喘息加重。脉细数，舌苔薄白，质红津乏。据此脉证，系水饮犯肺，通调失司，腑气不通，故大便秘结，以苓甘五味加姜辛半杏大黄汤泻热消饮治之。处方：茯苓15克，甘草3克，五味子9克，干姜9克，细辛3克，半夏9克，杏仁12克，大黄（开水泡，送服）12克，加全瓜蒌18克。服1剂后，大便已解，面热如醉消失。前方去大黄，加沙参24克。再服2剂，各症均减，后以生脉地黄丸善后而愈。（摘自《成都中医学院学报》）

【病案8】胡某，男，34岁。少年体弱，常患咳嗽，吐痰沫，轻则用生姜擦背即愈，重则延医治疗，至成年后，每发则背心怕冷，需热手按摩觉舒，屡发屡治，难获远效，近因伤风，旧病又发，咳唾清痰，头晕目眩，胸胁胀满，口淡食少；心下如有物跳动，背部怕冷如掌大之处尤甚。诊得脉沉细而弦，舌嫩，苔白滑，无发热身痛证，呼吸短浅难续，尿清量少，大便自调。乃忆仲景《金匮要略》云："心下有留饮，其人背寒冷如掌大，"此证属冷停中焦无疑。论治法：《金匮要略》又说"病痰饮者，当以温药和之。"盖以饮为阴邪，多因阳虚不化，阴湿凝聚而成。宜温阳化气。如饮停在上，宜从肺治，可以青龙汤等以温散；饮停在下，宜从肾治，用肾气丸以温化，今饮停在中，当从脾治，宜用温阳化饮之苓桂术甘汤。茯苓四钱，桂枝二钱，焦白术三钱，炙甘草二钱。二诊：服上方胸痛喜按之证减轻，仍喜热饮，大便曾畅解数次，肾囊微觉冷湿，照前方加味治之。旋覆花（布包）六钱，茜草一钱半，干姜四钱，云苓四钱，炒枳实（打）二钱，火葱七茎整用，服二剂。以后根据病情始终以旋覆花汤为主，或配合枳术丸，瓜蒌薤白汤，《外台》茯苓饮，六君子汤等，计十一诊，肝着痊愈。（摘自《中医杂志》）

【病案9】姚某，女，39岁，干部，习惯性便秘已有数年之久，于1981年2月16日初诊。患者胃脘胀痛不适，纳差食少，多年来大便干燥，两三日一行。兼有头晕心慌气短四肢无力等症状。观其舌淡苔少，脉见沉细稍数，乃阴虚液燥，中气不足。遂投以补中益气汤与麻子仁丸及益胃汤三方化裁：太子参30克，黄芪30克，白术9克，陈皮9克，当归12克，升麻6克，麻仁10克，白芍10克，枳壳9克，酒大黄3克，生地黄11克，玄参15克，沙参15克。上方服3剂后，大便通畅，转为正常，每日一次，胃脘胀痛明显好转。又将上方减酒大黄加淡苁蓉、川楝子。又服10剂胃痛消失，食欲大增，头晕之力日趋好转，后又服7剂，共服药20剂而痊愈。麻子仁丸亦可按常规用药剂量改为汤剂服用。至于丸剂，为大家临床常用之品故不拟赘举其例。（摘自《张仲景药法研究》）

【病案10】杜某，女，52岁。1958年10月20日，腰痛，腰部重倦有冷痹感，两侧髋关节痛，行动拘急痛，俯仰困难，四肢倦怠无力已五月余，治疗无效。诊其脉沉迟，此肾着证也，肾虚为寒湿所侵，腰受冷湿着而不去，治宜温通驱寒湿为治，拟用肾着汤。白术一两，云苓一两，干姜一两，炙甘草五钱，清水三盅煎至一盅，温服，连服2剂。此证经三诊，服药8剂。后方中，尚加有桂枝尖、杜仲，病情转愈。（摘自《广东中医》）

【病案11】俞某，男，56岁，农民。于1978年2月2日诊治。患者慢性咳嗽史已10年，遇冷天更甚，面色黧黑，精神疲乏，咳嗽气逆近日增剧，痰成泡沫样，头昏且晕，畏寒，纳差脘胀，时觉呕恶，呕吐痰涎，眼胞浮肿，唇紫，舌质红苔薄白腻，脉象浮大而软。检查：慢性病容，桶形胸，两肺呼吸音低，粗糙，两下肺闻及湿性啰音，心无异常发现，胸透肺纹理增深，横膈下降，双肺透光度增强，诊断气管炎，肺气肿。此属饮痰，治以木防己汤加味：桂枝、制半夏、东白芍、百部、石膏各 10 克，党参 30 克，防己 15 克，干姜、五味子各 5 克，服五剂后，呕吐已止，脘胀已除，前方继服 7 剂，病情显著缓解。（摘自《成都中医学院学报》）

【病案 12】忻某，女，47 岁，气喘已 12 年，现气喘，呼气易吸气难，咳吐白沫，面色苍白，形瘦怯寒，秋冬喘益甚，春夏病稍安，此乃肾阳虚不纳气所致，当温肾约气，用《金匮》肾气丸原方加人参二两，代赭石二两，蛤蚧四对。人参辅以代赭石，其补益之力可直趋下焦，以培元气之根基；加蛤蚧以助肾气丸温肾纳气之力，炼蜜为丸，每服 15 克，日二次。多年宿疾，尽剂而愈。且形体转盛，精神倍加。（摘自《辽宁中医》）

【病案 13】倪某，男，29 岁，炊事员。1976 年入冬即咳，缠绵不愈，中西药屡用，效果不显，神疲纳呆，夜卧不安。至 1977 年 2 月 3 日就诊时，病势更趋恶化，咳喘愈甚，吐痰清白，咳则牵引右胁作痛，时发寒热，脉沉实有力。脉证合参，系寒饮久聚，气机不畅，胸胁络阻，阳失宣发。此证非一般止咳药物所能奏效，乃用甘遂半夏汤，以祛痰逐饮，缓急止咳，企其饮去络通，咳止痛定。甘遂（面煨分 3 次冲服）6 克，半夏 15 克，白芍 15 克，甘草 9 克，水煎，取汁约 250 毫升，日服 3 次。2 月 5 日又诊：药后无不适感，病势大减，脉象较前和缓，原方继用一剂。7 日复诊：咳止痛定，饮食如常，精神爽朗，病已愈，停药。（摘自《赤脚医生》）

【病案 14】彭某，男，68 岁。1954 年 3 月患腹水症，遍体浮肿，肿处光亮，腹大如箕，便闭尿少，自服大黄，大便依然不通，而腹胀益甚。乃延余诊。至其家诊其脉息沉弦，舌白苔薄而甚润，腹胀欲裂，痛苦不堪言状。患者求余为之设法攻下……此乃脾湿肿满。水溢皮肤。湿为阴邪，宜于通肠利水，而反以苦寒之大黄攻其无过，无怪愈服而便愈不通，因其肿势太甚，乃为先处十枣汤与之，并嘱其禁食咸盐。大戟 4.5 克，芫花 4.5 克，甘遂 4.5 克，大枣 10 枚。此证唯背拥叠被六七层，尚能垂头而睡，倘叠被较少，则终夜呛咳，所吐之痰，黄浊胶黏。此证予于宣统二年侍先姚刑太安人病亲见之；先姚平时喜食厚味，又有烟癖，厚味被火气熏灼，因变浊痰，气吸于上，大小便不通，予不得已自制皂荚丸进之，煎枣膏汤如法，昼夜四服，以其不易下咽也，改丸如绿豆大，每服九丸，凡四服，至晨而大小便通，可以去被安睡矣。（摘自《金匮发微》）

【病案 15】薛某，女，50 岁，1976 年 10 月 6 日初诊。患支气管哮喘 40 余年，入冬即发，咳嗽气急，咯痰色白黏稠，咳而不畅，夜不能平卧，听诊两肺哮鸣音密布，脉细滑，舌苔白腻，用大枣 500 克，隔水蒸熟，去皮、核，捣成泥，炙皂荚 90 克研细末，和入作丸绿豆大，焙干。日服 3 次，每次 3 克，温开水送服。1 周后哮喘渐平，咳痰均减，3 个月服完 2 料后诸症皆除。随访 2 年未复发。(摘自《浙江中医杂志》)

【病案 16】朱某，病患咳嗽，恶寒头痛，胸满气急，口燥烦渴，尿短色黄，脉浮而小弱。据证分析，其由邪侵肌表，寒袭肺经，肺与皮毛相表里，故恶寒而咳，浊痰上犯，冲激于肺，以致气机不利，失于宣化，故胸满气促；燥渴者，则为内有郁热，津液不布，因之饮水自效；又痰积中焦，水不运化，上下隔阻，三焦决渎无权，故小便黄短；脉浮则属于外邪未解，小弱则因营血亏损，显示脏气之不足，如此寒热错杂内外合邪之候，宜合治不宜分治，要不出疏表利肺，降浊升清之大法，因此以《金匮要略》厚朴麻黄汤。其方麻、石合用，不唯功擅辛凉解表，而且祛痰力巨；厚朴、杏仁宽中定喘，辅麻黄、石膏以成功；干姜、细辛、五味子温肺敛气，功具开合；半夏降逆散气，调理中焦之湿痰；尤妙在小麦之一味补正，斡旋其间，相辅相须，以促成健运升降诸作用。但不可因麻黄之辛，石膏之凉，干姜之温，小麦之补而混淆杂乱目之。服药 3 剂，喘满得平，外邪解，烦渴止。再 2 剂，诸恙如失。(摘自《治验回忆录》)

【病案 17】李某，女，50 岁。平素体丰多痰，某日进食时偶与媳妇口角动怒，食后即觉食停上脘，胸膈满闷，闷甚则厥，昏不知事，四肢冰冷，三五日一发，数医无效，延绵二十余日。诊时述心中欲吐而不得，烦躁，坐卧不安，饮食少进。舌红苔厚垢如积粉，脉两寸滑数，证属气郁化火挟痰湿，阻膈上脘。法当涌吐以去实邪。处方：瓜蒂、赤小豆、白矾、郁金各 10 克，共研细末，分四包，每服一包，以栀子 10 枚煎汤送服。服 2 包，吐出宿食、痰涎两碗余，秽酸难闻，胸脘顿觉开朗，糜粥调养数日而安。(摘自《江西中医药》)

消渴小便不利淋病脉证并治第十三（病案 8 则）

【病案 1】吉某，男，36 岁。发热，继以腹泻，日夜 10 余次之多，伴有纳少欲呕，旋忽小溲不畅，渐至少夜胀，住本院观察室一昼夜，经治疗腹泻渐止，而少腹胀，尿少依然。烦渴引伏，水入即吐，体温 38.1℃，脉浮弦滑，舌淡红苔白腻；脉证结合，属太阳腑病蓄水证无疑，五苓散主之。方用：炒白术 9 克，云茯苓 12 克，猪苓、泽泻各 9 克，川桂枝 5 克，法半夏 9 克，陈皮 7 克，生知母、生黄柏各 6 克，藿香梗、佩兰梗各 6 克，鲜荷叶 1 角。2 剂之后，越一日再诊时，患者主诉药后佳良，小溲畅通，症状消失，查体苔脉均有起色，体温正常，原方

再进 2 剂以资巩固疗效。(摘自《江苏中医》)

【病案 2】朱某,男,50 岁。退休后患头目冒眩,终日昏昏沉沉,如在云雾之中,且两眼懒睁,两手发颤,不能握笔写字,颇以为苦,切脉弦而软,视其舌肥大异常,苔呈白滑而根部略腻。辨证为泽泻汤的冒眩证。因心下有支饮,则心阳被遏,不能上煦于头,故见头冒证;正虚有饮,阳不充于筋脉,则两手发颤;阳气被遏,饮邪上冒,所以精神不振,懒于睁眼。至于舌大脉弦,无非是支饮之象。治法:渗利饮邪,兼崇脾气。方药:泽泻 24 克,白术 12 克。服第一煎,因未见任何反应,患者乃语其家属曰:此方药仅两味,吾早已虑其无效,今果然矣。孰料第二煎服后,覆杯未久,顿觉周身与前胸后背漐漐汗出,以手拭而有黏感,此时身体变爽,如释重负,头清目亮,冒眩立减。又服 2 剂,继续又出小汗,其病从此而告愈。(摘自《中医杂志》)

【病案 3】韩某,女,60 岁,农民。居于黑龙江省梅林县。1962 年 11 月 28 日初诊。患者自 20 年前即患咳喘,每年冬季加重,于 10 天前开始因家务劳累汗出着冷,咳喘加重,终日咳吐稀痰多量。近二三天来,痰量增多,胸满憋加重,并兼见腹满大便三日未排,不能进食,难以平卧。邀余诊之,患者面部似有浮肿,但按之并无压痕,呈咳喘面容,舌苔薄黄,脉弦滑有力。两肺布满干啰音,两肺底有少量湿啰音,肝脾未触及,下肢无可陷性浮肿。随诊为"慢性支气管炎并感染",证属痰饮腹实,遂处以厚朴大黄汤合苓甘五味姜辛夏仁汤:厚朴 18 克,大黄 10 克,枳实 10 克,茯苓 14 克,甘草 6 克,五味 10 克,干姜 6 克,细辛 5 克,半夏 12 克,杏仁 10 克。上方服 1 剂后,大便得通,腹胀、胸闷、咳喘等症状明显减轻,服用 4 剂后,胸憋腹胀消失,咳喘已减大半且可平卧,舌苔转为薄白,脉象仍滑,遂改用二陈汤加减以治其痰。(摘自《金匮要略临床研究》)

【病案 4】张某,女,61 岁。患咳嗽胸闷多年,每年秋冬发作,虽经治疗,但逐年加重。1963 年诊断为肺心病。接诊时,慢性病容,神气衰微,萎靡不振,呼吸困难,不能平卧,面色紫黑,全身浮肿,身微热,汗出,小便不利,大便燥,心悸,食欲不振,咯大量黄黏痰。脉弦细而疾。舌质红干无苔。病情重危(西医诊断:慢性肺源性心脏病,三度心力衰竭)。按中医辨证实属肺气壅塞,痰浊内阻,心血瘀滞,虚实错杂,肺心为病。当宜破肺脏之郁结,以逐其邪,故投葶苈大枣泻肺汤(葶苈子 10 克,大枣 12 枚,水煎服,一日三次),经服两剂,效果显著,咳嗽、喘、心跳、气短好转大半,经服四剂后能平卧,全身水肿消除三分之二,病情暂告缓解。(摘自《辽宁医药》)

【病案 5】高某,男,38 岁,汽车队司机。于 1974 年 11 月 18 日就诊。患者 2 个月来多饮、多食、多尿,形体逐渐消瘦。近十余天更为严重,每日饮水达 12 500 毫升左右，尿频量多，白天 20～30 分钟一次，夜间十数次；平素嗜酒，恣食肥甘。曾患过肺结核，已钙化。无激素类或其他特殊药物应用史。尿液检查：尿糖定性（＋＋＋＋），尿比重 1.033，尿酮体定性阳性。血糖测定 26.2 克 / 升。诊断：糖尿病。初诊：大渴引饮，随饮随渴，小便频数，形瘦，面色不华，体倦自汗，口干舌燥，舌红少津。苔黄腻，脉滑数。肺胃热盛，化燥伤阴，证属消渴。治拟清胃、润肺、生津，白虎加人参汤加味。生石膏（先煎）一两五钱，知母四钱，党参五钱，麦冬五钱，生地黄五钱，玉竹四钱，天花粉三钱，粳米三钱，甘草二钱，水煎服。二诊（11 月 21 日）：上方服 5 剂，口渴引饮有明显好转，小便次效亦减少。苔黄腻见退，脉趋缓和。原方续服。三诊（11 月 29 日）：继服十剂，饮水量已由 12 500 毫升降至 2500 毫升左右，小便基本能够控制，病去其半。化验尿糖（＋＋＋）。原方再服。患者共诊六次，1975 年 1 月 14 日止，已服药 51 剂，饮食、二便均正常，精神较振，体力日增。化验尿糖（－），血糖 14.8 克 / 升。基本痊愈，可以停药。同意患者要求恢复上班，嘱忌酒、慎食、寡欲。效果：1 月 24 日即正式上班，以后经多次化验，尿糖一直阴性，血糖在 130 克 / 升上下，病已痊愈。7 月中旬随访，上班迄今，精神、体力均佳，体重增加，渴饮未尝复发。（摘自《中医医案八十例》）

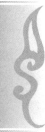

【病案 6】文某，男，49 岁，务农。于 1958 年 7 月前来就诊。自诉从 3 月起，小便微涩，点滴而出，至四月上旬溺时疼痛，痛引脐中，前医投以五苓散连服，五帖无效。诊其脉缓，独尺部细数，饮食正常，子踌躇良久，忽忆及《金匮要略》淋病篇有云淋之为病，小便如粟状，痛引脐中等语，但有症状未立治法，又第二节云，"苦渴者栝楼瞿麦丸主之"。但此病不渴，小便频数，经查阅余无言《金匮新义》不渴者茯苓戎盐汤主之，滑石白鱼散并主之。遂将二方加减变通，处方如下：茯苓八钱，白术二钱，戎盐二钱，化滑石六钱去发灰，白鱼易鸡肫皮二钱，冬葵子三钱，嘱患者连服八剂，日服一剂，每剂二煎，每次放青盐一钱，煎成一小碗，每碗二次分服，忌鱼腥腻滞辛辣之物……患者自述吃完八剂后，中午时忽觉小便解至中途突有气由尿道中冲射而出，尿如涌泉，遂痛止神爽，病即若失。再诊其脉已缓和，尺部仍有弦数，此系阴亏之象，继以猪苓散（汤）合芍药甘草汤育阴利小便而愈。（摘自《江西中医药》）

【病案 7】郑某，男，32 岁。患者 5 天来发热，体温 38.5℃，口渴思饮，小便不畅，尿色深黄，有时夹有血尿、尿痛、尿频、少腹拘急。脉滑数，舌苔黄腻。尿常规检查：红细胞（＋＋＋），脓细胞少量。病乃湿热下注，膀胱不利，邪在血分。治当清热利尿，佐以通淋化瘀。方拟蒲灰导赤散加味。处方：蒲黄 3 克，滑石 12 克，生地黄 20 克，木通 5 克，竹叶 10 克，甘草 5 克，小蓟 15 克。

连服 4 剂，发热渐退，体温 37.3℃，小便较前通畅，血尿已止。尿常规：红细胞（+）。湿热渐去，膀胱通利，原方去木通，加藕节，再服 3 剂，小便清利，邪热退清，病即痊愈。（摘自《辽宁中医杂志》）

【病案 8】某女，30 岁。发热、腰痛、尿道灼痛、尿急短赤、脉数苔黄微腻质红，尿常规化验红细胞较多，乃下焦湿热，伤及阴络，气化失职，宜滋阴清热利湿，佐通阳凉血之品。处方：猪苓 12 克，泽泻 12 克，白术 9 克，云茯苓 15 克，桂枝 9 克，阿胶（烊化兑服）12 克，滑石 12 克，甘草梢 6 克，生地黄 12 克，血余炭 9 克，地肤子 9 克，芍药 9 克，服上方 5 剂后，热退、尿道灼热痛消失，腰痛已减，尿常规化验红细胞消失。（摘自《赵锡武治疗经验》）

水气病脉证并治第十四（病案 18 则）

【病案 1】傅某，男，40 岁，患风水证，久而不愈，于 1973 年 6 月 25 日来就诊。患者主诉，下肢沉重、胫部浮肿，累则足跟痛，汗出恶风。切其脉浮虚而数，视其舌质淡白，有齿痕，认为是风水。尿蛋白（++++），红、白细胞（+）。诊断属慢性肾炎。下肢沉重，是寒湿下注，浮肿，为水温停滞，汗出恶风，是卫气虚风伤肌腠；脉浮虚数，是患病日久。体虚表虚脉亦虚的现象，选用防己黄芪汤。汉防己 18 克，生黄芪 24 克，生白术 9 克，炙甘草 9 克，生姜 9 克，大枣（擘）4 枚，水煎服。嘱长期坚持服用之。1974 年 7 月 3 日复诊：患者坚持服前方 10 个月，检查尿蛋白（+）。又持续服 2 个月，蛋白尿基本消失，一切症状痊愈。（摘自《岳美中医案集》）

【病案 2】高某，女，干部，患慢性肾盂肾炎，因体质较弱，抗病能力减退，长期反复发作，经久治不愈。发作时有高热、头痛、腰酸，食欲不振、尿意窘迫、排尿少，有不快与疼痛感。尿检查：混有脓球，上皮细胞、红、白细胞等；尿培养：有大肠埃希菌。中医诊断：属淋病范畴。此为温热侵及下焦。法宜清利下焦湿热。选张仲景《伤寒论》猪苓汤，因本方为治下焦蓄热之专剂，淡能渗湿，寒能胜热。茯苓甘淡，渗脾肾之湿；猪苓甘淡，泽泻咸寒，泄肾与膀胱之湿；滑石甘淡而寒，体重降火，气轻解肌，清除上下表里之湿热；阿胶甘平润滑，既能通利水道，使热邪从小便下降，又能止血。即书原方予服。猪苓 12 克，滑石 12 克，泽泻 18 克，阿胶（烊化兑服）9 克，茯苓 12 克，水煎服 6 剂后，诸症即消失。（摘自《岳美中医案集》）

【病案 3】许某，男，9 岁。1984 年 3 月 1 日诊。低热十余天，伴自汗恶风，头面浮肿，下肢尤甚，尿少而频。诊见苔白滑，脉浮弱。尿检：尿蛋白（+++

+）、白细胞（＋＋）、管型 2%～4%（高倍视野）。病属表虚不固，风邪乘虚郁滞肌腠，肺失治节，通调失司，水湿停聚肌腠而为肿。治以益气固表，健脾渗湿，方用防己黄芪汤加味：黄芪 18 克，防己 8 克，白术 10 克，甘草 6 克，茯苓 18 克，生姜、大枣各 10 克。服用上方 5 剂，浮肿消退，尿检蛋白（＋），白细胞少许。续用上方 5 剂，浮肿消尽，尿检（－）。以参苓白术丸 5 瓶以资巩固，随访半年，病未复发。（摘自《四川中医》）

【病案 4】史某，男，8 岁。1962 年 4 月 4 日初诊。1 个月前，继感冒高热数日后，全身出现浮肿。经某医院尿常规检查：尿蛋白（＋＋＋＋），白细胞（＋），颗粒管型 1%～2%（高倍视野），诊为急性肾小球肾炎。服西药治疗半个月余不效，来我院就诊。证见，头面四肢高度浮肿，眼睑肿势尤甚，形如卧蚕，发热汗出，恶风口渴，嗽咳气短，心烦溲赤，舌质红，苔薄黄，脉浮数，体温 39.5℃。证属风水泛滥，壅遏肌肤。治宜宣肺解表，通调水道，方用越婢汤加味：麻黄 10 克，生石膏 20 克，炙甘草 6 克，生姜 4 片，大枣 4 枚，杏仁 10 克，水煎服。1962 年 4 月 7 日二诊：浮肿见消，咳嗽大减，仍汗出恶风，体温 38.5℃，尿蛋白（＋＋），未见红细胞及管型。舌苔转白，脉浮缓，效不更方，原方加苍术 8 克，三剂。药后热退肿消，诸证悉除，尿检正常，遂停药，以后追访年余，疗效巩固，病未复发。（摘自《北京中医》）

【病案 5】朱某，女，42 岁，已婚。主诉：反复水肿 20 余年，加重 2 月，于 1980 年 10 月 17 日门诊以水肿入我科。主症：全身水肿，面胀，目下窠肿如卧蚕状，胸胁胀满，心下痞微痛，腰痛下坠，下肢按之凹陷不起，四肢欠温，周身关节及肌肉疼痛，恶寒怕冷，尿少便溏，舌体胖大，质淡，脉沉弦而紧。检查：体温 36.8℃，呼吸 16 次/分，血压 134/70 毫米汞柱，体重 62 千克，24 小时尿量 850 毫升，心肺正常，血、尿、粪常规检查正常，血沉 25 毫米/小时。超声波检查：双侧肾下垂（西医二院作）。诊断：阴水（肾下垂），证属阳虚水泛，乃少阴阳虚兼太阳营卫不和所致。治则：温阳散寒利水。方药：桂枝去芍药加麻辛附子汤。桂枝 9 克，生姜 3 片，大枣 6 枚，炙甘草 6 克，麻黄 6 克，附子 9 克，细辛 6 克，知母 9 克。药后 9 小时全身微汗，恶寒怕冷解，四肢略温，尿量增加，24 小时尿量为 2180 毫升。继以上方与补中益气汤合方化裁，凡进 25 剂，水肿消尽，诸证消失，体重 57 千克，超声波检查，双肾形态位置正常，告愈出院，随访至今未发。（摘自《陕西中医》）

【病案 6】冯某，女，50 岁。1973 年 4 月 10 日初诊。心下坚满如大盘已四年。视其局部皮色不变，而略高于四周腹壁，触之聂聂而动，而无病色，月经尚正常，脉沉滑。脉沉主里，滑为水气内停。据脉证拟用《金匮要略》枳术汤，行气散结，健脾消水：炒枳实 12 克，白术 12 克，4 剂。4 月 14 日复诊，已觉心下舒软，与四周腹壁平。继服上方 4 剂，病瘥。（摘自《湖南中医》）

【病案 7】陈某，男，51 岁。初诊（1 月 29 日）：病已半月，而手肿，背寒、发热、有汗、流鼻血、咳、气短、胸痛、眩晕，感上重下轻，黄白腻苔，脉弦数。治疗：解表清里，方用越婢加术汤加味。麻绒二钱，石膏三钱，甘草二钱，白术三钱，生姜三钱，大枣二枚，茯苓三钱，防己三钱。服药一剂，浮肿全消，诸症大减。分析。面手肿、背寒、咳嗽胸痛为表。发热，有汗，眩晕上重，苔黄腻，脉数为湿，为热。越婢解表清里，最为中的，加白术、茯苓、防己者，增强利湿作用。（摘自《成都中医学院学报》）

【病案 8】李某，男，6 岁。症状：全身浮肿兼旬，先自足跗部开始，面目及身逐渐浮肿，腹皮膨胀如鼓，四周水气聂聂动，色明亮，皮光薄，按之凹陷，阴囊肿大如柑，水液淋漓渗出，溲短气喘，脉象浮弱。病缘脾虚不能制水，肾关不利，复外感风寒，湿邪引动而急剧发作。治宜补虚托表，兼佐利水，使卫气行而潴留体表之水邪消退。仿《金匮》防己茯苓汤加味而治，防己一钱，茯苓一钱，桂枝六分，甘草四分，陈皮六分，大腹皮一钱，黄芪一钱。日服一剂。七日后体重由 24 千克降为 12 千克，水去殆半。瘥愈出院。（摘自《陈耀庚医案》）

【病案 9】覃某，女，50 岁余，因全身浮肿，来院医治，患者于入院前 3 个月，初起眼睑水肿。继即全身肿胀，按之有凹陷，体重由 40 千克增至 70 千克，行动困难，食欲不振，大便软，小便少，素无心悸气促及两脚浮肿史。经化验诊断为肾脏性水肿。脉之沉小，初拟五苓散，济生肾气丸之类，连服多剂，毫无作用。筹思再三，患者先从颜面肿起，正符合《金匮要略》所谓"腰以上肿宜发汗"之旨，同时忆及吴鞠通肿胀一案，因仿其法，用麻黄附子甘草汤，连服三剂，汗出至腿以下，顿觉全身舒适，但肿消失不著。继用五苓散及济生肾气丸多剂，功效大著，关门大开，小便清长，日夜十余次。二周后，全身水肿消失，体重减至 40 千克，恢复原来体重，患者愉快出院。（摘自《湖南中医医案选辑》）

【病案 10】吉某，男，36 岁。发热。继以腹泻，日夜 10 余次之多，伴有腹鸣，纳少欲呕，旋忽小便不畅，渐至小腹胀。住本院观察室一昼夜，经治疗腹泻渐止，而少腹胀，尿少依然，烦渴引饮，水入即吐，体温 38.1℃，脉浮弦滑，舌薄苔白滞；脉证结合，属太阳腑病蓄水证无疑，五苓散主之。方用：炒白术 9 克，云茯苓 12 克，猪苓、泽泻各 9 克，川桂枝 5 克，法半夏 9 克，陈皮 7 克，生知母、生黄柏各 6 克，藿香梗、佩兰梗各 6 克，鲜荷叶一角。二剂之后，越一日再诊时，患者主诉药后佳良，小溲畅通，小腹胀已好，服头煎药即有效，服二煎药痛若失。苔脉均有起色，体温已趋正常，原方加进二剂以资巩固疗效。（摘

自《江苏中医杂志》）

【病案 11】陈某，男，25 岁，缝纫工。途中遇大雨，衣履尽湿，归即浴身换衣，三日后发热，恶寒，头痛，身痛，行动沉重。医与发散药，得微汗，表未尽解，即停药。未数日，竟全身浮肿，按处凹陷，久而始复，恶风身痛无汗。医又与苏杏五皮饮，肿未减轻，改投五苓散，病如故。（摘自《赵守真治验回忆录》）

【病案 12】宋某，男，18 岁，学生。病情经过：7 天前感冒，形寒发热（39℃），流涕稍咳痰少，咽喉不适，声音嘶哑，呼吸时胸痛，服退热药体温不退。体检：右胸前区第四肋以下，语颤减弱或消失，叩诊呈浊音，听诊呼吸音减弱或消失。X 线示右侧第三肋以下胸腔积液。诊断：悬饮（中医）；渗出性胸膜炎（西医）。治则：逐水祛饮法。方药：十枣汤。用大戟、芫花、甘遂等分研末装胶囊，大枣 5～10 枚煎汤。用法：6 天为 1 个疗程。第一天服五分，以后每天增加一分，至一钱为止。清晨空腹用大枣汤吞服上药。效果：服十枣汤一个疗程，诸症消失，X 线示积液消除。休息 3 个月复查亦为阴性。（摘自《中医杂志》）

【病案 13】吕某，男，46 岁。四肢肿胀酸痛已十余日，仰手诊脉为之吃力。西医诊为神经炎，注射维生素无效。视其人身体魁梧，面色鲜泽。舌红而苔腻，脉浮且大，按其手足有凹陷，自称身上经常出汗，唯手足不出。辨证：脉浮为表，大为阳郁，《金匮要略》云：“饮水流行，归于四肢，当汗出而不汗出，身体疼重，谓之溢饮。”又说：“病溢饮者，当发其汗，大青龙汤主之”。此证四肢肿胀，脉又浮大，为“溢饮”无疑。遂用大青龙汤加薏苡仁、茯苓皮，服两剂而瘥。（摘自《金匮要略诠解》）

【病案 14】周某，女，30 余岁，产后已逾 2 个月，忽心中烦热，气短，不能安枕，欲小便不得，腹胀满；杂治半月，益剧。幸饮食如常，脉之弦缓。一医欲与五苓散：余曰，当用肾气丸，《金匮》云：妇人烦热不得卧，反倚息，此名转胞，不得尿也，肾气丸主之。主人正检前方中有五苓散，即疏肾气丸与之，一服知，二服愈。（摘自《金匮要略浅述》）

【病案 15】张某，女，社员。就诊时间 1975 年 9 月。主诉：1 个多月前，曾发生过少腹部胀满，但不痛，尿时不畅，只是劳动时感到不舒，未作任何治疗，大约 3 天左右，症状自觉消失。就诊前夕，脐下胀满急痛，牵引腰部，意欲解小溲以缓其急，尿时点滴难出，胸中烦闷，呼吸迫促，但卧不得眠，然而食欲无影响，大便正常，望其舌，淡红少苔，诊其脉细弱。据脐下急痛，小便不通，《金匮要略·妇人杂病篇》称为“转胞”……文中最后指出：“但利小便则愈，宜肾气丸主之”。因此，用肾气丸振奋阳气，温化膀胱之气，所谓“气化则能出矣”。

连服 5 剂，气化行，小便利，诸证自愈。(摘自《湖北中医杂志》)

【病案 16】陈某，男，60 岁，1976 年初诊。患冠心病八年，曾 4 次住院。患者动则气喘，能平卧，心悸，颜面四肢浮肿，舌淡，苔薄白，脉细软数。西医诊断为冠心病合并心力衰竭。辨证：肺脾气虚，水气上泛。立法：益气健脾利水。处方：防己茯苓汤合茯苓杏仁甘草汤(防己 20 克，黄芪 30 克，茯苓 30 克，白术 10 克，杏仁 10 克，甘草 3 克，党参 20 克)。10 剂尿增、喘减、夜能平卧。继按上方加红参，悸宁寐安，喘平息匀，冬令平安度过，证情平稳，二年未再住院治疗。(摘自《江西中医药》)

【病案 17】李某，男，54 岁。10 天前突然恶寒发热，继而全身肿胀，经当地医院中医药治疗，肿势不减，经其亲属介绍，到我院就诊。患者全身面目皆肿，下肢肿势较重，小便尚利较前少，大便正常，饮食如故，微恶寒。经当地医院尿检蛋白(＋＋＋＋)，有红、白细胞，脉沉有力，舌红润苔少。此乃外感风邪，肺失宣降，脾失健运，三焦气化不利，水液泛滥肌腠之间而为水肿。治以散风清热，健脾宣肺，疏利三焦，拟用越婢加术汤。服 1 剂尿量增加，2 剂肿消大半，又以前方加茯苓 10 克，陈皮 10 克，以健脾理气。服 3 剂肿势消尽，尿检蛋白微量，红白细胞阴性，改用金匮肾气丸以善其后，10 天后病愈。3 个月后随访未再复发。(摘自《河南中医》)

【病案 18】一男子，60 余岁，患上证(谓甘草麻黄汤证)，余一诊即投甘草麻黄汤，服之一夜。汗出烦闷而死。后阅《济生方》曰：有人患气促，积久不瘥，遂成水肿，服此方而效，但此药发表，老人、虚人不可轻用。余当弱冠，方药未妥，逮读《济生》，乃大悔昨非。(摘自《金匮要略汤证论治》)

黄疸病脉证并治第十五（病案 11 则）

【病案 1】彭某，年 20 余。身面俱黄，目珠不黄，小便自利，手足烦热，诸医疗无功。予诊其脉细弱，默思黄疸虽有阴阳之不同，未有目珠不黄，小便自利者，脉证合参，脾属土而为荣之源而主肌肉，此必血虚荣血虚馁，不能荣于肌肤，土之本色外越也。《金匮》云："男子黄，小便自利，当与虚劳小建中汤。"仲师明训"虚劳"亦能发黄，与寒湿、湿热诸黄不同，当从虚劳治例，与小建中汤加人参、当归以益气养荣，十余服热止黄退。(摘自《中医杂志》)

【病案 2】刘某，男，20 岁，学生。1954 年 11 月 12 日入院，主诉：头晕目黄，脾脏肿大，为时两月半。患者于 8 月 24 日突然恶寒战栗，两日后自觉寒热头痛见好，同月 30 日服丸药数粒后，腹泻日十余次，大便带黏液及血，翌日腹泻停止，同年 9 月全身皮肤发黄，于 9 月 14 日入江西省某医院诊为"溶血性黄疸"，先后共输血 2000 毫升，症状仍严重，10 月 7 日笔者诊察，头晕心悸，面色萎黄，全身疲乏，不能起床，食欲不振，腹部微胀，时发虚热，夜出盗汗……黄疸指数 50 单位……唇舌淡白，少气懒言，呼吸气微，大便溏，小便自利而黄，脉大而缓软，系虚黄症（阳虚黄疸）。在该院住院期间曾服黄芪建中汤 20 余剂，症状显著减轻。中医会诊：输血及其他西药主要治疗均停止，转入江西中医实验院治疗。入院检查：巩膜有黄疸，舌质淡白，脉搏 72 次／分……黄疸指数 28 单位。治疗经过：患者计先用黄芪建中汤 35 剂（并加人参、当归、禹余粮）等，后用归芪建中汤合真武汤加茵陈 18 剂，共住院 63 天，1955 年 1 月 13 日病愈出院时，黄疸指数 20 单位。后在门诊治疗中，仍照归芪建中汤合真武汤加茵陈，每 10 剂制成合剂，共服 20 剂，继以归脾丸调理。4 月 22 日复查：黄疸指数 11 单位。（摘自《中医杂志》）

【病案 3】万方鼎，64 岁，安徽人。此人好饮酒，数斤不醉，适值六月，湿暑当令，又饮酒过量，致有黄疸重症。症见壮热不退，面目遍身色如老橘，口渴思饮，大小便秘，日渐沉重，卧床不起，六脉沉实而数，舌苔黄燥。察其致病之由，参以脉证，知系湿热阳黄重证也。阳黄证宜清解，因仿仲景茵陈蒿汤加栀子大黄汤主之。处方：茵陈 30 克，生锦纹 10 克，厚朴 45 克，炒山栀 10 克，木通 4.5 克。此方连进 2 剂，二便均通，黄亦稍退，脉象亦较前柔和，仍照原方去木通，加云苓 10 克，六一散（包煎）12 克，继进二剂，至四日黄疸已退过半，但年事已高，不宜过于攻伐，因照原方减去大黄，加薏苡仁 12 克。又接服四剂，未十日而黄疸逐渐痊愈矣。（摘自《全国名医验案类编》）

【病案 4】何某，女，45 岁。身目俱黄，但色不甚鲜明，腹部胀满，食少纳呆，心中寒，有时恶心，呕吐，口腻不和，渴多不饮，四肢乏力，尿黄。舌质稍淡，苔黄厚腻，诊脉弦缓尚有力。肝功能：黄疸指数 23 单位，硫酸锌浊度 25 单位，谷丙转氨酶 550 单位。脉证合参，乃湿重于热之"阳黄"。投以茵陈五苓散加味：茵陈 20 克，桂枝 4 克，猪苓 12 克，白术 12 克，泽泻 12 克，茯苓 18 克，栀子 9 克，黄柏 6 克，半夏 9 克，藿香 6 克，佩兰 6 克，枳壳 6 克，厚朴 6 克。本方在茵陈五苓散的基础上加黄柏、栀子之苦寒以清热泻火，藿香、佩兰、半夏、厚朴辛通苦降，辟秽化浊。复诊，自诉服上药八剂，证情大有好转，唯大便稍结，口干苦。复查肝功能，黄疸指数 8 单位，硫酸锌浊度 18 单位，谷丙转氨酶 195 单位。原方去厚朴、桂枝之辛温，加滑石 15 克，取其甘寒，利尿清热，续服八剂，半月后询访，病告痊愈。（摘自《湖北中医杂志》）

【病案 5】薛某，男，32 岁。1 年前夏天患黄疸性肝炎，经用清热利湿药治疗黄疸消退。病后失调导致肝区胀痛，常服疏肝理气药，疼痛稍轻。至冬再度出现黄疸，仍用中药调治。久服清热利湿退黄诸药，黄疸始终不退，有时虽退亦不尽，今春黄疸加深，经某医院检查，确诊为早期肝硬化。用西药治疗一段时间，症状见减轻，面色灰滞而黑，巩膜黄染，食少，便溏，有时呈灰暗色，脘腹胀满，肝区胀痛不舒；有时牙龈出血。舌质右边有紫斑，舌苔白腻。此《金匮要略》之女劳疸。病因湿热内蕴，熏蒸为黄疸，黄疸日久不愈，邪由气分进入血分，血淤湿滞内郁为病。治当化瘀燥湿。仿硝石矾石散法汤散并进，以希速效。若见腹水则不可治。处方：明矾3克，硝石3克，研细胶囊装，分三次服，大麦粥汤送下。柴胡6克，鳖甲（先煎）15克，白芍10克，桃仁6克，红花6克，白术12克，茯苓、牛膝各10克，茵陈12克。

　　每日1剂连服15剂，黄疸渐退，面色灰黑渐转灰滞，脘腹胁部胀痛减轻，饮食增多，瘀湿有消退之机，脾气有来复之象。原方即效，当加减继服，再进20剂，黄疸基本消退，面色灰滞，渐转红润，腹胁胀痛轻微，大便正常，食欲如常，血瘀湿滞，渐化将尽，脾气健运，病情日趋稳定，改用鳖甲煎丸与硝石矾石散常服，以善其后。嘱注意饮食起居，防病反复。（摘自《辽宁中医杂志》）

　　【病案6】李某，男，40岁。患病月余，胃纳不适，口苦咽干，轻度黄疸，小便黄，大便正常，舌质红苔薄黄，脉沉弦。血胆红素3.6毫克/分升，肝功正常，胆囊造影、十二指肠引流均未见异常。证属肝胆湿热，用小柴胡汤加茵陈、金钱草。服上方12剂，小便即不甚黄，胃纳增加，口苦咽干均减。原方服至18剂，诸症消失。血胆红素2.4毫克/分升。原方又服18剂，血胆红素降至1.2毫克/分升，食、睡、二便正常，无任何不适，嘱病人再服原方15剂。（摘自《伤寒论方医案选编》）

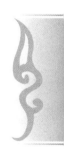

　　【病案7】王某，男，27岁，工人。1960年2月18日入院。患者于7天前发生畏寒发热，心窝部刺痛，且呕吐，腹泻水样粪便，经打针止痛2天无效，第3天起出现右上腹疼痛，时或加剧，并发现两目发黄。3年前有类似病史，经服草药治愈。体检：体温38.4℃，脉搏78次/分，巩膜黄染，心肝脾均无异常，两肺有少量干啰音，右上腹及心窝部腹肌紧张，有抵抗及压痛。化验：白细胞13.2×10^9/升，中性粒细胞82%，黄疸指数50单位，总胆红素1.8毫克/分升，凡登白试验阴性，其余各项肝功正常。入院诊断：急性胆囊炎。即予禁食，输液，注射青霉素、链霉素及用吗啡、阿托品、针刺等止痛病情未见好转，且于21日体温升至39.5℃，脉搏92次/分。22日用柴胡、黄芩、半夏、枳实、大黄、芍药、老姜、红枣、甘草、延胡索、川楝子，水煎服。服药3剂后，体温降至正常，食欲日增，3月1日停用青霉素，3月3日黄疸指数10单位，总胆红素0.1

毫克/分升，3月5日右上腹疼痛及肌紧张消失，于3月15日痊愈出院。共住院25天，服药22剂。（摘自《伤寒论方医案选编》）

【病案8】陆某，男，23岁。因头昏乏力，恶心呕吐，食欲不振，目黄尿黄入院。诊断：亚急性黄色肝萎缩。经西药治疗效果不显。中医诊察，目肤黄色如金，神情恍惚，烦躁不安，鼻衄时作，中脘痞满拒按，便秘溲短，色深黄如酱，苔虽不腻，但根部粗糙，舌质深红，脉弦滑无力。证属湿热毒邪，盘踞脾胃，弥漫三焦，拟以清热解毒，苦泄通利法。仿茵陈蒿合黄连解毒汤加减。西茵陈60克，生山栀12克，生大黄30克，黄连3克，黄芩9克，黄柏9克，滑石18克，青黛3克，生甘草5克。2帖。服药后便行一次，质硬成形，色黄而褐，挟有蛔虫，烦躁已减，能安静入睡。黄疸仍深，精神萎顿，脘腹痞满，溲赤而短，尿时不爽，灰黄腻苔满布，脉濡滑而数。仍宜苦辛通降，泄热化浊兼以清热解毒，防其昏迷。处方：西茵陈60克，生甘草18克，玄明粉9克，生山栀、藿香梗、炒枳实各9克，全瓜蒌24克，龙葵30克，木通6克，甘草6克。2帖。药后神烦已安，腹胀大减，然困乏异常，苔厚腻，中心焦黄，舌尖殷红，脉数未清，原方加减再进3帖，病情续见稳定，后以王孟英苦甘合化法，重点用黄连配石斛、茵陈、天花粉等，终以舒肝和脾，调益气阴善后。（摘自《上海中医药杂志》）

【病案9】郭某，男，48岁。患者开始发热、恶寒，头眩恶心，继而但热不寒，唯头汗出，心下烦闷，口干渴欲饮，下腹胀满，两胁下胀拒按，大便四日未解，一身面目尽黄，光亮有泽，小便短少，如橘子汁，脉滑数有力。肝功能：黄疸指数52单位，硫酸锌浊度22单位，谷丙转氨酶480单位。脉证合参，系热瘀于内，湿热熏蒸，热盛于湿之"阳黄"。遂投大黄硝石汤合茵陈蒿汤，清泄胆胃湿热，更佐茯苓、扁豆淡渗利湿健脾：茵陈18克，栀子18克，大黄、黄柏、芒硝各9克，茯苓、扁豆各18克。服5剂后，大便通利，小便转淡黄，腹部微胀，其他证情亦好转。肝功化验：黄疸指数7单位，硫酸锌浊度15单位，谷丙转氨酶185单位。上方微事增损，去芒硝、大黄，加柴胡6克，龙胆草5克，以平肝泄热，勿使乘土，继服17剂。三诊：诸症已愈，以栀子柏皮汤合参苓白术散，清余邪而调脾胃，继服5剂善后，半月后随访已上班工作。（摘自《金匮要略汤证论治》）

【病案10】曾某，男，20岁。病者1周前发热，全身不适，疲倦，数日后即出现黄疸，食欲不振，恶心呕吐，便溏泄泻，兼有肝区作痛。查体：巩膜黄染，心肺（—），腹部柔软，肝大二横指多，有触痛及叩击痛，脾（—），舌苔白腻，脉弦迟。化验检查：黄疸指数19单位，凡登白试验直接阳性，麝浊5单位。西医诊断：急性黄疸型传染性肝炎。中医诊断：阳黄（湿重于热）。嘱患者卧床休息，给高糖低脂、适量蛋白饮食，内服酵母片、维生素 C，并投以茵陈五苓散加减。服至 14 剂，黄疸消退，肝缩小至一横指，各种症状均有所改善，一月后复查，病者无任何不适，肝肋下已不能触及，肝功能恢复正常。（摘自《广东中医》）

【病案 11】袁某，男，57 岁。1955 年 8 月 15 日来我院门诊。主诉：巩膜及皮肤发黄，腹部胀大，周身浮肿，精神疲乏。病史：胃脘部发胀半年，常觉不舒，最近 20 余日面目发黄，腹部胀大，周身浮肿，胸闷纳少，容易发怒，大便溏，小便色赤，在浦东乡间诊为鼓胀，认为不治，遂扶伴来沪求医。检查：肝脾大，边缘不明显，脾脏因腹水不易扪及，腹部膨胀大，有移动性浊音，两足有凹陷性水肿，脉濡细。舌苔白而腻。诊断：肝硬化腹水。处理：硝矾散 9 分，分 3 次服。治疗经过：自 1955 年 8 月 15 日至 1956 年 1 月 16 日，历时 5 个月，服药至 9 月 12 日腹水全退，黄疸逐渐减退，继续服用，胃纳增加，精神振作。前后计门诊 20 次，每次单独来沪，与初诊时判若两人。（摘自《上海中医药杂志》）

惊悸吐衄下血胸满瘀血病脉证治第十六（病案 21 则）

【病案 1】段某，男，38 岁，干部。1960 年 10 月 1 日初诊。旧有胃溃疡病，并有胃出血史，前二十日大便检查潜血阳性，近因过度疲劳，加之公出逢大雨受冷，饮葡萄酒一杯后，突然发生吐血不止，精神萎靡，急送某医院检查为胃出血，经住院治疗两日，大口吐血仍不止，恐导致胃穿孔，决定立即施行手术，迟则将失去手术机会，而患者家属不同意，半夜后请蒲老处一方止血。蒲老曰：吐血已两昼夜，若未穿孔，尚可以服药止之，询其原因由受寒饮酒致血上溢，未可以凉药止血，宜用《金匮要略》侧柏叶汤，温通胃阳，消瘀止血。侧柏叶三钱，炮干姜二钱，艾叶二钱，浓煎取汁，兑童便 60 毫升，频频服之。次晨往诊，吐血渐止，脉沉细涩，舌质淡，无苔，原方再进，加西洋参四钱益气摄血，三七（研末吞）二钱止血消瘀，频频服之。次日复诊，血止，神安欲寐，知饥思食，并转失气，脉两寸微，关尺沉弱，舌质淡无苔，此乃气弱血虚之象，但在大失血之后，脉证相符为吉，治宜温运脾阳，并养荣血，佐以消瘀，主以理中汤。加当归、芍药补血，佐以三七消瘀。服后微有头晕耳鸣，脉细数，此为虚热上冲所致，于前方内加入地骨皮二钱，藕节三钱，浓煎取汁，仍兑童便 60 毫升续服。再诊：诸症悉平，脉亦缓和，纳谷增加，但转矢气而无大便，继宜益气补血，养阴润燥兼消瘀之剂。白人参三钱，柏子仁二钱，肉苁蓉四钱，火麻仁四钱（打），甜当归二钱，藕节五钱，新会皮一钱，山楂肉一钱，浓煎取汁，清阿胶四钱（烊化）和童便60毫升纳入，分四次温服。服后宿粪渐下，食眠俱佳，大便检查潜血阴性，嘱其停药，以饮食调养，逐渐恢复健康。（摘自《蒲辅周医案》）

【病案2】癸未六月，有店伴陈姓者，其妻患难产，二日始生，血下甚少，腹大如鼓，小便甚难，大渴。医以生化汤投之，腹满甚，且四肢头面肿。延余诊视，不呕不利，饮食如常，舌红苔黄，脉滑有力，断为水与血结在血室，投以大黄甘遂汤。先下黄水，次下血块而愈。病家初疑此方过峻。与曰：小便难，知其停水，生产血少，知其蓄瘀；不呕不利，饮食如常，脉滑有力，知其正气未虚，故可攻之。若泥胎前责实，产后责虚之说。迟延观望，俟正气既伤，虽欲攻之不能矣。（摘自《广东中医》）

【病案3】邓某，女，32岁，1988年12月7日初诊。产后两月，脐下逐渐肿大，包块有如鸭蛋大，形体消瘦，小便时黄时白，时有不通之感，口不渴。脉弦细，舌质暗，苔黄而腻。此属水与血结在血室。法当逐水祛瘀、扶正养阴。投之以《金匮要略》大黄甘遂汤。药用：大黄12克，甘遂6克，阿胶15克。2剂。服上方1剂后，腹中痛有蠕动感，大汗淋漓，片刻后血水与血块俱下，次晨血止。肿块全消，腹中不痛。继服1剂，诸症若失。后以养血活血之法调理而愈。（摘自《湖北中医杂志》）

【病案4】吴某，女，26岁。月经非期而至，20余日淋漓不断。既往有此病史，经妇科检查诊为功能性子宫出血。今又复发且重，用中药止血、固涩等药治疗1周，其血不止，拟行刮宫术，患者拒绝，复就诊于中医。询之血色鲜红，量多如崩而腹无所苦。饮啖如常，唯觉口苦烦渴。舌红苔黄，口气臭秽，脉滑数。患者务农，饮食倍常而大便秘结。时当炎夏，胃中积热已甚。冲为血海，络于阳明，热逼血行，上可为吐衄，下可为崩漏。胃热不除，故反复不已。法当釜底抽薪，不可徒事收涩。药用：大黄、黄连、黄芩、栀子各10克，生地榆15克，鲜荷叶1张。1剂血止大半，3剂血净而安。（摘自《河南中医》）

【病案5】谢某，男，32岁。患肺结核8年，痰中带血8个月。诊时患者神疲意懒，面色黄晦，但两颧微红，频频咯出满口暗红色血痰。胸及上腹部阵阵疼痛，勉强能进少量粥饭，大便稀，口淡乏味，舌质胖而淡红，苔薄黄，脉弱数不任按，急拟柏叶汤治之。干姜9克，艾叶9克，侧柏叶15克，童便约50毫升调入煎好的药液中，1次温服。服上方3剂后，自觉精神好转，血痰显著减少，大便已成形。照原方加阿胶9克烊化，以滋燥养营。前后共服本方8剂，8个月的出血才告消失，观察十多天，无复发而出院。（摘自《新中医》）

【病案6】章某，男，54岁。患胃病多年，经X射线钡餐透视，诊为溃疡病。

初起自服苏打片、氢氧化铝之类，可以缓解，以后时愈时发，逐渐加重，曾经中医治疗，亦只暂时见效。近来嗳气泛酸，胃痛胃胀之症，反而减轻，但觉头晕眼花，神疲无力，大便溏黑如柏油，隐血试验阳性，其人面色萎黄，眼睑、舌质淡白，脉弦细无力。此中气虚寒，不能摄血，治以温脾摄血为法。用黄土汤：干地黄15克，白术10克，附片10克，黄芩6克，阿胶10克（蒸兑），甘草3克，灶心土150克（烧红淬水煎药），加白芍10克、侧柏叶10克，服3剂，大便色变黄软，余症如上，后用归脾汤多剂，调理半月而痊。（摘自《金匮要略浅述》）

【病案7】彭某，男，58岁。患伤寒证11日，虽经发汗3次，而发热恶寒不解，身体困倦不支，食欲不思，夜不能寐，口燥舌干，脉象浮软。此系过汗伤津液，而外不解，阳气已伤。此时应以扶阳育阴之法，辅以宣邪外达之剂，助正以祛邪。医者不知，认为阳虚而邪不透，予以辛温散邪法治之，人参、附子和荆芥、防风合用。用药后，心中烦躁，惊狂不安，辗转床头，起卧叫喊。余诊其脉，细数而浮，按之无力，舌质绛而少津，此乃平素阳气不足，病后因汗不如法，经过多发汗，津液先伤，阳气耗损，当津气两败之际，病邪仍胶结不解，即不经误治，已感困顿，而医者复以温燥辛散之品，竭阴助热，不但外邪不解，而辛温燥热之药，又复内迫以助病势，故现惊狂不安之症状。若不速挽救，则一阵大汗，将变为虚脱之证矣。遂予桂枝去芍药加蜀漆牡蛎龙骨救逆汤。因患者汗出不禁，为防止大汗淋漓，造成虚脱，故处方时，未去芍药。桂枝5克，生龙骨15克，生牡蛎15克，蜀漆6克，芍药12克，茯苓15克，生姜3克，大枣15枚，甘草10克。嘱其连煎2剂，隔4小时服1次。服药后，精神逐渐安静，略能入睡，惊狂之象不再发作。然胃纳呆仍不能食，遂以此方加养胃育阴之品，连服4剂，症状好转，食欲渐展，连服20余剂，恢复正常。（摘自《伤寒论临床实验录》）

【病案8】顾某，男，58岁。入冬以来，自觉"心窝部"跳动，曾作心电图无异常。平时除有老年性慢性支气管炎及血压略偏低外，无他病。脉滑苔白。予以姜半夏、生麻黄各30克，研末和匀，装入胶囊。每日3次，每次2丸，服后心下悸即痊愈。（摘自《上海中医药杂志》）

【病案9】彭某，男，43岁。患支气管扩张，咯血，并有结核病史。一般说来，此类患者多属阴虚血热之体，但此患者咳痰稀薄，形寒畏冷，舌苔白薄，脉象沉缓。前医用四生丸加白芍、白及、仙鹤草之类，反觉胸闷不适，食纳减少，此肺气虚寒，不能摄血所致，拟温肺摄血，用柏叶汤：侧柏叶12克，干姜炭5克，艾叶3克，童便一杯（兑），服2剂，咯血已止，仍咳稀痰；继用六君子汤加干姜、细辛、五味子，服3剂，咳嗽减轻，食欲好转。（摘自《金匮要略浅述》）。

【病案 10】梁某，男，36 岁。1964 年 6 月 1 日就诊。病因大惊而起，日夜恐惧不安。晚上不敢独宿，即使有人陪伴，亦难安寐而时惊醒；白天不敢独行，即使有人伴行，亦触目多惊而畏缩不前，每逢可怕之事（即使并不是可怕之事，也常引以为怕），即自发呆而身寒厥逆，拘急并引入阴筋，手足心汗出。发作后则矢气尿多。饮食减少，舌淡苔白，脉弦。投以桂枝汤去芍药加龙骨牡蛎汤化裁：桂枝 12 克，炙甘草 24 克，生姜 6 克，大枣 9 枚，生龙骨 50 克，生牡蛎 50 克，远志 9 克，龙眼肉 100 克，小麦 100 克，连服 3 剂，夜寐渐安，恐惧明显减退，发呆次数大减，可以独自外出行走，不再需人陪伴，但时当夏令，犹穿夹衣，自汗，恶风。上方加入黄芪 15 克，白芍 9 克。再进数剂而病获痊愈。（摘自《伤寒论方医案选编》）

【病案 11】彭某，女，24 岁，未婚，1982 年 7 月 10 日初诊。主诉：心烦失眠，喜悲无常半年。患者 6 月前因失恋，情绪郁闷，头昏，心烦失眠或时有多梦，怔忡惊悸，甚而常有自哭自笑，望其面色潮红，舌质红，苔薄黄，诊其脉象细数。此为血虚之脏躁，乃因情志郁闷不畅、肝气郁结、久郁化火，损伤阴血所致。治拟养阴润燥、甘以缓急、安神为法。药用：粉甘草 6 克，淮小麦 50 克，大枣 10 枚，白芍 15 克，酸枣仁 15 克，柏子仁 10 克，龙骨 30 克，牡蛎 30 克。5 剂。药后神情安稳，诸证缓解，仍感目晕乏力，难以入寐，食纳不香，后以养心健脾之品 20 余剂调理而愈。（摘自《湖北中医杂志》）

【病案 12】张某，女，18 岁。发育正常，营养良好，素性多思善怒，恣意肥甘，酿为消渴，善饥多尿。初经西医治疗无效，后乃就治于某中医，投白虎汤十余剂，不仅渴饮不止，尿反增多。又更某中医治疗，服天冬、麦冬、沙参、玉竹、生地黄等数十剂，效亦不著，遂于 1959 年夏季，来吾寓求治。自诉，经水正常，从无他病，唯口渴多尿，消谷善饥，日夜饮水百盏，犹不解渴，饮水多则尿亦多，尿呈白色，状若膏脂，大便正常，精神困顿，四肢怠倦无力，肌肉逐渐消瘦，并呈上述前医诸方一选。诊得脉象沉数无力，舌质淡红偏薄。面色黧黑，表情淡漠。细析此证，初因多思善怒，恣意肥甘，五志之火燔灼于内，脾胃之热蕴结于中，致热盛阴虚，发为消渴。继以阴虚不能化阳。加之过服寒凉，真阳受损。致火衰不能化水。气虚不能蒸精，故饮一溲一，渴不得止，观其服白虎汤十余剂，尿反增多，渴仍不减，即可证验。且脉象沉数无力，舌质淡红偏薄，更是真火不足，虚火浮游之候。仲景云："男子消渴，小便反多，以饮一斗，小便斗，肾气丸主之。"拟肾气丸料煎服。俾太阳一出爝火无光。病自可愈。由于患者粗具医识，以时当盛夏，桂附辛热。畏不敢服，欲易他方。余曰：非此无能为也。勉服一剂，并无反应，再服五剂，渴尿大减，服至十剂，病即痊愈。肉桂，附

子、熟地黄、山茱萸、山药、牡丹皮、泽泻、云苓。(摘自《湖北中医医案选集》)

【病案13】何某,男,54岁,农民。春季,复修江堤,气候甚暖,上午劳动口渴,肆饮凉水,下午天气骤变,又冒风雨,旋即发热汗出,口微渴,肢软神疲,延医诊治,予银翘散加减,表热稍减,渴反转增,口不离杯,犹难解渴。医又予白虎汤加生津等药,非为口渴不解,且见饮入即吐,胸痹气喘,遂更他医,与行气宽胸,清热止吐之剂,仍无寸效。如斯六七日。乃邀余治。脉微浮有力,舌苔微黄而润,身热不扬,面容暗淡,气促胸痹,随饮随吐,询其二便,小便短赤,大便如常。询其饮食,稍进干食,尚不作呕。细推此证,虽似实热,实为蓄水,否则干食何由能纳?《伤寒论》云,"渴欲饮水,水入则吐者,名曰水利",正属斯病。且《黄帝内经》云:"劳则气耗,热则气散,"其始劳动口渴,大饮凉水,体内气化,先已有亏;继而保护失宜,更冒风雨,体表欠和,致使元真之气不能化水成津,故渴欲饮水,饮不解渴,更以旧水不行,新水难入,故水入即吐而干食能纳。前服银翘疏解。辛凉散热,有伤体气,白虎生津,甘寒利滞,抑遏胸阳,行气清热,苦辛开泄,耗损中焦,俱非中的之方。无怪意医愈变。此际化气行水,仍为正法,然身热不扬,犹有表湿,拟五苓散改白术为苍术,表里兼顾,一服即瘥,桂枝二钱,炒苍术三钱,猪苓二钱,泽泻三钱,云苓三钱。(摘自《湖北中医医案选集》)

【病案14】葛某,男,62岁。北京市退休工人,1981年12月12日初诊。自七天前不明原因的发生小便不畅,每次排尿量少,而尿次频多,伴以腰酸背寒,怕冷,天气越冷,尿次亦增,尤夜间为甚,每夜少则五六次,多则十余次。经服用呋喃妥因、肌注青霉素、链霉素一周不效,转诊就医。既往有前列腺肥大史,观其体质一般,舌苔白腻而质稍红。脉象沉弱无力,两尺部尤甚,余无其他阳性体征。查尿常规,先后三次均属正常,细辨此证,虽属下焦肾经之气阴两虚,然夹湿邪,初欲用《金匮》肾气丸加减,又恐地黄过于滋腻,试与栝楼瞿麦丸加味:瓜蒌根12克,茯苓14克,薯蓣10克,瞿麦12克,附子6克,仙灵脾15克,桑螵蛸12克。服用4剂后尿次明显减少,但仍有夜间尿多现象,每夜仍需起床排尿1～2次,但舌苔腻象较前减轻,又服4剂后,自觉上述诸症状消失而愈。(摘自《张仲景药法研究》)

【病案15】湘乡成某,初患淋症,继则点滴不通,探其脉象。左手沉缓,余拟用桥楼瞿麦散加车前子9克,牛膝9克,服3剂后,小便涌出如泉矣。(摘自《古方医案选编》)

【病案16】文某,男,49岁,业农。于1985年7月前来就诊,自诉从三月份起,小便微涩,点滴而出,至四月上旬尿时疼痛,痛引脐中,前医投以五苓散连服，五剂无效。诊其脉缓，独尺部细数，饮食正常。踌躇良久，忽忆及《金匮要略》淋病篇有云淋之为病，小便如粟状，痛引脐中等语，但有症状未立治法，又第二节云若渴者栝楼瞿麦丸主之。但此病不渴，小便频数，经查阅余无言《金匮新义》不渴者茯苓戎盐主之，滑石白鱼散主之。遂将二方加减变通，处方如下：茯苓八钱，白术二钱，戎盐二钱，滑石六钱，去发灰、白鱼，易鸡肫皮二钱，冬葵子三钱，嘱患者连服八剂，日服一剂，每剂二煎，每次放青盐一钱，煎成一小碗，每碗二次分服，忌鱼腥腻滞辛辣之物……据患者自述吃完八剂后，中午时忽觉小便解至中途突有气由尿道中冲射而出，尿如涌泉，遂痛止神爽，病即若失。再诊其脉已缓和，尺部仍有弦数，此系阴亏之象，继以猪苓散（汤）合芍药甘草汤育阴利小便而愈。（摘自《江西中医药》）

【病案 17】苗某，女，58 岁，患者大便后流鲜血，或无大便亦流大量鲜血，每次流血量 1～2 茶碗之多，每日 2～3 次，已 20 余日。两少腹隐痛，自觉头晕心慌。气短自汗，脸肿，饮食尚可，素有失眠及关节疼痛，月经已停止 2 年，脉沉数，舌微淡无苔。《黄帝内经》谓："结阴者，便血升，再结二升，三结三升。"以阴气内结，不得外行，血无所禀，涉入肠间，今去血过多，治宜温养脾肾，方用《金匮要略》黄土汤加味：熟地黄一两，白术六钱，炙甘草六钱，黑附子三钱，黄芩二钱，阿胶五钱，侧柏叶（炒）三钱，黄土二两，用开水泡黄土，澄清取水煎药，服二剂。复诊时，服上方有好转，昨日大便三次，只有一次流血，今日又便后流血一次，仍有心跳气短，已无头晕及自汗出，饮食尚可，眠佳，舌无苔，脉仍沉数，原方再服 3 剂。三诊便血已很少，心跳气短亦减，舌薄苔微黄，脉如前。此证血虽渐止，但日久伤血，中气亦伤，仍宜益气滋阴补血以资善后，生黄芪五钱，当归三钱，干地黄四钱，东阿胶三钱，甘草二钱，生地榆二钱，侧柏叶（炒）二钱，枯黄芩一钱五分，炒槐花二钱，地骨皮二钱，5 剂。3 个月后随访，未再便血，心跳气短亦较前为佳。（摘自《蒲辅周医案》）

【病案 18】李某，女，34 岁，干部。1981 年 10 月 13 日初诊。患者素有痔疮和习惯性便秘，近十天来因感冒而诱发，便下鲜血，肛门灼痛，脉象细数，舌红苔净，根有薄黄腻苔，禀素阴虚津液不足，湿热内生，下注于肠而引起上述诸证，遂投以赤小豆当归散、槐角丸、益胃汤三方化裁：赤小豆 15 克，当归 18 克，槐角 10 克，苦参 9 克，黄柏 9 克，黄芩 9 克，玄参 15 克，生地黄 18 克，炒地榆 10 克，酒大黄 6 克，牡丹皮 15 克，栝楼仁 15 克。上方服药 3 剂，结合挑痔疗法，便血已止，肛门灼痛有明显好转，大便较前畅通。前方去酒大黄加淡苁蓉、何首乌，并加大当归、黄柏、槐角用量，共服 12 剂而痊愈。（摘自《张仲景药法研究》）

【病案19】徐某，男，31岁，工人。于1958年7月14日来诊。主诉：2年来时常便血，血色鲜红量多，每日2次，先血后便，肛门坠胀，小便频数，纳少神疲，西药不效。查体：37℃，发育正常，营养中等，面色苍白，腹柔软无压痛，肛门有混合痔。诊断。近血（阴络损伤，热传大肠）。治疗：赤小豆当归散加味，育阴清化。第一日处方：小生地黄三钱，粉牡丹皮二钱，金当归三钱（炒），京赤芍二钱，抱茯神三钱，侧柏炭三钱，地榆炭三钱，蒲黄炭三钱，肥知母三钱，脏连丸八分包，赤小豆一两。日两次分服，连服三剂，便血稍瘥，第四日复诊去肥知母，加黑山栀、炒葵米各三钱。又服3剂，便血大减。三诊去山栀加淡竹茹二钱，生甘草梢八分，又服3剂。第八日早晨便血停止，症状消失。续服十全大补汤10剂而安。今春复发，又服上药10剂，症状亦消失。（摘自《哈尔滨中医》）

【病案20】徐某，女，37岁。患室性早搏已三四年，每晚静卧（尤其是向左侧卧）即作，有时出现二、三联律。每当精神激动时剧作，脉搏每分钟80次，而期前收缩多达20～30次，并感心慌心悸，胸闷微痛，夜寐梦多，咽喉口舌干燥，大便偏结，舌少苔。无胃痛，无浮肿，血压正常。投炙甘草汤：炙甘草30克，党参15克，桂枝4.5克，生姜3片，红枣5枚，生地黄60克，麦冬30克，阿胶6克，麻仁9克，白酒2匙。连服10余剂而痊愈。随访多年，未见复发。（摘自《伤寒论方医案选编》）

【病案21】张某，女，57岁。早岁右眼病青盲失明，近年左眼亦感昏慌，视物如在云雾，眼前萤星满目，时而白光发如电闪，红光发如火焰，红白相衬，飞舞眩感，因致头目晕眩，睛痛眉骨酸楚，心烦不安。病名神光自现，阳光越散，亦青盲之象也。脉象沉细，舌中光绛。责之阴精亏损，虚阳不潜，心神不安，孤阳飞越，故而光发散乱，不得内敛。治宜补阴益血，宁神潜阳。方用炙甘草汤加龙骨、牡蛎。数服上方，病情大有好转，红白二光几乎消失，但云雾尚见，当予补益收功，仍予炙甘草汤。（摘自《广东中医》）

呕吐哕下利病脉证治第十七（病案23则）

【病案1】某女，70岁。秋患泄利，治之不愈，势甚危急。诊之，脉细而弦，舌苔白厚。泻下多水绿色，日十余次。心下满，腹胀如鼓，按之硬痛。噫气多，时呕吐多量绿水，口干，思食凉物，此为热结旁流。若不急下，津液将尽。前医见老年泻利，而投分利滋补不能识透病机，故治不愈。大黄9克，枳实6克，厚朴6克，芒硝3克，煎服一剂。次晨下溏粪半桶，中多硬块，诸症皆减。但噫气胸腹满痛不除。知其下后未尽，以其年老，恐下伤胃津。变方黄龙汤加鲜生地投之。头果不痛，但微晕，腹痛全止，尚渴，心下微满，仍有噫气，头汗出，眠差多梦，脉变细滑。方以白虎加人参加麦冬、旋覆花、代赭石……尽剂而愈。(摘自《天津医药》)

【病案 2】梁某，男，28 岁，住某医院。诊断为流行性乙型脑炎。病已 6 日，曾连服中药清热解毒养阴之剂，病势有增无减。会诊时体温高达 40.3℃，脉象沉数有力，腹满微硬，哕声连续，目赤不闭，无汗，手足妄动，躁烦不宁，有欲狂之势，神昏谵语，四肢微厥，昨日下利纯青黑水。此病邪羁踞阳明热结旁流之象，但未至大实满，而且舌苔秽腻，色不老黄，未可予大承气汤，乃予小承气汤微和之。服药后，哕止便通，汗出厥回，神清热退，诸症豁然，再以养阴和胃之剂调理而愈。(摘自《蒲辅周医案》)

【病案 3】李某，女，35 岁，职员。肠鸣腹泻，下利清谷，日 4～5 次，伴有腹痛，形寒肢冷，曾服救逆理中汤、四神丸等药，效果不显，近日病情加重，面色青黑，精神疲惫，舌淡苔白，六脉沉细，四诊合参，系脾肾俱虚，阳气衰微，阴寒内盛所致。用以回阳救逆兼止泻之法，投以四逆汤加味。处方：炮附子 30 克(另煎)，干姜 20 克，炙甘草 10 克，赤石脂 50 克，水煎服。服药后病减，4 剂泻止，再服 2 剂获愈。(摘自《吉林中医》)

【病案 4】袁某，男，24 岁，患伤寒恶寒、发热、头痛、无汗，当予麻黄汤一剂，不增减味，服后汗出即瘥。历大半日许，患者即感心烦，渐渐增剧，自言心中似有万虑纠缠，意难摒弃，有时闷乱不堪，神若无主，辗转床褥，不得安眠，其妻仓惶，恐生恶变，乃复迎余，同往诊视。见其神情急躁，面容拂郁，脉微浮带数，两寸尤显，舌尖红苔白，身无寒热，以手按其胸腹，柔软而无所苦，询其病情，曰：心乱如麻，言难表述。余曰无妨，此余热扰乱心神之候。乃书栀子豉汤一剂：栀子三钱，淡豆豉三钱。先煮栀子后纳豆豉。一服烦稍安，再服病若失。(摘自《湖北中医医案选集》)

【病案 5】陆渊雷先生治一三十余岁妇人，先服单方验方等不愈，往诊时，腹微痛，下溏粪及黏液，杂以鲜红血星，舌苔非常垢腻，脉非常沉数，手足微冷，胸腹有白色小水疱，细视始见，殆俗所谓白痦欤，予桃花汤加附子、阿胶，增干姜至三钱，两服血止，调治十日，杖而后起。(摘自《新中医药》)

【病案 6】先母侍婢曾患此(按：指蛔虫所引起的吐涎，心痛症)，始病吐蛔，一二日后，暴厥若死。治以乌梅丸，入口即吐，予用以甘草五钱，先煎去渣，以铅粉二钱，白蜜一两调饮之，半日许，下蛔虫如拇指大者九条，其病乃愈。(摘自《金匮发微》)

【病案 7】马某，女，63 岁，1981 年 4 月 12 日诊。有糖尿病史已十余年，近十日前，因服生冷而诱发呕吐泄泻，腹痛肢冷。在输液治疗时突发休克，急送医院抢救，休克被纠正，但下利仍不止，输氯霉素不效，改用青霉素静滴。在输液时又突发心烦，全身起紫疱。停药后仍烦躁欲死，下利失禁，色呈暗紫，四肢厥冷，舌淡苔白，脉虚数。此正虚阳败之危候，以回阳救逆为急务。停用西药，投四逆加人参汤1剂。服后烦躁止，四肢稍温，但下利仍不止，面色青黄，周身微凉。腹部发凉，神志恍惚，身有紫斑，脉舌如前。证属中阳虚衰，下元失固，治宜温中益气，涩肠健脾。方用：赤石脂、茯苓各30克，干姜15克，粳米60克，红参10克。服2剂后，神志清醒，四肢温和；4剂后，下利止，继以他药调治而愈……掌握药物的煎服法，是提高疗效的关键之一。仲景在方后云："以水七升，煮米熟去渣，温服七合，纳赤石脂末方寸匕，日三服。"我们在临床中对大便滑泄不止者，以上法煎服，对吐血及腹痛者，三药同煎，三煎兑合一起，混均频服。（摘自《浙江中医杂志》）

【病案8】张某，女，29岁，河北省大城县磷肥厂职工。患者于1981年12月2日来诊。自诉最近因外出劳累乘车而出现头晕目眩、恶心呕吐、心悸等症，经服药治疗，疗效不明显。诊此脉沉弦、苔白。患者要求服中药治疗。此为水饮所作，用小半夏汤合小半夏加茯苓汤加味：茯苓15克，半夏14克，生姜14克，白术10克，泽泻16克，水煎服2剂，几天后偶遇患者，述说服药1剂后诸症皆愈。（摘自《张仲景药法研究》）

【病案9】刘某，女，22岁，1970年8月8日初诊。三个月来上腹经常疼痛，多饮作呕，目微肿，大便正常，食后反酸。恶心，舌苔薄白，脉滑，拟以小半夏加茯苓汤加味。云苓18克，半夏18克，生姜12克，吴茱萸9克，橘皮9克。于8月15日二诊。服上方4剂后，腹痛痞满。呕吐已愈，唯有时恶心，舌苔白，于前方加白术9克，桂枝9克，泽泻9克，连服4剂而愈。（摘自《张仲景药法研究》）

【病案10】董某，女，51岁，1961年6月26日诊。下痢赤白，腹痛如绞，一夜行十余次；里急后重，食欲毫无，但尚能勉进饮食，口干作苦，不渴，舌质淡红，苔白微干，小便黄而少，脉细，无表寒恶热情况。初诊投服马齿苋90克，广木香9克，焦山楂6克，煎服。连进2剂，一夜仅行4～5次，脓血均减，腹痛也显著减轻。原方再服，至27日晚，病情忽有反复，下利便脓血及里急后重都又如故。换服加味香连丸每日3次，每次9克，至29日仍无效。口干不渴，舌质红，舌红、尖有细微芒刺，苔薄白略干，脉象沉细而缓，食欲仍无，腹痛里急，脓血杂下，日行30余次。认证为热痢，过在厥阴湿热阻滞，予白头翁汤加味：白头翁12克，炒黄柏6克，秦皮9克（当时缺黄连故没用），炒白芍9克，甘草 9 克。煎 200ml，分 2 次服，2 剂连进。药后一夜只解 2 次，里急后重显著减轻，腹痛偶有存在，继服 2 剂痊愈。本例前治 3 日效果不稳，后投白头翁汤清热厚肠，加白芍甘草养阴，迅速痊愈。（摘自《中医杂志》）

【病案 11】李某，男，20 岁，打铁工人。1974 年 11 月 10 日就诊：患者近半月呕吐，胃脘热痛，大便干燥，舌质红，苔薄黄少津，脉实有力，右关脉滑。精神尚佳。平时喜食烙饼。初认为是胃热上逆之呕吐，拟以清热和胃之法主治，用连苏饮加竹茹、甘草。嘱服 2 剂。于 11 月 12 日复诊，服上方无效。仍每餐刚完即吐（平时不吐），并伴口臭，胃脘灼热，胀痛，大便 3 日未解，小便短黄，舌质红，苔薄黄少津，脉滑有力。《金匮要略》云："食已即吐者，大黄甘草汤主之，"从证候分析，亦恰合病机，系积热在胃，磨气不通，胃热上冲之呕吐。改用泄热和胃之大黄甘草汤：大黄 12 克，甘草 3 克，嘱服 2 周。11 月 16 日，到家随访，上方服 1 剂后，食已不吐，大便畅通，服完 2 剂，诸证消失。（摘自《成都中医学院学报》）

【病案 12】徐某，女，5 岁，1978 年 4 月 16 日诊，呕吐两天，有便不泻，不能饮食，食饮即吐。患儿精神疲乏，面色晦滞，肌肤干涩，目闭睛露，呼吸深快，似喘非喘，频频空哕，不时以口唇弄舌。两天来使用过阿托品、苯巴比妥、甲氧氯普胺等无效。腹痞满，脉沉细涩，唇红舌干，苔薄白微腻，给小半夏汤，煎煮少量频服。处方：姜半夏 6 克，鲜生姜 5 片。服药后呕哕渐止，服二煎后，即安睡不再吐。二诊处方，太子参 10 克，儿茶 3 克，泡茶饮服。2 日后恢复正常。（摘自《江苏中医杂志》）

【病案 13】郝某，男，65 岁。呕吐频繁，而口不渴，所吐皆为痰涎之物。脉弦而滑，舌苔滑且腻。辨为胃中有饮。处方：半夏 15 克，生姜 16 克，陈皮 10 克，1 剂即愈。（刘渡舟治验）

【病案 14】赵某，男，57 岁。一日清晨因其突然患心痛，其爱人约我去诊视。见其表情痛苦，唇青，畏寒厚被，闻其声音而气短，问知痛满胸膺，并牵掣痛及背后，按之心窝歧骨间处亦痛，肢冷，脉象沉紧，舌淡白滑。问知过去无此病史。我细思此病发于突然，时在清晨，平素体质虽不甚健，但并无胃痛及痰饮之患，因其工作时多俯状之姿，胸阳被郁，今各证属心肾阳虚，阴寒内生，当下焦阴寒极盛，上乘阳虚之胸时，遂生胸痹病，《黄帝内经》亦有暴病非阳之说，遂按《金匮要略》乌头赤石脂丸加减，温经扶阳以通痹。附子 60 克（开水煎三小时），肉桂 10 克，川椒 10 克（以温命门而逐下焦沉寒），红参 10 克，干姜 10 克（扶元气之衰），桂枝 15 克（引下焦阳气上行以开痹）。如煎药尚需三四个小时，先用生姜 15 克捣烂加红糖 60 克用水煮沸，乘热饮下，服后，中上焦暖气增加，胸痛减轻，四时后更进前药。第二日自己走来看病，胸部已无痛苦，遂按原方更进 2 剂，以后用金匮肾气丸调理，曾服至 10 盒（100 粒），胸痹未复发。（摘自《云南中医学院学报》）

【病案 15】吴某，女，42 岁。患高血压病已 3 年，血压常波动在（100～140）/（100～110）毫米汞柱，遍服中西药均无显效，于 1962 年夏从南方赴京求治于秦老。观其服用的中药处方，大都是生石决明、灵磁石、生龙骨、生牡蛎、杭菊花、双钩藤、生白芍、桑寄生、怀牛膝等平肝降逆辈……患者形体肥胖，自述常头晕胀痛，眩晕甚时如坐舟中，颇欲吐，曾数次呕出大量清涎。饮食欠馨，胸脘部常有胀闷感，心悸、多梦，二便尚可。舌质淡，苔薄白腻，脉象右寸关滑甚……秦老想到我们当时正在学习《金匮要略》，遂令回忆《金匮要略·呕吐哕下利病脉证治》篇。他说，该篇载有"干呕，吐逆，吐涎沫，半夏干姜散主之，"观此患者之形证，乃中阳不足，寒饮上逆所致，且患者数年来所服中药多系寒凉重降之品，更伤中焦，故当温中止呕，以《金匮要略》半夏干姜散加味治之，处方：法半夏 9 克，淡干姜 9 克，云茯苓 9 克，水煎服……不料两天后，亲友兴致而来，言几年来服药后从未如此舒服，因此两天即把三剂药痛快服完。嗣后以温中化饮法加减，治疗月余病愈，患者高兴返里。（摘自《国医论坛》）

【病案 16】左某，男，48 岁，1983 年 3 月入院，胃病 10 载，呕吐持续，每日呕吐涎水达 2000 余毫升，食少消瘦神怠。胃中辘辘有声，舌苔白，脉小弦，胃镜检查为慢性胃窦炎，幽门水肿。按水饮内停，治以温中和胃，化气利水之法。以小半夏汤、茯苓泽泻汤加减，生姜与干姜同用，生姜煎服兼咀嚼。服 2 剂吐减，3 剂吐止，饮食渐增，形体日充，至今已一月半，胃镜复查，幽门水肿减轻。（摘自《吉林中医药》）

【病案 17】王某，男，20 岁。因吃不洁之虾酱而腹胀，渐而恶寒，腹胀渐甚，心痞闷，欲呕不能，渐而恶寒更甚。不久随之发热，腹剧胀痛，呕吐、泄泻。来诊时，腹仍胀痛不舒，已无寒热，脉弦，舌上浮苔厚积。诊断为食滞气郁。处方柴胡 9 克，半夏 9 克，黄芩 9 克，生姜 6 克，防党参 9 克，甘草 4.5 克，陈皮 6 克，鸡内金 9 克。上午服药，下午即安。但有倦怠、纳呆，次日转用四君子汤调理，1 剂即愈。（摘自《新中医》）

【病案 18】王某，男，28 岁。初夏迎风取爽，而头痛身热，医用发汗解表药，热退身凉，头痛不发，以为病已愈。又三日，口中甚苦，且有呕意，而大便下利黏秽，日四五次，腹中作痛，且有下坠之感。切其脉弦滑而数，舌苔黄白相杂。辨为少阳胆热下注肠而胃气不和之证。药用：黄芩 10 克，白芍 10 克，半夏 10 克，生姜 10 克，大枣 7 枚，甘草 6 克。服 3 剂而病痊愈。（摘自《新编伤寒论

类方》)

【病案 19】田某儿媳患霍乱吐泻无度，冷汗出，腹痛筋急，肢厥声小，皮瘪目陷，病来颇暴。予诊时，已服来苏散、藿香正气丸等药，虽无大讹却不着痛痒，半日时刻，吐泻各在三十次以外，消息停顿，六脉全无，病已濒危，势不及救。察证确属寒多欲与疠疫搏斗。拟通脉四逆汤加重其剂。方用甘草二钱，干姜六钱，乌附八钱，并书简明医案于方首（霍乱寒多，口不欲饮，饮亦喜热，舌苔白，吐泻多清水，不大臭，唯耽搁时间过久，救治较迟，肢厥筋挛，皮瘪目陷，六脉全无，病已造极。拟大剂温肾以启下焦生气，温脾以扶中宫颓阳，作最后挽救）。隔三时复诊，吐泻未止，厥逆未回，嘱照原方再进一剂，隔二时又再复诊，吐泻虽缓，厥逆仍未回，俨似正气与邪气同归于尽状，细审细察，探其手心，微有温意。曰：生机在此。盖正气过伤，迟迟其复，兆端已见，稍侯即当厥回向愈，嘱其续将三煎药服完，另用前方，干姜、附子各减为三钱，并加党参四钱，夜间作二次缓服。翌晨复诊，厥回脉出，已能起坐，特精力匮乏，为拟理中加知母、瓜蒌根善后。

【病案 20】李某，68 岁，1963 年 9 月初诊。患者面白体丰，静而少动，即《灵枢》所谓"太阴之人也。"1963 年仲秋，阴雨连绵，久晦不晴，患者忽病水泻，略见发热，医以"肠炎"流行，经予葛根黄芩黄连汤，解肌退热、消炎止利，2 剂后，吐泻交作，四肢厥冷，再剂而神志昏愦，卧床不语，继而二便锁闭，腹胀肢肿。后来竟然高热不止，额汗时出。舌质胀大，淡如水渍，六脉浮大，重按无根。此乃真寒假热，水极似火证，即所谓"格阳证"是也。治应急救回阳，速扫浊阴，乃急投通脉四逆汤。处方：附子 15 克，甘草 8 克，干姜 18 克。连进 2 剂，热退神清，汗收语出；又 2 剂，胀消、便通、饮食渐进。后以茯苓四逆汤加当归、芍药和阴化阳而滋营血，服至 5 剂而愈。（摘自《广西中医药》）

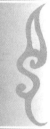

【病案 21】刘某，女，42 岁，1982 年 1 月 10 日初诊：头眩心悸，咽部不适，不时呕吐清水与食物，每天少则三五次，多达十余次，已历半载，近半月加剧，以致精神恍惚，疲惫不堪。某医院诊为"胃神经官能症"。刻诊：头眩心悸，咽中不适，恶心，心下痞，因惧吐，不敢进食，有时只服葡萄糖水，服后两小时许又吐出。全身软弱无力，舌淡、苔白腻，脉虚弱。证属脾胃虚弱，痰饮内阻。治宜健脾温胃，散饮止呕。方用小半夏加茯苓汤化裁：半夏 10 克，生姜 10 克，茯苓 12 克，灶心黄土 250 克（煎汤代水），上药 1 剂。翌日，来人告曰：服药后上午未吐。即给原方 2 剂，已能进食，两天中只吐了一次，且量不多。又以上方加党参 12 克，3 剂。服后已不吐，能食。随访半年未发。（摘自《中医杂志》）

【病案 22】陈某，女，42 岁，河北省大城县某幼儿园职工。患者曾患过伤寒，病愈后出现头痛，恶心呕吐，时重时减，并伴有胸闷气短，纳呆，某医院诊为"神经性呕吐"。于1978年7月13日来诊。其脉沉迟，右关较弱，苔薄白，舌尖有瘀点。遂投以吴茱萸汤加味：吴茱萸10克，半夏10克，生姜10克，大枣4枚，党参10克，白芷10克，旋覆花10克，代赭石15克，枇杷叶10克，服药6剂后呕吐、头痛痊愈。（摘自《张仲景药法研究》）

【病案23】杨某，女，34岁，河北隆化县农民。于1976年1月4日初诊。主诉头痛，巅顶与前额疼痛，伴有干呕吐涎沫，在当地经多次治疗不见好转，而来就医。余诊其脉滑，苔白质胖有齿痕，此为肝胃虚实，阴浊上逆所致，完全符合仲景"干呕，吐涎沫，头痛者，吴茱萸汤主之"的条文。遂拟以吴茱萸汤加味：吴茱萸9克，半夏12克，党参15克，山药18克，生姜15克，白芷12克。上方服4剂后，头痛干呕消失，患者无其他不适，仍要求再服几剂以巩固疗效。于是将上方减制，嘱其再服4剂。（摘自《张仲景药法研究》）

疮痈肠痈浸淫病脉证并治
第十八（病案4则）

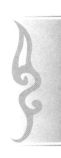

【病案1】施某，男，60岁，工人。1963年10月7日入院。发病初期，肌肤黄色鲜明，经治疗未效，以后肤色由黄变黑，肌肤由光泽变粗糙，瘙痒难忍，腹部满胀，食则呕吐清水，涕泪俱出，胫跗浮肿，按之没指，舌苔薄白而腻，舌淡体胖。系阳黄迁延失治，阳气受损，脾阳不能化湿，胆液为其所阻而致。拟用温化寒湿以治其本，行瘀散结软坚以治其标。处方：熟附块三钱，嫩桂枝一钱半，焦白术三钱，制半夏三钱，绵茵陈五钱，赤茯苓四钱，焦山栀三钱，木防己三钱。另硝矾丸三钱，早晚分服。上方服4剂后，症情毫无变动，两目发黄更深，面色漆黑，精神萎顿，默默不欲进食，溲赤量少，右胁下肿块约增大2厘米，下肢浮肿加重，肌肤甲错，舌淡，边有瘀点多处，脉沉细无力。以为内有瘀积停留，非攻逐不能消克。上方加桃仁、红花、䗪虫等再服。后经上方化裁，连服八剂，患者明显衰弱，嗜睡，体温35℃，心率56次/分，脉细少，血压下降至90/70毫米汞柱，小便失禁，出现肝昏迷征兆。经用中西药抢救，11月6日转中医内科治疗。患者仍嗜睡懒言，不知饥饱，面色漆黑，肌肤甲错、干燥，腹水明显，下肢浮肿不退，四肢清冷，午后形寒，大便不实，舌淡，苔薄白而腻，舌胖，边有齿痕，形寒肢冷，脉沉迟。系寒湿留于阴分，阳气不宣，湿困中焦，终未得解，腹内癥积不得消散。不宜再次攻下逐瘀，也无用苦寒清化湿热之适应证，仍属阴盛阳衰，故仍以温阳利水为法。处方：熟附块八钱，川桂枝二钱，川椒目三钱，干姜一钱，带皮茯苓一两，猪苓五钱，制半夏三钱，泽泻五钱，炒茅术三钱，木防己三钱。上方连服七剂，病势大有改善，每日小便量从500毫升增至1250毫升，腹水减退，下肢浮肿亦减轻，唯合并有咳嗽，于原方中去椒目、茅术，加厚朴钱半，杏仁三钱，连服三剂，至11月13日，血化验：碱性磷酸酶132单位（7天前为178单位），胆红素1.3毫克/分升（7天前为12毫克/分升），黄疸指数20（7天前为40）。温阳利水，既能消肿，又有退黄之功。患者仍觉形寒，方中增加桂枝、附子之量，处方：熟附块一两，川桂枝三钱，带皮茯苓一两，猪苓五钱，泽泻五钱，干姜一钱，制半夏三钱，厚朴一钱半，杏仁三钱，炒白术三钱。服上方六剂后，咳嗽止，腹部移动性浊音已不明显，两目发黄减退，患者已能坐起，右胁下上腹部肿块已缩小2/3，经口服胆囊造影剂，作X线摄片，疑有胆结石症。后以温利补肾健脾之剂，调治至1964年1月4日症状消失出院。随访观察，1964年5月5日，胆囊造影证实为胆结石症，随访一年余，未发生腹痛，亦无目黄。肝功能恢复查三次正常，食欲良好，精神好转，体力恢复。（摘自《金匮诠释》）

【病案2】路某，男，10岁。1958年11月门诊。望诊：患孩颜面苍白，皮肤干燥脱屑，精神疲惫，有慢性病容，舌润，被黄白色薄苔。闻诊：语音低微，未呻吟。问诊。两月以前，患孩曾一度剧烈腹痛，并有呕吐，身热，某医院诊断为"急性阑尾炎"，经注射青霉素并服用磺胺三日，病势缓解。近数日少腹又阵阵隐痛，昨日较剧，今日又稍缓解，运动时，腹内痛感增加，自觉用腿卧于右侧使右侧固定不移，其痛减轻，无身热恶寒，未下脓血，小便自利。切诊，脉沉细滑，按之无力。腹皮紧张，但不强硬。少腹右侧可触一柔软肿块，大若鸡卵，拒按。病机治则：本证原系中焦湿热下注，滞于肠间，感阳明燥金之气，则燥湿相搏于阑门而发为病，故现少腹钝痛或剧痛，腹癥拒按等状。据四诊所得，显系阑门血肉腐败，形成胀肿，今虽见腹癥拒按，但患儿无身热烦渴，语音低微，神情疲惫，面色苍白，舌润苔白，脉沉细滑，证已湿重于热，且有寒化趋向，并非"大黄牡丹汤"实热积滞之证，仍当温化寒湿，并兼渗泄解毒，切忌攻破。乃以薏苡附子败酱散一方二剂治之。川附片30克，薏苡仁30克，败酱草24克，服罢，腹痛显著减轻，精神稍佳，少腹右已未触肿块，唯仍拒按。舌润，略被黄白稀苔于舌根部，脉沉细而缓。仍给上方五剂连服五日。效果观察：患孩通过上述治疗后，肠痈之患已愈。经观察一年，未见复发。（摘自《中医儿科治验录》）

【病案3】某女，11岁，初诊距发病时间已93小时，脉搏98次/分，舌苔干黄，口臭极重，中度脱水，麦氏压痛点周围有手掌大腹壁挛急及剧烈疼痛，其他腹部有中等度陷凹成舟状，肛门检查盲肠部剧烈压痛，诊断：急性阑尾炎，似有局部腹膜炎，但无汛发性腹膜炎。治疗，大黄牡丹汤：大黄 10 克，牡丹皮 10 克，冬瓜仁 10 克，桃仁 6 克，芒硝 11 克，以水 250 毫升先煎大黄、冬瓜子、牡丹皮、桃仁四味取 120 毫升去渣，入芒硝，使之溶解。第一日上午 12 时口服 40 毫升，下午 3 时 20 毫升，下午 8 时 20 毫升，服药 5 小时后泻一次，7 小时后又泻、腹痛大减，汗出入睡（本日注射葡萄糖盐水作辅助治疗）。第二日照方服三次，每次 20 毫升，服药后压痛大减。腹壁弛缓，泻二次。第三日原方去芒硝，加入薏苡仁 7 克，服药后泻一次，自觉症状完全消失。第四、五两日照三日方服，第六日停药。一星期后现诊麦氏压痛点周围仍有鸽卵大之硬块，重压即有轻痛。两个月后再诊硬块已大部消失，不易察觉。（摘自《中医杂志》）

【病案 4】张某，男，23 岁。腹痛 1 天，发热呕吐，继则腹痛转入右下腹，经西医诊断为急性化脓性阑尾炎。先后用抗生素等药物治疗，疼痛持续不减，且发热呕吐。患者不愿手术而求治于周师。症见面色青黄，神色困惫，右下腹持续疼痛，阵发性加剧，有明显压痛、反跳痛及肌紧张，包块如掌大，畏寒发热，剧痛时四肢发冷，舌黄有津，脉滑数。体温 38.7℃，血中白细胞 20×10^9/L。此属寒热邪结化热，治宜温阳祛湿清热。方用薏苡仁 90 克，炮附子 30 克（先煎），败酱草 30 克。嘱浓煎顿服。4 剂后疼痛大减，呕吐止，体温正常，白细胞下降为 13×10^9/L。续服上方 6 剂，白细胞总数 10×10^9/L，仅在右下腹包块不消。再服上方 20 余剂，包块消失而愈。（摘自《上海中医杂志》）

趺蹶手指臂肿转筋阴狐疝蛔虫病脉证治第十九（病案 10 则）

【病案 1】先母侍婢曾患此（按：指蛔虫所引起的吐涎，心痛症），始病吐蛔，一二日后，暴厥若死。治以乌梅丸，入口即吐，予用甘草五钱，先煎去渣，以铅粉二钱，白蜜一两调饮之，半日许，下蛔虫如拇指大者九条，其病乃愈。（摘自《金匮发微》）

【病案 2】郭某，26 岁，工人。因停经 7 个月，右上腹部阵发性绞痛 3 天，伴呕吐蛔虫 2 条，于 1963 年 8 月 25 日入院。既往有蛔虫史。检查：体温 38.5℃，脉搏 100 次/分，呼吸 20 次/分，血压 110/80 毫米汞柱。营养发育中等，急性痛苦病容，巩膜无黄染。心肺（－）。腹部膨隆，右上腹部压痛，墨菲氏征(＋)，肝脾未触及。宫底脐上三横指，无宫缩或阴道出血。血红蛋白 80 克/升、

红细胞 $2.8 \times 10^{12}/$ 升，白细胞 $11.2 \times 10^9/$ 升，中性粒细胞 81%，血丝虫（－）。大便蛔虫卵 1～2/ 低倍镜。尿乳白色，蛋白（－），黏液丝（＋），非结晶型磷酸盐（＋＋＋），尿胰淀粉酶 64 温氏单位，血胰淀粉酶 32 温氏单位。血检肝功能正常。诊断：①胆道蛔虫病。②妊娠 7 个月。入院后经用青霉素、链霉素控制感染，溴苯锌、盐酸哌替啶、盐酸氯丙嗪、氢溴酸东莨菪碱等治疗，疼痛不止，又呕吐蛔虫二条，于 8 月 27 日乃邀中医治疗。中医辨证：身孕七月，神志清晰，形容憔悴，痛楚呻吟。右肋疼痛，如割似钻，连肩彻背，辗转反侧，夜寐受阻，头汗肢冷，心烦微热，呕吐苦水，夹带蛔虫，口渴喜饮，小溲短少，大便秘结。舌质淡红，舌苔薄白，根带微黄，六脉滑数。证属①蛔厥，②妊娠。治宜安蛔为先，拟乌梅汤主之。乌梅五钱，川黄连一钱，黄柏二钱，细辛七分，蜀椒一钱，桂枝一钱半，干姜一钱，党参三钱，当归二钱。首服痛减十之七八，未再注射止痛剂。二服诸恙悉除，于 8 月 29 日痊愈出院。（摘自《福建中医药》）

【病案 3】刘某，女，51 岁，河北省大成县东迷堤大队社员。患者突然发作上腹部剧痛，从左肋下开始以后移至上腹部稍偏右方，先后呕吐 3 次，呕吐物先为食物后为水样物，昨日大便排出蛔虫 1 条，1981 年 10 月 18 日入院治疗。查血常规，血色素 13 克，白细胞 $7.2 \times 10^9/$ 升，中性粒细胞 92%，淋巴细胞 8%。胸腹透视，心肺（－），左腹可见积气，未见液平及膈下游离气。体温 36.5℃，脉搏 60 次/分，血压 110/74 毫米汞柱，可疑"胆道蛔虫症"，经西药治疗三天病情未有缓解。于 10 月 21 日应邀会诊，诊视患者，急性痛苦病容，呻吟不止，时时恶心呕吐，手足发凉，大便偏干，右上腹压痛明显，肝脾未及，脉弦紧而滑，苔厚黄燥。十余年前曾患过胆道蛔虫症，经氧气驱虫好转。此为中医的蛔厥，虽为寒热错杂，然热象偏重。方用乌梅汤加减：乌梅 30 克，桂枝 6 克，党参 6 克，附片 6 克，生姜 10 克，黄连 10 克，黄柏 10 克，川大黄 6 克，当归 6 克，川楝子 10 克，广木香 10 克。第二天患者自诉服药后疼痛立即缓解，至今天未见发作，已能安卧，恶心呕吐肢冷诸症消失，其脉弦，苔白微黄燥腻；嘱其继服前方一剂，观察四天未见发病而出院。（摘自《张仲景药法研究》）

【病案 4】患儿，女，3 岁，因腹痛，其父给服"一粒丹"若干，腹痛转剧，呈阵发性，痛时呼号滚打，甚则气绝肢冷，并吐出蛔虫 10 余条。住院后输液以纠正水电解质平衡，同时服中药以安蛔。处方：山药 30 克，甘草 60 克，共研为极细末，放入白蜜 60 克中，加水适量稀释之，令频频喂服。初起随服随吐，吐出蛔虫 40 余条，此后呕吐渐止，并排便数次，所排泄之物，粪便无几，悉为虫团。前后经吐泻排虫达 300 余条，病好告愈。（摘自《广西中医药》）

【病案 5】彭某，男，8 岁。主诉：患阴狐疝已有 6 年。阴囊肿大如小鸡蛋，其色不红，肿物时而偏左，时而偏右，患儿夜卧时肿物入于少腹，至白昼活动时肿物坠入阴囊，而且肿物时有疼痛感觉，几年来曾服一般疏肝解郁、利气止痛等治疝气之药，但肿物依然出没无定，未见效果。患儿平素健康，饮食二便正常，余无所苦，舌苔不黄，舌质不红，脉象弦缓。诊断：寒气凝结肝经之阴狐疝。治则：辛温通利，破结止痛。方药：《金匮要略》蜘蛛散原方。大黑蜘蛛6枚，置瓷瓦上焙黄干燥为末，桂枝9克。上2味共为散，每天用水酒1小杯，1次冲服3克，连服7天，效果：服药3天后疼痛缓解，7天后阴囊肿大及疼痛消失，阴狐疝痊愈，观察1年未见复发。（摘自《成都中医学院学报》）

【病案6】蒋某，重庆人，在汉口患浸淫疮。初起发现心胸部分，渐浸淫至四肢、周身、头面，破皮流浊液，医治无效，剧则不寐不食，神志时或恍惚，外观情势颇急，初以为疮疥不置意，继乃大惧。请予诊视，予曰勿恐，浸淫疮由四肢走向心胸者不治，由心胸走向四肢者治，因热毒较重，熏化变质。内服解毒撤热，消炎散结，中药汤剂治之。方用：金银花、连翘各三钱，栀子二钱五分，黄柏、牡丹皮各三钱，蒲公英四钱，土茯苓六钱，土木香、土牛膝各三钱，大黄一钱。日服汤药一剂，三日生疮处水干结疤，又三日疤渐剥落，由汉口至重庆，历程不过十日，此到重庆，疱疮全落，欢欣曷似。（摘自《冉雪峰医案》）

【病案7】任某，男，20岁。因伐木而被树枝刺破左手指，二三日伤口愈合，但突然发热、口噤、牙关紧闭，阵发性全身痉挛，角弓反张，面呈苦笑状。急予鸡屎白三钱为末，烧酒冲服，汗出后，诸症悉减，数日而愈。（摘自《中医杂志》）

【病案8】刘某，男，14岁，北京石油学院附属中学学生，1981年8月17日初诊。数年来经常胃痛，曾经诊为"慢性胃炎"，且有便蛔虫史。自数日前由于学习紧张，饮食不节，又发胃腹疼痛，脘部及脐围疼痛为甚，食欲不振，大便量少，但无恶心呕吐吞酸等症状。观其舌苔薄白，舌两边有鱼鳞状小红斑，脉软而缓。心窝部压痛明显，脐围轻度压痛。肝脾均未触及。查大便常规（—）、反向血凝试验（—）肝功正常。遂处以乌梅丸改汤剂服：乌梅12克，川椒1克，细辛1.5克，干姜1.5克，附子3克，黄柏3克，桂枝1克，黄连6克，党参10克，当归6克。上方服首煎后，腹内出现热感，出汗，继之脘痛稍减，服2剂后消失，但有些头晕。服用4剂后脘腹疼痛等症状全部消失，至今已5天未发，但大便稍干，舌尖稍红，舌苔稍腻，脉象转为细滑稍数，遂改用香砂六君加火麻仁，调理脾胃善其后，愈后随访半年未发。（摘自《张仲景药法研究》）

【病案9】杨某，女，60岁，农民。1981年12月1日初诊。诉20天前患急性胃肠炎，经治热退泻减，但畏冷，烦躁，腹中雷鸣，逆气上冲，饮食则吐。观其目眶下陷，面黄消瘦，振振时欲擗地，肢末冰冷，呻吟低弱，舌苔薄黄，脉微

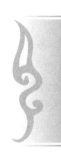

细似无。综审之，年逾花甲，正气虚弱，肾气衰惫则其内寒可知。但其饥不欣食，得食而呕，舌苔薄黄，乃热拢于上之征。此寒热错杂、虚实并存之证，唯以寒虚为甚，法宜温脏补虚，佐以清上热邪。处方：乌梅、附子、川黄柏、桂枝、干姜、木香各10克，党参、当归各15克，川黄连、细辛、川椒各3克。取3剂，服法同上例。二诊时精神转佳，腹痛、呕吐俱失。唯纳少，便溏。遂予香连六君子汤加味调理而瘥，随访半年复未发。(摘自《陕西中医》)

【病案10】高某，29岁，工人。1981年11月25日初诊。3年前因胃穿孔施修补术治疗，术后经常绵绵作痛，素以进热食为快，温则不舒，稍受寒凉刺激则疼痛加剧。3天前饮食不慎致痛加重，口服、肌注止痛药罔效，头晕目眩，泛泛欲呕，食则吐出。查其面色青黯，持温水袋敷腹，口唾清涎，两手如冰，苔薄白而滑，脉弦紧。辨其脉证，乃上热下寒之象，宜清上温下，补气养血，以安中州。方以乌梅汤加味。乌梅、黄柏、桂枝、延胡索、干姜、厚朴各10克，川黄连、细辛、花椒各3克，当归、太子参各15克，附子6克。二次煎液混合后，每20～40分钟服一次，每次1～2汤匙。2天后复诊，其痛减半，每餐可食一小碗软饭，得食不复吐出，更以上方去川厚朴加焦山楂30克，再进3剂，诸症悉除，随访1年未再发作。(摘自《陕西中医》)

妇人妊娠病脉证并治第二十（病案20则）

【病案1】马某，女，20岁，妊娠两月，困倦嗜睡，胃脘嘈杂不适，遇冷则寒栗，得热即烦躁，情绪无定，呕吐不太严重，脉象滑弱。不能上班。服桂枝汤（桂枝、生白芍、生姜各三钱，炙甘草二钱，大枣四枚，水煎。晚饭前温服后进热粥，盖被待有微汗），2剂后，即日恢复。(摘自《山西医药杂志》)

【病案2】刘某，女，38岁，干部。1981年9月20日初诊。患者常自汗出，伴以盗汗，手麻身痛，头晕目眩，腰酸足软已有3年，月经量少错后，来潮时上述症状加重。脉弦数无力，舌质淡嫩而苔薄白，曾用调经养血、舒肝调脾、活血化瘀等品治疗数年而疗效不显，余综观上证，乃营卫失调，肝肾失和所致，宜调和营卫，补益肝肾为治，处以桂枝汤和二仙汤两方化裁：桂枝9克，白芍9克，甘草9克，生姜9克，大枣3枚，仙茅9克，淫羊藿9克，知母9克，川黄柏6克，巴戟天9克，太子参30克，菊花9克，枸杞9克。服3剂后，上症大有好转，又继原方服药6剂，月经量较前增多而经行畅利，头晕身痛，自汗等症状已基本消失，为了巩固疗效，嘱其按月经周期，经前10天开始服药，连服10剂为一疗程，坚持3个月经周期的治疗，至1982年2月8日月经恢复正常，诸症消失未发。

（摘自《张仲景药法研究》）

【病案3】李某，女，39岁，教师，1981年10月24日初诊。患者自1979年开始发现内踝部结节性红斑一个，后又连起数个，继而发现凹性浮肿，以下肢为重，伴以小关节疼痛，以手指关节为甚，周身不适酸软无力，头昏头痛，终日似乎处于感冒状态，小便少、大便稍干，曾服中药百余剂，水杨酸钠、阿司匹林、吲哚美辛等数种，治疗2年未效。后经某医院检查血沉20毫米/小时。荧光抗体（－），类风湿因子（－），排除结缔组织病，身有微热，诸症如故转诊治疗。舌苔白腻，脉象浮缓，乃风伤太阳，营卫失调，投桂枝汤加味：桂枝10克，白芍10克，生姜9克，甘草9克，大枣5枚，党参12克，黄芪15克，柴胡15克，半夏9克，黄芩10克，炒枣仁15克。愈。

【病案4】李某，女，24岁，工人，1960年5月22日初诊。主诉：停经3个月，末次月经2月20日来潮。昨日义务劳动后，引起腰脊酸痛，少腹腹痛，且有下坠感。阴道流血极多，患者去年有流产史。现症：脸色苍白，呈慢性病者，头晕目花，四肢困倦，胃纳呆滞，胎动不安，少腹坠痛连及腰部，似有临盆预兆。检查：阴道内有较多量褐色血液，宫颈着色，宫颈在耻骨上约三横指，并稍有压痛。体温37℃，脉象微弱，苔薄白，尿妊娠试验（＋），此因劳累过度，耗伤气血，冲任虚亏，不能约制手太阳少阴二经之经血也。诊断：先兆流产（胎漏下血气虚型），拟胶艾四物汤加味以安胎摄血为主。陈阿胶三钱烊化、白当归身三钱炒，生白芍二钱，大川芎钱半，大生地黄三钱，生黄芪三钱，广艾炭一钱，厚杜仲三钱，血余炭四钱，侧柏炭四钱，独活炭三钱，桑寄生三钱，潞党参三钱，苎麻仁二钱，共服三剂。（二诊），经前服药，已获大效，腹痛基本消失，阴道流血显著减少，再从原法增损，去独活炭、大川芎，加菟丝子四钱，大砂仁八分后入，又服三剂而愈。现已生育一男孩，健康非常。（摘自《哈尔滨中医》）

【病案5】林某，女，26岁，农民，停经2个月，开始胃纳不佳，饮食无味，倦怠嗜卧，晨起头晕恶心，干呕吐逆，口涎增多，时或吐出痰涎宿食，根据经验自知是妊娠恶阻，认为恶阻乃常事，未加适当处理。延时将近一月，渐至水饮不入，食入则吐，所吐皆痰涎清水，稀薄澄澈，动则头晕，眩晕时呕吐增剧，始延本人诊治。诊其脉虽细，但滑象明显，面色苍白，形容憔悴，羸瘦衰弱，无力以动，闭眼畏光，面里蜷卧，唇舌色淡，苔白而滑，口中和，四末冷，胸脘痞塞不舒，二便如常而量少。脉证合参，一派虚寒之象毕露。遂拟以干姜一钱半，党参三钱，半夏一钱半，水煎，日一剂，连服三剂，呕吐大减，略能进食稀粥和汤饮。再服三剂，呕吐俱停，但饮食尚少，继以五味异功散调理而要求服中药治疗。观其面色㿠白，舌苔薄白，脉象细滑无力，此妊娠血虚下血者，遂用《金匮》

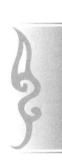

胶艾汤主之：当归 12 克，川芎 6 克，阿胶（烊化）10 克，艾叶 10 克，白芍 10 克，生地黄 12 克，甘草 6 克。服药第一剂后，下血明显减少。服一剂后止血，其他症状亦相继减轻，服四剂后腰痛、下坠等症状均消失而愈。1981 年 7 月 25 日访之，自血止后一般情况均好，且可进行正常工作。1982 年 3 月 18 日随访，生一足月顺产女婴，胎儿与母体均健康。（摘自《张仲景药法研究》）

【病案 6】吴某，女，45 岁，干部。患者月经淋漓不断，已有几月，曾用仙鹤草素和中药止血药治疗无效，于 1976 年 11 月 23 日来诊。询问病史，患者素有痔疮，经常便血，月经量多而色淡，有时少腹疼痛兼有腰酸疼痛，心慌气短，头晕四肢无力等症。观其脉象细软，舌淡嫩苔薄白，乃心脾两虚，脾不统血，遂投胶艾归脾方合用：阿胶（烊化）10 克，艾叶炭 12 克，川芎 6 克，白芍 14 克，生地黄 20 克，当归 12 克，甘草 9 克，茯苓 10 克，远志 9 克，白术 10 克，党参 15 克，黄芪 15 克，炒枣仁 12 克，木香 6 克，龙眼肉 10 克。服药 3 剂血全止，用原方继服 3 剂，心慌气短，头晕乏力等，诸症消失。随访 4 年未复发。（摘自《张仲景药法研究》）

【病案 7】袁某，女，25 岁，某学院放映员，1981 年 6 月 30 日初诊。患者初次妊娠 2.5 月，近 2 个月来恶心乏力，食欲不振，近日来因工作劳累。前两天开始小腹有下坠感，伴以腰痛，阴道流血，妇科诊为"先兆流产"，未用任何其他药物，要求服中药治疗。观其面色㿠白，舌苔薄白，脉象细滑无力，此妊娠血虚下血者，遂用《金匮》胶艾汤主之：当归 12 克，川芎 6 克，阿胶（烊化）10 克，艾叶 10 克，白芍 10 克，生地黄 12 克，甘草 6 克。服药第一煎后，下血明显减少。服 1 剂后血止，其他症状亦相继减轻，服 4 剂后腰痛、下坠等症状均消失而愈。1981 年 7 月 26 日访之，自血止后一般情况均好，且可进行正常工作。1982 年 3 月 18 日随访，生一足月顺产女婴，胎儿与母体均健康。（摘自《张仲景药法研究》）

【病案 8】朱某，25 岁，护士，1975 年 4 月 26 日初诊。患者孕七月，因夜班劳累，于 3 天前出现阴道少量流血，妇科以"先兆流产"收住院，经西药治疗罔效，特邀中医会诊。刻诊：阴道出血量较前稍增多，血色鲜红，面赤唇红，口渴咽燥，心烦不安，舌红，苔薄黄燥，脉滑稍数。辨证：热扰冲任，胎漏不止。立法：清热养血安胎。处方：全当归 10 克，白芍 20 克，川芎 10 克，黄芩 15 克，炒白术 10 克。水煎服。服 1 剂药后，出血即止，服完 2 剂，诸症全消。出院休息 10 天后正常上班，至妊娠足月顺产女婴。（摘自《金匮妇科方治验举隅》）

【病案 9】丹溪治一妇，有胎至三个月左右即坠，其脉左大无力，重取则涩，乃血少也。以其妙年，只补中气，使血自荣。时正初夏，浓取白术汤，调黄芩末钱，服之三四两，得保全而生。（摘自《古今医案按》）

【病案10】朱某，女，32岁，已婚。经停2月，近6天来阴道常有少量不规则出血，血色暗，右少腹坠痛，今晨下腹部骤然疼痛加剧。妇科检查：子宫体稍大，宫颈光滑，有举痛，右侧附件可摸到4厘米×5厘米×5厘米大小包块，有压痛。诊断右侧宫外孕。其面色不华，舌质淡紫，苔薄白，脉弦缓。脉证合参，证属冲任不调，胎孕异位，气血运行阻滞而为癥瘕。治宜活血化瘀，行气散结止痛。处方：桂枝、茯苓、白芍、牡丹皮各10克，桃仁15克，蒲黄、五灵脂各12克，延胡索10克，当归20克，花蕊石24克。每日1剂，水煎服。连服5剂，腹痛减。上方去蒲黄、五灵脂，加三棱、莪术各10克，益母草15克，再服5剂，服后血止，包块全消。(摘自《当代医家论经方》)

【病案11】李某，女，27岁，1978年4月就诊。怀孕65天行刮宫术后，阴道出血淋漓不尽十余天，恶露呈暗红色，伴少腹坠痛拒按，西医用止血药对症处理无效。脉细涩，舌质红，苔薄白。证属瘀血停滞，治以活血化瘀，温通血脉，用桂枝茯苓丸合失笑散施治：桂枝9克，茯苓、牡丹皮各12克，白芍15克，桃仁、五灵脂、蒲黄各10克，服1剂后流出瘀块，腹痛明显减轻，2剂去桃仁、蒲黄，服后恶露尽，腹痛止。(摘自《湖北中医杂志》)

【病案12】张某，女，28岁，农民。孕8个月，因小便滴沥难下，小腹胀急，于1976年6月15日住院。西医诊断为妊娠尿潴留。经用抗生素、导尿等法治疗10余日，不但无效，反而出现发热等症。患者苦于导尿，故邀余会诊。证见口干苦，气短，少腹及尿道热痛，脉弦细滑数，舌质绛，苔黄腻，面赤。体温38.5℃；血常规：白细胞$13×10^9/$升；尿常规：脓球（＋＋＋），红细胞（＋＋），白细胞（＋＋）。诊断为妊娠癃闭。辨证：始由膀胱湿热蕴结，气化失常，分清泌浊失司，小便滞涩难下而为癃；复因反复导尿，尿道感染，终至尿路阻塞，小便点滴不下而为闭。治宜清热解毒，利尿除湿。方选导赤散加味，6剂尽，证无转机。后投以当归贝母苦参丸治之。药用：当归12克，贝母12克，苦参12克，3剂，水煎服。三诊：体温37.5℃，小腹、尿道热痛减轻，脉细滑稍数，口干但不苦，气已不短，舌质红，苔黄腻，原方加金银花15克，败酱草30克，3剂。四诊：拔除导尿管一天，小便通，色微黄，便时微感不适，伴体倦，手足心热，脉滑细稍微，舌质红，苔微黄，余热未尽，气阴两伤。前方加太子参60克，生山药10克，鸡内金10克。3剂。五诊：体温、血象、尿检均正常，诸证悉除，出院调养。(摘自《山西中医》)

【病案13】邹某，女，30岁。已流产3次，大多在3、4月间。今次妊娠近3月。少腹坠痛，时挛缩，且有恶冷感，阴道流血少许，腰酸但不痛，纳如常，仍坚持工作。苔中根微黄，质微红，脉细滑。西医已诊为习惯性流产。中医诊断为冲任虚损之胎漏。投以胶艾四物汤加味：熟地黄 15 克，生地黄 10 克，川芎 3 克，白芍 30 克，阿胶珠 10 克，黑艾叶 10 克，杜仲炭 10 克，黄芩 10 克，白术 10 克，甘草 5 充。3 剂，水煎服，嘱安静休息。药后少腹寒痛已缓。阴道流血已止。上方 3 剂，诸症已消。继以当归芍药散调服 3 个月。足月分娩。(摘自《金匮要略汤证论治》)

【病案 14】姜某，女，26 岁，农民。由于体质素弱，曾三次怀孕均在六七月份出现腹痛下血而早产，此次怀孕五月余，又出现腹痛阵阵发作、大便溏薄、畏寒肢冷等症，经多方面治疗无效，1985 年 12 月 20 日延笔者诊治。其时，患者除具有上述症状外，尚见舌淡苔白，脉沉迟无力。本《伤寒论》"少阴病，脉沉者，附子汤主之"及《傅青主女科》"妊娠有畏寒腹痛而坠胎者……谁知是气不摄胎乎？夫人生于火，亦养于火，非气不充，气旺则火旺，气衰则火衰……胎日加长而气日加衰，安不得坠哉"之训，拟用《伤寒论》附子汤减茯苓加生姜治之。处方：附子 12 克，白芍 21 克，党参 10 克，白术 9 克，生姜为引，水煎服，一剂腹痛大减，二剂诸症悉除。为巩固疗效，继用上方改用散剂服用，迨足月顺产，母子均安。(摘自《国医论坛》)

【病案 15】宋某，女，26 岁。怀孕 7 个月，时感腹中拘急，绵绵作痛，食欲不振，双下肢浮肿已月余，按之凹陷不起，舌淡苔白润，脉弦滑。系妊娠肝脾不和的腹痛证，用当归芍药散改散为汤：当归 9 克，芍药 24 克，川芎 6 克，茯苓 15 克，泽泻 15 克，白术 12 克。5 剂后，腹痛消失，双下肢浮肿渐退，继服 3 剂，诸症悉除，足月顺产一子。(摘自《国医论坛》)

【病案 16】宓某，女，25 岁。1963 年 8 月 31 日就诊。主诉：小腹疼痛难忍，下坠，不敢触及，阴道下血两天。问诊：结婚八年，未生过小孩，1959 年 4 月流产一次。这次月经两个月未来，前两天小腹突然疼痛剧烈，下坠，阴道点滴下血，血色黑紫。经聊城某医院妇产科诊所为子宫外孕，住院手术治疗，因患者拒绝手术，自动出院。出院后，遂来我院要求服中药治疗。望诊：面黄瘦，精神不振，急性病容，舌苔白。闻诊：语音低微，无其他臭味。切诊：少腹疼痛拒按，脉沉滑。西医妇科检查：外阴有血迹，发育正常，阴道有少量紫血块，宫颈紫蓝色，并有明显举痛，宫体增大如鸡卵，后穹窿饱满，触疼，似囊样感，宫体后与右侧附件有拳头包块，压痛明显。化验：血红蛋白 9 克，红细胞 3×10^{12}/ 升。西医诊断：宫外孕。中医诊断：癥积瘀血。治疗：予桂枝茯苓丸服三次后，第二天诊查，腹痛减轻，阴道下血成淡红色血水，其量增多，饮食增加，精神好转。又继续服至三天时，流出一块扁圆形血块，淡红色，似烂肉状，并继续下黑紫色血，其量减少，腹疼消失（但仍有压痛），脉沉缓。又续服三天，下血停止，腹部压痛消失。后穹窿稍有饱满，无压痛，中位子宫，附件双（一）。

【病案 17】1977 年 1 月 17 日，吾去江西省巡回医疗时，会诊江西省 701 医院护士郭某，女，28 岁。患者妊娠二个月，数日来阴道小量流血，小腹阵阵坠痛，颇有流产之势，过去已流产二次，患者及妇科医师唯恐再流而邀吾就诊。观其舌苔白腻，脉象虚大，面色㿠白。遂考虑为"气虚脾湿，胎动不安"遂处以五味安胎汤加神曲：党参 15 克，白术 9 克，茯苓 12 克，生甘草 6 克，黄芩炭 6 克，神曲 12 克，每日煎服 1 剂，服用 2 剂后阴道流血即止，腹坠感消失，食欲好转，连服 6 剂而愈。4 月 9 日，因近日消化不好，大便不成形又来诊曰：上次治愈流血腹坠等先兆流产后，一直未发。近日又稍有鼻衄，舌苔薄白，脉象左滑动右稍大，又与前方加白芽根 12 克；再服 6 剂，4 月 29 日随访，怀孕过程中一直很好。（摘自《张仲景药法研究》）

【病案 18】李某，女，24 岁。1985 年 9 月 18 日诊。患者停经 45 天，突感周身畏寒，嗣后每日早晨起床后发生呕心呕吐，所吐之物，多系清涎。头目眩晕，倦怠嗜睡，挑食厌食，尿乳胶试验阳性。诊为妊娠恶阻，舌苔薄白而润，脉象细滑。治拟调和气血，降逆止呕。方选桂枝汤加味：桂枝、白芍、鲜生姜各 6 克，甘草 3 克，法半夏、茯苓各 10 克，陈皮、砂仁（后下）各 5 克，大枣 4 枚。另以伏龙肝 30 克煎取清汁，代水熬药。药尽 2 剂，畏寒消失，呕恶渐止，续服 3 剂，诸恙尽瘳。（摘自《四川中医》）

【病案 19】王某，女，24 岁，社员。1971 年 6 月初诊。妊娠月余，呕吐频频数天，饮食甚少，2 周后，神疲体息，在当地求治于中医数人，服中药 10 余剂，乏效。继在某地区医院接受西医西药治疗，住院 3 天，静脉点滴葡萄糖、维生素 C、林格氏液，以及口服维生素 E 等药，仍呕吐不止。邀余诊，患者主诉"呕恶冲心难忍"。近几天来阵阵腹痛，望其面色不华，精神不安，语声无力，舌苔舌质无明显变化，脉象弦数，小便黄，大便干。细询之，病人言：对冷热饮食均无食欲，强食之则食入即吐，不食亦觉"胎气上攻心口"。余索病家所服之中药方数首视之，为小半夏加茯苓汤、黄连温胆汤、丁香柿蒂汤等。余思，前医不效，应归咎于冲气上逆，非降逆平冲，不能止呕。遂书方：桂枝、芍药各 10 克，竹茹、生姜各 9 克，大枣 3 枚，炙甘草 3 克。暂投 1 剂，以探消息。5 天后，病人来告：服 1 剂后，自觉心中安定，呕吐有所减轻。自照原方连用 3 剂，现呕吐已止，腹痛除，胎气安。（摘自《新中医》）

【病案 20】樊某，青年农妇也。体素不健，疾病时罹，迭来就治，皆数药而安，信甚笃。1944 年夏伤于湿热，饮食如常，而小便不利。有涩痛感。时余客零未归，求治于李医，认为湿热所致，先服五苓散去桂枝加滑石不应，易服八正散亦不应，迁延半月，精神饮食减退，肢倦无力，不能再事劳作。闻吾归，邀为之治，切脉细滑，面色惨淡，气促不续，口干微咳，少腹胀痛，大便黄燥，小便不利而疼。此下焦湿热郁潜与上焦肺气不宣，上下失调，故尿闭不通。如仅着重下焦湿热，徒利何益。因师古人上通下利之旨，用宣肺开窍诸品，佐渗利清热药为引导，当可收桴鼓之效。拟用当归贝母苦参丸（改汤）加桔梗、白蔻仁、鸡苏散等，是以桔梗、贝母、白蔻仁开提，苦参、鸡苏散入膀胱清热利水，当归滋血，以补不足。此与头痛医头者，大相径庭。果二剂而小便通利，不咳，尿黄而多，此湿热下降之征兆。更以猪苓汤加海金沙、瞿麦滋阴利水，清除积热，数剂小便清，饮食进，略为清补即安。（摘自《治验回忆录》）

妇人产后病脉证治第二十一（病案 15 则）

【病案 1】刘某，女，27 岁。产后第五天，感腹部冷疼，得温少舒，恶露量少色暗，舌淡苔白，脉细弱无力。系产后血虚肝寒腹痛证。用当归生姜羊肉汤加味治之：当归 10 克，羊肉一斤，生姜、大茴、桂皮、葱白适量，盐少许，共煮取汤，以汤煮挂面卧鸡蛋，与羊肉共食之，一剂而愈。（摘自《国医论坛》）

【病案 2】某女，25 岁，1984 年 10 月 2 日第一胎平产，流血不多，但情绪紧张。产后 25 天复感风热之邪，出现身热、恶寒，体温 39.5℃，汗出多。服西药（药名不详）后体温降至 37.8℃，随即出现悲伤喜哭，胡言乱语，夜不能眠，心烦，口干苦，小腹胀而隐痛。经某医院妇科检查，见恶露未尽外余无特殊。诊为"精神分裂症"。经抗生素治疗，体温降至正常，但精神状态无明显好转，而来我科就医。诸症同前，舌质淡暗，苔厚腻微黄，舌下瘀紫，脉弦滑数。为风热外邪入侵与瘀血相搏所致。治以和解消瘀，镇静安神，方用小柴胡汤加减：柴胡、半夏、甘草、黄芩、桃仁、川芎各 10 克，竹茹、牡丹皮、赤芍各 12 克，龙骨 30 克，朱茯苓 13 克。停用西药镇静剂，服上方丸剂，诸症消失，神志清楚，睡眠良好，告以静养调之。随访 6 个月，精神正常，已恢复工作。体会：产褥期精神障碍，多在产后四周内发生，其病因与产后血虚，瘀血内阻，外邪入侵，败血冲心有关。可用《傅青主女科》安神生化汤，《医宗金鉴》小调经汤，《百灵妇科》加味川芎散等方治疗。然《伤寒论》谓"妇人伤寒发热，经水适来，昼日明了，暮则谵语如见鬼状……""妇人中风七八日，续得寒热，发作有时，经水适断者，此为热入血室，其血必结……小柴胡汤主之。"本例产后 25 日恶露不尽，舌下瘀紫，为胞宫瘀血阻滞之症，加之复感外邪，热入血室，败血冲心，神不内守而发本病，故用小柴胡汤去人参、生姜，加牡丹皮、桃仁、赤芍、川芎以和解消瘀而

获效。(摘自《陕西中医》)

【病案3】聂某，男，三十余岁，教员。形体素盛，不善摄生。三月间偶患咳嗽吐血，迎予诊，见其面色微赤，脉数而芤，投清热止血药数剂，血已得止，病未痊愈。延至下年，身形尪瘦，神气支离，咳嗽微喘，常唾清痰，四肢清冷，里急不舒，饮食日减，间或寒热，面色㿠白，经常畏冷，脉象细涩沉迟，舌质淡白少苔，断为失血之后，未善慎养，迁延日久，酿为气血虚寒，将近损怯之候，用温中益气、润肺止咳数剂投，竟无显效，一日适逢宰羊，遂向于予，能吃羊肉乎？忽忆《金匮》当归生姜羊肉汤条云"并治虚劳不足"，予曰能食，得药助之则更妙，乃请疏方，书当归二两，生姜二两，羊肉一斤，文火炖烂服之。次日告曰，此方较前诸方，获效最大，精神体力，似觉大振，身体亦感清爽。又嘱再进数服，咳喘里急怕冷诸证，步步消退，至十数服，竟获痊愈。以后每遇气血寒者，辄以此方投之，屡见功效。(摘自《湖北中医医案选集》)

【病案4】周某内人，冬日产后，少腹绞痛，诸医称为儿枕之患。去瘀之药，屡投愈重，乃至手不可触，痛甚则呕，二便紧急，欲解不畅，且更牵引腰胁俱痛，势颇迫切。急延二医相商，咸议当用峻攻，庶几则通不通。余曰：形羸气馁，何胜攻击？乃临产胎下，寒入阴中，攻触作痛，故亦拒按，与中寒无异。然表里俱虚，脉象浮大，法当托里散邪，但气短不续，表药既不可用，而腹痛拒按，补剂亦难遽投。仿仲景寒疝例，予当归生姜羊肉汤，因兼呕吐，略加陈皮，葱白，一服微汗而愈。(摘自《谢映庐医案》)

【病案5】万某，女，25岁，医务人员，1981年11月23日初诊。患者产后10天，因小孩产后发现黄疸，后经某医院确诊为"溶血性黄疸"，其母因忧郁焦虑而致胸闷，发憋，心烦腹满不得卧，纳差食少，其脉弦大，舌淡苔白尖赤，此血气滞为患，急投枳实芍药散合酸枣仁汤加味：枳实9克，白芍10克，炒枣仁15克，川芎9克，茯苓10克，甘草10克，当归12克，菖蒲6克，郁金9克，合欢花15克，夜交藤15克，瓜蒌15克，陈皮9克，服药3剂，心烦腹满不得卧，胸闷腹满，失眠纳差，诸症消失而愈。

【病案6】宋某，女，18岁。于1970年8月患癫狂，目光异常，时而若有所思，时而若有所见，时而模仿戏剧人物，独自动作吟唱，入夜尤剧，妄言躁狂欲走，中西医多方治疗未效。病至半月，势渐重笃，卧床不起，饮食不进有数日，邀衣宸寰老医师诊视。脉之，六部数疾，迟滑有力。按之，少腹上至脐旁坚硬急结。询其经事，家人回答初得病时正值经期。大便周余未解，小便尚通，舌暗红干燥。乃曰："王氏《脉经》说'尺脉滑，血气实，妇人经水不利……宜……下去瘀血'"。脉证合参，属瘀热发狂，急宜泻热破瘀"。疏抵当汤：桃仁25克，大黄 10 克，水蛭 10 克，适缺虻虫，嘱先服下观察。翌日诊视，药后大便得通，证无进退，曰："证属瘀热发狂无疑，抵当何以不效？追缺虻虫之故；仍用前方，亟令觅得虻虫，时值夏月，家人乃自捕虻虫二十余枚合药。服后三时许，果从前阴下瘀血紫黑，夹有血丝血块，大便亦解焦黑之屎。令以冰糖水饮之，沉沉睡去，嘱勿扰唤。"翌晨，神清索食，唯觉困乏。疏方生地黄、白薇、丹参、莲心、荷叶、琥珀调之，竟愈。愈后询之，自言先因郁怒，经期复受惊恐，遂血阻不行，继乃发病。现已婚生子，未在复发。（摘自《上海中医杂志》）

【病案 7】龚某，女，28 岁。病由经行时，赴池塘洗衣，失足跌入水中，月经即止。因而小腹胀满如鼓，剧痛不已，前阴肿，大便不利，此水与血俱瘀留不去故也。处方用大黄四钱，甘遂二钱，阿胶二钱，服三剂，大便下如米泔水，小便下血水；但小腹仍痛，再用大黄三钱，虻虫一钱半，水蛭三钱，桃仁二钱。连服三剂，下瘀血块甚多，自后经色逐渐正常，但腹稍有疼痛，以小建中汤加当归，遂痊愈如常矣。（摘自《湖北中医医案选辑》）

【病案 8】沈某，38 岁，1947 年 7 月间分娩一孩，将近弥月。一日中午，因气候甚热，神疲欲睡，遂将竹床于阴凉处迎风而卧，约二小时，是夜即发生前阴出气作声，如放屁然，但无臭气，自后经常如此，迁延五六年……诊其色脉及各部，俱无病征，唯询得大便秘结，由于此证所见甚稀，胸无成竹，遂按《金匮要略》法，用膏发煎治之：猪油半斤，乱头发如鸡子大三团，洗净油垢。共熬至发融化，分二次服，服两剂，候温度可口，分二次服，服两剂，果获痊愈。（摘自《河北中医医案选辑》）

【病案 9】周慎斋治一妇产后受湿，遍身疼痛，众以风药治之，遂致卧床不起，手足渐细，此产后气血虚而风药愈损气血故也。治宜大补气血，用参芪各钱半，防己五分煎服，愈。（摘自《续名医类案》）

【病案 10】邓某，女，40 岁，农妇。分娩四五日，忽然恶寒发热头痛，其夫以产后不比常人，恐生恶变，急邀余治。患者面赤如妆，大汗淋漓，恶风发热，头痛气喘，语言滞钝，脉象虚浮而弦，舌苔淡白而润，询得口不渴，腹不痛，饮食二便俱无变化，已产数胎，皆无病难，向无喘疾，而素体欠强。仔细思量，其发热恶风头痛，是风邪在表之候；面赤大汗气喘，为虚阳上浮之征；语言滞钝，乃气液两亏，明系产后中风，虚阳上浮之证。幸喜发病未久，尚可施治，若经迁延，法难图也。观其脉象虚浮而弦，已伏痉病之机矣。当温阳益气以固其内，疏风散邪以解其外，偏执一面，证必生变。《金匮》云："产后中风，发热、面正赤，喘而头痛，竹叶汤主之。"乃师其旨书竹叶汤原方一剂与之。淡竹叶三钱，葛根三钱，桂枝一钱五分，防风一钱五分，桔梗一钱五分，西党参三钱，附片二钱，甘草一钱五分，生姜三片，大枣三枚煎服。翌日复诊，喘汗俱减，热亦渐退，仍以原方再进一剂，三诊病已痊矣。(摘自《湖北中医医案选集》)

【病案11】张某，女，27岁。第一胎足月平产，产后第4天傍晚发热，体温波动于37.8～38.5℃。伴头痛头晕，烦躁，胸闷，舌质淡红，脉弦细。曾用抗生素治疗不效，又服六味地黄汤类效亦不显……产妇产后气血亏虚，阴阳逆乱，少阳枢机不利，故而发热。余以调和阴阳的小柴胡汤加减治之：醋炒柴胡12克，炒黄芩10克，全瓜蒌6克，炒黑荆芥10克，潞党参10克，全当归10克，益母草10克，制半夏6克，生甘草3克。服2剂而热减，服5剂后，热退身净，霍然而愈。(摘自《当代医家论经方》)

【病案12】刘某，女，27岁。1982年1月5日诊，产后1周，近日来，头痛、恶寒、发热、面赤汗出，口渴咽燥，短气喘逆，身痛，目眩少寐，手足麻木。查体：体温38.4℃。脉浮弦数，舌苔薄黄，辨为素体阳虚，产后中风。治用《金匮要略》竹叶汤化裁，处方：竹叶、葛根、防风、红参各10克，桔梗、桂枝、乌附片、生姜、甘草各6克，大枣5枚。1剂后，汗减热降，体温37.8℃；又2剂告愈。(摘自《四川中医》)

【病案13】华某，女，31岁。产后3个月，哺乳期。身热(38.5℃)已七八天，偶有寒栗之状。头昏乏力，心烦恚躁，呕逆不已，但吐不出。脉虚数，舌质红苔薄，以益气安胃为主：淡竹茹9克，生石膏9克，川桂枝5克，白薇6克，生甘草12克，制半夏9克，大枣5枚。2剂。药后热除，寒栗解，烦乱平，呕逆止，唯略头昏，复予调治痊愈。(摘自《北京中医学院学报》)

【病案14】吴某，24岁，因产后腹痛，经服去瘀生新药而愈。继因深夜贪凉，致皮肤浮肿。气息喘急。余意腹痛虽愈，究是瘀血未净，为今病皮肤肿胀之原因，是荣血瘀滞于内，复加外寒滞其卫气，且产后腹痛，病程已久，元气必亏。治应行血而勿伤正，补虚而莫助邪。用《金匮》枳实芍药散，以枳实行气滞，芍药行血滞，大麦粥补养正气，可算面面周到。服完后，肿消喘定，凤疾皆除。(摘自《湖南中医医案选辑》)

【病案15】付某，女，34岁，1960年3月就诊。主诉：产后三日，初起时微寒发热，头痛，继而热升(38.8℃)，汗出面红，微喘，欲呕，手足抽搐。舌质红，苔白腻，脉浮大而芤。诊断：产后气血两虚，外感风邪，营卫失调而致痉。治则：调和营卫，行气补血祛风，拟《金匮》竹叶汤加减：党参6克，葛根10克，桂枝6克，竹叶6克，姜半夏6克，附子5克，防风5克，桔梗5克，炙甘草3克，生姜3片，大枣3枚，一日1剂，服2剂。复诊，发热已退，喘平痉止：纳香，二便通调，脉和缓。继服前方1剂而愈。(摘自《古方医案

选编》）

妇人杂病脉证并治第二十二（病案 11 则）

【病案 1】倪某，女，14 岁，学生。患者自 8 天前，开始发热，体温波动于 38 ～ 39℃，表现为寒热往来，胸憋不思饮食，头痛口苦。查血：白细胞 6.4×10^9/升，中性粒细胞 72%，淋巴细胞 28%。血沉 12 毫米 / 小时。胸透：心肺未见异常。发病初期曾用退烧药和注射卡那霉素，效果不佳，改为静滴红霉素、氢化可的松，体温仍不退，至 1981 年 9 月 2 日要求转服中药治疗。诊其脉象浮数，苔薄白舌质红。此为外感邪入少阳，久热灼阴。投以小柴胡汤加味：柴胡 12 克，半夏 10 克，沙参 25 克，甘草 3 克，黄芩 10 克，生姜 10 克，大枣（擘）4 枚，金银花 10 克，连翘 10 克，服药 1 剂后，体温降至正常，连服 2 剂后，诸症皆消而痊愈。（摘自《张仲景药法研究》）

【病案 2】道光四年，闽都间府宋公，其三媳妇产后三月余，夜半腹痛发热，经血暴下鲜红，次下黑块，继有血水，崩下不止，约有三四盆许，不省人事，牙关紧闭，挽余诊之，时至五鼓也。其脉似有似无，身冷面青，气微肢厥。予曰：血脱当益阳气，用四逆汤加赤石脂一两，煎汤灌服，不瘥。又用阿胶、艾叶各四钱，干姜、附子各三钱，亦不瘥。沉思良久，方悟前方用干姜守而不走，不能导血归经也。乃用生姜一两，阿胶五钱，大枣四枚，服半时许，腹中微响，四肢头面有微汗，身渐温，须臾苏醒。自道身中疼痛，余令先与米汤一杯，又进前方，血崩立止，脉复厥回。大约胶姜之汤，即生姜、阿胶二味也。盖阿胶养血平肝，去瘀生新，生姜散寒升气，亦陷者举之，郁者散之，伤者补之育之之义也。（摘自《金匮方歌括》）

【病案 3】邵某，女，50 岁，1981 年 3 月 16 日初诊。不规则阴道出血 2 年，有时量多，有时淋漓不断……西医诊断为更年期功能性子宫出血，用丙酸睾酮及黄体酮等激素治之无效，求中医治疗。除上述症状，自觉头晕，虚烦少眠，手足心热，腰酸膝软，少腹冷痛，喜暖喜按，白带稍多，舌淡尖红，苔薄白，脉细滑。诊断为上热下寒型崩漏，拟温经汤加川续断、菟丝子、补骨脂治之。服药 42 剂则经绝，自觉症状亦基本消失，后服归芍地黄丸和乌鸡白凤丸以调养之。（摘自《辽宁中医杂志》）

【病案 4】张某，女，30 岁。患者于 21 岁时生一女孩，产后因经期发热过饮生冷，导致月经不调。经来少腹剧痛，形寒怕冷，喜热熨喜按，经期每次过期，有时 40 多天方行。脉沉迟，舌淡苔白，边有瘀斑。病因寒凝气滞血瘀，故宫寒而不孕，月经不调。治以温经汤化裁，暖宫而调经。处方：吴茱萸5克，川芎6克，当归、白芍各10克，桂枝8克，牡丹皮6克，生姜3片，甘草3克，半夏6克。嘱于每月经行前服5～7剂，经行即停药。连服半年，月经渐调正常，后怀孕，生一男孩。原方后云："亦主妇人少腹寒，久不受胎。"用之竟获良效。（摘自《金匮要略汤证论治》）

【病案5】希某，女，19岁，学生。夏日，因搬迁新居，劳累过甚，汗出亦多，遂去江中游泳，归途中又雨淋湿身。次日，始觉周身不适，身疼重，全身浮肿，头迷，烦躁不欲眠，小便不利，不恶风，胃纳差，口流涎水，其汗出先以腋下为多，继而腰以上均汗出，腰以下未汗，汗色微黄沾衣，洗之不褪色。证见：全身发黄，头面胸腹四肢浮肿，压之凹陷，腰髋弛痛，如有物在皮中，两胫冷凉，胸中烦痛，舌质淡红，苔白腻，脉沉细。血、尿、便常规和肝功均属正常，黄疸指数6个单位。合参证脉，拟诊为黄汗，治宜宣通阳气，排除水湿。方用《金匮》桂枝加黄芪汤主之。处方：桂枝15克，白芍15克，黄芪20克，甘草10克，生姜3片，大枣4枚，嘱其温服，药后食粥，以助药力，取微汗为度。共服7剂，肿消黄退，黄汗止，全身皮色复常，饮食增进，诸证悉愈。（摘自《仲景学说研究与临床》）

【病案6】蒋某，女，38岁。1976年3月诊。嗜食辛辣厚味，大便经常干结，阴户时有出气作声，无臭气，但脘腹胀满，口干舌燥，小便短赤，舌苔腻燥。拟用：猪油半斤，乱发鸡子大三撮，洗净油垢，共发熬至溶化，分二次口服。3剂后，大便通顺，阴吹亦止。（摘自《浙江中医杂志》）

【病案7】林某，女，40岁，营业员。自述有结核病史，近一年来，经常喘咳、大便秘结及阴道排气，每因感冒，诸证加剧。服中药一年，喘咳鲜有发作，但阴吹不减，反有加重，多随大便秘结程度而起伏，甚则频发不已，旁人亦可闻及。自认为"怪病"，不愿就医，常服大黄一类泻下药物，偶尔大便得通，"阴吹"则缓解。一旦停药，证复如故，以致行走坐卧，阴吹不已，方来就诊。所述除便秘及阴吹之外，余无所苦，察其舌质、舌苔均属正常，脉细而数，宗仲景阴吹论治，予膏发煎，生猪油250克，净人发15克。制法：将人发用肥皂水洗去油污，再以清水漂洗干净，微火慢炼，至发溶解为度，若火候掌握不恰当，或发未完全浸没油中，不能尽溶而油已见黄时，即终止再炼，将残发捞出，冷后杵细，再拌入油中，即可服用。用法：每日3次，每次约20毫升，服后可用开水净口。患者如法服3日，便秘缓解，阴吹次数减少，服至1周，大便畅快，阴吹停止。随访3年，病未复发。（摘自《成都中医学院学报》）

【病案8】张某，女，35岁。1964年7月5日诊。主诉：1个月前，因流产而行刮子宫手术，失血甚多，头昏，心悸，体倦。旬日来，形寒恶风。时当夏月，稍见风，则怕冷不已，午后发热，动辄自汗，汗后恶风益甚，天明热退时更是大汗淋漓，头昏，心慌，疲倦。治疗：发热（38.2℃），自汗，恶风，形体欠丰，面色无华，脉浮取虚大、重按缓弱，舌苔淡白，质欠红润。由流产失血过度，阴虚羸弱，导致营卫失调。治当益气生血，调和营卫。方用川桂枝钱半，炒白芍三钱，生黄芪一两，当归身二钱，炒酸枣仁四钱，五味子一钱，炙甘草一钱，生姜二片，大枣七枚（去核）。服药后当夜即得熟睡。续服1剂，自汗、恶风显著减轻，体温降至正常。隔日复诊，已能当风起坐。继予人参营养汤加减，服药旬日而愈。（摘自《上海中医药杂志》）

【病案9】夏某，女，32岁。痛经数年，经来少腹疼痛，难以忍受，甚则晕厥。纳差，面目虚浮，足跗浮肿，舌淡苔薄白，脉缓。拟以养血调肝，健脾利湿，方用当归芍药散加味：当归9克，芍药15克，茯苓9克，白术9克，泽泻15克，川芎6克，香附9克，甘草5克。服7剂，药后痛经止。（摘自《经方应用与研究》）

【病案10】吴某，女，24岁，因产后腹痛，经服去瘀生新药而愈。继因深夜贪凉，致皮肤浮肿，气息喘急。余意腹痛虽愈，究是瘀血未净，为今病皮肤肿胀之原因，是荣血瘀滞于内，复加外寒滞其卫气，且产后腹痛，病程已久，元气必亏。治应行血而勿伤正，补虚而莫助邪。用《金匮》枳实芍药散，以枳实行气滞，芍药行血滞，大麦粥补养正气，可算面面周到。服完后，肿消喘定，夙疾皆除。（摘自《湖南中医医案选辑》）

【病案11】侯某，女，30岁，湖南人。患经漏2个月余，曾经中西医治疗，而经漏如故，且脐腹绞痛难忍，用吗啡止痛，收效不大，反而出现口干，舌燥，自汗，发热等症。症见脉弦细，舌苔白腻少津。结合上述诸症，显系血枯化燥，血室瘀热所致。势非攻下，莫可救治。但患者体质虚损，用下恐再伤正气，经漏更甚，以致危殆。宜本"体功重于病邪"之原则，治法当分两步。先从健脾养肝，恢复机体功能，待体质好转，方再议下，处方用逍遥散加胡黄连，数剂后，果现脉数，舌转黄燥，发热，自汗，腹痛拒按，大便秘结，数日未解。此瘀热伤津，而肠燥之征象已备，体功已趋好转，下清之条件已具，乃用仲景厚朴七物汤。川厚朴9克，枳实9克，大黄9克，桂枝9克，甘草9克，生姜3片，大枣3个，嘱服上方一剂，次日来诊，大为好转，自诉大便已通，下黑粪两次，每次半痰盂之多，且汗止舌润，脉静身凉。两月多来之经漏已随之而止。继以归芍六君汤调理而愈。（摘自《云南中医学院学报》）

金匮方歌括

陈修园（1753—1823），原名念祖，号慎修。福建长乐人。清代著名医学家、教育家。陈修园是遵经派，宗《内经》《伤寒》等经典著作，对古典医籍的钻研功力深厚。在医学理论上，陈修园特别推崇经方，是维护伤寒派的中坚人物之一，也是继张志聪、张锡驹之后最有影响的尊经崇古派。在临床治疗上，陈修园长于用温补脾肾的方法治疗杂病，不喜用寒凉滋阴的药物。对保元方、六君子汤、五味异功散、归脾汤、附子理中汤等温热方剂则大赞其"补虚退热，进食除疾""益精气，扶元气"的功效，有"补火以致水之妙"。以正群言之失，亦以见古人立法之纯。陈修园注疏古籍，其著作有独到之处，史书称其"多有发明，世称善本"，对后学理解《伤寒论》《金匮要略》很有帮助，为后学开启了登堂入室之门。陈修园一生孜孜不倦，从事医学知识普及工作，著述宏富，有《伤寒论浅注》《灵素节要浅注》《金匮要略浅注》《金匮方歌括》《长沙方歌括》《医学实在易》《医学从众录》《女科要旨》《神农本草经读》《医学三字经》《时方妙用》《时方歌括》、《景岳新方砭》《伤寒真方歌括》《伤寒医诀串解》《十药神书注解》等。

《金匮方歌括》为陈修园的代表著作之一，约成书于道光十年（1830年）。全书共分6卷，歌括166首。每方先摘录《金匮要略》有关原文，次为歌括，殿之方解。对"前贤名言精论，千古不磨者，本集或于歌中，或于注中，采集不遗"，并间附己见或治验。正可谓言近意远，云蒸霞蔚，医文并茂，雅俗共赏。《金匮方歌括》易于记忆、习诵，深入浅出，为后学者在伤寒研究中，提供了入门阶梯。

一、病方痉湿暍

1. 栝楼桂枝汤

太阳症备脉沉迟，身体几几欲痉时。三两蒌根姜桂芍，二甘十二枣枚宜。

2. 葛根汤

四两葛根三两麻，枣枚十二效甚佳。桂甘芍二姜三两，无汗憎风下利夸。

3. 大承气汤

大黄四两朴半斤，枳五硝三急下云。朴枳先熬黄后入，去渣硝入火微熏。

4. 麻黄加术汤

烦疼湿气裹寒中，发汗为宜忌火攻。莫讶麻黄汤走表，术加四两里相融。

5. 麻黄杏仁薏苡甘草汤

风湿身疼日晡时，当风取冷病之基。薏麻半两十枚杏，炙草扶中一两宜。

6. 防己黄芪汤

身重脉浮汗恶风，七钱半术五甘通。己芪一两磨分服，四片生姜一枣充。

7. 桂枝附子汤

三姜二草附枚三，四桂同投是指南。大枣方中十二粒，痛难转侧此方探。

8. 白术附子汤

大便若硬小便通，脉涩虚浮湿胜风。即用前方须去桂，术加四两有神功。

9. 甘草附子汤

术附甘分二两平，桂枝四两亦须平。方中主药推甘草，风湿同驱要缓行。

10. 白虎加人参汤

服桂渴烦大汗倾，液亡肌腠涸阳明。膏斤知六参三两，二草六粳米熟成。

11. 一物瓜蒂汤

暍病阴阳认要真，热疼身重得其因。暑为湿恋名阴暑，二十甜瓜蒂可诊。

二、百合狐惑阴阳毒方

1. 百合知母汤

病非应汗汗伤阴，知母当遵三两葳。渍去沫涎七百合，别煎泉水是金针。

2. 滑石代赭汤

不应议下下之瘥，既下还当竭旧邪。百合七枚赭弹大，滑须三两效堪夸。

3. 百合鸡子黄汤

不应议吐吐伤中，必伏阴精上奉功。百合七枚洗去沫，鸡黄后入搅浑融。

4. 百合地黄汤

不经汗下吐诸伤，形但如初守太阳。地汁一升百合七，阴柔最是化阳刚。

5. 百合洗方

月周不解渴因成，邪热流连肺不清。百合一升水一斗，洗身食饼不和羹。

6. 栝楼牡蛎散

洗而仍渴属浮阳，牡蛎蒌根并等量。研末饮调方寸匕，寒兼咸苦效逾常。

7. 百合滑石散

前此寒无热亦无，变成发热热堪虞。清疏滑石宜三两，百合烘筛一两需。

8. 甘草泻心汤

伤寒甘草泻心汤，却妙增参三两匡。彼治痞成下利甚，此医狐惑探源方。

9. 苦参汤

苦参一升，煎汤外洗。熏洗前阴，湿热可去。

10. 雄黄熏法

苦参汤是洗前阴，下蚀咽干热最深。更有雄黄熏法在，肛门虫蚀亦良箴。

11. 赤小豆当归散

眼眦赤黑变多般，小豆生芽曝令干。豆取三升归十分，杵调浆水日三餐。

12. 升麻鳖甲汤

赤斑咽痛毒为阳，鳖甲周围一指量。半两雄黄升二两，椒归一两草同行。

13. 升麻鳖甲汤去雄黄蜀椒

身痛咽喉面皮青，阴毒痈邪隶在经。即用前方如法服，椒黄务去特叮咛。

三、疟疾方

1. 鳖甲煎丸

寒热虚实相来往，全凭阴阳为消长；天气半月而一更，人身之气亦相仿；否则天人气再更，邪行月尽瘥可想；疟病一月不能瘥，疟母结成癥瘕象；《金匮》急治特垂训，鳖甲赤硝十二分；方中三分请详言，姜芩扇妇朴苇间；葳胶桂黄亦相均，相均端令各相奋；君不见十二减半六分数，柴胡蜣螂表里部；一分参苈二瞿桃，牡夏芍䗪各分五；方中四分独蜂窠，体本轻清质水土；另取灶下一斗灰，一斛半酒浸另取；鳖甲酒内煮如胶，绞汁煎药丸遵古；空心七九日三服，老疟得此效桴鼓。

2. 白虎加桂枝汤

白虎原汤论已详，桂加三两另名方。无寒但热为温疟，骨节烦疼呕又妨。

3. 蜀漆散

阳为痰阻伏心间，牡疟阴邪自往还。蜀漆云龙平等杵，先时浆服不逾闲。

4. 牡蛎汤

先煎三漆四麻黄，四蛎二甘后煮良。邪郁胸中须吐越，驱寒散结并通阳。

5. 柴胡去半夏加栝楼根汤

柴胡去夏为伤阴，加入蒌根四两珍。疟病渴因邪灼液，蒌根润燥可生津。

6. 柴胡桂姜汤

八柴二草蛎干姜，芩桂宜三栝四尝。不呕渴烦头汗出，少阳枢病要精详。

四、中风历节病方

1. 侯氏黑散

黑散辛芩归桂芎，参姜矾蛎各三同。菊宜四十术防十，桔八芩须五分通。

2. 风引汤

四两大黄二牡甘，龙姜四两桂枝三。滑寒赤白紫膏六，瘫痫诸风个中探。

3. 防己地黄汤

妄行独语病如狂，一分己甘三桂防。杯酒渍来去清汁，二斤蒸地绞和尝。

4. 头风摩散

头风摩散治如何，附子和盐等分摩。躯壳病生须外治，马膏桑引亦同科。

5. 桂枝芍药知母汤

脚肿身羸欲吐形，芍三姜五是前型。知防术桂均须四，附子麻甘二两停。

6. 乌头汤

历节疼来不屈伸，或加脚气痛维均。芍芪麻草皆三两，五粒乌头煮蜜匀。

7. 矾石汤

脚气冲心矾石汤，煮须浆水浸之良。湿收毒解兼除热，补却灵枢外法彰。

8. 续命汤

姜归参桂草膏麻，三两均匀切莫差。四十杏仁芎两半，古今录验主风邪。

9. 三黄汤

风乘火势乱心中，三黄汤治络不通。二分芪辛四分独，黄芩三分五麻攻。

10. 术附汤

术附汤服五钱匕，五片生姜一枣饵。枚半附子镇风处，二术一草君须记。

11. 崔氏八味丸

即肾气丸。见妇人杂病。

12. 越婢加术汤

见水气病篇。

五、血痹虚劳方

1. 黄芪桂枝五物汤

血痹如风体不仁，桂枝三两芍芪均。枣枚十二生姜六，须令阳通效自神。

2. 桂枝加龙骨牡蛎汤

男子失精女梦交，坎离救治在中爻。桂枝汤内加龙牡，三两相匀要细敲。

3. 天雄散

阴精不固本之阳，龙骨天雄三两匡。六两桂枝八两术，酒调钱匕日三尝。

4. 小建中汤

小建中即是桂枝汤，倍芍加饴绝妙方。饴取一升六两芍，悸烦腹痛有奇长。

5. 黄芪建中汤

小建汤加两半芪，诸虚里急治无遗。急当甘缓虚当补，愈信长沙百世师。

6. 八味肾气丸

见妇人杂病篇。

7. 薯蓣丸

三十薯蓣二十草，三姜二簇百枚枣。桔茯柴胡五分匀，人参阿胶七分讨。

更有六分不参差，芎防杏芍麦术好。豆卷地归曲桂枝，均宜十分和药捣。
蜜丸弹大酒服之，尽一百丸功可造。风气百疾并诸虚，调剂阴阳为至宝。

8. 酸枣仁汤

酸枣二升先煮汤，茯知二两佐之良。芎甘各一相调剂，服后恬然足睡乡。

9. 大黄䗪虫丸

大黄䗪虫干血劳，缓中补虚治大旨。蛴螬百个䗪半升，桃杏虻虫一升止。
一两干漆十地黄，更用大黄十分已。三甘四芍二黄芩，五劳要证须用此。
此方世医勿警疑，起死回生大可恃。

10. 炙甘草汤

结代脉须四两甘，枣枚三十桂姜三。半升麻麦一升地，二两参胶酒水涵。

11. 獭肝散

獭肝变化少人知，一月能生一叶奇。鬼注冷劳宜此物，传尸虫蛊是专司。

六、肺痿肺痈咳嗽上气方

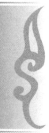

1. 甘草干姜汤

二两干姜四炙甘，姜须炮透旨须探。肺中津涸方成痿，气到津随得指南。

2. 射干麻黄汤

喉中咳逆水鸡声，三两干辛款菀行。夏味半升枣七粒，姜麻四两破坚城。

3. 皂荚丸

浊痰上气坐难眠，痈势将成壅又坚。皂荚蜜丸调枣下，绸缪须在雨之前。

4. 厚朴麻黄汤

杏仁夏味半升量，升麦四麻五朴良。二两姜辛膏蛋大，脉浮咳喘此方当。

5. 泽漆汤

五两紫参姜白前，三升泽漆法分煎。桂苓参草同三两，半夏半升涤饮专。

6. 麦门冬汤

火逆原来气上冲，一升半夏七升冬。参甘二两粳三合，枣十二枚是正宗。

7. 葶苈大枣泻肺汤

喘而不卧肺成痈，口燥胸痛数实呈。葶苈一丸十二枣，雄军直入夺初萌。

8. 桔梗汤

脓如米粥肺须清，毒渍难支药要轻。甘草二分桔一两，土金合化得合生。

9. 越婢加半夏汤

风水多兮气亦多，水风相搏浪滔滔。全凭越婢平风水，加夏半升奠巨波。

10. 小青龙加石膏汤

小龙分两照原方，二两膏加仔细详。水饮得温方可散，欲除烦躁借辛凉。

11. 炙甘草汤

见血痹虚劳篇。

12. 甘草汤

甘草名汤咽痛求，方教二两不多收。后人只认中焦药，谁识少阴主治优。

13. 生姜甘草汤

肺痿唾涎咽燥唊，甘须四两五生姜。枣枚十二参三两，补土生津润肺肠。

14. 桂枝去芍药加皂荚汤

桂枝去芍本消阴，痰饮挟邪迫肺金。一个皂祛黏腻浊，桂枝运气是良箴。

15. 桔梗白散

巴豆熬来研似脂，只需一分守成规。更加桔贝均三分，肺痈结胸二病随。

16. 苇茎汤

胸中甲错肺痈成，烦满咳痰数实呈。苡瓣半升桃五十，方中先煮二升茎。

七、奔豚气病方

1. 奔豚汤

气冲腹痛号奔豚，四两夏姜五葛根，归芍芎苓甘二两，李根须到一升论。

2. 桂枝加桂汤

气从脐逆号奔豚，汗为烧针启病因。只取桂枝汤本味，再加二两桂枝论。

3. 茯苓桂枝甘草大枣汤

八两茯苓四两桂，炙甘二两悸堪治。枣推十五扶中土，煮取甘澜两度施。

八、胸痹心痛短气方

1. 栝楼薤白白酒汤

胸为阳位似天空，阴气弥沦痹不通。薤白半斤蒌一个，七升白酒奏奇功。

2. 栝楼薤白半夏汤

胸背牵痛不卧时，半升半夏一蒌施。薤因性湿惟三两，斗酒同煎痹痰治。

3. 枳实薤白桂枝汤

痞连胸胁逆攻心，薤白半升四朴寻。一个栝楼一两桂，四枚枳实撒浮阴。

4. 人参汤

理中加桂人参汤，阳复阴邪自散藏。休讶补攻分两道，道消道长细推详。

（即桂枝人参汤，或曰理中汤）

5. 茯苓杏仁甘草汤

痹而短气孰堪医，甘一苓三淡泄之。更有杏仁五十粒，水行气顺不求奇。

6. 橘皮枳实生姜汤

痹而气塞又何施，枳实辛香三两宜。橘用一斤姜减半，气开结散勿迟疑。

7. 薏苡附子散

痹来缓急属阳微，附子十枚切莫违。更有薏仁十五两，筋资阴养得阳归。

8. 桂枝生姜枳实汤

心悬而痛痞相连，痰饮上弥客气填。三两桂姜五两枳，祛寒散逆并攻坚。

9. 乌头赤石脂丸

彻背彻胸痛不休，阳光欲熄实堪忧。乌头一分五钱附，赤石椒姜一两求。

10. 九痛丸

九种心痛治不难，狼萸姜豆附参安。附须三两余皆一，攻补同行仔细看。

九、腹满寒疝宿食方

1. 附子粳米汤

附子粳米治腹痛，切痛呕吐腹雷鸣。附子一枚枣十个，半升粳夏一甘烹。

2. 厚朴七物汤

满而便闭脉兼浮，三两甘黄八朴投。二桂五姜十个枣，五枚枳实效优优。

3. 厚朴三物汤

痛而便闭下无疑，四两大黄朴倍之。枳用五枚先后煮，小承变法更神奇。

4. 大柴胡汤

八柴四枳五生姜，芩芍三两二大黄。半夏半升十二枣，少阳实证下之良。

5. 大建中汤

痛呕食难属大寒，腹冲头足触之难。干姜四两椒二合，参二饴升食粥安。

6. 大黄附子汤

胁下偏痛脉紧弦，若非温下恐迁延。大黄三两三枚附，二两细辛可补天。

7. 赤丸

寒而厥逆孰为珍，四两夏苓一两辛。中有乌头二两炮，蜜丸朱色妙通神。

8. 大乌头煎

沉紧而弦痛绕脐，白津厥逆冷凄凄。乌头五个煮添蜜，顷刻颖危快掣提。

9. 当归生姜羊肉汤

腹痛胁痛急不堪，羊斤姜五并归三。于今豆蔻香砂法，可笑依盲授指南。

10. 乌头桂枝汤

腹痛身疼肢不仁，药攻刺灸治非真。桂枝汤照原方煮，蜜煮乌头合用神。

11. 乌头汤

即大乌头煎。

12. 柴胡桂枝汤

小柴原方取半煎，桂枝汤入复方全。阳中太少相因病，偏重柴胡中亦安。

13. 走马汤

外来异气伤人多，腹胀心疼走马搓。巴杏二枚同捣细，冲汤捻汁好驱邪。

14. 瓜蒂散

病在胸中气分乖，咽喉息碍痰难排。平行瓜豆还调豉，寸脉微浮涌吐佳。

十、五脏风寒积聚方

1. 旋覆花汤

肝着之人欲蹈胸，热汤一饮便轻松。覆花三两葱十四，新绛通行少许从。

2. 麻子仁丸

一升杏子二升麻，枳芍半斤效可夸。黄朴一斤丸饮下，缓通脾约是专家。

3. 甘草干姜茯苓白术汤

腰冷溶溶坐水泉，腹中如带五千钱。术甘二两姜苓四，寒湿同驱岂偶然。

十一、痰饮咳嗽方

1. 苓桂术甘汤

病因吐下气冲胸，起则头眩身振从。茯四桂三术草二，温中降逆效从容。

2. 甘遂半夏汤

满从利减续还来，甘遂三枚芍五枚。十二夏枚指大草，水煎加蜜法双该。

3. 十枣汤

大戟芫花甘遂平，妙将十枣煮汤行。中风表证全除尽，里气未和此法程。

4. 大青龙汤

二两桂甘三两姜，膏加鸡子六麻黄。枣枚十二四十杏，无汗烦而且躁方。

5. 小青龙汤

桂麻姜芍草辛三，夏味半升记要谙。表不解兮心下水，咳而发热句中探。

6. 木防己汤

喘满痞坚面色黧，己三桂二四参希。膏枚二个如鸡子，辛苦寒温各适宜。

7. 木防己去石膏加茯苓芒硝汤

四两苓加不用膏，芒硝三合展奇韬。气行复聚知为实，以软磨坚自不劳。

8. 泽泻汤

清阳之位饮邪乘，眩冒频频苦不胜。泽五为君术二两，补脾制水有奇能。

9. 厚朴大黄汤

胸为阳位似天空，支饮填胸满不通。尺朴为君调气分，四枚枳实六黄攻。

10. 小半夏汤

呕家见渴饮当除，不渴应知支饮住。半夏一升姜八两，源头探得病根锄。

11. 己椒苈黄丸

肠中有水口带干，腹里大肠津之官。椒己苈黄皆一两，蜜丸饮服日三餐。

12. 小半夏加茯苓汤

呕吐悸眩痞又呈，四苓升夏八姜烹。膈间有水金针度，淡渗而辛得病情。

13. 五苓散

猪术茯苓十八铢，泽宜一两六铢符。桂枝半两磨调服，暖水频吞汗出苏。

14. 茯苓饮

中虚不运聚成痰，枳二参苓术各三。姜四橘皮二两半，补虚消满此中探。

15. 桂苓五味甘草汤

青龙却碍肾元亏，上逆下流又冒时。桂苓四两味半升，甘三扶土镇冲式。

16. 桂苓五味甘草去桂加姜辛汤

冲气低时咳满频，前方去桂益姜辛。姜辛三两依原法，原法通微便出新。

17. 苓甘五味姜辛半夏汤

咳满平时渴又加，旋而不渴饮余邪。冒而必呕半升夏，增入前方效可夸。

18. 苓甘五味姜辛半夏杏仁汤

咳轻呕止肿新增，面肿须知肺气凝。前剂杏加半升煮，可知一味亦规绳。

19. 苓甘五味姜辛夏杏大黄汤

面热如醉火邪狭，前剂仍增三两黄。驱饮辛温药一派，别能攻热制阳光。

十二、消渴小便下利淋病方

1. 文蛤散

水渍原踰汗法门，肉中粟起更增烦。意中思水还无渴，文蛤磨调药不烦。

2. 栝楼瞿麦丸

小便不利渴斯成，水气留中液不生。三两薯苓瞿一两，一枚附子二薯行。

3. 蒲灰散

小便不利用蒲灰，平淡无奇理该备。半分蒲灰三分滑，能除湿热向前随。

4. 滑石白鱼散

滑石余灰与白鱼，专司血分莫踌躇。药皆平等擂调饮，水自长流不用疏。

5. 茯苓戎盐汤

一枚弹大取戎盐，茯用半斤火自潜。更有白术二两佐，源流不滞自濡需。

6. 猪苓汤

猪茯泽胶滑相连，咳呕心烦渴不眠。煮好去滓胶后入，育阴利水法兼全。

十三、水气病方

1. 越婢加术汤

里水脉沉面目黄，水风相搏湿为殃。专需越婢平风水，四两术司去湿良。

2. 越婢汤

一身悉肿属风多，越俾消水平风波。二草三姜十二枣，石膏八两六麻和。

3. 防己茯苓汤

四肢聂聂动无休，防己茯苓皮水求。己桂芪三草二两，茯苓六两砥中流。

4. 甘草麻黄汤

里水原来自内生，一身面目肿黄呈。甘草二两麻黄四，气到因知水自行。

5. 麻黄附子甘草汤

甘草麻黄二两佳，一枚附子固根荄。少阴得病二三日，正水无汗脉亦沉。

6. 黄芪芍药桂枝苦酒汤

黄汗脉沉出汗黄，水伤心火郁成殃。黄芪五两推方主，桂芍均三苦酒勤。

7. 桂枝加黄芪汤

黄汗都由郁热来，历详变态费心裁。桂枝方中加二芪，啜粥重温令郁开。

8. 桂枝去芍药加麻黄细辛附子汤

心下如盘边若杯，辛甘麻二附全枚。姜桂三两枣十二，气分须从气转回。

9. 枳术汤

心下如盘大又坚，邪之结散验其边。术宜二两枳枚七，苦泄专疗水饮愆。

十四、黄疸病方

1. 茵陈蒿汤

二两大黄十四栀，茵陈六两早煎宜。身黄尿短腹微满，解自前阴法最奇。

2. 硝石矾石散

身黄额黑足如烘，腹胀便溏晡热丛。等分矾硝和麦汁，女劳疸病夺天工。

3. 栀子大黄汤

酒疸懊恢郁热蒸，大黄二两豉一升。栀子十四枳枚五，上下分消要顺承。

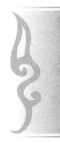

4. 猪膏发煎

诸黄腹鼓大便坚，古有猪膏八两传。乱发三枚鸡子大，发消药熟始停煎。

5. 茵陈五苓散

疸病传来两解方，茵陈末入五苓尝。五苓五分专行水，十分茵陈却退黄。

6. 大黄硝石汤

自汗便难腹满时，表和里实贵随宜。硝黄四两柏同数，十五枚栀任指麾。

7. 麻黄醇酒汤

黄疸病由郁热成，驱邪解表降雄兵。五升酒煮麻三两，春易水分去救烹。

十五、惊悸吐衄下血胸满瘀血方

1. 桂枝去芍药加蜀漆龙骨牡蛎救逆汤

桂枝去芍加味汤，蜀漆还合龙牡藏。五牡四龙三两漆，能疗火劫病惊狂。

2. 半夏麻黄丸

心下悸是病水气，半夏麻黄等分医。一升一降存其意，神化原来不可计。

3. 柏叶汤

吐血频频不肯休，马通升许溯源流。干姜三两艾三把，柏叶行阴三两求。

4. 黄土汤

远血先便血续来，半斤黄土莫徘徊。术胶附地芩甘草，三两同行血证该。

5. 泻心汤

火热上攻心气伤，清浊二道血洋洋。大黄二两芩连一，釜下抽薪请细详。

十六、呕吐哕下利方

1. 吴茱萸汤

吴茱萸汤三两参，生姜六两救寒侵。枣投十二中宫主，头疼吐利烦躁寻。

2. 半夏泻心汤

三两姜参炙草芩，一连痞证呕多寻。半升半夏枣十二，去滓重煎守古箴。

3. 黄芩加半夏生姜汤

枣枚十二守成箴，二两芍甘三两芩。利用本方呕加味，姜三夏取半升斟。

4. 猪苓散

呕余思水与之佳，过与须防饮气乖。猪术茯苓等分捣，饮调寸匕自和谐。

5. 四逆汤

生附一枚两半姜，草须二两少阴方。建功姜附如良将，将将从容藉草匡。

6. 小柴胡汤

柴胡八两少阳证，枣十二枚夏半升。三两姜参芩与草，去滓重煎有奇能。

7. 大半夏汤

从来胃反责冲乘，半夏二升蜜一升。三两人参劳水煮，纳冲养液有奇能。

8. 大黄甘草汤

食方未久吐相随，两热冲来自不支。四两大黄二两草，上从下取法神奇。

9. 茯苓泽泻汤

吐方未已渴频加，苓八生姜四两夸。二两桂甘三两术，泽须四两后煎嘉。

10. 文蛤汤

吐而贪饮证宜详，文蛤石膏五两量。十二枣枚五十杏，麻甘三两等生姜。

11. 半夏干姜散

吐而干呕沫涎多，胃腑虚寒气不和。姜夏等磨浆水煮，数方相类颇分科。

12. 生姜半夏汤

呕哕都非喘又非，彻由愤愤莫从违。一升姜汁半升夏，分煮同煎妙入微。

13. 橘皮汤

哕而干呕厥相随，气逆于胸阻四肢。初病气虚一服验，生姜八两四陈皮。

14. 橘皮竹茹汤

哕逆因虚热气乘，一参五草八姜胜。三十枣枚二斤橘，生竹青皮刮二升。

15. 桂枝汤

项强头痛汗憎风，桂枝生姜三两同。枣十二枚甘二两，解肌还藉粥之功。

16. 小承气汤

朴二枳三四两黄，小承气通妙法长。长沙下法分轻重，妙在同煎切勿忘。

17. 桃花汤

一斤粳米一斤脂，脂半磨研法亦奇。一两干姜同煮服，少阴脓血法可依。

18. 白头翁汤

三两黄连柏与芩，白头二两妙通神。病缘热利时思水，下重难通此药珍。

19. 栀子豉汤

栀子豉汤治何为，烦恼难眠胸窒宜。十四枚栀四合豉，先栀后豉法煎奇。

20. 通脉四逆汤

一枚生附草姜三，招纳亡阳为指南。外热里寒面赤厥，脉微通脉法中探。

21. 紫参汤

利而肺痛是何伤，浊气上干责胃肠。八两紫参三两草，通因通用细推详。

22. 诃黎勒散

诃黎勒散涩肠便，气利还须固后天。十个诃黎煨研末，调和米饮不须煎。

23. 黄芩汤

干呕利兮责二阳，参芩三两等干姜。桂枝一两半升夏，枣十二枚转运良。

十七、疮痈肠痈浸淫病方

1. 薏苡附子败酱散

肠内血凝甲皮肤，腹皮虽急按之濡。二十薏苡附二分，败酱还须五分出。

2. 大黄牡丹皮汤

肿在少腹大肠痈，黄四牡丹一两从。瓜子半升桃五十，芒硝三合泄肠脓。

3. 王不留行散

金疮散用不留行，桑蒴同行十分明。芩朴芍姜均二分，三椒十八草相成。

4. 排脓散

排脓散药本灵台，枳实为君十六枚。六分芍兮桔二分，鸡黄一个简而该。

5. 排脓汤

排脓汤与散悬殊，一两生姜二草足。大枣十枚桔三两，通行营卫是良图。

6. 黄连粉

浸淫疮药末黄连，从口流肢顺自然。若起四肢流入口，半生常苦毒牵缠。

十八、趺厥手指臂肿转筋阴狐疝蛔虫方

1. 藜芦甘草汤

体瞤臂肿主藜芦，痛痹风痰俱可逐。芦性升提草甘缓，症详跌蹶遍寻无。

2. 鸡屎白散

转筋入腹脉微弦，肝气凌脾岂偶然。木畜为鸡其屎土，研来同类妙周旋。

3. 蜘蛛散

阴狐疝气久难医，大小上下时高低。熬杵蜘蛛十四个，桂枝半两恰相宜。

4. 甘草粉蜜汤

蛔虫心痛吐涎多，毒药频攻痛不瘥。一粉二甘四两蜜，煮分先后取融和。

5. 乌梅丸

六两柏参桂附辛，黄连十六厥阴遵。归椒四两梅三百，十两干姜记要真。

十九、妇人妊娠病方

1. 桂枝茯苓丸

癥痼未除恐害胎，胎安癥去悟新裁。桂苓丹芍桃同等，气血阴阳本末该。

2. 附子汤

生附二枚附子汤，术宜四两主斯方。芍药三两人参二，背冷脉沉身痛详。

3. 胶艾汤

妊娠腹满阻胎胞，二两芎艼草与胶。归艾各三芍四两，地黄六两去枝梢。

4. 当归芍药散

妊娠疞痛势绵绵，三两归芎润且宣。芍药一斤泽减半，术苓四两妙盘旋。

5. 干姜人参半夏丸

呕吐迁延恶阻名，胃中寒饮苦相从。参姜一两夏双两，姜汁糊丸古法精。

6. 当归贝母苦参丸

饮食如常小水难，妊娠郁热液因干。苦参四两同归贝，饮服三丸至十丸。

7. 葵子茯苓散

一升葵子苓三两，米饮调和病即安。可治头眩水气干，胎前身重小便难。

8. 当归散

万物原来自土生，土中涵湿遂生生。一斤芎芍归滋血，八术斤苓大化成。

9. 白术散

胎由土载术之功，养血相资妙有劳。阴气上凌椒摄下，牡潜龙性得真诠。

二十、妇人产后病方

1. 枳实芍药散

烦满不卧腹疼频，枳实微烧芍等平。羊肉汤方应反看，散调大麦稳而新。

2. 下瘀血汤

脐中着痛瘀为殃，廿粒桃仁三两黄。更有䗪虫二十个，酒煎大下亦何伤。

3. 阳旦汤

即桂枝汤。又曰桂枝汤增桂加附。三曰即桂枝汤加黄芩。

4. 竹叶汤

喘热头痛面正红，一防桔桂草参同。葛三姜五附枚一，枣十五枚竹把充。

5. 竹皮大丸

呕而烦乱乳中虚，二分石膏与竹茹。薇桂一分草七分，枣丸饮服效徐徐。

6. 白头翁加甘草阿胶汤

白头翁汤柏连秦，加入二两胶草匀。产后利成虚已极，滋而且缓莫迟疑。

7. 三物黄芩汤

妇人发露得风伤，头不痛兮证可详。肢苦但烦芩一两，地黄四两二参良。

8. 内补当归建中汤

补中方用建中汤，四两当归去瘀良。产后虚羸诸不足，调荣止痛补劳伤。

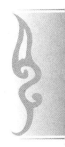

二十一、妇人杂病方

1. 半夏厚朴汤

状如炙脔贴咽中，却是痰凝气不通。半夏一升茯四两，五姜三朴二苏攻。

2. 甘麦大枣汤

妇人脏躁欲悲伤，如有神灵太息长。小麦一升三两草，十枚大枣力相当。

3. 温经汤

温经芎芍草归人，胶桂丹皮二两均。半夏半升麦倍用，姜萸三两对君陈。

4. 土瓜根散

带下端由瘀血停，一月再见不循经。䗪瓜桂芍均相等，调协阴阳病自宁。

5. 胶姜汤

胶姜汤用胶艾汤，漏下陷经黑色详。姜性温提胶养血，刚柔运化配阴阳。

6. 大黄甘遂汤

小腹敦形小水难，水同瘀血两弥漫。大黄四两遂胶二，顿服瘀行病自安。

7. 抵当汤

大黄三两抵当汤，里指冲任不指膀。虻蛭桃仁蛭三十，攻其血下定其狂。

8. 矾石丸

经凝成癖闭而坚，白物时流岂偶然。矾石用三杏一分，服时病去不迁延。

9. 红蓝花酒

六十二风义未详，腹中刺痛势彷徨。治风先要行其血，一两蓝花酒煮香。

10. 肾气丸

温经暖肾理胞宫，丹泽苓三地八融。四两萸薯桂附一，端教系正肾元充。

11. 蛇床子散

（原文佚）

12. 狼牙汤

胞寒外候见阴寒，纳入蛇床佐粉安。更有阴疮糜烂者，狼牙三两洗何难。

13. 小儿疳虫蚀齿方

忽然出此小儿方，本治疳虫蚀齿良。雄黄葶苈猪脂点，留此一方后推详。